Praxis der Magnetfeldtherapie

Dr. med. univ. Christian Thuile

Herausgegeben von der Internationalen Ärztegesellschaft für Energiemedizin

Wichtige Hinweise

Medizin als Wissenschaft ist ständig im Fluß; Forschung und klinische Erfahrungen erweitern unsere Kenntnisse, insbesondere, was Behandlung und medikamentöse Therapie anbelangt. Aus diesem Grund können sich Daten verändern. Soweit eine Dosierung oder eine Applikation erwähnt wird, darf der Leser darauf vertrauen, daß die Autoren größte Mühe auf die Recherche verwandt haben, und daß diese Angabe genau dem Wissensstand bei der Fertigstellung des Werkes entspricht. Dennoch ist jeder Patient aufgefordert, die Beipackzettel verwendeter Präparate zu prüfen und eventuelle Kontraindikationen zu beachten.

Geschützte Warenzeichen und –namen werden nicht gesondert kenntlich gemacht. Aus dem Fehlen eines solchen Hinweises kann aber nicht geschlossen werden, daß es sich um einen freien Warennamen handelt.

Die Ausführungen zu den beschriebenen Geräten und ihren Anwendungsmöglichkeiten sind keine allgemein gültigen Empfehlungen, sondern geben nur einen Überblick über die dargestellten Meinungen und Erfahrungen. Jede Anwendung setzt die genaue Kenntnis der besonderen Umstände des Einzelfalles voraus, die vom befugten Anwender vor Beginn der Therapie unter eigener Verantwortung geprüft werden müssen. Der Autor übernimmt somit keine Haftung für die Angaben in diesem Buch.

2. Auflage, Jänner 2000

1. Auflage, August 1999
ISBN: 3-9500982-0-8

Autor: Dr. med. univ. Christian Thuile
Lektorat: Dr. Caroline Markolin, Heimo Ferrari-Brunnenfeld
Koordination: Isabella Riedl
Karrikaturen: Dr. Piero Lercher
Bildquellennachweis: OKAPIA, Frankfurt/Main; Das Beste - Reader's Digest Verlag; MANITU Werbeagentur Pusztay & Reimer;
Umschlaggestaltung, Layout und Satz: MANITU Werbeagentur Pusztay & Reimer
Druck und Bindung: Athesia

Inhaltsverzeichnis

Der Autor und sein Freund der Zeichner

Dr. med. univ. Christian Thuile
Geboren in Südtirol, Hochschulstudium an den Medizinischen Fakultäten der Universität Innsbruck, Wien (Ö), Maastricht (NL; doctoral 1993), Bologna; Abschluß mit Auszeichnung in Wien.

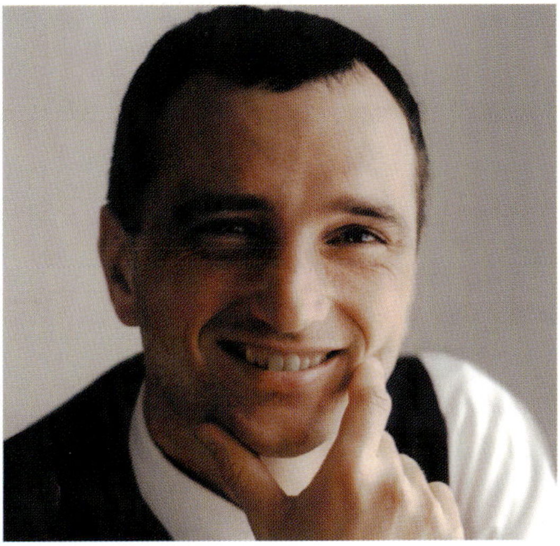

Oktober 94 – Oktober 97 wissenschaftlicher Mitarbeiter an der Gedächtnisambulanz (Leiter Prof. P. Dal-Bianco) der Neurologischen Abteilung der Universitätsklinik des Allgemeinen Krankenhauses in Wien, Lehrpraxis; Laborschulung; Tutor am Universtätsinstitut für Hygiene; Lehrtätigkeit in der staatlichen Ausbildung von Heilmasseuren und OrdinationsgehilfInnen sowie Pharmareferenten; Mitglied im Forum Alzheimer und in verschiedenen österreichischen und internationalen Ärztegesellschaften für Komplementärmedizin; seit 1996 Vorsitzender der österreichischen Ärztegesellschaft für Energiemedizin, seit 1997 Präsident der Internationalen Ärztegesellschaft für Energiemedizin.

Zusatzausbildung in Akupunktur, Ernährungswissenschaft, TCM, Homöopathie, Neuraltherapie, Magnetfeldtherapie, Osteopathie, diplomierter Trainer für Jacobson-Entspannungstraining.

Seit 1997 Leiter der MedWis Abteilung der Firma Vita-Life und seit 1996 wissenschaftlicher Leiter des Ärztezentrums für Energiemedizin in Wien. Zur Zeit der ersten Veröffentlichung in Ausbildung zum Fach. Diverse Publikationen in namhaften nationalen und internationalen Journalen, journalistische Tätigkeit in medizinischen Fachzeitschriften in Österreich, Buchveröffentlichungen: Morbus Alzheimer (1995), "Das Leben mit Vergeßlichkeit" (1996 – empfohlen vom Consensus für Neuropsychiatrie 1998), "Das große Buch der Magnetfeldtherapie" (Fachbuchbestseller), (1. Auflage 1997, 2. Auflage 1998). "Heilsame Schwingungen" (Mulden Verlag 1999 - in Co-Autorenschaft mit Jakob Coudenhoye-Kalergi).

Dr. med. Piero Lercher
Geboren 1967 in Kärnten. Medizinstudium an der Universität Wien, Promotion zum Doktor der Allgemeinmedizin mit Dissertation. Seit 1994 wissenschaftlicher Mitarbeiter bei Univ. Prof. Dr. P. Haber an der Abteilung für Sport- und Leistungsmedizin, Univ. Klinik für Innere Medizin IV, AKH Wien.

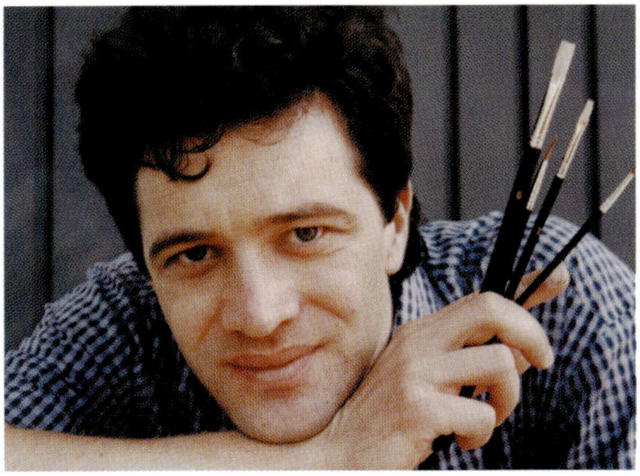

Unterrichtstätigkeit im Berufsförderungsinstitut (BFI) Wien: Theoriekurse in Manueller Lymphdrainage und Bindegewebsmassage. Medizinjournalistische Tätigkeit u.a. für die Österreichische Ärztezeitung, herausgegeben von der Österreichischen Ärztekammer.

Zeichnerische Laufbahn: Textilmalerei (Cartoons auf T-shirts), Cartoonist für diverse Zeitschriften, Ausstellungen in Österreich und der Schweiz. 1996 Illustration des Morbus Alzheimer-Buches "Leben mit Vergeßlichkeit", herausgegeben von der Univ. Klinik für Neurologie, AKH-Wien. 1997 Co-Autorenschaft (Sportmedizinischer Teil) und Illustration des

Buches "Das große Buch der Magnetfeldtherapie" von Dr. med. C. Thuile. 1998 Nominierung zur 7. Internationalen Cartoon Biennale in Davos (Schweiz).

Heilen durch Energie, eine Einführung von Dr. Klaus Connert

In der modernen Physik gibt es einige wichtige Erkenntnisse:

1. Diese Welt ist aus sog. "Energie-Feldern" entstanden und bildet sich immer wieder neu daraus. "Felder" sind Bereiche von vorerst unspezifischer Energie. Durch Verdichtung und Differenzierung entstehen daraus Teilchen wie Photonen, Elektronen, Atome, Moleküle, Zellen. Lebewesen usw. Umgekehrt zerfallen diese Teilchen wieder zu undifferenzierter Energie.

2. Die Bildung von differenzierter Materie aus Feldern und die Auflösung von Materie in undifferenzierte Energie geschieht durch Einwirkung von Information.

3. Energie und Information sind die wesentlichen Faktoren für den Aufbau und die Funktion dieser Welt und aller Pflanzen und Lebewesen.

Die moderne Medizin basiert auf den Erkenntnissen der Physik. Sie versteht die Phänomene von Krankheit und Gesundheit anders als früher und entwickelt daraus neue, effiziente Verfahren der Diagnostik und Therapie.

Ein Mensch befindet sich dann im Zustand der Gesundheit, wenn sein "Informationssystem", sein "zentraler Computer" die richtigen Impulse in den Körper sendet und der Körper diese Impulse auch entsprechend umsetzen kann.

Um gesund zu sein, braucht der Mensch zwei grundlegende Dinge:

- ausreichend Energie
- die richtige Information

Wir nehmen Energie auf über Lebensmittel, Getränke, Licht, Sonne, elektromagnetische Felder, menschliche Zuwendung und Gedanken.

Wir nehmen Information auf über Bilder, Worte, unbewußte Botschaften, aber auch über alle Substanzen, die wir als Nahrungsmittel zu uns nehmen.

Wir werden krank, wenn wir zu wenig oder zu viel Energie in unseren Energiebahnen (Meridianen) haben, wenn wir falsche Informationen aufnehmen oder unpassenden Energien ausgesetzt sind.

Ein Virus zwingt z.B. dem Menschen eine fremde Information auf, denn das Virus benutzt den Reproduktionsapparat der menschlichen Zelle, um sich selber zu vermehren. Der Mensch wehrt sich mittels seines Immunsystems dagegen. Der äußere Ausdruck dieses Kampfes sind Fieber, Gliederschmerzen, Halsschmerzen usw.

Die Heilung von Krankheiten benötigt zwei Dinge:

- ausreichende Energie
- heilende Information

Aus dem Bereich der komplementären Medizin seien beispielhaft drei Methoden angeführt, die diesen Anforderungen entsprechen:

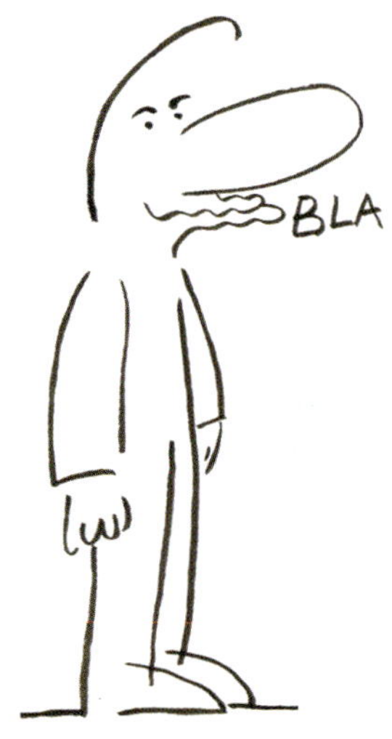

Homöopathie

Hier wird die heilende Information von Pflanzen, Mineralien, Tiergiften usw. durch den Vorgang der Arzneipotenzierung verstärkt und für den Menschen verwertbar gemacht. Wird die Arznei nach dem Ähnlichkeitsgesetz angewandt, so bringt sie dem kranken Menschen Information und Energie.

Traditionelle chinesische Medizin und Akupunktur

Mittels Anamnese und Untersuchung wird der energetische Zustand des Patienten festgestellt, dann werden Nadeln in die Steuerungspunkte (Akupunkturpunkte) gesetzt, um den Fluß der Lebensenergie (Qi) umzulenken, es werden Kräuter verordnet und regulierende Übungen (Qi-Gong, Tai-Qi) durchgeführt.

Magnetfeldtherapie

Das erdmagnetische Feld ist für uns lebensnotwendig. Durch das Wohnen in betonierten Häusern, durch die Unzahl von technischen elektromagnetischen Feldern (Radio, Funk, Funktelefon, Radar usw.) kann der Mensch diese Energie nicht mehr genügend aufnehmen. Die therapeutische Anwendung geeigneter elektromagnetischer Felder ist daher eine notwendige Basisbehandlung für akute und chronische Krankheiten. Steht dem Menschen genügend unspezifische Energie zur Verfügung, so kann er mittels seiner Selbstregulation (Immunsystem) mit vielen Störungen alleine fertig werden.

Viele andere Methoden wirken auf ähnliche Weise. In diesem Buch gibt der Autor Einblick in die faszinierende Welt der Energie. Die Zukunft der Medizin wird sich in den Bereichen Energie und Information abspielen, und diese Zukunft hat schon begonnen.

Ich hoffe, daß Sie als LeserIn Interesse an diesen Wissensbereichen entwickeln und so zu einem besseren Verständnis von Gesundheit, Krankheit und Heilung gelangen. Ich hoffe auch, daß die Medizin an den Universitäten und Spitälern die Erkenntnisse der modernen Physik ernst nimmt und ihre Therapiekonzepte darauf aufbaut.

Dr. P. Klaus Connert
Arzt für Allgemeinmedizin, Homöopathie, Psychotherapie, Neuraltherapie, manuelle Medizin, Universitätslektor für Homöopathie, Referent für Komplementärmedizin der Österr. Ärztekammer

Geleitwort von Univ.-Doz. Dr. Manfred Walzl

Mit seinen bereits erschienen Büchern zum Thema Magnetfeld-Therapie und Morbus Alzheimer hat Dr. Christian Thuile Kompetenz und große schriftstellerische Begabung bewiesen. Obwohl – oder besser gesagt: weil – die Magnetfeldtherapie in die wissenschaftliche Diskussion Einzug gehalten hat, folgt nun der nächste Band zu diesem Thema, das gewisser Reize nicht entbehrt.

Reize jedenfalls, die geeignet sind, die Magnetfeldtherapie aus allen Blickwinkeln zu betrachten. Und das gelingt meinem jungen Kollegen Thuile wieder einmal bestens.

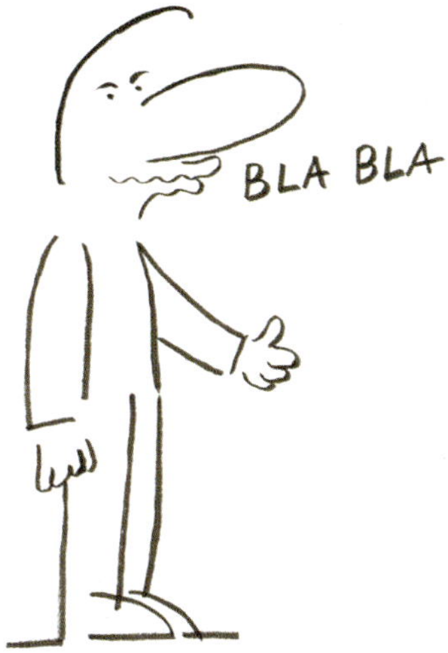

So soll dieses Buch einerseits aufzeigen, daß die Magnetfeldtherapie den Boden der reinen Spekulation verlassen hat – der Beweis wird durch zahlreiche wissenschaftliche Studien erbracht -, andererseits möge es für den Laien eine wertvolle Entscheidungshilfe sein, wenn es um die Frage der Therapie-Anwendung geht.

In jedem Fall gilt: Ein durchaus spannendes Buch zu einem ebenso spannenden Thema.

Möge es Forschern und Anwendern gleichermaßen Unterstützung sein.

Univ.-Doz. Dr. Manfred Walzl
Facharzt für Neurologie und Psychiatrie

Vorwort

Mit diesem Buch möchten wir ein praxisorientiertes Nachschlagewerk zum Thema Magnetfeldtherapie für Patienten bieten. Zahlreiche Erfahrungsberichte sollen diesen Aspekt unterstreichen. Durch die interessanten Daten von Ärzten und die umfangreichen medizinischen Studien hoffen wir, auch den nötigen wissenschaftlichen Hintergrund, den diese Heilmethode besitzt, vermitteln zu können. Immer mehr Ärzte und Wissenschafter interessieren sich für die Magnetfeldtherapie, die immer mehr zu einem festen Bestandteil der regulativen Medizin in einem ganzheitlich orientierten Gesundheitsmodell für das neue Jahrtausend wird. Forschung und Wissenschaft sind der Schlüssel dazu, um die Magnetfeldtherapie zu demystifizieren und ihr den ihr zustehenden Stellenwert in der Medizin zu sichern.

Wir haben versucht, dieses Buch in einfachen verständlichen Sätzen zu gestalten, für Menschen geschrieben, die mehr Information zur Magnetfeldtherapie suchen. Viele Bilder und Zeichnungen sollen den Informationsfluß unterstützen. Die Gestaltung mit Farben soll die Suche beim Nachschlagen übersichtlich gestalten. Das Buch ist in zwei Großkapitel gegliedert, dem Allgemeinen Teil mit den häufigsten Fragen zum Thema und in ein zweites, alphabetisch geordnetes Kapitel mit speziellem Schwerpunkt auf den verschiedenen Erkrankungen. Konkrete, aus der Zusammenarbeit vieler Ärzte hervorgegangene, Anwendungsvorschläge sollen den Einsatz und den Einstieg in die tägliche Praxis erleichtern. Durch das Frage-Antwort-Modell versuchen wir den Leser auf einfachem Wege mit vielen Metaphern Technik und Wissenschaft als Grundlage für diese Methode näherzubringen. Ich hoffe, daß mir dieses Vorhaben gelungen ist und wünsche allen viel Freude beim Lesen. Vielleicht kann dieses Buch ein weiterer, kleiner Beitrag sein, um die Magnetfeldtherapie in ihren Möglichkeiten und Grenzen neu zu erfahren und das Interesse daran zu wecken. Dies ist mein Wunsch und das Ziel dieser Arbeit.

Dr. med. univ. Christian Thuile
Präsident der Internationalen
Ärztegesellschaft für Energiemedizin

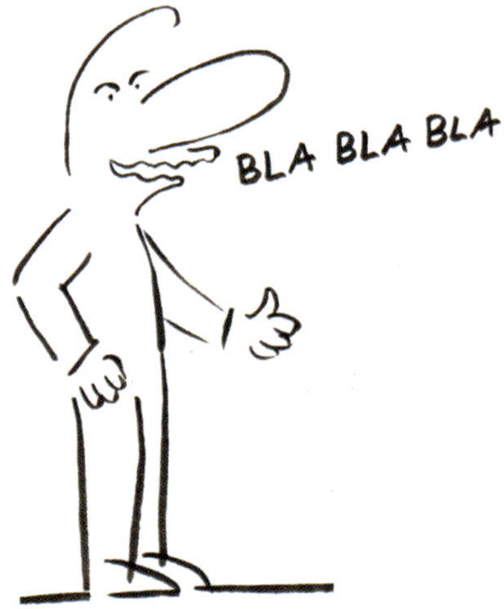

Danksagung

Ein Buch zu schreiben, es zu verfassen und schlußendlich als fertiges Werk in den Händen zu halten ist vergleichbar mit einem geistigen Geburtsakt. Vergessen ist die harte Zeit der Klausur davor, die Zeit der Entbehrungen, der schlaflosen Nächte, der Krämpfe in den Fingern und der Knöpfe im Kopf. Endlich ist der Gedanke als Kind des Geistes zum Buch geboren. Das Besondere an diesem Projekt ist, daß ich viele erfahrene Geburtshelfer an meiner Seite hatte.

Bedanken möchte ich mich vor allem bei meiner Familie, meinen Freunden und meiner Lebensgefährtin Gudrun für ihre Liebe und ihr Verständnis. Freizeit und Privatleben waren während dieser Zeit nur mehr Wunschvorstellungen. Ohne Euer Verständnis wäre dieses Buch nie entstanden! Danke!

Gott sei Dank durfte ich auf die Mitarbeit von Menschen vertrauen, die nicht nur in ihrem Berufsleben hochqualifiziert sind, sondern vor allem als Menschen und Freunde.

Frau Dr. Caroline Markolin, zu der mich ein besonderer, freundschaftlicher Draht verbindet, hat nicht nur professionell und mit viel Geduld lektoriert, sondern sie ist so etwas wie die geistige Hebamme zu diesem Buch, das, im wahrsten Sinn des Wortes, auch ihre Handschrift trägt.

Meinem Freund Piero danke ich für die langjährige erfüllende Freundschaft und natürlich für seine Geistesblitze und das Umsetzen von Ideen in Zeichnungen, die den ernsten Krankengeschichten einen aufheiternden Aspekt geben. Sein selbstloser Einsatz bis zur letzten Minute ist "legendär". Sein Textbeitrag im Sportteil ist, wie immer, gewissenhaft recherchiert und gut verständlich.

Meinem lieben Freund und "Bruder" Stefan Kreuzer darf ich besonders für seine tollen Fotos danken; er gehört für mich zu den hilfsbereitesten Menschen, die ich kenne.

Gerhard Sonnberger danke ich für seine wichtigen Tips am Computer, seine Scans und die Arbeit am Satz.

Herrn Dr. Franz Profunser und Team gehört mein Dank für den (hoffentlich) perfekten Druck in meiner Heimatdruckerei Athesia in Bozen.

Meine Freude über dieses Buch möchte ich aber vor allem mit jenen Menschen teilen, die ganz besonderen Anteil an der Entstehung hatten und mir während der gesamten Vorbereitung und Fertigstellung hilfreich und tatkräftig zur Seite gestanden haben. Im Besonderen sind dies meine beiden Freunde Isabella und mein treuester Weggefährte Günther. Diese beiden großartigen Menschen haben unzählige Stunden Tag für Tag und oft genug auch Nacht für Nacht an diesem Buch, vor allem an den wissenschaftlichen Arbeiten, den Erfahrungsberichten und den vielen anderen Bereichen gearbeitet.

Natürlich möchte ich mich ganz besonders bei Frau Ingrid Brandstötter und Mario Hintermayer bedanken, die mit Ihren Erfahrungen und Ihrer freundschaftlichen Unterstützung dieses Projekt überhaupt erst ermöglicht und auf dem Bereich der Magnetfeldtherapie durch ihren Einsatz viel geleistet und erreicht haben.

Herrn Andreas Günther, Freund, Tausendsassa und einem der Urväter der Magnetfeldtherapie, danke ich für seine Mithilfe im technischen Bereich, für seine Studien und Literatursammlungen aus aller Welt.

Für ihre Beiträge und die wertvolle Unterstützung danke ich meinen Freunden Maria Pfeifer, Christian und Petra Pichler, Werner Steffen, Hilke Anne Wiedemann, Carmen Gstöhl, Olaf Skirde, Max Keiser und Verena Singer, der Familie Studer mit den Engelis, Leo und Cecile Betschart, Ursula Christen, Herrn Zehnder, Herrn Schöni, Uschi Matter, Erika Illy, Christina Mühlegger und Herrn Laszlo, Heidemarie Schäfer, Helmut Krausseneck, Gerd Schmidt, Dipl.-Ing. Dietmar Hauser, Ewald P. Müller, Ludwig Müller und Siegfried Müller, der Familie Kirchleitner, Johann Senn, Bernhard Guttau und Beate Martina, Harry Pretschuh, Karl Garber, Manuela Hörner, Wolfgang Gasteiner, Bruna Pitta mit Ennio, Rudolf Nocker, dem Sportmanager Mag. Silvester Neidhardt mit Familie, Monika Kreutz, Robert Baumann, Kurt Holzer und Peter Kinast, Hilde Auer und Brigitte Dorfleitner, Kathrin Koch, Judy Weiß, Frank Robert Belewsky, Karin Grünhagen, Verena Klug, Manfred Seismann, Manfred Simmke, Fam. Ruprechter u.v.a.

Danken möchte ich allen Fachberatern, die mir durch ihre Zuschriften dieses umfangreiche Datenmaterial erst ermöglicht haben, aber auch jenen, die mir die Genehmigung gaben, über ihre Erfahrungen mit der Magnetfeldtherapie zu schreiben, um anderen Menschen wieder Mut zu machen.

Herrn Robert Nußbaumer, der mich gelehrt hat, auf Meinungen Wert zu legen und Änderungen zu ignorieren, Herrn Georg Salcher, den ich bei meinen Vortragsreisen schmerzlich vermisse (fahren und gleichzeitig tippen geht nämlich nur schwer), Herrn Georg Cotiaux, Herrn Frank Lowas und besonders Herrn Giorgio Niedermayer, dessen Fachwissen auf dem Gebiet der Zusatzernährung ich sehr schätze, möchte ich für ihre Unterstützung danken.

Last but not least geht mein Dank an die Ärzte und Wissenschaftler der IGEM, die mich bei diesem Buch besonders datenkräftig unterstützt haben.

Allen voran natürlich Herrn OA Dr. med. Franz Reinisch, der mir durch seine mehr als 20jährige Erfahrung auf dem Gebiet der Magnetfeldtherapie mit freundschaftlichem Rat immer zur Seite steht und zum ärztlichen, praktischen Teil viel beigetragen hat. Meinem lieben Freund Frank Daudert danke ich für seine wertvolle Arbeit bei der IGEM und seine interessanten Studien. Herrn Dr. med. Klaus Connert, Referent für Komplementärmedizin bei der Österreichischen Ärztekammer, danke ich für sein Vorwort und sein wissenschaftliches Interesse an der Magnetfeldtherapie. Bei Herrn Univ. Doz. Dr. med. Manfred Walzl, mit dem mich ein sehr herzliches Verhältnis verbindet, bedanke ich mich nicht nur für sein Geleitwort, sondern auch für seine Unterstützung auf dem Studien- und Forschungsbereich. Meinem lieben Freund Herrn Dr. med. Christoph Scherer, ärztlicher Leiter des Zentrums für Energiemedizin in Wien, bin ich für seine vielen Arztberichte dankbar, genauso wie Herrn OA Dr. med. Bernhard Kuderer, der in der Krankenanstalt Rudolfstiftung mit großem wissenschaftlichem Interesse an der Magnetfeldtherapie mit uns zusammenarbeitet.

Besonders danken möchte ich Herrn Dr. Wolfgang Kropshofer und Dr. med. M. Gindl für die großartigen Beiträge. Für die gute Zusammenarbeit, Hilfe, Unterstützung und Freundschaft danke ich Herrn OMR und Chefarzt Dr. med. Alois Baumann, Dr. med. Herbert Bronnenmayer, Dr. med. Manfred Eder, Dr. Gerald Zimmermann, Dr. med. Pinter Kurt, OA Dr. med. Thomas Steinkellner, OA Dr. med. Helmut Ornig (Krankenhaus der Elisabethinen), Dr. med. Gerhard Antensteiner, Dr. med. Peter Kreimaier, Dr. med. Lutz Ammerer, Dr. med. Mark Ebersbach (Zahnarzt), Dr. med. Niven Zankov (Zahnarzt), Dr. med. Rudolf Meierhöfer, Dr. med. Fressner Michael, Dr. med. Tanil Maximilian, Dr. Mag. Christian Brunnbauer, Dr. med. Reiner Othmar, Dr. med. Miggitsch Ursula, Dr. med. Zenz Gunter, Dr. med. Bernd Boes, Dr. Thomas von Behring, Fabio Dott. Petrossi, Enzo Dott. Maiolini, Gian Antonio Dott. Pigat, Felice Dott. Giacconi, Gianfrancesco Dott. Valse´Pantellini, Paolo Dott. Roppa; Dr. med. Gabriella Hegyi, Dr. Lindbloem (S), Dr. med. Gerhard Beck, Dr. Maag, Dr. med. Roman Sawires, Herrn Drach Thomas (Heilpraktiker), Frau Zita Spieler (Heilpraktikerin), Dr. med. Michael Leifer, Dr. med. Markus Gollmann, Dr. A. Rösti, Dr. med. Claudia Haumer-Lercher, Dr. med. Ulrike Eberling, und all jenen Menschen, die bei der Entstehung dieses Buches mitgeholfen haben, ohne daß ich sie hier namentlich erwähnen konnte.

Dieses Buch widme ich meinen Eltern, meinem Sohn Julian, meinen Schwestern Ulli und Caro sowie all meinen Freunden, die in Liebe und Geduld zu mir halten.

Wer dem Leben die Liebe schenkt,
dem wird die Liebe das Leben schenken. C.T.

Wer oder was ist die IGEM?

Die IGEM ist die internationale Ärztegesellschaft für Energiemedizin. Sie wurde 1995 gegründet und ging aus der Österreichischen Ärztegesellschaft für Energiemedizin hervor. Inzwischen hat die IGEM 500 Mitglieder aus vielen Ländern (A, D, F, T, CH, I, SLO, HUN, PL, NL, E, S, SA, AUS und den USA).

Die IGEM ist ein auf dem Rechtsweg eingetragener Verein (e.V.) aus Ärzten, Biologen, Physikern, Elektrotechnikern und Wissenschaftern, die sich zu einer unabhängigen, nicht profit-orientierten Organisation zusammengeschlossen haben. Sie verfolgen das gemeinsame Ziel, die Wechselwirkung von nicht-ionisierender Strahlung mit biologischen Systemen zu erforschen. Energiemedizinische Verfahren sollen eine wissenschaftliche Plattform erhalten. Zusätzlich werden energiemedizinische Heilmethoden in Forschung und Technik weiterentwickelt und zu verbessern versucht. Zu diesem Zwecke wird mit vielen internationalen Gesellschaften auf dem Gebiet der Energiemedizin zusammengearbeitet.

Die IGEM steht symbolisch für eine Brücke zwischen Schul- und Komplementärmedizin, wobei sie durch wissenschaftliche Unterstützung und mit Hilfe von objektiven Auswertungsprofilen versucht, komplementärmedizinischen Heilmethoden den Zugang zum ganzheitlichen Gedankengut der Medizin zu verschaffen.

Diverse wissenschaftliche Publikationen werden von der IGEM in Archiven gesammelt, Reviews werden verfaßt. Dafür wird mit dem Statistischen Institut der Universität Wien zusammengearbeitet. Hauptaufgabe und Ziel ist es, internationale Studien in anerkannten Zentren zu positionieren. Objektiv erarbeitete Studiendaten werden publiziert bzw. auf Kongressen präsentiert.

Die Fachzeitschrift ENERMED, welche viermal

im Jahr erscheint, vertritt die IGEM in der Öffentlichkeit.

Die beschließende Institution der IGEM ist der Vorstand. Die Gesellschaft wird vom Präsidenten geführt. Der Kassier, der 2. Präsident und die jeweiligen Landesvertreter stehen ihm unterstützend zur Seite.

Seit 1996 hat Dr. med. Christian Thuile (Wien) den Vorsitz inne, Ehrenpräsident ist Dr. med. W. Maus (D).

Im Vorstand sitzen Ärzte als Vertreter aus allen oben genannten Ländern und üben beratende Tätigkeit aus.

Wir möchten die wissenschaftlichen Daten in diesem Buch von Dr. med. Christian Thuile mit unseren Erfahrungen aus der Praxis bereichern, damit wir auch in Zukunft auf seriöse Aufklärungsarbeit bauen können.

Für den Vorstand

OA Dr. med. F. Reinisch
(Vizepräsident)

GRUNDLAGEN DER MAGNETFELDTHERAPIE

Abschnitt 1

1. Was Sie über das Magnetfeld und die Magnetfeldtherapie wissen sollten

1.1. Was ist ein Magnetfeld?

Ein Magnetfeld ist ein Kraftfeld, das durch einen natürlichen Dauermagneten erzeugt wird oder – diesen natürlichen Vorgang nachahmend – "künstlich" über eine stromführende Spule aufgebaut werden kann. Als klassisches Anschauungsbeispiel dient dafür ein Stabmagnet mit einem magnetischen Nord- und Südpol.

Die abstoßende Kraft, die man spürt, wenn man zwei gleichnamige Pole geeigneter Stärke gegeneinanderbewegt, ist jenes Kraftfeld, das wir mit Magnetfeld meinen. Je dichter die Feldlinien, desto stärker ist dieses Magnetfeld (richtigerweise spricht man von Flußdichte). Die Magnetfeld-Linien selbst fließen vom

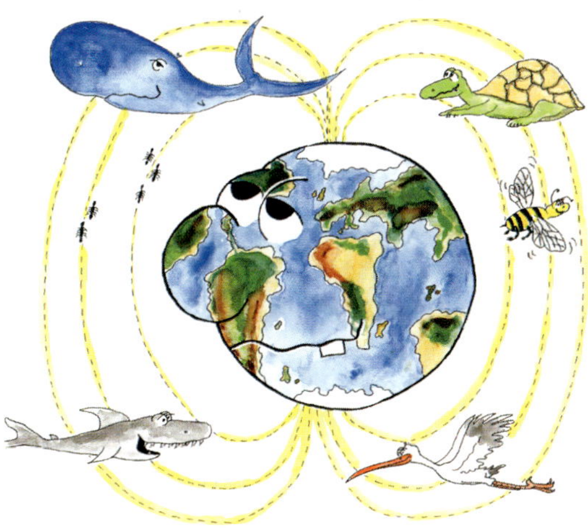

Nord- zum Südpol. Ein Magnetfeld kann statisch, also konstant und dauerhaft, oder pulsierend, also in einer bestimmten Frequenz, getaktet sein. Die Magnetfelder moderner Therapiesysteme sind durchwegs gepulst. Man spricht deshalb von Pulsierenden Elektromagnetischen Feldern, kurz: PEMF. Durch den gezielten Einsatz eines PEMF kann eine wesentlich höhere Spannung auf den Körper angelegt werden, was therapeutisch zu besseren Heilerfolgen führt. Schaden kann dem Körper durch ein PEMF nicht zugeführt werden.

Ein Magnetfeld hat die Eigenschaft, Materien mit relativ geringem Energieverlust durchdringen zu können. Ein therapeutisch eingesetztes Magnetfeld kann deshalb ungehindert durch die Kleidung jede Zelle im Körper erreichen. Dies ist eine Eigenschaft, die die Magnetfeldtherapie von jenen physikalischen Therapiegeräten unterscheidet, die eine geringe Eindringtiefe aufweisen und deshalb ihre Wirkung nur an der Oberfläche entfalten.

In der Spulenmitte besitzt das Magnetfeldsystem seine größte Flußdichte bzw. Stärke; mit zunehmendem Abstand von der Magnetfeld-Quelle verliert es an Intensität, d.h. nach außen zu wird das Magnetfeld deutlich schwächer. Dabei ist zu beachten, daß eine punktförmige Quelle (z.B. ein Applikationsstab) mit zunehmendem Abstand deutlich schneller an Intensität verliert (in dritter Potenz zur Entfernung) als dies beispielsweise bei einer flächigen Quelle, z.B. bei Flachspulen, der Fall ist. Will man also im Rahmen einer Behandlung einen weiter von der Spule entfernten Ort erreichen, so muß die anzuwendende Intensität erhöht werden. Nur so kann dieselbe Dosis wie direkt an der Quelle appliziert werden.

Die Angabe der Magnetfeld-Stärke bzw. der Flußdichte erfolgt in Tesla (T) oder der noch geläufigen, aber älteren Einheit Gauss (G). Dabei entspricht 1 Tesla 10.000 Gauss.

Die Stärke eines Magnetfeldes wird bestimmt von der Beschaffenheit (dem Widerstand) der Spule und von der Stromstärke (in Ampere). Neben der Stärke und Pulsfrequenz ist noch die Polarität des Magnetfeldes entscheidend. Ausgehend von der Annahme, daß verschiedene Strukturen im menschlichen und tierischen Körper einen bestimmten Polaritätsbezug besitzen, werden bei einer Therapie mit Magnetfeldern die jeweiligen Organe gemäß dieser Polarität angesprochen. Ein Nordpolbezug soll sich bei Schmerzen, Schwellungen, Gewebsansäuerung, Schlafstörungen und Unruhe positiv auswirken. Ein verbesserter Stoffwechsel, eine bessere Durchblutung, eine schnellere Wundheilung sowie eine Regeneration des Organismus findet eher beim Südpolbezug statt.

1.2. Was bedeutet Magnetfeldtherapie?

Unter Magnetfeldtherapie versteht man den therapeutischen Einsatz von gepulsten oder statischen Magnetfeldern zum Zwecke der Behandlung von Erkrankungen.

1.3. Können wir Magnetfelder mit unseren Sinnen wahrnehmen?

Diese Frage läßt sich nicht eindeutig beantworten, da nur ein kleiner Prozentsatz der Menschen Magnetfelder unmittelbar spüren kann (ca. 15%). In der Regel können Magnetfelder nicht sinnlich wahrgenommen werden, d.h. wir können sie weder hören noch sehen, weder riechen noch schmecken und meistens auch nicht direkt fühlen. Ein "Spüren" der Magnetfelder darf nicht verwechselt werden mit Empfindungen, die ein Patient während einer Magnetfeldtherapie erfahren kann, z.B. ein Wärmegefühl (leichter Anstieg der Körpertemperatur) oder ein Kribbeln an Akren (der Nase, dem Kinn usw.) bzw. an bestimmten (krankheitsbedingten) Schwachstellen. Diese Sensationen beruhen nicht auf einer direkten Wahrnehmung der Magnetfelder, sondern auf dem Registrieren von jenen Veränderungen im Körper, die durch das Magnetfeld ausgelöst wurden. So kann sich die durch die Therapie bewirkte verbesserte Durchblutung der Haut in dem erwähnten Wärmegefühl oder einem Kribbeln äußern. Messungen an 500 Testpersonen haben gezeigt, daß in über 75 % der Fälle ein signifikanter Temperaturanstieg verzeichnet werden konnte, allerdings gaben lediglich 55% der betroffenen Personen an, ein Wärmegefühl zu verspüren.

Wenn ein Patient während einer Behandlung mit Magnetfeldern nichts "spürt", bedeutet das nur, daß das Magnetfeld seine Wirkung ganz im Stillen entfaltet.

1.4. Was ist das Magnetfeld der Erde?

Man schätzt das Alter des Erdmagnetfeldes auf ca. 3,5 Milliarden Jahre. Damit ist es zwar jünger als die Geschichte der Erde selbst, aber viel älter als jedes Leben auf unserem Planeten. Man kann sich das Erdmagnetfeld wie einen Stabmagneten mit einem Nord- und einem Südpol vorstellen. Die magnetischen Pole der Erdkugel sind nicht ident mit den geographischen Polen, sondern weichen täglich etwas weiter davon ab. Zur Zeit befindet sich der magnetische Nordpol etwa 1000 km vom geographischen Nordpol entfernt.

Die Entstehung des Erdmagnetfeldes ist noch unklar. Eine von mehreren Theorien bringt zur Erklärung eine Art Dynamoeffekt ins Spiel, welcher durch die unterschiedlichen Dichten der Erd- und Gesteinsmassen im Inneren der Erde (Trägheitsmomente) verursacht wird.

Das Magnetfeld der Erde besitzt eine Flußdichte (Stärke) von 0,5 Gauss bzw. 50 mikroTesla. Dieser Durchschnittswert ist keine konstante Größe um den gesamten Globus, sondern kann wesentlich variieren. So weist das Magnetfeld an den Polen eine Intensität von 0,7 Gauss auf, am Äquator aber lediglich 0,3. Auch territoriale Unterschiede sind feststellbar. Unter dem Einfluß sog. Sonnenwinde verändern sich nicht nur Flußdichte und Feldlinien, sondern auch die Taktfrequenz des Feldes. Wenn man von einer durchschnittlichen Schwingung von 7,5 Hz ausgeht, kann sich dieser Wert im Minutentakt um viele Zehnerstellen ändern. Neuerdings beobachtet man einen leichten Rückgang der Stärke des Erdmagnetfeldes. Eine Feststellung, die Wissenschafter deshalb vor Rätsel stellt, weil man die gesundheitlichen und umweltrelevanten Auswirkungen, trotz mehrerer Polsprünge in der erdzeitlichen Vergangenheit, nicht wirklich kennt.

1.5. Welche Bedeutung hat das Magnetfeld der Erde für Mensch und Tier?

Die Einflüsse des Erdmagnetfeldes auf die Natur werden seit Jahrtausenden beobachtet und studiert. Schon früh erkannten Forscher des Altertums und der Neuzeit, daß ohne das Magnetfeld der Erde kein Leben auf unserem

Planeten möglich ist. Der Grund dafür liegt im Schutzmechanismus des Magnetfeldes. Mit seinem mehrschichtigen Schutzschild verhindert das Magnetfeld, daß schädliche Strahlungen, insb. die schädliche Korpuskularstrahlung aus dem All auf die Erdoberfläche vordringen kann.

Aus dem Tierreich ist bekannt, daß sich zahlreiche Tiere am Erdmagnetfeld orientieren: Zugvögel (Störche und andere), Ameisen, Termiten, Käfer, die Bienen mit ihrem Bienentanz vor ihrem Einzug in den Stock, viele Meerestiere, wie z.B. der Hai, der Rochen, der Wal, aber auch Schildkröten, zeigen ein entsprechendes Verhalten. Wissenschaftern an der Universität Frankfurt ist 1998 zum ersten Mal der Nachweis gelungen, daß das ausgezeichnete Orientierungsverhalten der (Brief)Tauben dem Magnetfeld zuzuschreiben ist. Ihr ausgeprägter Orientierungssinn wird damit erklärt, daß sich diese Vögel mit Hilfe kleinster Magnetitkristalle im Schnabel am Erdmagnetfeld orientieren.

Auch der Mensch, der wie alle lebenden Organismen vom Erdmagnetfeld beeinflußt wird, hat im Laufe der Evolution in seinem Gehirn und insb. im Ohr, solche feinen Magnetitkristalle entwickelt. Aus überliefertem Volkswissen ist längst bekannt, daß eine Ausrichtung der Schlafstätte in Nord-Süd-Richtung schon so manche Schlafstörung kurieren konnte. Auch weiß man durch klinische Beobachtungen an russischen Kosmonauten, daß das Magnetfeld das Knochenwachstum und den Gemütszustand maßgeblich beeinflußen kann. Am besten zeigt sich der Einfluß bereits kleinster Magnetfelder auf den menschlichen Organismus durch das Phänomen der Wetterfühligkeit. Hier reagiert der menschliche Körper bereits auf feinste magnetische Impulse (im picoTesla-Bereich). Einen deutlichen Nachweis dafür lieferten Forschungsergebnisse aus dem Jahr 1998 von Wissenschaftern der Universität Gießen. Diese Studien bilden einen Grundstein für die Anwendungserfolge der Magnetfeldtherapie.

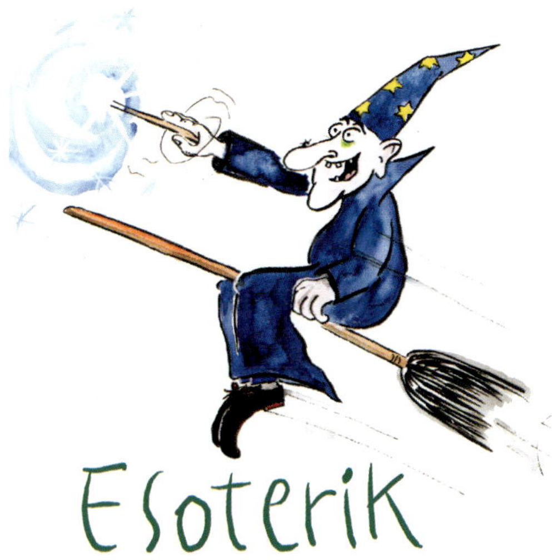

1.6. Ist die Magnetfeldtherapie eine Erfindung der heutigen Zeit? Ein kurzer geschichtlicher Überblick

Laut erster schriftlicher Zeugnisse sind Magnetfelder bereits vor über 3500 Jahren zur Behandlung verschiedenster gesundheitlicher Störungen zur Anwendung gekommen. Die Chinesen nützten das Magnetfeld der Erde zur Orientierung, indem sie noch vor unserer Zeitrechnung den ersten Nadelkompaß entwickelten. Im griechisch-römischen Altertum (bei Aristoteles von Thales und Hippokrates) wird das Magnetfeld zur Therapie unterschiedlichster Erkrankungen wiederholt erwähnt. Die Ägypter erforschten das Magnetfeld der Erde und seine Bedeutung für Mensch und Tier, unter dem besonderen Aspekt der Mystik.

Zahlreiche Erkenntnisse unseres heutigen Wissensschatzes stammen aus der Frühzeit. So wissen wir, daß Cleopatra immer ein magnetisches Stirnband trug, nicht nur um gute Gedanken anzuziehen, sondern auch um ihre Migräne zu lindern. Überliefert ist auch der mystische und medizinische Stellenwert der Magnetfeldtherapie bei den indianischen Hochkulturen Mittel- und Nordamerikas. Bis ins Mittelalter war die Therapie mit Magnetfeldern in den Händen der sog. Bader (herumziehende "Landärzte"). Theofrast von Hohenstein, besser bekannt unter dem Namen Paracelsus, notierte in seinen Schriften von 1528 seine Erfolge bei verschiedenen Krankheiten - der Magnet findet als wirksames Mittel gegen Krämpfe Erwähnung. Paracelsus sah die Magnetfeldtherapie als eine der vier Säulen im Haus der Gesundheit. Heute gilt dieser berühmte Arzt und Gelehrte als Begründer der modernen Magnetfeldtherapie. Um 1600 schrieb Sir William Gilbert, der Leibarzt der englischen Königin Elisabeth, das bahnbrechende Werk de magnete. 40 Jahre später veröffentlichte Andrea Celsius seine aufschlußreichen Beobachtungen am Erdmagnetfeld. Die ersten wissenschaftlichen Arbeiten stammen von Simonov (1835) und von Gauss (1838).

Der Wiener Arzt Franz Anton Mesmer (um 1780) ist der Begründer des sog. Animalischen Magnetismus. Mesmer gilt heute als der Pionier der modernen klinischen Anwendung von Magnetfeldern. Der englische Gelehrte Michael Faraday beschrieb bereits um 1800 den Magnetismus als Charakteristikum der Materie. Er entdeckte die magnetische Anziehung des Sauerstoffs und die Grundgesetze der elektromagnetischen Wechselwirkung. Seine Erkenntnisse über den Zusammenhang von Materie und Magnetfeld bilden bis heute die physikalische Voraussetzung für das Verständnis der Magnetfeldtherapie. Auf Faradays Ideen geht auch der Begriff Magnet-"Feld" zurück.

Zu Beginn des 19. Jahrhunderts erforschte der Italiener Luigi Galvani in seiner Dissertation 'de ossibus' die Wechselwirkung zwischen Knochenaufbau und biomechanisch-elektrischen Phänomenen. Seine Arbeit wird heute als Grundlage für den 1953 entdeckten Piezoelektrischen Effekt betrachtet. Die japanischen Wissenschafter Yasuda und Fukuda fanden am Knochen unterschiedlich geladene Teile, je nachdem, ob diese gestaucht oder gedehnt wurden. Der Berliner Orthopäde Wolff stellte zu Beginn des 20. Jahrhunderts einen Zusammenhang zwischen Knochenstruktur (Stabilität) und funktioneller Belastung (abhängig von Körpergewicht und Bewegungsart) fest. Seine Erkenntnisse sind in dem nach ihm benannten Wolff'schen Gesetz: Funktion bildet Struktur formuliert. Aus den Studien von Wolff und der Entdeckung der Piezoelektrizität des Knochens kann man schließen, daß sich ein Knochen unter Einwirkung eines elektrischen Feldes deformiert und dadurch einen Reiz zur Strukturbildung auslöst. Befindet sich also ein entsprechender Knochenabschnitt in einem sich zeitlich verändernden Magnetfeld, so entsteht an seiner Oberfläche ein elektrisches Potential, das das Knochenwachstum positiv beeinflussen kann.

Die meisten klinischen Arbeiten aus den 60er Jahren unseres Jahrhunderts stammen aus Rußland und Japan, wo die Magnetfeldtherapie einen viel höheren medizinischen Stellenwert einnimmt als in Mitteleuropa. Die russischen Arbeiten zum Magnetfeld haben ihren Ursprung in der Raumforschung. An den aus dem All zurückgekehrten russischen Kosmonauten beobachteten die Wissenschafter extreme osteoporotische Veränderungen sowie schwere Depressionen. Durch den Einbau künstlicher Magnetfelder konnten diese Phänomene deutlich reduziert werden.

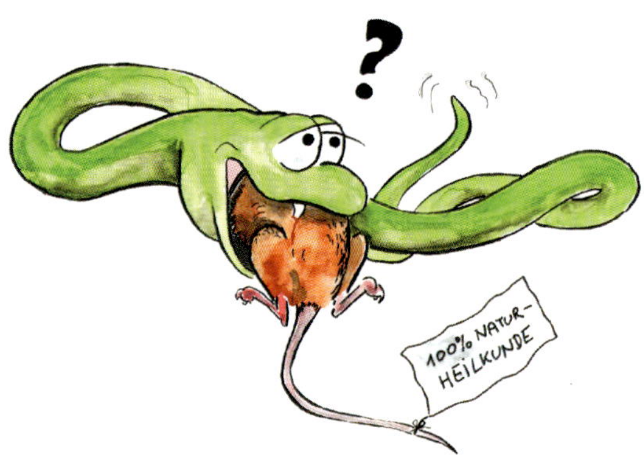

„Chemie verdrängt Naturheilkunde“

1965 beschrieb der zweifache Nobelpreisträger Linus Pauling den biomagnetischen Charakter des Blutes. Im deutschsprachigen Raum wurden die ersten klinischen Studien zu diesem Thema von Prof. Lechner und Prof. Ascherl aus Garmisch-Partenkirchen durchgeführt. Einen weiteren Meilenstein in der Erforschung der therapeutischen Anwendung von Magnetfeldern legte der amerikanische Wissenschafter und Lechner-Schüler Prof. Bassett. Er war der erste, dem es gelang, eine klinische Studie über den Einfluß der Magnetfeldtherapie bei schlecht heilenden Knochenbrüchen in namhaften medizinischen Fachzeitschriften zu platzieren und somit die Magnetfeldtherapie in das Licht moderner medizinischer Wissenschaftlichkeit zu rücken. Seit diesem Zeitpunkt (1982) hat die Intensität der Untersuchungen stark zugenommen. Wissenschaftliche und klinische Studien zum Thema Magnetfeldtherapie werden weltweit durchgeführt. Allein im Archiv der IGEM, der Internationalen Ärztegesellschaft für Energiemedizin, wurden seit 1996 mehrere tausend Daten aus wissenschaftlichen Arbeiten gesammelt und geordnet. Ein Großteil dieser Studien bildet die Grundlage dieses Buches.

1.7. Was versteht man unter elektromagnetischer Wechselwirkung im Zusammenhang mit Magnetfeldtherapie?

Unter elektromagnetischer Wechselwirkung versteht man die gegenseitige Beeinflussung von Magnetfeldern und elektrischem Strom. Dies bedeutet, daß ein Magnetfeld nicht nur durch fließenden Strom in einer Spule erzeugt werden kann (Prinzip der Therapiegeräte), sondern daß Magnetfelder in einem

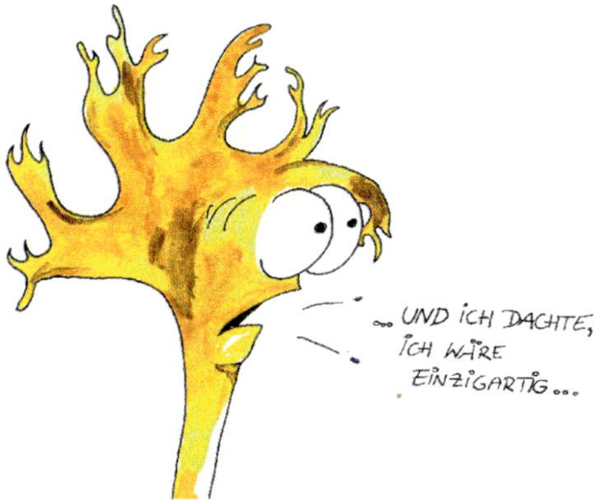

Leiter, wie z.B. im menschlichen Körper, Strom induzieren können (Prinzip der Wirkung der Magnetfelder auf den menschlichen Organismus). Unter geeigneten Bedingungen können Magnetfelder den Ionenfluß an der Zellmembran beeinflussen (durch eine elektrochemische Spannung fließt Strom in Form von Ionen). Als Beispiel seien hier die Nervenzellen angeführt. Diese verfügen über einen ausgeprägten einmaligen Fortsatz, das Axon, welches dem Weiterleiten von Reizen (Nachrichten) an benachbarte Zellen dient. Die sog. Dendriten, kleinere Fortsätze, agieren dabei als Reizempfänger.

Die Zellspannung liegt aufgrund der vorhandenen Ströme an der isolierenden Zellmembran bei ca. -80 mV. (Außenseite der Zellmembran positiv, Innenseite negativ geladen). Wird die Nervenzelle gereizt, kann es, wenn der Reiz stark genug ist, zu einer kurzfristigen Umpolung kommen, es fließen Ausgleichs- oder sogenannte Kreisströme. Dieser Vorgang unterliegt dem Einfluß der elektrischen Leitung und der sich zeitlich ändernden Magnetfelder.

Das magnetische Feld des Menschen kann heute bestimmt werden durch: Magnetokardiogramm (MKG): 100 pT (Herz); Magnetoencephalogramm (MEG): 3 pT Gehirn)

1.8. Wo greifen magnetische Felder im menschlichen Organismus?

Allgemein gilt, daß pulsierende Magnetfelder aufgrund ihrer materiedurchdringenden Eigenschaften auf jede Zelle im Körper einwirken können. Der Angriffspunkt ist dabei in erster Linie die durch den Ionenaustausch stromführende Zellmembran. Daneben spielen die elektromagnetische Wechselwirkung und die Resonanz als Medium der Informationsübertragung zwischen Magnetfeld und Zelle eine wichtige Rolle.

1.9. Was ist eine Zelle?

Die Zelle bildet die kleinste lebensfähige Einheit im menschlichen Körper. Sie ist vergleichbar mit einem Ziegelstein beim Hausbau. Unser Organismus ist aus 50-70 Billionen solcher Einheiten "gebaut". Zellen gleicher Art und Prägung bilden ein Gewebe, z.B. Bindegewebe, Muskelgewebe, Nervengewebe (die Mauer des Hauses bzw. des Raumes). Mehrere solcher Gewebe formen ein Organ (den Raum). Mehrere solcher Organe bilden Organsysteme, z.B. das Verdauungssystem (die Stockwerke). Alle Organsysteme zusammen bilden die Einheit des menschlichen Körpers (das Haus). Es gibt im Körper die unterschiedlichsten Zellen mit den verschiedensten Aufgaben. Allein eine Leberzelle soll mehr als 3000 Aufgaben erfüllen.

1.10. Wie ist eine Zelle aufgebaut?

Die Zellen sind trotz ihrer Form- und Funktionsvielfalt einheitlich aufgebaut. Sie besitzen, meist in ihrem Zentrum, einen Zellkern, der die genetischen Informationen, unser Erbmaterial, das in den Chromosomen gespeichert ist, enthält. Dieser Zellkern kann als eigentliche Steuerzentrale für die Zellfunktionen, die Aufgaben der Zelle, betrachtet werden. Außerhalb des Zellkernes befindet sich das Zellwasser, das ungefähr 40% des gesamten Körpergewichtes ausmacht. In diesem 'Wasser'

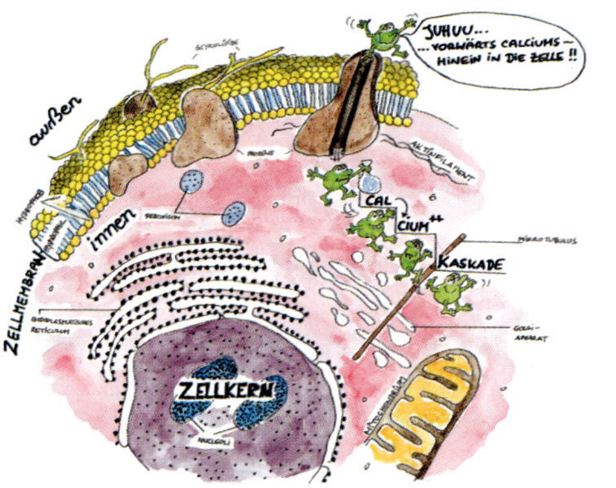

schwimmen die wichtigen Zellorganellen. Die sog. Mitochondrien sind jene Organellen, die Energie für den Arbeitsaufwand der Zelle produzieren; sie bilden eine Art Kraftwerk in der Zelle. Die Energie gewinnen die Mitochondrien aus den Brennstoffen des Organismus: aus Zucker, Eiweiß und Fetten. In der Magnetfeldtherapie spielen die Mitochondrien eine Schlüsselrolle.

Die Zellmembran gibt der Zelle Form und Halt. Mit ihrer halbdurchlässigen Isolationsschicht trennt sie das Zellinnere vom Zelläußeren und gewährleistet einen kontrollierten Stoffaustausch wie auch eine geregelte Kommunikation zwischen Innen und Außen. Die Membran selbst besteht hauptsächlich aus einer wasserabweisenden äußeren und inneren Fettschicht. In diese Fettschicht sind wichtige Eiweiße eingelagert, die der Zelle als Kommunikationsmittel dienen. Die wichtigste Aufgabe ist dabei die Pumpfunktion bestimmter Eiweiße, wobei Ionen von einem Ort höherer Konzentration an einen Ort niederer Konzentration transportiert werden. Unter Energieverbrauch wird die Zellspannung aufgebaut – sie ist die Voraussetzung für den Stoffwechsel und die Zellkommunikation. Die durch die Membranpumpen aufgebaute elektrochemische Spannung entsteht dadurch, daß bei diesem Pumpvorgang im Zellinneren eine negative Ladung entsteht. Außen liegt eine positive Ladung vor, da positive Ladungsträger überwiegen. Durch diesen Unterschied und das damit erzeugte elektrische Potential können sich geladene Teilchen zwischen Innen und Außen bewegen. Vereinfacht gesagt: es fließt elektrischer Strom. Diese Tatsache spielt in der Wirkung der Magnetfeldtherapie eine bedeutende Rolle, da über die Magnetfelder elektromagnetische Wechselwirkungen in Kraft treten, die den Ionenfluß an der Zellmembran positiv beinflussen.

Gegenüber einer funktionstüchtigen Zelle hat eine kranke Zelle ein herabgesetztes Potential, was bedeutet, daß in dieser Zelle der Stoffaustausch deutlich reduziert ist. In schlecht durchbluteten Organteilen erhalten die Zellen nicht mehr genügend Sauerstoff, um ausreichend Energie für die Inbetriebnahme der Pumpen liefern zu können. In der Folge stellen einige Pumpen der Zellmembran ihre Arbeit ein, und das Zellpotential, die Zellspannung, fällt ab. Eine Verbesserung der Energieversorgung in der Zelle kann diese Situation wieder reversieren. Diese Tatsache macht sich die Magnetfeldtherapie zunutze.

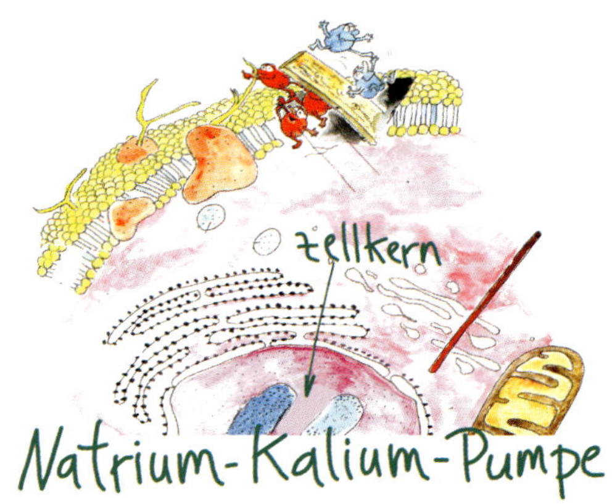

Die Zellmembran ist der Ort, an dem die Resonanzwirkung stattfindet, denn alle gesunden Zellen besitzen eine Eigenschwingung in einer bestimmter Frequenz und Amplitude.

Jede Zelle ist in Wasser gebettet. Diese Zwischenzellflüssigkeit dient als Transportmittel der Stoffwechselprodukte - Nährstoffe werden an jede einzelne Zelle abgegeben, Schlackenstoffe vom Blut wieder aufgenommen und über die entsprechenden Organe aus dem Körper ausgeschieden. In der Zwischenzellflüssigkeit sind u.a. Salze eingelagert. Je höher die Konzentration dieser Salze, desto härter ist das Gewebe. Knochenzellen besitzen folgerichtig einen hohen Salzanteil (Kalzium und Phosphat) und einen entsprechenden, relativ niedrigen Wassergehalt. Den flüssigen Zustand der Zwischenzellflüssigkeit bezeichnet man als Solzustand. Dieser Solzustand bildet die optimale Voraussetzung für den Stoffwechsel und somit für die Magnetfeldtherapie.

In ungünstigeren Fällen geht der Solzustand in einen Gelzustand über, ein Phänomen, das wir bei geringem Wassergehalt (deshalb viel trinken!), oder aber auch bei einer Übersäuerung im Gewebe beobachten können. Wie wir noch genauer in den entsprechenden Kapiteln erläutern werden, kann der Gelzustand die Ursache für eine Therapieresistenz bzw. unzureichende Ergebnisse in der Behandlung mit dem Magnetfeld sein, denn im festeren Gelzustand ist der Stoffaustausch nur mehr erschwert möglich.

1.11. Wie gewinnt eine Zelle Energie?

Die Zellen gewinnen Energie aus Zucker, Eiweiß und Fetten - Brennstoffen, die wir unserem Körper über die Nahrung zuführen. Vergleichen wir zum besseren Verständnis den menschlichen Organismus mit einem Holzofen. Auch der dient dazu Energie, in diesem Fall Wärme, zu erzeugen. Als Brennmaterial benützen wir Holz.

Um ein Feuer zu entfachen, braucht man eine Zündung, wie beispielsweise durch Streichhölzer. In unserem Bild entsprechen die Sreichhölzer den körpereigenen Enzymen. Feuer kann jedoch nur brennen, wenn genügend Sauerstoff zur Verfügung steht. Dies gilt sowohl für den Ofen als auch für die Mitochondrien in unseren Zellen. Um Energie zu erzeugen, braucht die Zelle Sauerstoff (und

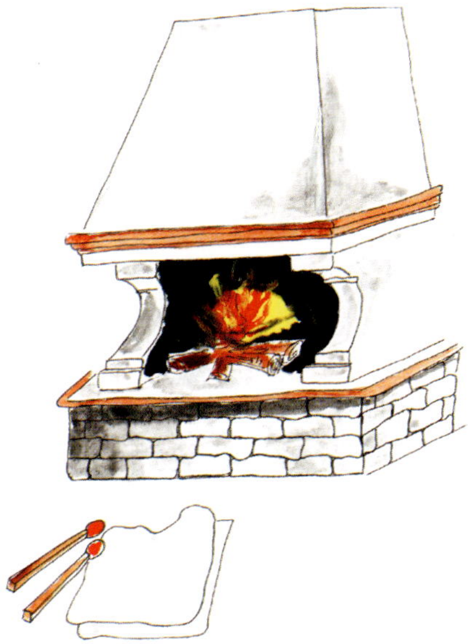

Nährstoffe) in ausreichendem Maße. 50-70 % der von den Zellkraftwerken erzeugten Energie wird an den Pumpen der Zellmembran sofort für den Aufbau der Zellspannung verbraucht. Die Energiespeicherform in der Zelle nennt man ATP (Adenosintriphosphat).

1.12. Wie kann die Magnefeldtherapie die Energiegewinnung in der Zelle beeinflussen?

Die Magnetfeldtherapie führt zu einer verbesserten Nutzung des Sauerstoffs im Gewebe. Dies kommt dadurch zustande, daß die roten Blutkörperchen unter dem Einfluß der Magnetfelder mehr von ihrem gebundenen Sauerstoff abgeben, was die Durchblutung deutlich verbessert. Das Magnetfeld ist somit eine wichtige Voraussetzung für die Verbesserung der Zellfunktion. Das gilt besonders für funktionsmüde Zellen, also Zellen, die nicht mehr genügend Blut, Nährstoffe und Sauerstoff erhalten, bzw. eine ungünstige Lage zu den zu versorgenden Blutgefäßen einnehmen. Durch den therapeutischen Einsatz von Magnetfeldern nehmen gerade diese Zellen mehr "Brennstoffe" auf. Die Folge: Die Zellen erzeugen in ihren Kraftwerken mehr Energie, und die Membranpumpen verbessern ihre Leistung. Dies wiederum erhöht das Membranpotential, also die Zellspannung. Auf diese Weise ist es der Zelle wieder möglich, sich aktiv ihren Aufgaben zu widmen. Bei der Wirkung des Magnetfeldes auf den Energiehaushalt handelt es sich also nicht um eine geheimnisvolle Übertragung von Energie in die Zelle, sondern um biologische Vorgänge in und an der Zelle, die in erster Linie durch die verbesserte Sauerstoffzufuhr zustande kommen.

1.13. Was versteht man unter dem vitalisierenden Effekt der Magnetfeldtherapie?

Unter dem vitalisierenden Effekt der Magnetfeldtherapie versteht man die positive Wirkung des Magnetfeldes auf funktionseingeschränkte oder energiearme Zellen. Zurückzuführen ist dieser Effekt auf die verbesserte Sauerstoffnutzung in den Zellen: Müde Zellen werden revitalisiert, wodurch funktionseingeschränkte Organe ihren Aufgaben wieder besser nachkommen können. Dies ist unter anderem der Grund für den Erfolg der Magnetfeldtherapie in der Vorbeugung und in der therapeutischen Behandlung von funktionellen Erkrankungen.

Aufgrund seiner großen Anzahl von Reservezellen verkraftet ein Organ den Ausfall einer gewissen Menge an Zellen. Bevor Zellen endgültig absterben, stellen sie ihre allgemein nützlichen Funktionen ein. Erst wenn eine große Anzahl an Zellen ausgefallen ist, zeigt das betroffene Organ Zeichen einer Erkrankung. Wird nun die Magnetfeldtherapie rechtzeitig eingesetzt, um funktionseingeschränkte Zellen durch die verbesserte Energieversorgung wieder zu aktivieren und zu revitalisieren, so kann eine Erkrankung nicht nur verhindert, sondern, wenn bereits ein Krankheitsbild vorliegt, die Regeneration kranker Zellen, Gewebe und Organe beschleunigt werden.

1.14. Kann die Magnetfeldtherapie abgestorbene Zellen revitalisieren?

Nein! Selbst die Magnetfeldtherapie kann einmal Zerstörtes (einen endgültigen Substanzverlust) nicht wiederbeleben, wohl aber Gestörtes (eine funktionelle Störung) wieder revitalisieren.

1.15. Kann man mit der Magnetfeldtherapie überstimulieren?

Nein! Der Grund liegt, zumindest was die Energiegewinnung betrifft, in der begrenzten Zahl jener Membranpumpen, die die Zellspannung aufbauen. Sind alle Pumpen in Betrieb, wird die maximale Spannung erreicht - dies ist bei einer normal funktionierenden, gesunden Zelle der Fall. Da die Anzahl von betriebsfähigen Pumpen limitiert ist, kann die Zellspannung nicht weiter erhöht werden. Das bedeutet, daß man mit der Magnetfeldtherapie kranke Zellen "aufpäppeln" kann, gesunde Zellen aber nicht überstimuliert werden können. Dieser Umstand darf jedoch auf keinen Fall mit der maximalen Anwendungszeit pro Tag verwechselt werden. Nach Angabe der WHO (Weltgesundheitsorganisation) sollte die Ganzkörpertherapie eine Stunde pro Tag nicht überschreiten (bei der lokalen Behandlung gibt es keine zeitliche Limitierung). Die maximale Anwendungszeit muß deshalb streng eingehalten werden, damit der Organismus vor zu hohem Verbrauch an Energierohstoffen geschützt ist.

1.16. Was versteht man unter Resonanz?

Die Zellmembran schwingt mit einer bestimmten, von vielen Faktoren abhängigen Frequenz, die von Mensch zu Mensch und

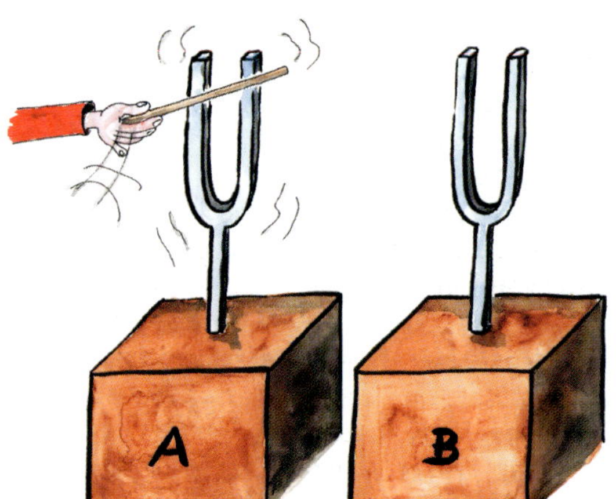

von Zelle zu Zelle verschieden ist. Neben den unterschiedlichen Frequenzen ist für eine Zelle die Amplitude, die Höhe der Schwingung, charakteristisch. Der Versuch mit einer Stimmgabel soll uns als Vergleich dienen: Wenn man eine Stimmgabel mit einer bestimmten Frequenz, beispielsweise mit 440 Hz des Kammertones A, in Schwingung versetzt, so bestimmt die Amplitude, also die Stärke der Schwingungswelle, ob wir sie mit unserem Ohr wahrnehmen können. Die Amplitude bildet somit die Lautstärke und entscheidet, ob wir den Ton über unser Sinnesorgan Ohr hören können oder nicht. Selbst wenn die Schwingung der Stimmgabel beim Ausklingen für unser Ohr nicht mehr hörbar ist, können wir die Schwingung der Gabel dennoch sehen bzw. in der Hand fühlen. In dieser Endphase der Schwingung ist die Amplitude sehr niedrig geworden, die Schwingung selbst beträgt aber immer noch dieselben 440 Hz des Grundtones A.

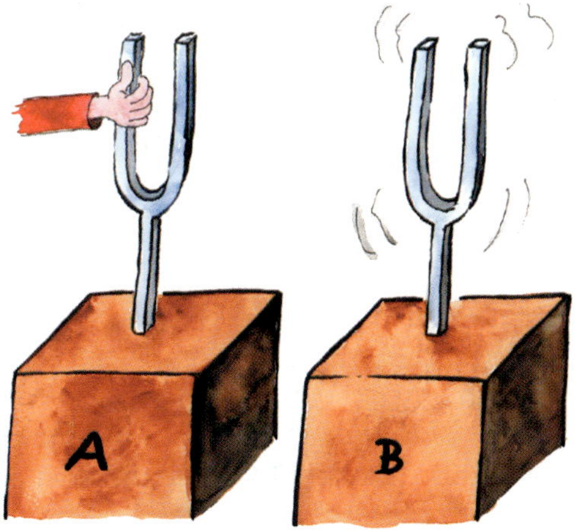

Ähnlich muß man sich das Schwingungsverhalten einer Zellmembran vorstellen. Die Zellmembran schwingt in einer bestimmten Grundfrequenz und mit einer bestimmten Kurvenhöhe, sprich Amplitude. Erkrankte Zellen verändern durch ihre herabgesetzte Spannung zwar ihre Schwingungsamplitude, nicht aber ihre Frequenz, d.h. ihre Schwingung wird schwächer - ähnlich der ausklingenden Stimmgabel. Und genau an diesem Punkt kommt das Resonanzphänomen des Magnetfeldes zum Tragen, denn über die Resonanz kann die Amplitude der Schwingung verstärkt werden. Dies ist entscheidend, denn die verbesserte Schwingungslage erhöht zugleich die Sauerstoffversorgung der Zelle. Eine jüngste wissenschaftliche Entdeckung bestätigt: Wird die Schwingungshöhe der Zelle positiv verstärkt, finden die Empfänger (Rezeptoren) an der Zelloberfläche einen idealeren Kontakt zum Stoffaustausch. D.h.: Über die Verstärkung der Amplitude wird die Informations- und Nährstoffübertragung auf die Zelle deutlich erhöht (Man spricht dabei vom "Black-Box"-Phänomen). Ohne eine Schwingungsverstärkung bleiben diese positiven Resultate aus.

Es ist wichtig festzuhalten, daß nur jene Schwingung Resonanz erzeugen kann, die einer erkrankten Zelle in ihrer Frequenz entspricht. Wenn mehrere Schwingungen angeboten werden (Frequenzband bei den Therapiegeräten), spricht die Zelle nur auf jene an, die ihrer Eigenfrequenz am nächsten kommt und eine Resonanz hervorruft.

1.17. Wie wirken therapeutische Magnetfelder auf den menschlichen Körper?

Prinzipiell wirkt ein Magnetfeld über drei Komponenten:

1. über die elektromagnetische Wirkung, die von der Flußdichte ("Stärke des Magnetfeldes") abhängt
2. über den Informationsgehalt, der über gezielte Impulse und Schwingungsfrequenzen auf den menschlichen Organismus übertragen wird
3. über die Resonanz

1.18. Was ist das vegetative Nervensystem?

Das vegetative Nervensystem ist jener Teil des menschlichen Nervensystems, der die Funktionen aller inneren Organe im Körper steuert. Das Vegetativum ist nicht unserem Willen unterworfen; es funktioniert ohne unsere bewußte Steuerung, also autonom, weshalb es auch als autonomes Nervensystem bezeichnet wird. Man unterscheidet zwei Typen dieses Nervensystems: einen allgemein anregenden, den Sympathikus, und einen eher beruhigend wirkenden, den Parasympathikus. Idealerweise befinden sich Sympathikus und Parasympathikus in ihren Aktivitätsphasen über den Tag und die Nacht verteilt in einem bestimmten Gleichgewicht. So sollte der Sympathikus (auch Streßnerv genannt, weil er die Streßreaktion im Körper vermittelt) seinen Gipfel an Aktivität gegen 11.00 Uhr morgens zeigen, während der Parasympathikus seine entspannende Wirksamkeit in der Nacht entfalten sollte. Der innere Ausgleich dieses Regelkreises zwischen den beiden Teilen des vegetativen Nervensystems ist für die Gesundheit des Menschen von größter Wichtigkeit. Durch zunehmenden beruflichen und gesellschaftlichen Streß überwiegt jedoch in der heutigen Zeit meist der sympathische Teil. Dieses Ungleichgewicht kann langfristig zu schweren gesundheitlichen Störungen führen. So weiß man, daß in Mitteleuropa fast 70 % aller Arztbesuche auf funktionelle Störungen, also Störungen im Bereich des vegetativen Nervensystems, zurückzuführen sind. Bei vielen Erkrankungen wie Migräne, Regel- und Wechselbeschwerden, Blutdruckstörungen und Darmentzündungen, chronischer Verstopfung, Kreislaufproblemen, Herzerkrankungen, Gastritis, Geschwürleiden, Blasenerkrankungen, Hauterscheinungen, Asthma bronchiale und vielen mehr ist eine Störung des vegetativen Nervensystems meist ursächlich beteiligt. Übermäßiger Streß – eine Überaktivierung des Sympathikus - steht in engem Zusammenhang mit einer Schwächung des Immunsystems, weshalb überhöhtem Streß bei zahlreichen Infektionen und wahrscheinlich auch im Bereich der Tumorerkrankungen eine gewisse Bedeutung zukommt.

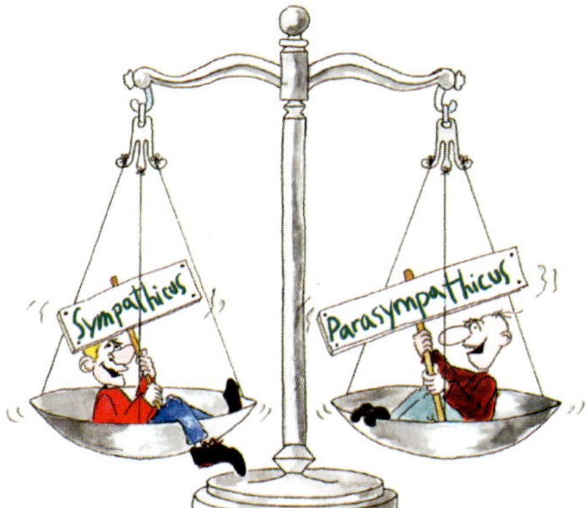

Selbst wenn das vegetative Nervensystem nicht die Ursache für eine bestimmte Krankheiten ist, so kann es an der Entstehung vieler anderer Erkrankungen beteiligt sein. Diese Teilnahme findet man bei jedem Schmerz, unabhängig ob chronisch oder akut, aber auch bei jeder psychischen oder geistigen Überbelastung. Das Magnetfeld kann ein aus dem Gleichgewicht geratenes vegetatives Nervensystem wieder ins Lot bringen, indem es auf seinen Regelkreis positiv einwirkt.

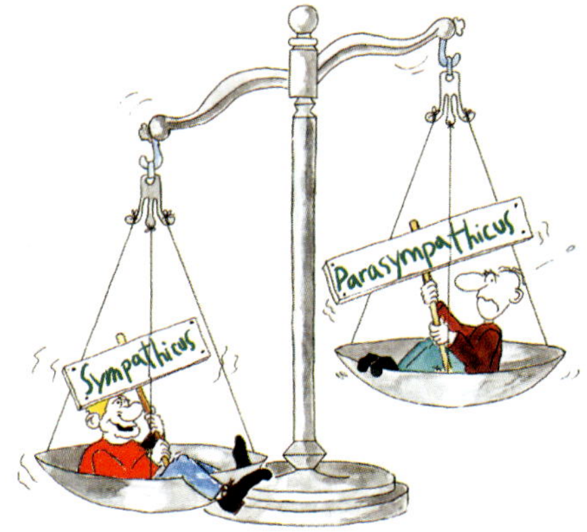

1.19. Welche Wirkungsprinzipien liegen der Magnetfeldtherapie zugrunde?

Den verschiedenen Heil- und Behandlungserfolgen der Magnetfeldtherapie liegen zusammenfassend folgende Wirkmechanismen auf zellulärer und subzellulärer Ebene zugrunde:

1. Eine Verbesserung des Energiehaushalts: Über die Aktivierung der Na/K-(Membran) Pumpe und den Ionenaustausch wird ein Neuaufbau der Zellspannung, ein regerer Stoffwechsel und eine Reaktivierung funktionsmüder Zellen in Randgebieten der Sauerstoffversorgung erzielt. Ist die Zellspannung durch eine verminderte Sauerstoffzufuhr herabgesetzt, stellen die betroffenen Zellen ihre Arbeitsleistung ein. Die "angeschlagenen" Zellen bemühen sich zwar weiterhin, ihre zelleigenen Vitalfunktionen aufrecht zu erhalten, müssen aber aus Energiemangel sonstige Aufgaben, die für die Organfunktion wichtig wären, einschränken und vernachlässigen. Dies ist die Ursache für funktionelle Störungen. Die betroffene Person muß in einem solchen Zustand noch keine Einschränkung in der Gesamtleistung zeigen, und meist findet man zu diesem Zeitpunkt auch noch keine Krankheitszeichen am Körper oder abweichende Laborwerte. Der Grund hierfür liegt in der großen Reserve an funktionstüchtigen Zellen im Organ. Zu merklichen Veränderungen kommt es erst, wenn die Reserve verbraucht ist. Meist erfahren Menschen vor dem sichtbaren Erkranken eine Phase extremer Müdigkeit und Ausgelaugtheit. Eine Behandlung mit dem Magnetfeld kann die Sauerstoffnutzung im Gewebe verbessern und somit für die funktionseingeschränkten Zellen die Voraussetzung schaffen, wieder Energie (ATP) zu erzeugen. Dieses Mehrangebot an Energie wird von der Zelle genutzt, um ihre Zellspannung wieder aufzubauen, und damit die Voraussetzung für die Erholung und Regeneration des Organismus zu schaffen.

2. Eine positive Einwirkung auf das vegetative Nervensystem: Der Ausgleich des Vegetativums ist die Grundlage für die Vielfalt an Einsatzmöglichkeiten der Magnetfeldtherapie, da dieser Teil des Nervensystems bei fast allen Krankheiten ursächlich oder sekundär, d.h. als Reaktion auf eine andere Erkrankung, beteiligt ist. Dieser Zusammenhang macht sich direkt bei Funktionsstörungen, streßbedingten Krankheiten, Schlafstörungen und Depressionen bemerkbar. Die meisten Menschen wissen aus eigener Erfahrung, daß sie leichter erkranken, wenn sie psychisch 'nicht gut drauf sind'. Umgekehrt weiß man, daß auch die Psyche mitreagiert, wenn man körperlich erkrankt. Insofern gibt es eigentlich nur "psychosomatische Erkrankungen".

Weitere in der wissenschaftlichen Literatur dargestellte Wirkungsmechanismen der Magnetfeldtherapie:

3. Eine Verbesserung der Durchblutung durch eine Weitstellung im Bereich der präkapillaren Sphinkteren und eine damit einhergehende Senkung des Blutgefäßwiderstands. Je geringer der Blutgefäßwiderstand ist, desto reibungsloser kann das Blut durch die Gefäße fließen. Dies wiederum liefert den Zellen im gesamten Organismus mehr Sauerstoff und Nährstoffe zur Energiegewinnung wie zur Stärkung der Abwehrkräfte. Umgekehrt werden Gift- und Schlackenstoffe schneller abtransportiert. Mit der verbesserten Durchblutung geht zugleich eine allgemeine Leistungssteigerung der Zelle wie eine Optimierung des Stoffwechsels einher. Man bedenke, daß die Gesamtzahl der Kapillaren beim Menschen rund 40 Milliarden beträgt, dem Stoffaustausch im Gewebe somit eine Austauschfläche von rund 1000 m^2 zur Verfügung steht. Die kleinsten Haargefäße sind im Schnitt nicht dicker als 6 Zehntel Millimeter.

4. Eine Verbesserung der Sauerstoffnutzung aus den roten Blutkörperchen: Durch wissenschaftliche Studien konnte nachgewiesen werden, daß die roten Blutkörperchen, die den Sauerstoff von der Lunge aufnehmen und an sich binden, unter dem Einfluß der

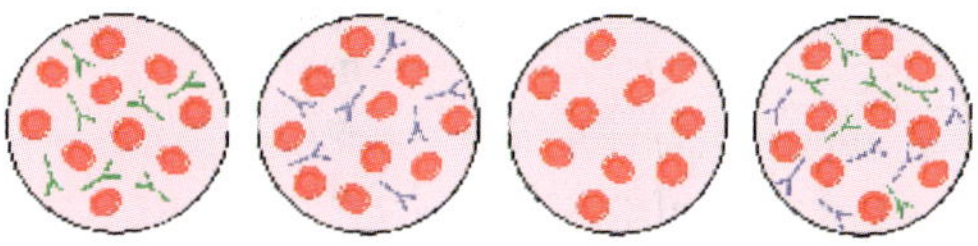

Abb.: Bluttropfen

Magnetfeldtherapie mehr von ihrem wertvollen Gut an das Blut abgeben. Der Grund hierfür soll in einer leichten Rechtsverschiebung der Sauerstoffbindungskurve liegen. In diesem Fall ist die Sättigungsdifferenz der Erythrozyten deutlich ausgeprägt. Die Sättigung der roten Blutkörperchen steigt bereits bei relativ niederen Feldstärken um mindestens 30 %. Das Magnetfeld führt zu einer erhöhten Abgabe des Sauerstoffes an die Zellen im umgebenden Gewebe. Dabei nimmt das Gewebe nur soviel Sauerstoff auf, wie es verwerten kann.

5. Eine beschleunigte Regeneration von erkranktem Gewebe: Durch die Induktionsspannung kommt es zum Aufbau elektrischer Spannung im Muskel-, Nerven- und Bindegewebe. Nerven und Bindegewebe gelten als die schnellsten Informationsträger im Körper. Leider wird in der Medizin der Einfluß des Bindegewebes noch immer unterschätzt. Beschädigte Nervenzellen, v.a. bei einer anterograden Degeneration, erhalten durch induzierte Stromimpulse Reize, die eine weitere Degeneration verhindern bzw. die Regeneration von verletzten Nerven erhöhen.

Ein ganz wesentlicher Faktor bei der Schmerzbekämpfung ist die hyperpolarisierende Wirkung der Magnetfeldtherapie, was einem Anheben der Schmerzgrenze gleichkommt. Ähnliches gilt für den Muskelhypertonus, wodurch gerade bei Verspannungen eine Entspannung erzielt werden kann. Dieser Effekt

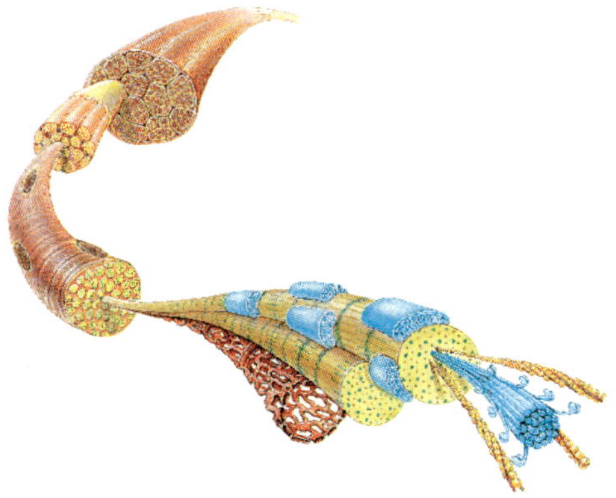

Abb.: Muskel

ist besonders wertvoll bei Rückenproblemen und vor sportlichen Wettkämpfen, da eine übermäßige Spannung auf ein gesundes Maß reduziert werden kann. Der Effekt auf die verspannte Rückenmuskulatur kommt dem Unterbrechen eines Teufelskreises gleich. Normalerweise wird bei Druck auf einen Rückenmarksnerv eine Störungsmeldung an das Gehirn geleitet. Als Folge entstehen Schmerzen. Das Gehirn will nun die betroffene Region im Körper durch Erhöhung der Muskelspannung ruhigstellen. Wenn sich der Muskel anspannt, übt er naturgemäß einen erhöhten Druck auf das Gewebe aus. Besonders empfindlich sind hier die Schmerzempfänger an den Wirbelgelenken. Diese neue Situation bringt eine weitere Erhöhung des Druckes bzw. des Schmerzes mit sich und führt zu einer erneuten Meldung ans Gehirn. Dieses will nun erst recht eine Ruhigstellung erzielen, erhöht nochmals die Spannung und der gleiche Vorgang beginnt von vorne, wodurch sich die Schmerzen immer mehr intensivieren können. Mit der Magnetfeldtherapie läßt sich dieser Kreis unterbrechen und positiv nutzen: Das Magnetfeld verhindert die übermäßige Reizweiterleitung zum Gehirn, das Gehirn registriert weniger Schmerzen, folglich lockert sich die Spannung der Muskulatur. Dies hat einen Drucknachlaß zur Folge, Verspannungen und Schmerzen lassen wieder nach.

6. Der Einfluß der Lorenz–Kraft: Sie wirkt senkrecht zum Magnetfeld und zur Bewegungs- bzw. Strömungsrichtung bewegter Ionen (geladener Teilchen). Bei entsprechenden Ladungstrennungen kann es zu Halleffekten kommen. Dies sind Einflüsse, die besonders an der Zellmembran zum Tragen kommen.

7. Piezoelektrische Effekte spielen insbesondere bei der Reparatur von Knochengewebe eine Rolle. Die pulsierenden Ströme, die auf den Knochen wirken, setzen aufgrund von Zug- und Druckbelastungen Reparaturme chanismen im Knochen in Gang, sodaß es zu einer Vermehrung der Knochenmasse kommt.

Das Magnetfeld imitiert diesen Mechanismus und unterstützt auf diese Weise das Knochenwachstum. Mitbeteiligt sind hier auch Effekte, die die Zellteilung von knochenbildenden Zellen fördern sollen (Schütz et al., 1985). Eine jüngste Theorie bespricht den Einfluß von Magnetfeldern auf die Knochendichte. Hier soll ein zusätzlicher Effekt an den knochenaufbauenden Zellen (Osteoblasten) zu beobachten sein.

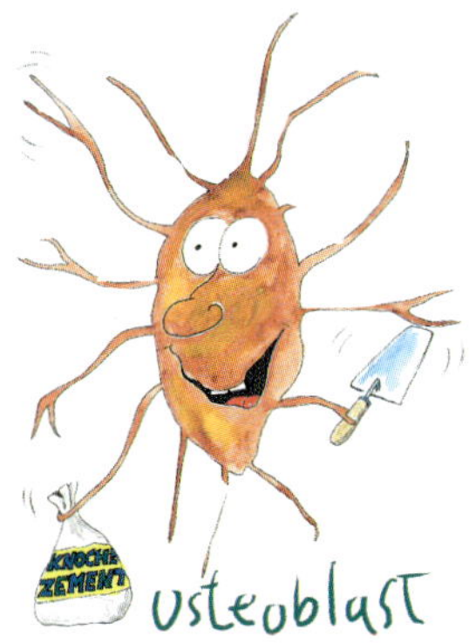

Unter dem Einfluß der Magnetfeldtherapie sollen diese Zellen ihre Empfindlichkeit gegen das hemmende Hormon PTH aus den Nebenschilddrüsen herabsetzen. Dies hat einen erhöhten Einsatz der Osteoblasten und damit einen verbesserten Knochenaufbau zur Folge.

8. Freisetzung von Ca++ :
Kalzium gilt als wichtiger Botenstoff für die Zelle. Als Folge einer Kalziumerhöhung kommt es zu einer Anregung des Stoffwechsels sowie von spezifischen Zellfunktionen (Cooper, 1990). Eine Änderung der Zellspan-

nung gilt als wahrscheinlichste Erklärung für die Beeinträchtigung neurologischer Funktionen, in erster Linie der schmerzstillenden und

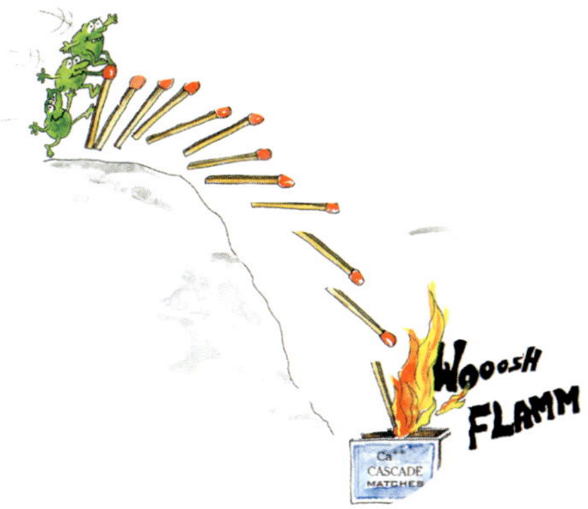

Abb.: Kalziumkaskade

krampflösenden Wirkung. Auch bei der Knochenheilung spielt dies eine Rolle.

9. Eine Änderung der Eigenschaften der Zellmembran kann durch die Feldeinwirkung im Bereich der Eiweißbindung (Rezeptor-Ligand-Bindung) an der Oberfläche der Zellmembran zustande kommen. Hier wirken sich die Phänomene der Resonanz ganz besonders aus.

10. Ein direkter Einfluß auf Knorpelzellen: Hier spielt in erster Linie der Einfluß des Magnetfeldes auf die Knorpelmatrix der Gelenke eine Rolle. Magnetfelder können den Abbau der Proteoglykane bremsen bzw. sogar verhindern (Lju, 1994). Der Aufbau dieser schwefelhaltigen Eiweißverbindungen ist bereits in Versuchen gezeigt worden. Dies unterstreicht die Bedeutung der Magnetfeldtherapie bei der konservativen Arthrosebehandlung.

11. Energien atomarer bzw. molekularer magnetischer Dipole im Magnetfeld (Wasserstoffbrücken, van der Waalsche Kräfte an Eiweißketten)

12. Wichtig ist die Zellmembran als Empfänger des Magnetfeldes und Umwandler biologisch interessanter Vorgänge im Körper (v.a. Stoffwechsel, Pumpenaktivität).

13. Direkte stimulierende Wirkung auf Nervenzellen (Nachweis 1998 Universität Göttingen)

14. Stimulierung der Fibroblasten (Wundheilung): Zahlreiche Untersuchungen belegen einen direkten Einfluß von Magnetfeldern auf die Bindegewebszellen der Wundheilung. Auch hier scheint, ähnlich wie bei anderen sog. mesenchymalen Zellen (Knochen), die Mitoserate aufgrund kalziumbeeinflussender Vorgänge in der Zelle erhöht zu werden.

15. Wirkung auf das Wasser im Extrazellulärraum. Aus der Praxis weiß man: Wer genügend Wasser aufnimmt, darf sich von der Magnetfeldtherapie bessere Resultate erwarten. Der Grund: Wasser besteht nicht aus einer beliebigen Anhäufung an H_2O Molekülen. Durch eine elektromagnetische Koppelung bilden die Wasserteilchen geordnete Cluster (Haufen), die bestimmten Prinzipien folgen. Diese Cluster stellen stabile Einheiten dar und können als Informationsspeicher dienen.

Der wässrige Zwischenzellraum bildet im gesamten Körper eine funktionelle Einheit. Von hier werden Störungen sofort weitergeleitet und können auf diesem Wege das Regulationssystem beeinflussen. Die Magnetresonanztherapie vermag es über dieses Regulationssystem auf den Körper positiv einzuwirken. Durch das Magnetfeld können elektro-

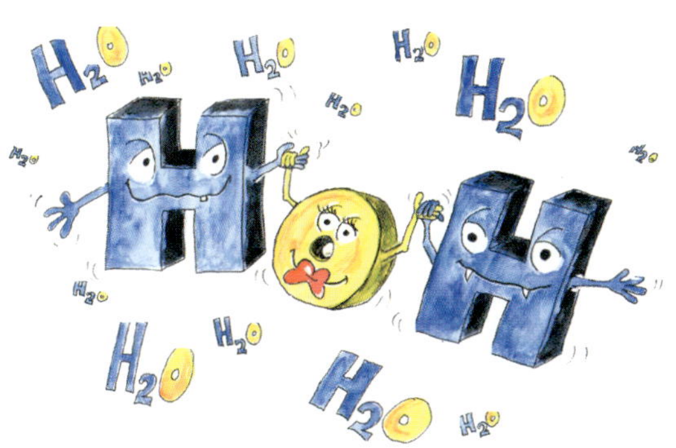

magnetische Resonanzphänomene in Form von kleinsten Reizen in der Zwischenzellflüssigkeit zur deutlichen Verbesserung bestimmter störender Einflüsse beitragen. Wichtigste Voraussetzung ist dabei eine ausreichende Flüssigkeitsaufnahme des Patienten.

1.20. Welche Anwendungsgebiete gibt es allgemein für die Magnetfeldtherapie?

Die wichtigsten Einsatzgebiete der Magnetfeldtherapie resultieren aus ihrer regulativen Wirkung. Die Harmonisierung innerer Regelkreise gilt als übergeordnetes Wirkprinzip dieser Behandlungsmethode. Es soll hier noch einmal betont werden, daß die Magnetfeldtherapie in erster Linie als unterstützende Maßnahme gedacht ist.

Zusammenfassend ergeben sich folgende Einsatzmöglichkeiten der Magnetfeldtherapie.

1. Funktionsstörungen, verursacht durch exogene, endogene oder iatrogene Störfelder
2. Rehabilitation, Mobilisierung (nach Unfällen und schweren Erkrankungen, z.B. Schlaganfall)
3. Prophylaxe (Vorsorge- und Vorbeugemedizin)
4. Therapie mit breitem Indikationsspektrum bei relativer Nebenwirkungsfreiheit und kaum Kontraindikation
5. Verbesserung der Sauerstoffnutzung und Durchblutung
6. Stabilisierung der Psyche
7. Anregung des Stoffwechsels
8. Beschleunigung der Regeneration
9. Steigerung der Immunaktivität
10. allgemeine Leistungssteigerung

1.21. Bei welchen Erkrankungen ist der Einsatz der Magnetfeldtherapie besonders sinnvoll?

1. zur Vorbeugung und Entspannung
2. bei Durchblutungsstörungen und Kreislaufproblemen
3. zur Unterstützung der Wundheilung
4. zur Förderung der Knochenheilung
5. zur Schmerzbehandlung, insbesondere im Bereich des Bewegungsapparates
6. bei Verspannungszuständen der Muskulatur
7. bei Schlafstörungen und streßassoziierten Erkrankungen
8. im Sport zur Leistungsverbesserung, bei Verletzungen und zur rascheren Regeneration
9. bei Migräne
10. bei Stoffwechselerkrankungen
11. bei Störungen im Bereich des Herz-/Kreislaufsystems
12. bei Depressionen
13. bei Nervenkrankheiten und -verletzungen

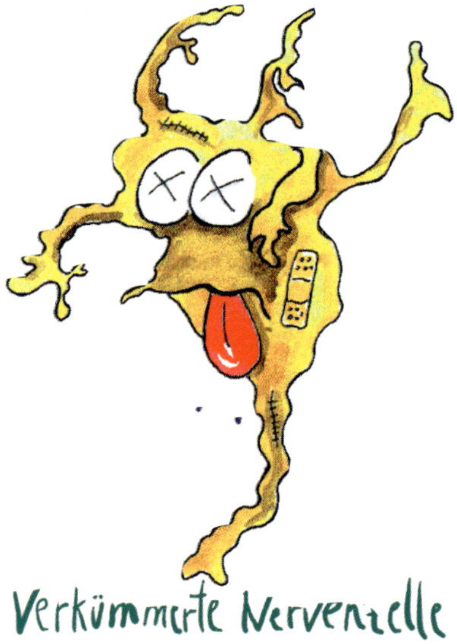

14. zur Medikamentenoptimierung
15. zur Stärkung des Immunsystemes (auch bei Tumorerkrankungen)
16. bei Hauterkrankungen

Weitere Ausführungen zu diesen und anderen Erkrankungen mit Studiennachweis und Anwendungsempfehlungen werden im entsprechenden Kapitel "Krankheiten" ausführlich behandelt.

1.22. Was bewirkt die Magnetfeldtherapie im Organismus?

1. regulative Wirkung über das Vegetativum
2. Knochen-Knorpelzellstimulation
3. Nervenregeneration: Beschädigte Nervenzellen können durch geeignete Impulse von einem Magnetfeld wieder zur Regeneration angeregt werden. Magnetfelder bewirken hierbei eine Art Stromimpuls, der Nervenzellen zum "Wachstum" anregt (NGF).
4. Wundheilung
5. Schmerzlinderung
6. Verbesserung der Stoffwechselsituation
7. Entschlackung durch verbesserte Zirkulation und Stoffaustausch

8. Aktivierung von Makrophagen (Freßzellen des Abwehrsystems)

9. Herabsetzung der Sensibilität (Empfindlichkeit) der Rezeptoren des Adrenalins und Noradrenalins (Streßhormone) mit konsequenter Streßverminderung

10. Regulation des Plexus myentericus im Darm mit darausfolgender Regulation der Verdauungstätigkeit

11. Verbesserung der Melatoninproduktion mit allen bekannten Folgen dieses Hormons, insb. seine Auswirkungen auf den Schlaf

12. Stärkung des Immunsystems: Neben der bereits erwähnten Beeinflussung über das vegetative Nervensystem spielt ein direkter Einfluß auf die Lymphozyten eine Rolle (Lymphopoetin)

13. bessere Medikamentenwirkung durch verbesserten Stoffwechsel und verbesserte Durchblutung (Medikamente können Zielzellen besser erreichen)

14. Normalisierung des Herzschlages: Untersuchungen zeigen, daß sich der Herzschlag über die regulierende Wirkung des Magnetfeldes auf das Vegetativum positiv beeinflussen läßt.

15. Verbesserung des Atemvolumens durch eine verbesserte Funktion der Atemmuskulatur

16. Die Neigung der Blutplättchen zu Pfropfen zusammenzukleben (Thrombozytenaggregation) wird durch eine Veränderung der Fließeigenschaften des Blutes herabgesetzt.

1.23. Können künstlich erzeugte Magnetfelder (Elektrosmog) gesundheitsschädigend wirken?

Magnetfelder, auch jene, die in der Magnetfeldtherapie Anwendung finden, werden künstlich erzeugt. Der wesentliche Unterschied, ob ein Magnetfeld therapeutisch nützlich oder schädlich ist, liegt in der unterschiedlichen Zusammensetzung der Felder. Für die therapeutische Behandlung werden Felder niederer Intensität und Frequenz verwendet. Diese Systeme sind mit einem dem Organismus entsprechend geordneten Informationsgehalt exakt auf den Körper abgestimmt und genau getaktet. Dagegen wird bei vielen technischen Feldern auf die natürlichen Parameter keine Rücksicht genommen. Die Folge: Der Informationsgehalt ist chaotisch und wirr. Während Felder, die in der Therapie zum Einsatz kommen, in ihrer Dosierung genau in jenes biologische Fenster passen, das der therapeutischen Breite des Magnetfeldes entspricht, befinden sich technische, hochfrequente Felder meist darüber.

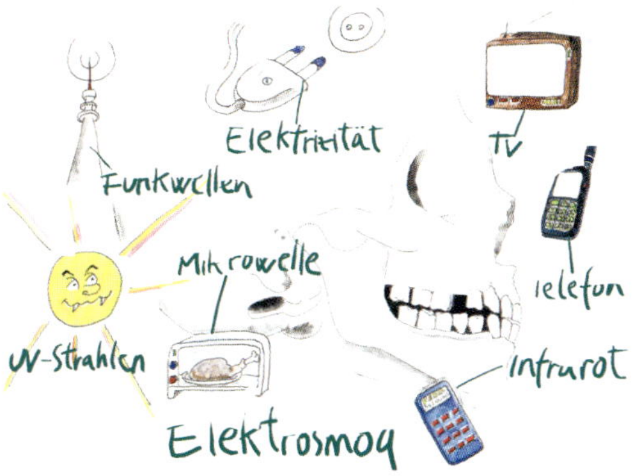

Als Anschauungsbeispiel soll uns ein Radiogerät mit eingestellter Frequenz (Empfänger = unser Körper) dienen. Die von der Radiostation gesendete Frequenz (das therapeutische Magnetfeld) erzeugt eine Resonanz, wobei nur durch eine richtig eingestellte Frequenz die entsprechende Information - Sprache und Musik (Therapieeffekt) - übertragen und empfangen werden kann. Wenn hingegen Fremdfrequenzen, die außerhalb der Eigenfrequenz liegen, den Empfang stören, sprechen wir von Störfaktoren, sog. Elektro-Smog. Das Radio empfängt nur mehr ein Rauschen.

Die Auswirkungen der unkontrollierten Überdosierung von Elektro-Smog auf unseren Organismus sind leicht vorstellbar, aber wissenschaftlich noch zu wenig erforscht.

1.24. Warum ist die Magnetfeldtherapie als unterstützende Behandlungsmethode bei vielen Krankheiten bis heute weitgehend unbekannt, und wie kann man daran etwas ändern?

Die Magnetfeldtherapie braucht, wie jede andere Therapieform, die sich in der Wissenschaft behaupten will, seriöse Aufbauarbeit und eine entsprechende Anzahl von Studiendaten. In der Vergangenheit wurden zwar viele wissenschaftliche Studien durchgeführt, die auch sehr positive Resulate hervorbrachten und die Wirksamkeit der Magnetfeldtherapie unterstreichen, aber leider fehlen bei diesen Untersuchungen oft die Angaben über die Standardisierung der verschiedenen Verfahren. Darüberhinaus ist die Zielsetzung der Studien weit gestreut. Auch sind sie sehr oft mit verschiedensten Systemen und Geräten durchgeführt worden, sodaß einheitliche Richtlinien und Ergebnisse nur schwer zu erkennen sind. Aus diesen Gründen ist es wichtig, daß sich neu durchgeführte Studien an die international anerkannten Richtlinien halten. Nur so kann die Magnetfeldtherapie ihre Position in der Wissenschaft weiter festigen und volle internationale Anerkennung gewinnen. Aus diesem Grund ist die Arbeit einer internationalen Expertengruppe wie sie die IGEM (Internationale Ärztegesellschaft für Energiemedizin) darstellt, so bedeutsam. Für eine gesicherte Zukunft der Magnetfeldtherapie ist es auch unerläßlich, daß nicht nur Ärzte und Wissenschafter sondern auch Hersteller von Magnetfeldtherapie-Systemen eine Zusammenarbeit suchen. Wenn man hier einen gemeinsamen Nenner findet, gemeinsam in die Forschungsarbeiten investiert und regelmäßig die gewonnenen Erfahrungen austauscht, steigen die Chancen, der Magnetfeldtherapie einen seriösen Stellenwert innerhalb der Medizin zu geben, beträchtlich. Letzteres ist das vorrangige Ziel der IGEM.

1.25. Warum sind viele Ärzte der Magnetfeldtherapie gegenüber skeptisch eingestellt?

Diese Frage begegnet uns sehr häufig und eine eindeutige Antwort ist schwierig. Oft passiert es, daß ein Arzt von einem Patienten um eine Stellungnahme zur Magnetfeldtherapie gebeten wird. Meist erfährt der Arzt dabei zum ersten Mal von dieser Therapie. Einer der Hauptgründe für diese Unkenntnis ist, daß ein Arzt im Rahmen seiner regulären universitären und schulmedizinischen Ausbildung nie etwas von einer Magnetfeldtherapie lernt, da diese nicht Teil des Curriculums ist. Aus dieser Ignoranz heraus warnen zunächst viele Ärzte vor einer Behandlung mit Magnetfeld

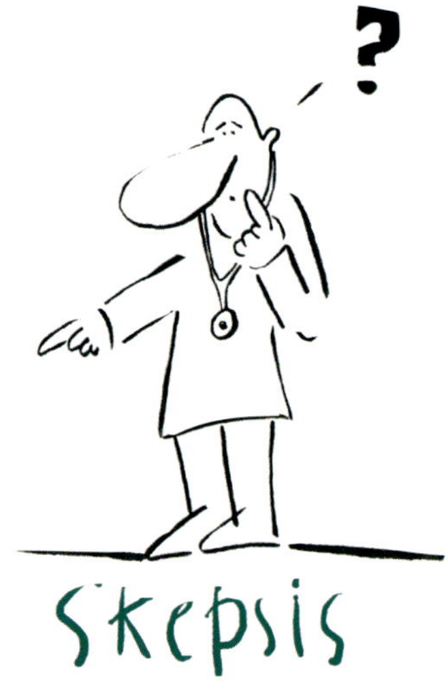

systemen (dies belegt auch eine intern durchgeführte Umfrage). Ist es aber nicht dennoch die Pflicht des Arztes, sich neben neuesten Entwicklungen im medikamentösen Bereich auch über moderne technische Errungenschaften in der Medizin zu informieren? An Forschungs- und Studienmaterial zum Thema Magnetfeld mangelt es wahrlich nicht. Über 7000 wissenschaftliche Veröffentlichungen wurden alleine zur Erstellung des vorliegenden Buches durchgearbeitet. Die Resultate zum Einsatz der Magnetfeldtherapie beruhen zum einen auf Erfahrungswerten, die noch studienmäßiger Untersuchungen bedürfen, zum anderen liegen zahlreiche Forschungsergebnisse vor, die die Wirkung der Magnetfeldtherapie bei unterschiedlichsten Erkrankungen eindeutig beweisen. Für die Zukunft sind noch viele neue und aktuelle wissenschaftliche Daten erforderlich, aber an den Grundzügen der therapeutischen Wirksamkeit dieser Behandlungsform kann nicht mehr gerüttelt werden.

Aufgrund der Unkenntnis über die Wirksamkeit moderner Magnetfeldsysteme wird die Magnetfeldtherapie oft in den Kontext des Esoterischen gestellt. Dies ist einerseits ein Relikt aus der Historie der Magnetfeldtherapie und beruht andererseits auf dem Umstand, daß Magnetfelder für die menschlichen Sinne in der Regel nicht wahrnehmbar sind. Aufklärung und aktive Informationsbeschaffung können Vorurteile schnell abbauen und das "Geheimnis", das hinter der Magnetfeldtherapie steckt, leicht entmythisieren.

1.26. Welche wissenschaftliche Studien zur Magnetfeldtherapie gibt es?

Es existieren mittlerweile mehr als 7.500 Publikationen zum Thema Magnetfeldtherapie. Dies ist teilweise mehr als bei gängigen Medikamenten! Bereits über 200.000 Patienten wurden in Studien zur Magnetfeldtherapie wissenschaftlich untersucht. Die meisten Untersuchungen zum Thema Magnetfeldtherapie liegen auf dem Gebiet des Bewegungsapparates vor, vornehmlich im Bereich Knochenbrüche, Osteoporose und Arthrose.

Berge von Daten

Allein zum Thema Knochenbrüche wurden über fünfzig verschiedene, international publizierte, doppelblind randomisierte Studien durchgeführt. Über dreißig davon wurden 1998 von der Wiener Universitätsklinik überprüft und als Review (ÖZPM) mit eindeutig positivem Ergebnis zusammengefaßt. Erst in den letzten Jahren beschäftigen sich internationale Forscherteams mit Erkrankungen und Schmerzzuständen außerhalb des Bewegungsapparates. So demonstrierte eine Studie im Lancet, einer der international anerkanntesten medizinischen Fachzeitschriften, den Behandlungserfolg der Magnetfeldtherapie als unterstützende Therapie bei Depressionen. Erste Erfolge in der Behandlung von Herz-Kreislauf-Beschwerden, Schlafstörungen, neurologischen Krankheiten, Hauterkrankungen, gynäkologischen Erkrankungen und allgemein funktionellen Störungen zeigen die vielfältigen Einsatzgebiete der Magnetfeldtherapie.

Die Voraussetzung für gute und seriöse Studien ist selbstverständlich auch die finanzielle Unterstützung durch Drittmittel aus der Industrie, weshalb nur ein gemeinsamer Weg, also eine Symbiose von Industrie und Wissenschaft, uns allen dienlich sein kann.

1.27. Gehört die Magnetfeldtherapie zu den sog. alternativen Heilmethoden?

Auch wenn die Magnetfeldtherapie in traditionellen Naturheilmethoden wurzelt und deshalb heute neben anderen ganzheitlichen Therapieverfahren zu den komplementärmedizinischen Behandlungsmethoden zählt, wäre es völlig falsch, sie als "Alternative" zu betrachten (eine Alternative ist sie lediglich zum übermäßigen gedankenlosen Medikamentengebrauch). Die Magnetfeldtherapie stellt eine unterstützende medizinische Behandlungsmethode dar, die sowohl für die medikamentöse Schulmedizin, als auch für komplementärmedizinische Heilverfahren von Nutzen sein kann. Sie ist deshalb keine Alternative, weil sie sich nicht gegen andere Therapieformen stellt, sondern bildet vielmehr eine Brücke zwischen Schulmedizin und Komplementärmedizin. Die Magnetfeldtherapie ist keinesfalls eine Infragestellung der Schulmedizin, denn das würde bedeuten, alles bisher Gelernte anzuzweifeln und unsere Wissensbasis und Gedankenwelt zu verwischen.

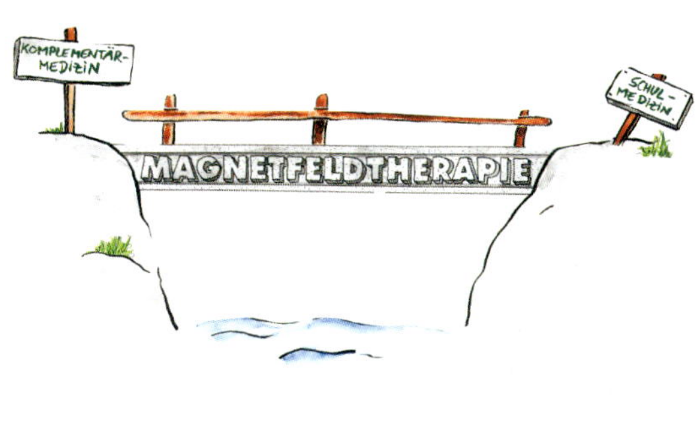

2. Was Sie über die Technik der Magnetfelder und der Magnetfeldtherapie wissen sollten

2.1. Welche physikalischen Größen sind als Maßeinheiten bei der Magnetfeldtherapie wissenswert?

Magnetischer Fluß: 1 Weber (Wb)=Vs oder Maxwell, M=10 hoch –4Wb

Magnetisches Moment: Vsm

Magnetische Flußdichte, Polarisation: Tesla T= Vs /m2 = kg /s2 A 1 Tesla= 10.000 Gauss

Magnetisierung: Oersted, Oe = 79,6 A/m

Magnetische Feldstärke: A/m; Oe= 79,6 A/m

Bitte beachten Sie: Für den Begriff der magnetischen Flußdichte, welche in Gauss oder Tesla angegeben wird, werden wir zum besseren Verständnis weiterhin den für Laien üblichen Ausdruck der "magnetischen Feldstärke" verwenden, obwohl dies nach vorgelegter Definition physikalisch nicht ganz korrekt ist.

2.2. Warum ist es wichtig , daß moderne Therapiegeräte Frequenzbänder benutzen?

Ähnlich verschiedener Stimmgabeln reagieren Zellen nur auf jene Frequenz, die imstande ist, Resonanz zu erzeugen. Dabei schwingt jede Zelle von Mensch zu Mensch mit unterschiedlichen Frequenzen, ja sogar innerhalb eines Organs schwingen Zellen je nach Form und Beschaffenheit unterschiedlich. Aus diesem Grund ist es unmöglich, bei einer bestimmten Organerkrankung eine bestimmte Einzelfrequenz für verschiedene Menschen zu verwenden. Eine Ausnahme stellt vielleicht der Bereich von Knochen und Gelenken dar, wo Schwingungen auch bei verschiedenen Menschen in einem nicht zu breit gefächerten Bereich liegen. Es würde auch einem ganzheitsmedizinischen Denken widersprechen, bei verschiedenen Menschen mit ein und derselben Schwingungsfrequenz ein und dieselbe Erkrankung zu behandeln. Nur zu Studienzwecken müssen immer wieder feste Frequenzen gewählt werden, um ein System möglichst exakt zu definieren.

2.3. Warum Sägezahn?

Die schwingende Zellmembran spricht bevorzugt auf Schwingungen an, die in der Nähe ihrer Eigenfrequenz liegen (Fourieranalysator), z.B. kann ein und derselbe Ton mit charakteristischen Amplitudenformen (= Klangfarben) von unserem Gehirn verschiedenen Instrumenten zugeordnet werden.

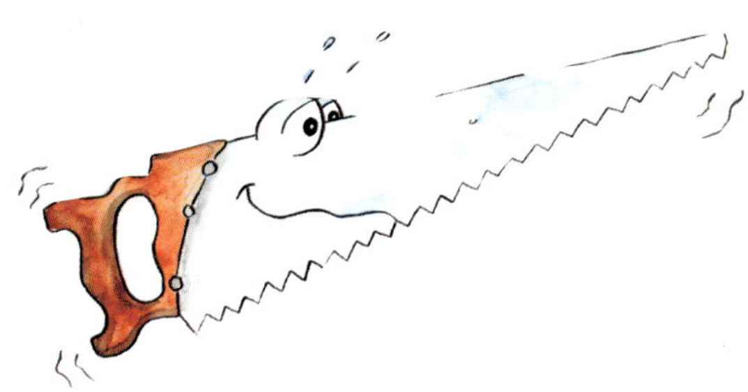

Die einfachste Form der Schwingung ist die Sinusform, die klassische Form eines periodisch schwingenden Federpendels. Bizarre Formen, wie z.B. der Sägezahnimpuls, sind über die Fourieranalyse, einem mathematischen Rechenverfahren, in eine Vielzahl einzelner Sinusschwingungen zerlegbar. Ein Sägezahnimpuls setzt sich somit aus verschiedenen Sinusschwingungen zusammen und weist ein breites Frequenzspektrum auf. Dabei hat die Grundschwingung die Frequenz der Impulsfolge. Die nachfolgenden Oberschwingungen sind Frequenzen, die ein Vielfaches der Grundschwingung darstellen, aber in der Regel mit der Amplitude (Höhe) wieder abnehmen. Wird nun ein sinusförmig schwingendes Gebilde (=Schwingkreis), wie z.B. die Zellmembran, mit einem Sägezahnimpuls, also vielen einzelnen Sinuswellen unterschiedlicher Amplitude, stimuliert, so wird die Zellmembran bevorzugt auf eine Oberschwingung ansprechen, die in der Nähe ihrer Eigenfrequenz liegt. Genau in diesem Mehrangebot an Schwingungen liegt der große Vorteil des Sägezahnimpulses gegenüber dem Einzelsinusimpuls für die Resonanzwirkung.

Gegenüber dem Rechteckimpuls hat der Sägezahn den Vorteil, sich in der Zeit ständig zu verändern. In der Anstiegsphase und in der Mittelphase zeigt der Sägezahn einen ellipsoiden Anstieg, während der Rechteckimpuls in dieser Phase keine Änderung zeigt. Beide schließen mit einer rapiden Abstiegsphase ab. Somit besitzt der Sägezahn eine fortwährende, induktive Kraft, während der Rechteckimpuls dies nur in der An- und Abstiegsphase bietet. Diese Induktion ist wichtig für die Ionenverschiebung im Organismus.

2.4. Was heißt in diesem Zusammenhang Amplitudenfenster?

Durch das Amplitudenfenster ist das Phänomen der Schwingungsverstärkung, d.h. der Auswahl einer bestimmten Schwingungsstärke (Höhe = Amplitude) bei einer vorgegebenen Frequenz, überhaupt erst möglich. Damit ist gemeint, daß die Schwingung eine Mindeststärke aufweisen muß, damit sie von unserem Körper überhaupt empfangen werden kann (erinnern wir uns an den Versuch mit der Stimmgabel - nur bei einer bestimmten Lautstärke können wir den Ton (Amplitude) mit unserem Ohr registrieren). Der Hörbereich aus unserem Stimmgabelmodell entspricht in der Behandlung dem Amplitudenfenster. So muß auch das Magnetfeld in der Therapie eine bestimmte Stärke aufweisen, um im Körper wirken zu können. Diese Stärke darf nicht außerhalb eines bestimmten Rahmens liegen, da sich sonst die Wirkung mit der Entfernung von diesem Bereich zunehmend verringert. Der Begriff Amplitudenfenster läßt sich vergleichen mit der sog. "therapeutischen Breite" eines Medikaments. Auch bei einem Medikament ist die Dosierung genau einzuhalten (je nach Medikament 1-10 Tabletten täglich). Außerhalb dieses Bereiches ist das Medikament therapeutisch wirkungslos (was bleibt, ist die Gefahr der Überdosierung).

In Zusammenhang mit der Magnetresonanz ist das Amplitudenfenster also als jener Bereich der Magnetfeld-Stärke zu verstehen, der notwendig ist, um das Signal (Schwingung) im Körper auf den Gesamtorganismus in ausreichender Stärke und damit ausreichender Tiefenwirkung zu übertragen. Nur so kann überhaupt eine Resonanz erzielt werden. Deshalb muß das Magnetfeld in diesem bestimmten Bereich liegen, man bezeichnet ihn als Amplitudenfenster. Alle Magnetresonanz-Systeme (MRS) berücksichtigen in ihren Programmen dieses für den Körper so wichtige Frequenzband. Sie liegen deshalb auch exakt in der Mitte des Amplitudenfensters (über- und unterhalb dieses Bereiches sind Magnetfelder nicht oder nur geringfügig therapeutisch wirksam).

2.5. Versteht man unter Magnetresonanz etwas anderes als unter Magnetfeldtherapie?

Im Prinzip nicht, denn die Magnetfeldtherapie ist der Überbegriff für alle gesundheitlich nutzbaren Zusammenhänge des Magnetfeldes im menschlichen Körper. Darunter fallen alle Erscheinungen der Informationsübertragung, des Schwingungsphänomens und alle Effekte, die den elektromagnetischen Wechselwirkungen zuzuschreiben sind.

Die Magnetresonanz ist jener Teil der Magnetfeldtherapie, der sich mit Schwingungen von pulsierenden Magnetfeldern beschäftigt. Jedes wirksame Magnetfeld weist eine bestimmte Amplitude auf, aber nur pulsierende Magnetfelder besitzen eine Schwingungskomponente. Die Amplitude wird durch die Intensität (Programmschalter), also die Flußdichte (Magnetfeld-Stärke) bestimmt. Unter diesem Begriff versteht man die Kraft des Magnetfeldes und die damit verbundenen gesundheitlichen Auswirkungen, also elektrische und magnetische Folgeerscheinungen.

Dieses Phänomen der elektromagnetischen

Wechselwirkungen weist unter bestimmten Bedingungen statische Magnetfelder auf, während es Resonanz nur bei pulsierenden Magnetfeldern gibt.

2.6. Bedeutet höhere Feldstärke auch höhere Wirkung?

Für die Magnetfelder gilt nicht das Gesetz, daß eine höhere Dosis auch eine bessere Wirkung bedeutet, denn bei der Magnetfeldtherapie muß jeder Mensch als Individuum, entsprechend seiner Konstitution, zur richtigen Dosis finden - ein Schubladendenken, das nur auf eine Symptombekämpfung abzielt und jeden Menschen mit derselben Dosis behandeln will, ist hier völlig verfehlt. Bei der Magnetfeldtherapie gilt, daß weniger mehr sein kann, denn: gerade mit dem schwächsten Reiz kann oft die stärkste Wirkung erzielt werden. Selbstverständlich muß die Stärke (Flußdichte = Dosis) des Magnetfeldes in einem bestimmten Bereich liegen, um nach den physikalischen Grundgesetzen eine biologische Wirkung im Körper zu erzielen. Diesen Bereich haben wir oben als Amplitudenfenster beschrieben.

3. Was Sie über die praktische Anwendung der Magnetfeldtherapie wissen sollten

3.1. Wovon hängt die Wirkweise des Magnetfeldes im menschlichen Körper ab?

Neben den technischen Voraussetzungen der Therapiegeräte (entsprechende Feldstärke, richtiges Frequenzband und Muster, Form des Impulses und seiner Anzahl pro Zeiteinheit) ist die Reaktionsfähigkeit der behandelten Person von größter Wichtigkeit. Dies gilt für jede Form der Therapie, nicht nur für die Magnetfeldtherapie. Die Reaktionsfähigkeit, also die Fähigkeit des Organismus auf Magnetfeld-Reize zu reagieren, hängt von verschiedenen Faktoren ab. Dazu zählen u.a.: das Schlaf- und Streßverhalten, die Belastungssituationen, die Ernährungsgewohnheiten, der Wassergehalt, die Basenzusammensetzung von Blut und Gewebe, die Compliance (Verläßlichkeit des Patienten, die Therapie regelmäßig nach Vorschrift durchzuführen) wie allgemein die Typologie der betreffenden Person. Diese Eigenschaften werden im entsprechenden Kapitel weiter erläutert.

3.2. Was sind die wichtigsten Grundregeln, die man bei der Anwendung der Magnetfeldtherapie beachten sollte, um den Behandlungserfolg zu optimieren?

1. Rauchverbot vor und nach der Therapie: Nikotin führt im Körper zu einer Verengung der Blutgefäße und steuert damit der Wirkung der Magnetfeldtherapie entgegen.

2. Viel trinken: Vor der Therapie soll man ausreichend Wasser trinken (täglich mindestens 2-3 l). Zu wenig Flüssigkeitsaufnahme hat zur Folge, daß sich die Zwischenzellflüssigkeit, von einem für Nährstoffe gut durchlässigen Solzustand in einen für Nähr- und Sauerstoff nur erschwert passierbaren Gelzustand umwandelt. Dies erschwert die Therapie mit Magnetfeldern.

3. Ausschluß von Kontraindikationen: Dies stellt überhaupt die Voraussetzung für eine Therapie dar. Da elektronische Bauelemente und Schaltungen magnetfeldempfindlich sind, kann die Funktion elektronischer Implantate folgenschwer beeinträchtigt werden. Träger elektronischer Körperhilfen, v.a. von Herzschrittmachern, sollten deshalb größte Vorsicht walten lassen.

4. Exakte Diagnosestellung und Abklärung der Beschwerden durch einen Arzt: In jedem Fall sollte die Magnetfeldtherapie nicht in Heimanwendung zur Therapie von Schmerzen und Symptomen angewendet werden, welche nicht vorher durch einen Arzt abgeklärt wurden. Ein derartiges Verhalten könnte nicht nur die Symptome verschleiern, sondern auch wichtige therapeutische Maßnahmen unnötig hinauszögern. Deshalb ist ein ganz wichtiger Grundsatz der Magnetfeldtherapie: "Zuerst Diagnose, dann Therapie." Also erst wenn die Krankheit bzw. die Ursachen für die Schmerzen abgeklärt und bekannt sind, sollte an eine Therapie gedacht werden.

5. Ausschluß von Säureüberschuß: Durch eine falsche Ernährungsweise neigen die meisten Menschen zu einer übermäßigen Säureaufnahme. Dies ist durch eine erhöhte Säureausscheidung über den Harn gut nachweisbar. Ein über eine längere Periode deutlich saurer Harn kann sich nicht nur auf die Therapie negativ auswirken, sondern ist auch oft Ursache für chronische Müdigkeit, Gelenkbeschwerden und andere Symptome. Zuviel Säure im Gewebe bewirkt eine Umwandlung des Sol- in den Gelzustand und damit eine deutlich verschlechterte Stoffwechselsituation für die Zellen. Wenn die Zelle weniger Rohstoffe erhält, kann sie sich auch weniger gut entschlacken und sie erstickt nahezu in den eigenen Abfallstoffen. Neben einer konsequenten Ernährungsumstellung kann hier

Basenpulver kurzfristig eine Hilfe sein.

6. Vitamine, Mineralstoffe und Spurenelemente bilden die Voraussetzung für gesunde Zellreaktionen, insb. für den Zitronensäurezyklus. Sie dienen gewissermaßen als Zündung zur Energiegewinnung. Ein Mangel an diesen wertvollen Nährstoffen verhindert, daß die Zelle sich zu einer erhöhten Energieproduktion anregen läßt und das Magnetfeld kann seine potentielle Wirkung nicht entfalten.

7. Regelmäßige aber mäßige Nahrungszufuhr: Eine regelmäßige Nahrungszufuhr ist für den Rohstofftransport zu den Zellen essentiell, denn: die Zelle benötigt Eiweiße, Fette und Zucker zur Gewinnung von Energie. Wir benötigen diese Rohstoffe ähnlich wie der Ofen Holz für die Wärmeerzeugung braucht.

8. Vermeidung von radikalen Diäten. Bei einer Nulldiät kommt es durch die Fettverbrennung zu einem vehementen Anstieg der Säuren im Blut und im Gewebe. Ein andauernder Säureüberschuß kann nicht nur zu gesundheitsschädigenden Auswirkungen führen, er hemmt auch die Wirkung der Magnetfeldtherapie.

9. Vermeidung von Risikofaktoren für eine dauerhafte Heilung: Selbstverständlich müssen bestimmte Risikofaktoren vermieden werden, um eine dauerhafte Heilung erzielen zu können. Das bedeutet, daß es nicht ausreicht, die Magnetfeldtherapie bei schwersten Erkrankungen einzusetzen, ohne durch entsprechende Veränderungen des Lebensstiles selbst einen Beitrag zu leisten. So nützt es wenig, bei schweren Arthrosebeschwerden, die durch Übergewicht verursacht worden sind, allein auf die schmerzstillende Wirkung des Magnetfeldes zu hoffen. Auf Dauer hilft das Magnetfeld nur gemeinsam mit einer sinnvollen Gewichtsreduktion. Ähnliches gilt bei Lungen- oder Kreislauferkrankungen, beim Rauchen, bei Streßerkrankungen, bei Lebererkrankungen, u.v.m. Hier gilt der Vergleich mit dem sauren Regen und dem Waldsterben. Der saure Regen läßt sich nicht bekämpfen, indem man die kranken Bäume fällt, sondern indem man die Umweltbedingungen verändert.

10. Medikamente wie Cortison nur für Notfälle: Da Cortison bestimmte Stoffwechselprozesse im Körper blockiert, kann es zu einer Beeinträchtigung der Wirkung der Magnetfeldtherapie kommen. Dennoch sollte man daran denken, daß das Magnetfeld durch die bessere Durchblutung die Wirkung des Cortisons verstärken kann. In bestimmten Fällen kann die Dosis sogar reduziert werden. Der Umkehrschluß, daß Cortison die Wirkung des Magnetfeldes verbessern kann, gilt aber nicht.

11. Ausschaltung bzw. Vermeidung von Störfaktoren: Wie im entsprechenden Kapitel beschrieben, gibt es die verschiedensten Störfaktoren, die die Wirkung des Magnetfeldes beeinflussen können. Man sollte darauf achten, diese Faktoren nach Möglichkeit zu meiden. Nicht selten kann eine Wasserader die Wirkung des Magnetfeldes auf den menschlichen Körper überlagern. In diesem Fall empfiehlt es sich, den Therapieplatz zu wechseln.

12. Realistische Einschätzung der Möglichkeiten einer Behandlung mit dem Magnetfeld-System: Die Magnetfeldtherapie vermag keine Wunder zu vollbringen. Im Kapitel "Krankheiten" gehen wir weiter auf die einzelnen Möglichkeiten der Behandlung ein.

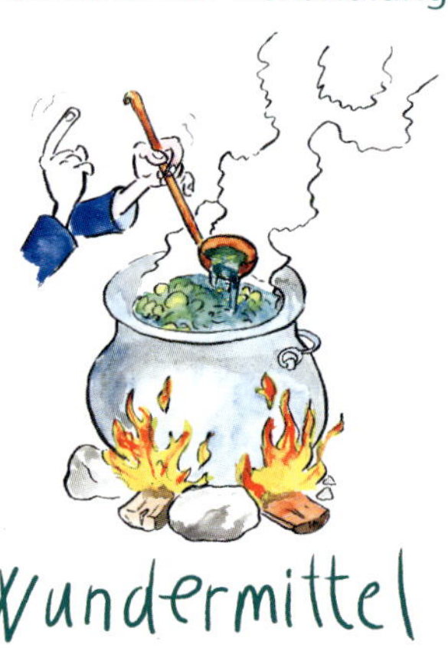

13. Regelmäßige Anwendung (Compliance): Es ist selbstverständlich, daß ein optimaler Therapieerfolg nur bei verläßlicher, regelmäßiger Anwendung erzielt werden kann. Da es sich bei der Magnetfeldtherapie um keine schmerzlindernde Injektion handelt, die sofort wirkt, dauert die Behandlung in der Regel länger, d.h. nur wer bereit ist, Geduld aufzubringen, ist ein geeigneter Kandidat für die Magnetfeldtherapie.

14. Richtige Einstellung des Geräts (dabei kann auch die medizinische Hotline mit ihren ausgebildeten Fachberatern helfen). Die richtige Einstellung des Therapiegeräts beeinflußt den Erfolg ausschlaggebend. Hier ist fachliche Beratung wichtig. Bei ausbleibendem Therapieerfolg ist der Kontakt mit einem der vielen Energiemedizinischen Zentren in jedem Fall angebracht. Das Therapie- und Magnetfeldforschungszentrum in Wien verfügt über einzigartige klinische Verfahren, um bei Problemfällen exakteste Vermessungen der Auswirkungen des Magnetfeldes im menschlichen Körper vorzunehmen. Nähere Informationen zum Energiemedizinischen Zentrum Wien erhalten Sie unter der Adresse: Dr. Christoph Scherer, 1080 Wien, Breitenfeldergasse 10, Tel.: 0043/1/40 666 00

15. Individuelle Einstellung am Gerät berücksichtigen: Bei der Magnetfeldtherapie gibt es keine allgemein gültige Einstellung. Jeder Mensch ist anders, dementsprechend müssen individuelle Einstellungen gefunden werden. Es kann sein, daß eine bestimmte Person mit Arthroseschmerzen sofort bei Stärke 100 % reagiert und eine Schmerzlinderung erfährt, eine zweite Person hingegen bei 100 % keine Wirkung bemerkt, sondern bei 10 % der Intensität die beste Reaktion zeigt.

16. Einflüsse durch innere oder äußere Ablehnung der Therapie: Es ist selbstverständlich, daß keine Person zur Magnetfeldtherapie gezwungen werden sollte. Daß trotzdem Wirkungen erzielt werden können spricht zwar für diese Therapieform, andererseits ist aber bekannt, daß eine positive Einstellung zur Magnetfeldtherapie, genauso wie zu anderen Therapien die Wirkung deutlich verbessern kann.

17. Kein abruptes Absetzen von Medikamenten: Bitte beachten Sie, daß auf keinen Fall in Eigenverantwortung irgendwelche Medikamente abgesetzt werden sollten, ohne den jeweiligen behandelnden Arzt in Kenntnis zu setzen bzw. um Rat zu fragen.

18. Rechtzeitige Information über die Möglichkeit einer sog. Erstreaktion: Ungefähr 15-20 % aller Menschen mit Schmerzen erfahren bei der Magnetfeldtherapie ein ungewöhnliches Phänomen. Ihre meist chronischen Schmerzen verstärken sich kurzfristig zu Beginn der Behandlung. Bei Fortsetzung der Therapie reagieren die Betroffenen im allgemeinen mit einer entsprechenden Erleichterung der Schmerzen und schließlich mit Schmerzfreiheit. Hier ist eine rechtzeitige Information wichtig, wenn ein Patient nicht über eine mögliche Erstreaktion Bescheid weiß, kann es sein, daß er die Therapie abbrechen will. Das ist bedauerlich, weil gerade Personen mit Erstreaktionen besonders gute Therapieerfolge aufweisen.

19. Geopathische Störfaktoren (Wasseradern) sind in Therapienähe genauso zu vermeiden wie elektrische Geräte, um unerwünschte Überlagerungen von magnetischen Feldern zu verhindern und möglichst auszuschalten.

20. Bei schweren Infektionserkrankungen (z.B. Fieber >38,5°C) ist von einem Selbstversuch strikt abzuraten. Hier ist unbedingt ärztlicher Rat notwendig.

21. Auch die richtige Wahl der Stromphase kann zum Therapieerfolg beitragen. Der einfachste Versuch bei ausbleibendem Therapieerfolg ist: Stecker aus der gewohnten Position herausziehen und andersrum in die Steckdose einführen.

22. Die richtige Lagerung: Dieser Punkt wird oft vernachlässigt, aber die richtige Lagerung ist gerade bei der Ganzkörpertherapie von großer Wichtigkeit und kann über Erfolg und Mißerfolg der Behandlung ganz wesentlich mitentscheiden. Sie wird bei den einzelnen Krankheiten besprochen.

23. Richtige Position der Lokalapplikatoren: Auch hier gilt, daß die Spulen, welche das Magnetfeld erzeugen, an die richtige Position am Körper gebracht werden müssen, um die gewünschten Resultate zu erzielen (siehe Kapitel "Krankheiten").

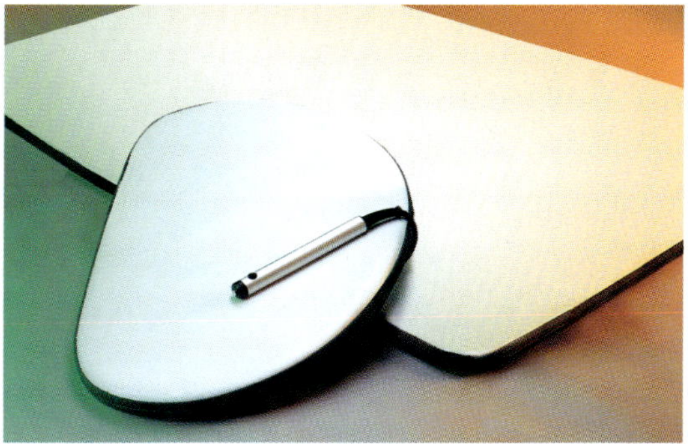

24. Vermeiden Sie vor der Therapie das Trinken von mehr als zwei Tassen koffeinhaltigem Kaffee. Generell ist eine Anwendung nach dem Frühstück zu empfehlen, da neben der Flüssigkeitsaufnahme meist auch schnell verwertbare Energielieferanten (Zucker) aufgenommen werden.

3.3. Welche Störfaktoren können die Magnetfeld-Therapie und die Gesundheit generell negativ beeinflussen?

Der menschliche Organismus ist auf die Funktion innerer und äußerer Regelkreise angewiesen. Die Magnetfeldtherapie trägt dazu bei, die Harmonie dieser inneren Regelkreise zu erhalten bzw. wiederherzustellen. Ursachen für Störungen in diesen Regulationszentralen des Körpers können verschieden beschaffen sein (nach Dr. A. Rösti):

1. Exogene (äußere) Störfelder: Hierzu zählen Schad- und Fremdstoffe in Nahrungsmitteln und im Trinkwasser, im Bereich Haushalt und Umwelt:

- Elektrosmog, geopathische Störungen aus elektrischen Anlagen, Hochspannungsleitungen, Neonröhren, Fön, Computer, Fernseher, Radiowecker, Handies, Wasseradern u.a.m.
- Wohngifte (Formaldehyd), Schmuck, Uhren, Piercing
- Discos, Motoren
- Lungengängige Feinpartikel aus Verbrennungsprozessen aller Art, polyzyklische Kohlenwasserstoffe, Düngemittel
- Schwermetalle
- Pestizide, Fungizide, Insektizide, Herbizide
- Lebensmittelzusatzstoffe, Konservierungsstoffe, Farb- und Aromastoffe (E-Nummern)
- Kunststoffe, Konservendosen
- Mikrobielle Schadstoffe: Aflatoxin, Botulismus
- Waschmittel, Haushaltsreiniger, Körperpflegemittel.

2. Endogene (innere) Störfelder: Dazu gehören alle chronisch-entzündlichen Herde (Nasennebenhöhlenentzündung, Mandelentzündung, Prostatitis), Narben aller Art, Dysbiose (Störungen in der Darmflora).

3. Latrogene Störfelder sind solche, die vom Arzt verursacht werden. 50 % aller Störfelder sind Narben!

4. Larvierte Störfelder: Psyche (Familie, Arbeitsplatz, ...).

3.4. In welchem Zusammenhang stehen Magnetfeldtherapie und Gesundheitsvorsorge?

Unter dem Begriff Präventivmedizin faßt man alle vorbeugenden Maßnahmen zusammen, die zur Erhaltung der Gesundheit beitragen.

1. Ausschaltung von gesundheitsschädigenden Faktoren (Risikofaktoren)

2. Präventivbehandlung, Vorsorgemedizin: Verhütung von Krankheiten durch

- Vorbeugende Maßnahmen (Prophylaxe = Magnetfeldtherapie)
- Durchführung von allgemeinen gesundheitsfördernden Maßnahmen (z. B. Wirbelsäulengymnastik und autogenes Training, Magnetfeldtherapie u.a.m.), durch die das Herausbilden einer manifesten Symptombehandlung verhindert werden soll.

Die Magnetfeldtherapie gehört aufgrund ihrer Wirkungsweise zu den regulativen Maßnahmen (wie u.a. auch die Homöopathie, die Akupunktur und die manuelle Medizin), deren Haupteinsatzgebiet nicht nur Therapie und Rehabilitation darstellen, sondern allem voran Prävention. Kaum ein anderes Verfahren bietet eine günstigere physikalische Therapiemaßnahme mit umfassenderen Einsatzmöglichkeiten als die Magnetfeldtherapie.

Unsere westliche Medizin legt auf Vorsorgemaßnahmen mit viel zu wenig Nachdruck Wert. Während man in östlichen Kulturkreisen die Prävention, also das Verhindern von Krankheiten, in den Mittelpunkt rückt, steht bei uns die Behandlung von Beschwerden an erster Stelle.

Die Magnetfeldtherapie ist deshalb im Bereich der Vorsorgemedizin anzusiedeln, weil durch sie die Durchblutung und damit die Sauerstoffversorgung der Zellen zu einem Zeitpunkt verbessert wird, zu dem die Zellen noch nicht krank bzw. zerstört sind.

Störfelder beeinträchtigen die Regelkreise des

menschlichen Organismus und können zu Energieblockaden oder einem gestörten Energiehaushalt führen. Solche Störfelder hemmen nicht nur Therapien und Heilungsprozesse, sondern können die Ursache von Erkrankungen – gesundheitlichen Störungen - sein. Ins Ungleichgewicht geratene Regelkreise beeinträchtigen das Wohlbefinden und die Leistungsfähigkeit, sie sind die Ursache von Schlaf-, Hormon- und Funktionsstörungen (Verdauungsbeschwerden, Menstruationsstörungen, Kopfschmerzen, Reizblase, Asthma, Muskelerkrankungen, usw.). Auch die Arteriosklerose, mit ihren Folgeerkrankungen Herzinfarkt, Blutdruckerhöhung etc., wird von medizinischer Seite ursächlich mit diesen Störfaktoren in Verbindung gebracht.

Über 60 % aller Arztbesuche sind durch Funktionsstörungen veranlaßt. Die meisten funktionellen Störungen sind auf eine oder mehrere der oben erwähnten Noxen zurückzuführen.

Aufgrund der regulierenden und harmonisierenden Wirkung des Magnetfeldes sind Funktionsstörungen eines seiner Haupteinsatzgebiete. In erster Linie ist die dämpfende Wirkung auf den Sympathikus, den Ruhe- und Entspannungsnerv, für die guten therapeutischen Resultate verantwortlich. Da das Magnetfeld therapeutisch auf und über das ganze somatische und vegetative Nervengewebe einwirkt, übt es seinen regulativen Einfluß auf den gesamten Organismus aus. Darüberhinaus hat es einen positiven Effekt auf das weiche Bindegewebe, das als schnellster Infor-mationsträger im Organismus überhaupt gilt.

3.5. Was sind heute die häufigsten gesundheitlichen Beschwerden?

Eine Umfrage des Österreichischen Statistischen Zentralamtes vom Jahre 1995 zeigt, daß die österreichischen Steuerzahler allein durch Krankenstandstage jährlich mit einer Summe von 36 Mrd. Schilling belastet werden. 60% von 5,3 Millionen Befragten gaben an, gesundheitlich "angeschlagen" zu sein.

In Europa sind zur Zeit ca. 10-15% der Bevölkerung zwischen 65 und 74 Jahre alt, ca. 10% 75jährig oder älter. Naturgemäß wird der Mensch mit zunehendem Alter für Krankheiten anfälliger. Insbesondere steigen chronische Krankheiten und damit der Bedarf an ständiger medizinischer Pflege. Ca. 75% aller Menschen über 60 nehmen täglich mindestens ein Medikament ein. Die häufigsten Ursachen für die medikamentöse Einnahme sind Rückenschmerzen (mehr bei Männern als bei Frauen), Schwäche und Energielosigkeit sowie Kopfschmerzen und Schlafprobleme. Alle hier aufgelisteten Angaben beziehen sich auf Zahlen vom Österreichischen und Deutschen Statistischen Zentralamt, sowie dem Schweizer Bundesamt für Statistik.

Diese Statistiken unterstreichen noch einmal eindrucksvoll die Bedeutung der Vorsorgemedizin und den Stellenwert der Magnetfeldtherapie für die Zukunft.

3.6. Was tun Menschen für ihre Gesundheit?

Die meisten Menschen tun zu wenig bis gar nichts für ihre Gesundheit. Fast 50% betreiben in ihrer Freizeit keine körperliche Anstrengung (Sport, Fitneßtraining, Wandern); fast 40% rauchen trotz eindringlichster Warnungen, 85% konsumieren regelmäßig Alkohol; fast 50% essen sechs bis sieben Mal pro Woche Fleisch, nur 40-50% der Befragten geben an, auf ihre Ernährung zu achten, wobei nicht berücksichtigt wurde, worauf sie dabei achten.

Die Magnetfeldtherapie kann bei vielen Erkrankungen helfen. Die Voraussetzung für die Vorsorge wie für die therapeutische Langzeitwirkung muß sich allerdings jeder selbst schaffen.

3.7. Wie sollte die Behandlung mit Magnetfeldern aussehen?

Eine Ganzkörperanwendung sollte über den Tag verteilt nicht länger als eine Stunde durchgeführt werden. Für die lokale Anwendung gibt es keine zeitliche Begrenzung.

Die Zeitwerte, die im Kapitel über die einzelnen Krankheiten angegebenen sind, stellen jeweils die optimale Therapiedauer dar. Natürlich kann diese Zeit nicht immer eingehalten werden. Man sollte aber nach dem besten Näherungswert streben. Das gilt auch für eine Behandlung in einer Arztpraxis, wo eine tägliche Therapie oft gar nicht möglich ist. Sofern die empfohlene Dauer von 8-16

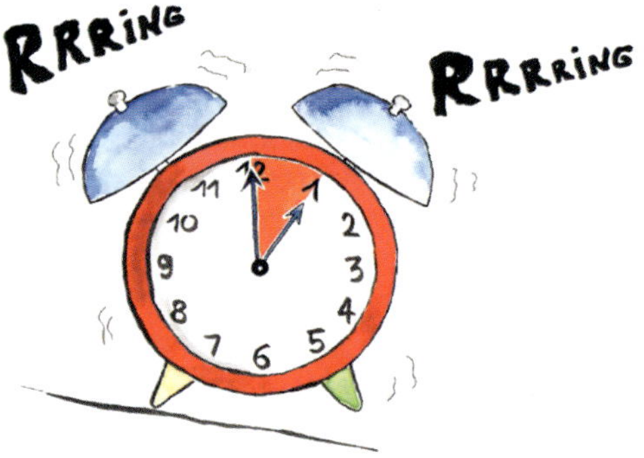

Minuten pro Behandlung nicht überschritten wird, kann man das Magnetresonanz-System in der Ganzkörperbehandlung zwei- bis viermal täglich anwenden.

3.8. Welche Anwendungsprinzipien sollte man beim Einsatz vom Magnetresonanz-System beachten?

Die folgenden Regeln sollen bei der Anwendung helfen:

1. Je älter eine Person ist, desto geringer sollte die ausgewählte Stärke des Magnetfeldes sein.

2. Je chronischer ein Leiden ist, d.h. je länger es bereits besteht, desto niedriger sollte die Stärke sein, mit der man die Therapie beginnt.

3. Je sportlicher und energiereicher eine Person ist, desto höher kann die Intensität eingestellt werden.

4. Je fester ein Körper gebaut ist, um so höher soll die angewandte Feldstärke sein.

5. Je nervöser bzw. je unruhiger eine Person ist, desto niedriger bleibt man in der Intensitätsstufe.

Für die lokale Anwendung des Spulenkissens oder Stabes gelten folgende grundlegende Kriterien:

1. Je weiter weg vom Rumpf die Anwendung erfolgt, desto höher darf man die Intensitätsstufe wählen (Fuß, Hand, Knie und Ellenbogen). In Rumpfnähe, v.a. im Bereich der Halswirbelsäule, sollte man vorsichtig agieren.

2. Je tiefer im Körper sich das zu therapierende Zielorgan befindet, desto höher muß man die Intensität wählen, da die Energie elektromagnetischer Felder mit dem Abstand zur Strahlungsquelle (Spule) abnimmt.

3. Prinzipiell gilt, daß Männer höhere Dosierungen besser vertragen als Frauen.

4. Je akuter ein Schmerzgeschehen auftritt, desto höher sollte die Feldstärke des Magnetfeldes sein.

3.9. Gibt es einen generellen Tip für eine erfolgreiche Therapie?

Um ein sinnvolles und problemloses Vorgehen zu ermöglichen, sollte man einschleichend beginnen und erst allmählich die Intensität steigern. Auf diese Weise kann man das relativ häufige Erstphänomen einer kurzfristigen Schmerzintensivierung umgehen. Außerdem empfiehlt es sich, die Dosierung individuell anzupassen. Richtlinien werden im Kapitel "Krankheiten" gegeben, wobei es sich hier um Annäherungswerte handelt, die individuell unterschiedlich eingesetzt werden können.

Trinken Sie vor der Behandlung besonders viel Wasser (ca. 0,5 Liter 20 Minuten vor der Anwendung). Für eine Therapie ist im allgemeinen nach dem Essen der ideale Zeitpunkt.

3.10. Was versteht man unter Erst- oder Kurreaktion?

Wie bei vielen anderen physikalischen Behandlungsformen kann es auch bei der Magnetfeldtherapie zu einer Erstverschlimmerung kommen. Ungefähr 15-20% aller Personen, die sich der Magnetfeldtherapie unterziehen, erleben das Phänomen der Erstverschlechterung. Dabei handelt es sich um eine Erscheinung, die insbesondere elektromagnetisch sensible Personen betrifft.

Charakterisiert ist eine Erstreaktion dadurch, daß im Anschluß an die anfängliche Verschlechterungsphase eine deutliche Verbesserung der Beschwerden eintritt. Der Zeitraum einer solchen Reaktion sollte nicht länger als vier bis sechs Wochen dauern. Durchschnittlich ist sie nach zwei Wochen überstanden, oft stellt sie auch nur ein einmaliges Ereignis dar. Der Grund für die Erstreaktion kann eine allgemein regulative Wirkung im Körper sein, die durch die Aktivierung eines chronischen Geschehens im Rahmen einer allgemeinen Reinigung hervorgerufen wird. Dieses Erstphänomen ist grundsätzlich prognostisch günstig, da der Patient im Regelfall eine deutliche Erleichterung seiner ursprünglichen

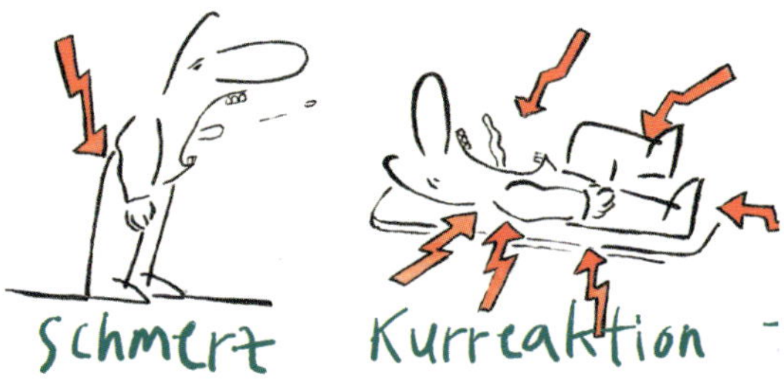

Beschwerden erfährt. Deshalb auch der Name Kurreaktion. Wenn ein Patient vorzeitig über das mögliche Auftreten einer solchen Reaktion informiert worden ist, wird diese Kurreaktion im allgemeinen gerne (oder auch weniger gerne) in Kauf genommen. Ein frühzeitiger Abbruch der Therapie mangels entsprechender Information ist insofern bedauerlich, weil das Auftreten von Erstreaktionen einen guten Therapieerfolg erwarten läßt. Wir möchten auch festhalten, daß eine Erstreaktion nicht nur am Beginn einer Therapie eintritt, sondern sich auch bei jeder Dosissteigerung manifestieren kann, wenn auch wesentlich seltener und weniger stark. Die Methode des Einschleichens, d.h. einer Steigerung der Dosis in kleinen Schritten, kann die Erstreaktionen deutlich reduzieren.

3.11. Was spürt man während der Behandlung?

Obwohl man die Kraft der Magnetfelder nicht sinnlich wahrnehmen kann, haben ca. 50-60% der Anwender während der Therapie besondere Empfindungen. Die häufigste Beobachtung ist ein leichtes Wärmegefühl an den behandelten Körperstellen. Dabei handelt es sich allerdings nur um eine harmlose, geringfügige Erhöhung der Körpertemperatur, die wahrscheinlich bei den meisten therapierten Personen vorkommt, aber meist gar nicht wahrgenommen wird.

Es ist dies aber kein Erwärmen des Körpers von außen (wie durch ein Heizkissen oder einen Thermophor), sondern ein Temperaturanstieg, der durch die verbesserte Durchblutung der Haut oder der Muskelpartien entsteht. Diese Feststellung wird dadurch unterstrichen, daß keine Erwärmung des Spulenkissens vorliegt.

Ameisenlaufen oder ein Kribbeln an Händen und Füßen gehören zu jenen Sensationen, die am häufigsten festgestellt werden. Ein Druckgefühl in den Augenhöhlen oder Geschmackseffekte sind eher selten zu beobachten. Einige Menschen berichten von Herzklopfen, das aber klinisch nicht bestätigt werden kann; eine Ausnahme bildet hier ein

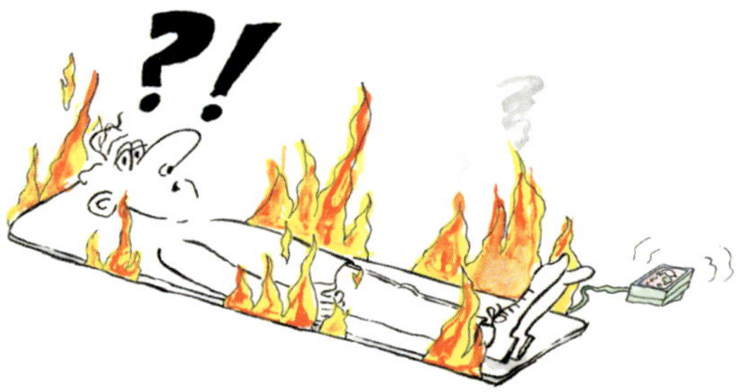

Gefühl der Angst bei der Wahrnehmung des eigenen Herzschlages (im normalen Rhythmus), sodaß dann tatsächlich über die Aktivierung der Angst- und Streßnerven eine Beschleunigung des Herzschlages nachweisbar ist.

3.12. Stört Kleidung den Therapieerfolg?

Da Magnetfelder die Kleidung ungehindert durchdringen, stört sie die Therapie nicht. Selbstverständlich gilt auch hier das physikalische Grundgesetz: je dicker die Unterlage, desto größer der Abstand zur Spule, um so stärker die Abnahme der Magnetfeldstärke bis zum Zielort der zu therapierenden Körperstelle. Metall- und Schmuckgegenstände sollten vom Körper entfernt werden.

PRAXIS

3.13. Wie lange dauert es, bis das Magnetfeld wirkt?

Aufgrund verschiedener Einflüsse ist der Wirkungseintritt von Person zu Person unterschiedlich. Im allgemeinen wird der Wirkungseintritt bestimmt durch die Reaktionsfähigkeit des Körpers (ein junger Mensch reagiert schneller als ein älterer), die Ursache und Art der Beschwerden, die Dauer der Krankheit und bereits eingetretener Schäden im Organismus, begleitende Maßnahmen, die Mitarbeit des Patienten, die Eliminierung von Risikofaktoren und die Art und Intensität der Therapieanwendung. Auch Alter, Geschlecht, Allgemeinzustand, Ernährungs- und Lebensgewohnheiten, Umweltbelastungen, Energie-, Basen- und Wasserhaushalt des Patienten spielen neben einer möglichst positiven Einstellung eine entscheidende Rolle.

Bei einer Schmerzbehandlung tritt eine Linderung im Durchschnitt nach sechs bis acht Wochen ein. Ist dies nicht der Fall, so sollte man die oben beschriebenen Einflüsse abklären (eventuell auch die Dosis verändern). Die Beseitigung einer Krankheitsursache ist oft erst nach mehreren Monaten bis Jahren der Therapie zu erwarten.

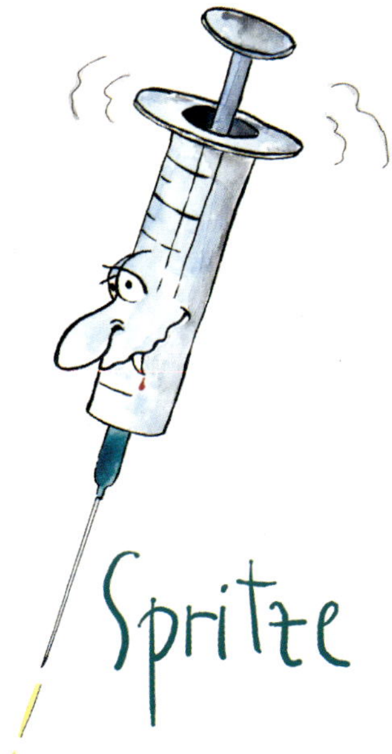

Das heißt, eine Schmerzlinderung sollte relativ bald eintreten, aber eine Veränderung der Knochendichte bei Osteoporose beispielsweise kann man frühestens nach eineinhalb biszwei Jahren sinnvoll beurteilen.

3.14. Was kann man tun, wenn die Wirkung nicht anhält?

Schwankungen im Therapieerfolg findet man hin und wieder bei Patienten mit chronischen Beschwerden. Hier bringt die Magnetfeldtherapie zwar immer wieder eine Erleichterung, aber die Beschwerden kehren zurück, sodaß keine endgültige Abhilfe geschaffen werden kann. Oft kann man hier mit einer Dosisanpassung oder geeigneten Zusatztherapien (z.B. mit Heilkräutern) Abhilfe schaffen.

In vielen Fällen liegt einer nachlassenden Wirkung eine schlampige Anwendung mit zu geringen Therapiezeiten bzw. zu kurzer Therapiedauer zugrunde. Auch eine Veränderung im Wasserhaushalt des Körpers einer Person beeinflußt die Wirkung des Magnetfeldes. Leider wird oft aus Freude über die Schmerzerleichterung darauf vergessen, daß gewisse Krankheitsprozesse (vor allem Abnutzungserscheinungen) trotz der Wirkung der Magnetfeldtherapie weiterschreiten und es mit dem Wiederaufflackern von Beschwerden zu einer weiteren tiefergehenden körperlichen Belastung kommt. In ihrer Euphorie über die ersten Erfolge vergessen Patienten auch konsequent an Änderungen ihres Lebensstil oder ihrer Ernährungsgewohnheiten weiterzuarbeiten. Über das Laster der schlechten Gewohnheiten kann jedoch selbst das Magnetfeld nicht hinweg helfen. Auch vergißt der Mensch nichts schneller als erlebten, vergangenen Schmerz. Viele Patienten machen während der Magnetfeldbehandlung kleine Fortschritte, sind aber mit dem erzielten Erfolg nicht zufrieden und brechen bedauerlicherweise die Therapie ab.

Die häufigste Ursache für Schwankungen liegt aber vermutlich in der Wetterfühligkeit von Menschen, denn auch das Wetter gehört zu jenen Faktoren, die ein elekromagnetisches Feld negativ beeinflussen können.

3.15. Gibt es ein Zuviel an Therapie?

Allgemein kann man davon ausgehen, daß die Magnetfeldtherapie täglich mehrmals über einen längeren Zeitraum angewendet werden kann, ohne daß negative gesundheitliche Konsequenzen erwartet werden müssen. Eine Überstimulation gibt es nicht, sofern man sich bei der Ganzkörperanwendung an die Richtlinien der Weltgesundheitsorganisation WHO hält, die empfiehlt, nicht länger als 1 Stunde pro Tag zu behandeln (dies gilt nur für die Ganzkörperbehandlung, nicht für die örtliche Therapie).

3.16. Darf man die Magnetfeldanwendung unterbrechen, wenn man auf Urlaub fährt?

Eine Therapie sollte prinzipiell während einer Kuranwendung nicht unterbrochen werden. Erst wer auf das Magnetfeld eingestellt ist, kann eine Unterbrechung vornehmen. Konkret heißt das, daß man zumindest sechs Wochen vor einer Urlaubsreise mit der Behandlung begonnen haben sollte, ansonsten ist es empfehlenswert, die Therapie auch im Urlaub durchzuführen. Wer seine Kur während des Urlaubs unterbricht, sollte danach wieder einschleichend, d.h. mit niederen Intensitäten beginnen.

3.17. Darf man nach längerfristiger Anwendung unterbrechen?

Hier gilt der Grundsatz, daß die konsequente Therapie die beste ist. Nachdem es kein zuviel an Magnetfeldtherapie geben kann, ist eine langfristige Anwendung empfehlenswert. Unterbrechungen sollten in Behandlunsphasen nicht vorgenommen werden, können aber selbstverständlich bei der Anwendung in der Prophylaxe erfolgen. Dabei kann als Richtlinie eine sechsmonatige Intensivbehandlung mit anschließender maximal dreimonatiger Pause erfolgen.

3.18. Welchen Applikator wählt man, um richtig zu therapieren?

Selbstverständlich ist die Wahl des richtigen Applikators von Mensch zu Mensch verschieden und teilweise sogar Geschmackssache. Wir empfehlen, bei der Schmerztherapie neben einer ausgleichenden Ganzkörperbehandlung zusätzlich die örtliche Therapie durchzuführen. Dabei braucht kein zeitlicher Abstand zwischen den aufeinanderfolgenden Behandlungen zu liegen. Für kleinere Schmerzpunkte, auf die man mit dem Zeigefinger zeigen kann, ist der Stab des Med-Gerätes besonders effizient, weil er das stärkste Magnetfeld erzeugen kann. Nachteil und Vorteil des Stabes ist allerdings, daß das Magnetfeld mit zunehmendem Abstand zur Quelle mit der 3. Potenz schwächer wird, d.h. daß der Stab – im Vergleich zum Kissen – eine geringere Eindringtiefe hat, wogegen er an

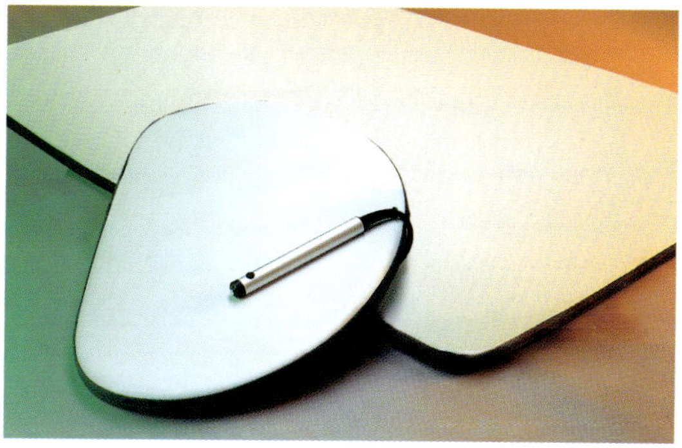

der Oberfläche und bei geringer Tiefenlage eine optimale Wirkung erzielen kann. Ein zusätzlicher Vorteil des Stabes ist sein Einsatz in der Akupunktur. Hier zeigt er sich besonders in der Behandlung von Personen, häufig Kindern, die sich vor Nadelstichen oder der Elektroakupunktur fürchten, als hilfreich und aufgrund der größeren Tiefenwirkung dem Laser überlegen.Für alle flächigen Schmerzzonen empfiehlt sich das Kissen, das zwei Spulen enthält. Die lokale Anwendung dauert in der Regel länger als acht Minuten, während die Ganzkörperbehandlung die acht Minuten pro Sitzung nur in Ausnahmefällen überschreiten sollte.

3.19. Was bedeutet Einschleichen, und wie soll es durchgeführt werden?

Einschleichen bedeutet, die Behandlung eines Patienten mit einer niederen Intensität zu beginnen und die Dosis Schritt für Schritt bis zur gewünschten Höhe zu steigern. Der Sinn dieser Maßnahme liegt darin, Erstverschlechterungen zu verhindern und die ideale individuelle Intensitätsstufe für jeden Patienten zu eruieren. Die Dosis der Magnetfeldtherapie ergibt sich immer aus dem Produkt der Anwendungszeit und der Intensität. Daraus

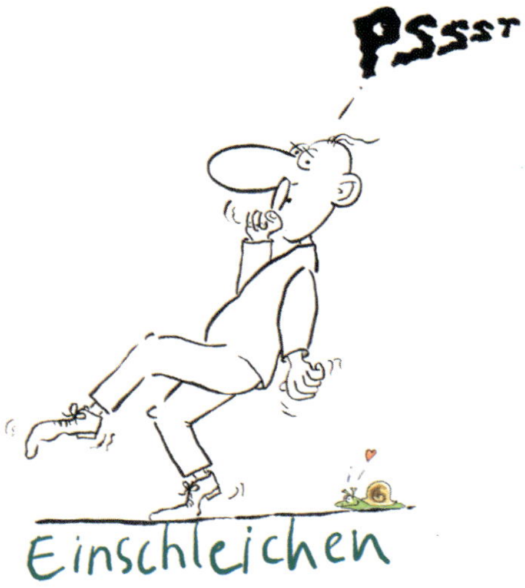

ergeben sich verschiedene Möglichkeiten des Einschleichens. Einerseits kann man die eingesetzte Intensität verringern, andererseits auch die Zeit der Anwendung verkürzen (z.B. halbiert auf vier Minuten).

Als eine sehr wirksame Form des Einschleichens hat sich eine vier-minütige Anwendung zu Beginn einer Therapie mit nachfolgenden vier Minuten Pause, und weiteren vier Minuten Behandlung erwiesen. Manchmal kann es auch sinnvoll sein, mit dem Kissen und der lokalen Behandlung zu beginnen, bevor man die Ganzkörpertherapie einsetzt (z.B. vier Wochen lang nur Kissen, erst dann die Matte). Zu beachten gilt, daß das Einschleichen mit der Ganzkörpermatte wesentlich langsamer erfolgen sollte, als mit einem lokalen Applikator. Im Durchschnitt kann die Matte alle 7-14 Tage um eine Intensitätsstufe gesteigert werden, das Kissen alle 4-7 Tage. Je älter der Patient ist, desto langsamer sollte die Intensitätssteigerung erfolgen. So ist es bei einem kooperativen, geduldigen Patienten ab dem 60. Lebensjahr empfehlenswert, die Dosis der Matte nur alle 4-6 Wochen zu erhöhen. Der Grund dafür liegt in einem direkten ursächlichen Zusammenhang zwischen dem Wassergehalt des Körpers und dem Risiko einer Erstreaktion. Für die Ganzkörperbehandlung sollte man mit den niedrigsten Intensitätsstufen beginnen. Unser Vorschlag ist hier 10% . Die Stufe Sensitiv ruft öfter Erstreaktionen hervor als die Stufe 10 %. Der Grund hierfür liegt in der besonders hohen Potenz (homöopathisch) der Stufe Sensitiv, die zwar die geringste Feldstärke aufweist, aber den höchsten Informationsgehalt besitzt. Der schwächste Impuls übt in diesem Fall den stärksten Reiz auf den Körper aus (dies gilt noch mehr für sensible Personen). Es ist deshalb empfehlenswert, die Stufe Sensitiv nur dann zu wählen, wenn auf Stufe 10% noch Erstreaktionen festzustellen sind. Der Patient hat damit praktisch eine Reserve: Da

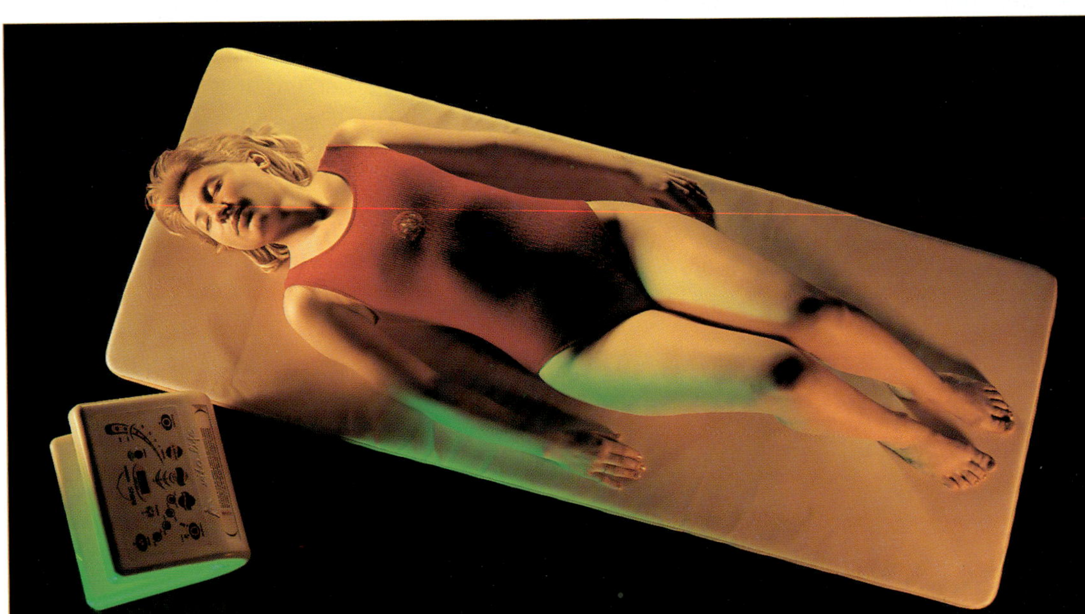

der Körper bereits an die Schwingungen der Stufe 10% gewöhnt ist, bleiben Erstreaktionen bei einem Umschalten auf die Stufe Sensitiv aus. Selbstverständlich kann man die Therapie auch mit der Stufe Sensitiv beginnen, sollte aber bei Erstreaktionen das eben Gesagte bedenken. Von diesen Richtlinien ausgenommen ist der Stab, der aufgrund seiner geringen Ausbreitung gleich mit der gewünschten Dosis angewendet werden kann. Beim Stab darf also das Einschleichen entfallen.

3.20. Welche Bedeutung spielt die richtige Lagerung?

Zunächst sollte man beachten, daß die ideale Ausrichtung des Magnetfeld-Applikators (Ganzkörpermatte) die Nord-Süd Achse ist. Die spezielle Lagerung während der Behandlung bestimmter Körperabschnitte ist von großem Vorteil. Zur Unterstützung eignen sich hier Kissen (für Knie und Halswirbelsäule), Schienen oder spezielle Liegeeinrichtungen. Wichtig ist die Entlastung des Bewegungsapparates, z.B. der Lendenwirbelsäule. Bei allen Schmerzzuständen im Bereich des Rückens und der unteren Extremitäten sollten bei der Ganzkörperbehandlung die Beine angewinkelt werden, damit das Becken fixiert wird und die Muskulatur entspannen kann.

Bei der Behandlung von Venenproblemen oder niederem Blutdruck wirkt sich das Hochlagern der Beine günstig aus. Dabei sollte auf Höhe der Beine/Füße ein Keil unter die Magnetfeld-Matte gelegt werden. Wenn nicht anders angegeben, liegt man auf dem Rücken mit dem Kopf am oberen Mattenende (Kabel).

Bei einer Lungenerkrankung ist neben der richtigen Lagerung auch die richtige Atemtechnik wichtig. Beim Einatmen kann es helfen, ein Nasenloch zuzuhalten und schnüffelnd durch das andere Loch Luft zu holen. Empfehlenswert ist es, bei geschlossenem Mund gähnend durch die Nase zu atmen, da hiermit durch einen Reflex die zuführenden Atemwege und die Lungenbläschen erweitert werden. Ausatmen sollte man sehr, sehr langsam - das Bild, eine Kerzenflamme so lange wie möglich flackern zu lassen, ohne sie auszublasen, kann das langsame Ausatmen meditativ unterstützen.

3.21. Wann ist eigentlich die beste Zeit zur Therapie?

Unter der Berücksichtigung der sog. Maximalzeiten von Organen kann sich der Therapieerfolg wesentlich erhöhen. Bei Beschwerden im Bereich des Magens liegt der ideale Behandlungszeitraum zwischen sieben bis neun Uhr morgens, bei Herz-Kreislaufproblemen um die Mittagszeit, bei Blasenerkrankungen um den späten Abend. Da die Maximalzeit der Adrenalin- und Noradrenalinausschüttung um ca. 11 Uhr vormittags liegt, ist dieser Zeitpunkt für Behandlungen von Streßsymptomen optimal.

3.22. Welche Rolle spielt eigentlich der Biorhythmus?

Der Biorhythmus des Menschen sollte auch im Rahmen der Magnetfeldtherapie unbedingt berücksichtigt werden. Er ist grundsätzlich bei jedem Menschen gleich und darf nicht mit dem Tag-Nacht-Rhythmus verwechselt werden. Von 3 Uhr früh bis 15 Uhr befinden sich die Zellen in unserem Körper in einer Aufheizphase, d.h. sie produzieren Energie. Um diese Phase therapeutisch zu nutzen, sollten während dieser Zeit höhere Intensitäten eingestellt werden. Zwischen 15 Uhr und 3 Uhr ist unser Organismus in einer Entwärmungsphase. Da die Zellen in dieser Zeitspanne keine zusätzliche Energie mehr produzieren, sind zur Unterstützung der Zellaktivität niedrige Intensitäten anzuraten. Diese Richtzeiten der Therapieanwendung gelten auch für Nachtschichtarbeiter, denn die Nachtschicht verschiebt zwar den Tag-Nacht-Rhythmus, aber nicht den Biorhythmus.

Die Einstellungen am Magnetresonanz-System 2000 berücksichtigen den Biorhythmus automatisch mit richtiger Einstellung der Uhrzeit.

3.23. Welche Gegenanzeigen gibt es bei der Magnetfeldtherapie?

Obwohl die Magnetfeldtherapie praktisch nebenwirkungsfrei ist, müssen bestimmte Vorsichtsmaßnahmen eingehalten werden. Absolute Gegenanzeigen gelten eigentlich nur für Träger elektrischer Implantate (z.B. Herzschrittmacher).

Als relative Gegenanzeigen, also Erkrankungen bzw. Einsatzgebiete, bei denen die Magnetfeldtherapie nur unter ärztlicher Aufsicht durchgeführt werden sollte (wobei prinzipiell immer die ärztliche Begleitung - Arzt oder medizinische Hotline - empfohlen wird), gelten:

1. Epilepsie: Das Anfallsleiden sollte prinzipiell nur unter der Anleitung eines Arztes behandelt werden, da eine Beeinflussung der Reizschwelle im Gehirn unter ungünstigen Umständen einen Anfall auslösen kann.

Es ist wichtig festzuhalten, daß es zahlreiche positive Studienergebnisse zum Thema Epilepsie und Magnetfeldtherapie gibt und nur vereinzelte Hinweise in der Fachliteratur von negativen Erfahrungen berichten. Eine Klärung mit einem erfahrenen Arzt oder einer medizinischen Hotline ist dennoch unerläßlich.

2. Bezüglich der Anwendung der Magnetfeldtherapie während der Schwangerschaft wird aus Mangel an Studiendaten Vorsicht angeraten. Bis dato liegen keine positiven Studienergebnisse zur Untersuchung des Magnetfeldes bei Schwangeren vor. Hinweise auf eine schädliche Wirkung des Magnetfeldes auf den Fötus gibt es keine.

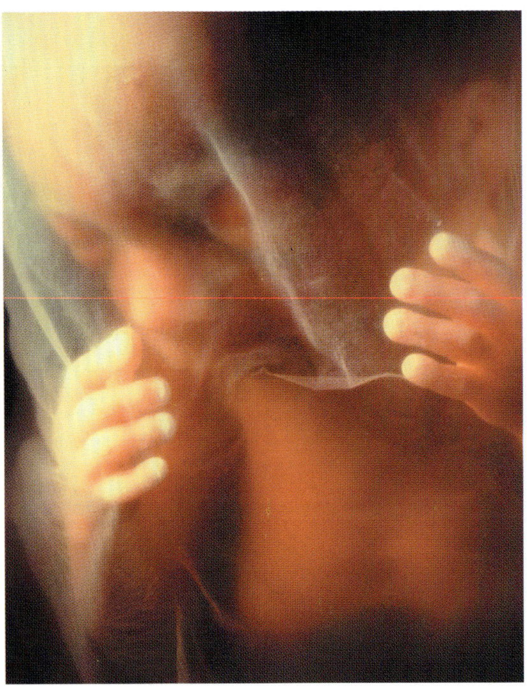

Abb.: Embryo im Alter von 19 Wochen

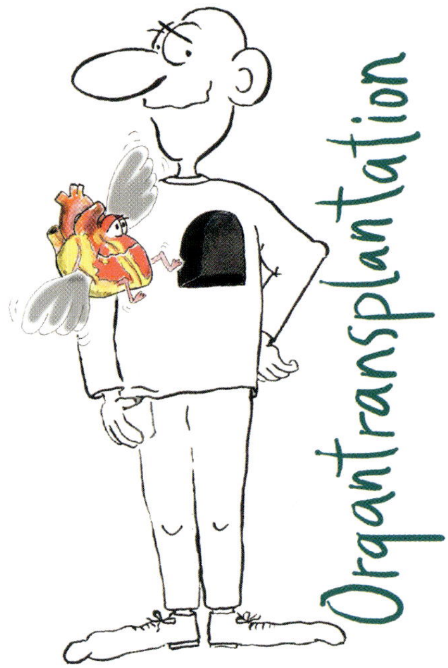

3. Organtransplantationen mit anschließender immunsupressiver Therapie sollten besonders vorsichtig behandelt werden. Einzelne Ärzte sind der Meinung, daß die Magnetfeldtherapie frühestens sechs Monate nach der Transplantation zum Einsatz kommen sollte. Der Grund hierfür liegt in der immunsystemstärkenden Wirkung der Magnetfeldtherapie, welche in diesem speziellen Fall unerwünscht sein könnte. Eine individuelle Beratung kann hier Abhilfe schaffen.

Bei einer unbehandelten Schilddrüsenüberfunktion sowie bei schwersten Formen von Herzrhythmusstörungen wird ebenfalls zur Vorsicht gemahnt. Allerdings gilt, daß nach der erfolgreichen medikamentösen Einstellung der Schilddrüsenüberfunktion wie bei jedem Gesunden therapiert werden kann.

Für Menschen, die älter als 75 Jahre alt sind, gilt, daß bei akuten bakteriellen oder durch Pilze hervorgerufenen Infektionen (Fieber >38,5°C) erst in der Rehabilitationsphase behandelt werden sollte, d.h. erst im Abklingen der Fieberphase, um ein kurzfristiges Ansteigen der Temperatur (Erstreaktion) zu vermeiden.

In der Regenerationsphase, der Erholungs- und Aufbauzeit im Anschluß an die akuten Fieberphasen, kann jedoch durch das

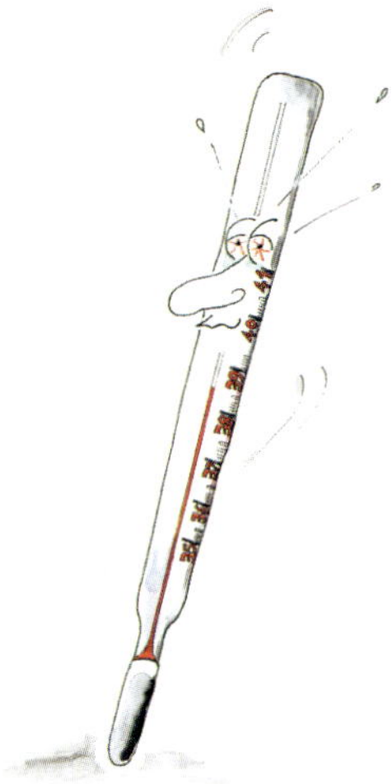

Magnetfeld die Genesung ganz entscheidend unterstützt werden.

Obwohl die Magnetfeldtherapie nicht blutverdünnend wirkt, sondern lediglich die Fließeigenschaft des Blutes verbessert, sollten Patienten mit gerinnungshemmenden Medikamenten (z.B. Marcumar) ihre Blutwerte weiterhin engmaschig kontrollieren. Negative Einflüsse sind bisher in der wissenschaftlichen Literatur nicht beschrieben worden.

Personen mit elektromagnetischer Überempfindlichkeit sollten besonders auf ein langfristig einschleichendes Therapieverfahren achten. Hier empfiehlt es sich, mit einer Einmalanwendung pro Woche zu beginnen und diese alle 3-4 Wochen um einen weiteren Schritt zu steigern. Mit dem Einschieben eines zweiten bzw. dritten Anwendungstages gewöhnt sich der Körpers in kleinen Schritten an die Therapie.

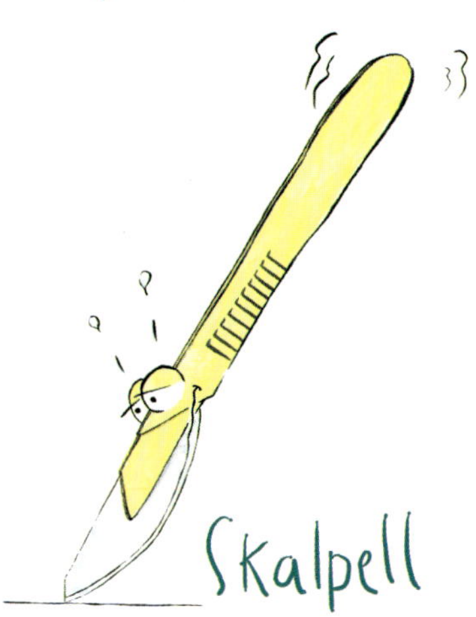

3.24. Darf die Magnetfeldtherapie bei Operationen eingesetzt werden?

Das Magnetfeld kann vor der Operation zur OP-Vorbereitung und nach der Operation zur besseren Wundheilung und schnelleren Regeneration eingesetzt werden. Der Einsatz eines Magnetfeldsystems nach der Operation hängt im Wesentlichen vom Ausmaß des chirurgischen Eingriffes ab. Bei Operationen mit schwerem Blutverlust sollte das Magnetfeld erst zehn Tage nach der Operation therapeutisch genützt werden, bei kleineren Eingriffen kann es bereits ab dem dritten Tag eingesetzt werden, sofern es die Umstände im Krankenhaus erlauben.

3.25. Was sind die häufigsten unerwünschten Wirkungen bei der Magnetfeldtherapie?

In seltenen Fällen wird von Schlafstörungen und Herzklopfen berichtet. Diese Reaktion ist oft auf eine falsche Anwendung oder eine gewisse innere Angst, die mit einer entsprechenden Anspannung sowie all ihren Begleiterscheinungen verbunden ist, zurückzuführen, und hat nichts mit der Magnetfeldtherapie direkt zu tun. Manchmal schafft gerade in solchen Fällen eine Dosisverringerung - über die psychische Ebene - eine merkliche Erleichterung.

Die Wirkung von Medikamenten kann durch die Magnetfeldtherapie verbessert werden, sodaß der Hausarzt in manchen Fällen die Medikamentendosis herabsetzen kann (auf keinen Fall sollte die Medikamentendosis ohne vorherige Rücksprache mit dem Arzt verändert werden).

Bei Menschen mit niedrigem Blutdruck kann es in der Anfangsphase, besonders morgens, zu einem Schwindelgefühl oder einem Schwarzwerden vor den Augen kommen. Abhilfe schafft hier – wie bei Venenproblemen - die Hochlagerung der Beine. Zusätzlich ist gerade in diesen Fällen eine ausreichende Flüssigkeitsaufnahme erforderlich.

Zu beachten ist, daß alle Magnetstreifenkarten durch eine entsprechende Stärke des

Magnetfeldes bei der Therapie gelöscht werden können. Also Vorsicht mit Bankomat- oder Kreditkarten!

Um mögliche unerwünschte Wirkungen des Magnetfeldes zu vermeiden, sollten die hier angeführten Gegenanzeigen in jedem Fall ernst genommen werden. Während diese Richtlinien für die Heimanwendung strikt einzuhalten sind, kann ein Arzt in der Praxis, die Magnetfeldtherapie seinen Erfahrungen gemäß einsetzen.

3.26. Darf man sich auch mit dem Bauch nach unten auf die Matte legen?

Ja. Magnetfelder durchdringen den Körper vollständig und wirken somit auch in der Tiefe. Will man die maximale Dosis auf die Bauchdecke oder den Brustbereich konzentrieren, so ist es durchaus empfehlenswert, sich auf den Bauch zu drehen, um so den direkten Kontakt zur Spulenmitte und damit zum stärksten Bereich des Magnetfeldes zu nützen.

3.27. Wie kann die Wirkung des Magnetfeldes überprüft werden?

Um die Wirkung der Magnetfeldtherapie zu überprüfen, kann man sich verschiedenster Methoden mit unterschiedlicher Aussagekraft bedienen. Dazu gehören:

1. Subjektives Empfinden des Patienten (wahrscheinlich das einzig wirklich entscheidende Kriterium): Der Patient beschreibt seinen Schmerz sowie sein Schmerzempfinden und vergleicht es mit dem Zustand vor der Therapie.

2. Objektive klinische und anamnestische Parameter: die "Krankengeschichte"

3. Beobachtung der Aktivitäten des täglichen Lebens

4. Finger-Boden-Abstand-Test: die einfachste und eindrucksvollste Methode, um schnell und ohne Aufwand die entkrampfende Wirkung des Magnetfeldes auf die Rückenmuskulatur nachzuweisen

5. Schmerzskala von 0-10, wobei 0 keinen Schmerz bedeutet, 10 den höchsten

6. Röntgenbilder/ MRI/ CT/ Labor/ EKG/ EEG/ EMG/ ENG

7. Thermographie: Hier wird die Körpertemperatur mit einem Infrarotmeßgerät ermittelt und graphisch oder bildhaft dargestellt. Sie symbolisiert einen indirekten Parameter für die Durchblutungszunahme unter dem Einfluß der Magnetfeldtherapie.

8. PROGNOS: Dieses Diagnosesystem ermittelt sehr exakt den Hautleitwiderstand an Akupunkturmeridiananfangs- und -endpunkten, wodurch indirekt auf den Energiegehalt der Akupunkturmeridiane und somit auf eventuelle Störungen geschlossen werden kann.

Abb.: Aurafotografie

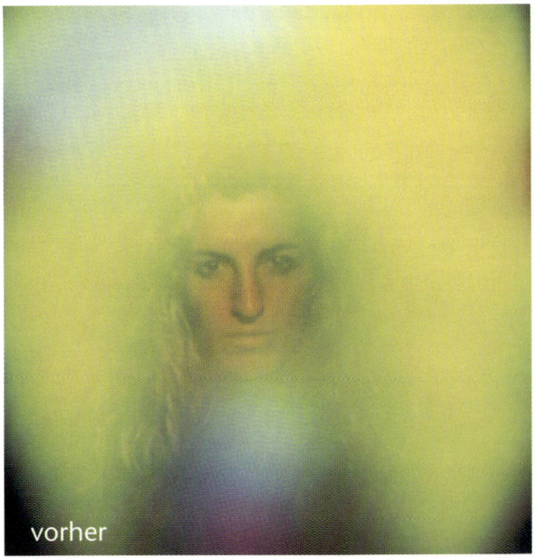

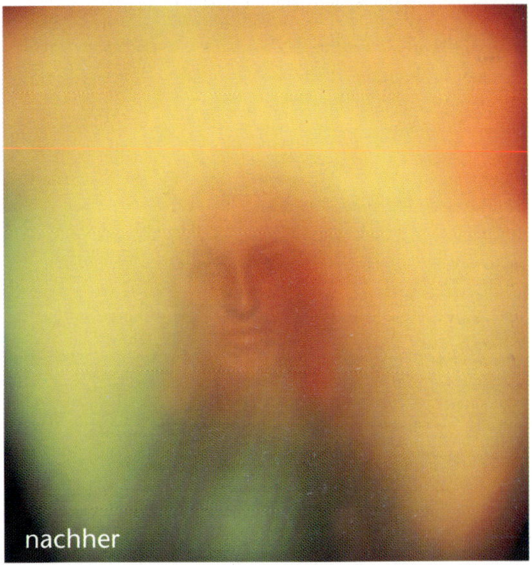

9. PROCOMP/Biofeedback: Dieses System bietet klinisch exakte Meßergebnisse und ist für die Wirkung der Magnetfeldtherapie das genaueste Meßverfahren.

10. Kinesiologie, Puls-, Iris-, Zungendiagnostik, Fußreflex, Segment, Aurafotografie, Blutdruck, Kieblersche Falte (Hautfalte am Rücken, die sich oberhalb der Muskulatur abhebt und rollen läßt), Beweglichkeitstests u.a.m.

3.28. Wie wählt man das richtige Magnetfeldtherapie-Gerät aus der Vielzahl an Angeboten?

Es gibt am derzeitigen Markt viele Anbieter mit den verschiedensten Systemen und Geräten. Für den Laien ist es oft schwierig, die Spreu vom Weizen zu trennen.

Auf keinen Fall sollte der Preis bei der Entscheidung für eine Anschaffung das wichtigste Kriterium sein. Ein billiger Kauf ist oft teurer, als man glaubt. Meiden Sie Käufe auf Verkaufsveranstaltungen. Kaufen Sie bei einer Person ihres Vertrauens, und informieren Sie sich, ob das System wissenschaftlich und klinisch untersucht ist. Seriöse Hersteller investieren in die wissenschaftliche Überprüfbarkeit ihrer Geräte viel Geld. Scheinfirmen tun das nicht! Kontrollieren Sie den Firmensitz des Herstellers und vermeiden Sie Firmen ohne genaue Adressenangabe (nur ein Postfach) und ohne telefonische Erreichbarkeit.

Das Magnetfeld-Gerät sollte bei mehreren Ärzten und in Kliniken positioniert sein. Das schließt auf seriöse Anbieter. Darüber hinaus sollte ein Magnetfeld-System unbedingt eine Garantie anbieten, wobei das Steuergerät mindestens 15 Monate Garantieleistung aufweisen soll. Besonders wichtig ist auch eine Zertifizierung nach der Deutschen Industrienorm (DIN 9003 und/oder 9002). Sie gewährleistet die ständige technische Überprüfung und wird nur an seriöse Hersteller vom TÜV vergeben. Das Datum der aktuellen Prüfungen sollte auf jeden Fall 1998 sein, da es vor 1998 Prüfnormen gab, die nicht mehr völlig den aktuellen Anforderungen entsprechen.

Ein weiteres wichtiges Kriterium ist das Angebot einer medizinischen Begleitung. Die führenden Unternehmen bieten eine medizinische Hotline an, eine Einrichtung, die einer Firma viel Geld kostet und nur von verantwortungsbewußten Unternehmen geboten wird. Telefonisch, über Internet oder per Fax kann man dort Anfragen stellen. Fragen Sie auch nach der Möglichkeit eines Ärztezentrum, das sich auf Magnetfeldtherapie spezialisiert hat, und das sie gegebenenfalls besuchen können. Sie werden bald erfahren, daß nur sehr wenige Anbieter diese Bedingungen erfüllen.

Als Marktführer gilt die Firma vita.life, deren Magnetresonanz-System (MRS) uns als Modell für die praktische Handhabung von Magnetfeldtherapie-Geräten dienen soll. Das Magnetresonanz-System (MRS) dient hier deshalb als gutes Beispiel, weil es äußerst bedienerfreundlich ist (das ist auch der Grund, warum es am häufigsten eingesetzt wird). Dennoch soll hier nicht der Eindruck erweckt werden, daß das Magnetresonanz-System das einzige oder das einzig gute Magnetfeldtherapie-Gerät darstellt.

3.29. Wie wählt man das richtige Magnetresonanz-Sytem?

Die richtige Wahl eines Magnetresonanzsystem-Gerätes ist aufgrund des breiten Angebotes gar nicht so einfach.

Das **MED-System** gehört in jedem Fall in die Hand eines Arztes oder eines erfahrenen Therapeuten. Dieses Therapiesystem bietet neben der Möglichkeit einer deutlich höheren

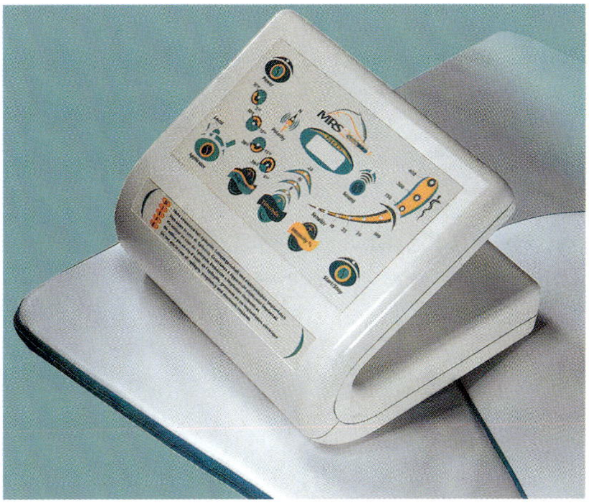

Abb.: MED-System

PRAXIS

Feldstärke (Flußdichte) für spezielle Indikationen im medizinischen Bereich einen gesonderten Applikatoranschluß für den Einsatzes eines Spulenstabes. Dieser Stab ist besonders gut für die lokale Therapie an kleinen Gelenken oder schwierig zugänglichen Körperstellen geeignet. Folgerichtig findet der Stab seinen therapeutischen Einsatz im Bereich von Hals und Kopf, v.a. Zahn und Kiefer, sowie dem Hals-Nasen-Ohrenbereich. Er ist auch für die Therapie an kleinen Gelenken (z.B. an Fingern) geeignet. Der Stab bietet nicht nur den Vorteil der exakteren Lokalisierung in der entsprechenden Gesichtspartie, sondern auch die größtmögliche Schonung umliegender Stellen im Kopfbereich. Durch sein kegelförmiges Feld erzielt man größtmögliche Präzision. Ein weiterer Vorteil dieses Applikators ist die relativ geringe Eindringtiefe, wodurch die Strukturen im Schädelinneren weitgehend geschont werden (z.B. die Netzhaut-Zirbeldrüse). Der Grund hierfür liegt in der schnelleren Abnahme an Intensität bei der Entfernung von der Spule (3. Potenz bei punktförmigen Quellen). Außerdem bietet die Anwendung mit dem Stab eine höhere Flußdichte, und somit eine höhere Energie am Spulenkern.

Diese Eigenschaft erschließt dem Stab eine weitere Einsatzmöglichkeit, nämlich die Akupunktur. Hier ist er aufgrund der höheren Eindringtiefe der reinen Laserakupunktur sogar überlegen.

Seine kegelförmige und somit flächige Ausbreitung im Gewebe verzeiht eine größere Abweichung vom oft nur wenige Millimeter großen Akupunkturpunkt (dem sog. Sweetspot), ohne daß dadurch die Wirkung abnimmt. Insofern weist der Stab eine höhere Trefferquote auf. Besonders gut eignet er sich für die Akupunktur bei Personen (oft Kindern), die Angst vor Nadelstichen haben.

Das **Home-Gerät** ist ein Allzwecksystem und arbeitet wie das MED-System mit Frequenzprogrammen, die dem Biorhythmus des menschlichen Körpers Rechnung tragen und auf die Gehirnströme des Menschen abgestimmt sind. Wie beim MED gibt es auch hier Mehrfacheinstellungen bei der Zeit, so daß auch die lokale Anwendung bis zu einer halben Stunde vorprogrammiert werden kann. Ebenso können die Applikatoren gleichzeitig angeschlossen bleiben und mit dem entsprechenden Schalter vor Inbetriebnahme ausgewählt werden.

Die Magnetresonanzsystem-Geräte besitzen eine eigene Prüfsoftware, die die Funktionstüchtigkeit der Systeme, inklusive der Applikatoren, vor jeder Neuanwendung überprüft und damit die Sicherheit gewährleistet, daß die Systeme auch noch nach mehreren Jahren funktionieren. Ein etwaiger Fehler, wie z.B. ein beschädigter Applikator, würde sofort angezeigt werden und könnte nicht mehr in Betrieb genommen werden.

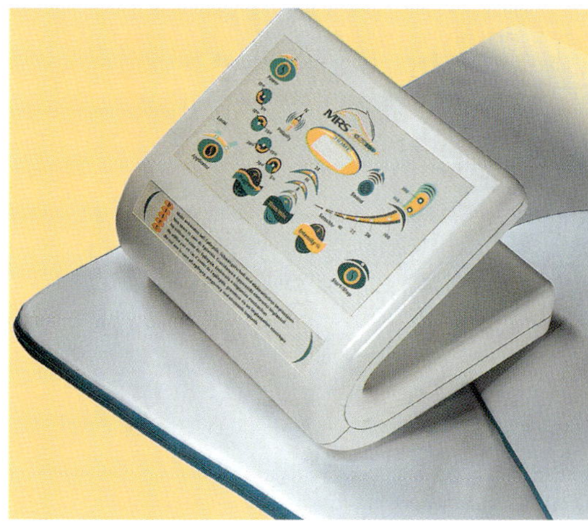

Abb.: HOME-System

Als Applikator stehen Kissen und Ganzkörpermatte zur Verfügung. Die Matte verfügt über drei Flachspulenpaare, die im Schulter-, Becken- und Knöchelbereich liegen, und unterschiedliche Größen und Windungszahlen zeigen. Dadurch erzeugen die Spulen in diesen Bereichen auch unterschiedliche Stärken der jeweiligen Magnetfelder, wobei im Schulterbereich die geringsten Stärken erreicht werden und im Fußbereich die höchste Flußdichte zustande kommt (gemessen an der durchschnittlichen Größe eines Erwachsenen). Die Ganzkörpermatte dient hauptsächlich der regulativen, harmonisierenden Therapie.

Das Kissen verfügt über zwei Flachspulen mit hoher Feldstärke und gilt in der örtlichen Anwendung als besonders wirksam. Eine exakte Applikationstechnik mit einer höheren Energieübertragung ist sein Kennzeichen.

Das **Compakt-System** bietet Vorteile bezüglich Handhabung und Handlichkeit. Durch seine praktische Größe gilt es als Reise- und Sportgerät. Es arbeitet in der Schmerzbehandlung mit dem gleichen Frequenzband

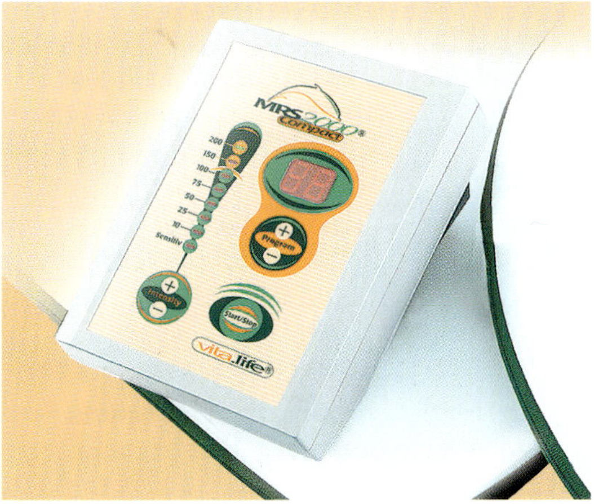

Abb.: Compact-System

wie Home und MED, weist allerdings zwei zusätzliche Einstellungsmöglichkeiten für die Ganzköpermatte auf, nämich eine beruhigende 3 Hz Frequenz und eine anregende 12-13 Hz Frequenz. In der Intensität, also der magnetischen Flußdichte (Stärke des Feldes), entspricht das Compactsystem den Möglichkeiten des Home Gerätes der Serie Magnetresonanz-System 2000+. Es ist handlicher, allerdings auch einfacher in Technik und Ausführung. Obwohl man mit denselben Intensitätsstufen arbeitet wie beim Home System, kann der Biorhythmus nicht berücksichtigt werden. Hier können Matte und Kissen nicht gleichzeitig angesteckt bleiben, sondern müssen je nach Bedarf einzeln in die Steckbuchse eingeführt werden. Im Unterschied zum Home und Med-System funktioniert das Compact-System ohne Chipkarte und bietet daher nicht die Möglichkeit, das Sound und Light-Relax-System anzuschließen, das durch seinen entspannenden Effekt gerade bei Streßerkrankungen von großem Nutzen ist.

Zur technischen Seite sei noch erwähnt, daß alle Systeme mit einem externen Transformator ausgestattet sind, sodaß es hier zu keinen störenden Überlagerungen durch die elektrischen Felder aus dem Transformator kommen kann. Als Impulsform für den Strom ist der technisch aufwendige, aber hochwirksame Sägezahn vorprogrammiert (siehe Erläuterungen im entsprechenden Abschnitt).

Die Frequenzen der Home- und Med-Systeme sind ident und weisen je nach Programmwahl unterschiedliche Trägerfrequenzen auf. Als Trägerfrequenz versteht man den Abstand zwischen zwei aufeinanderfolgenden Impulsblöcken: 15 Hz, 5,5 Hz, 3 Hz, 0,5 Hz lauten die entsprechenden Frequenzen, wobei die Hauptimpulsfrequenz (sie wird durch den Sägezahnimpuls bestimmt) überall 64 Hz beträgt, also genau die Vitalfrequenz des Herzens. Da der Aufbau eines breitenwirksamen Frequenzbandes nicht nur technisch schwierig ist, sondern auch viele wichtige und therapeutisch wirksame Frequenzen aufweist, sei nur erwähnt, daß das gesamte Frequenzband die Frequenzen von 0,1 bis 200 Hz enthält.

Die Polarität wechselt automatisch alle zwei Minuten.

Die Feldstärke beträgt mindestens 90 nT (nanoTesla) bis maximal 160.000 nT, je nach Applikatorwahl und Intensitätsstufe. Die Intensität bis 100% bezieht sich auf den Bereich, der der Prophylaxe und Ganzkörperanwendung zugedacht ist, während höhere Intensitätsstufen eher für die Therapie mit einem lokalen Applikator verwendet werden.

3.30. Wie kann man die Magnetfeldtherapie bei lokaler Anwendung richtig einstellen?

Allgemein gilt, daß die Intensität mit zunehmender Entfernung vom Rumpf höher gewählt werden kann. Folgende allgemeine Orientierungshilfen können wir zur lokalen Therapie mit Kissen oder Stab anbieten:

Halswirbelsäulen-Bereich 25 – 50 %

Brustwirbelsäulen-Bereich 50-100%

Lendenwirbelsäulen-Bereich 100-150%

Schulter und Hüfte 50-100%

Ellbogen und Knie 100-150%

Hand und Fuß 150-200%

Im Kopfbereich wird der Stab mit unterschiedlichsten Intensitäten eingesetzt, in der Regel bis zu 200-400%

Mit dem MED System steht für die Anwendung degenerativer Leiden an Gelenken und Knochen die Stufe 400% zur Verfügung.

Für alle diese Anwendungsempfehlungen gilt die Einschleichregel sowie der Grundsatz, daß sie Orientierungshilfen aus Erfahrungswerten darstellen, die keineswegs allgemeine Gültigkeit besitzen. Jeder Mensch kann unterschiedlich

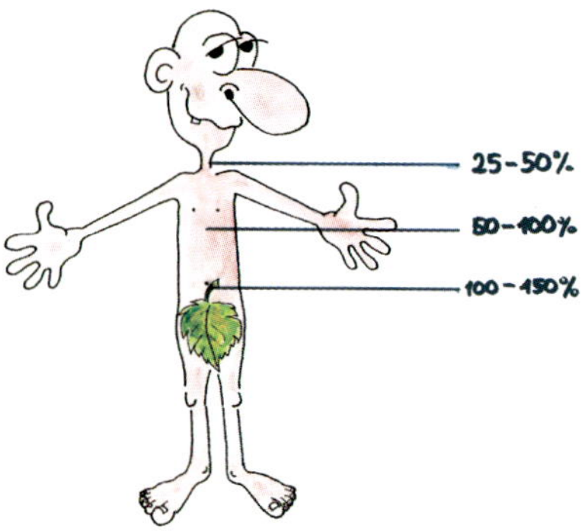

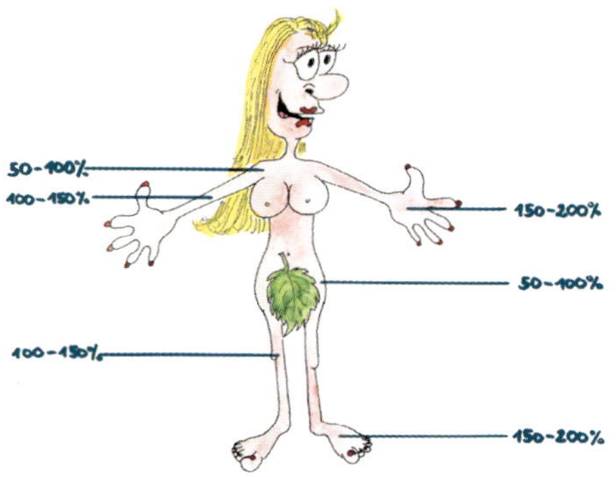

auf eine gewählte Intensität reagieren. Deshalb empfiehlt sich die individuelle Stufenwahl.

3.31. Wie sollte man bei der Anwendung richtig vorgehen?

Als Ganzkörperanwendung ist eine 8-minütige Behandlungszeit in der Regel ausreichend. Die Anwendung ist sehr einfach gestaltet. Bis auf wenige Ausnahmen kann das Magnetfeldsystem bei jeder Erkrankung 1 – 2 x täglich eingesetzt werden.

Bei lokalen Schmerzen empfiehlt sich zusätzlich 1 – 3 x täglich eine jeweils 16–24-minütige Zusatzbehandlung mit Kissen oder Stab, je nach Größe der Behandlungsstelle am Körper und Krankheitsursache.

Bei Schmerzzuständen an einer Extremität empfiehlt sich neben der lokalen Anwendung zusätzlich eine einmalige Ganzkörperapplikation vor der lokalen Therapie. Dieses Vorgehen kann man bei jeder Anwendung wiederholen.

Wichtig ist die richtige Lagerung, z.B. angewinkelte Beine bei Beschwerden im Rücken.

3.32. Wie sollten Kinder behandelt werden?

Für Kleinkinder gilt, daß geringere Dosierungen ausreichen als beim Erwachsenen. Bei Kindern bis drei Jahren sollte man deshalb auf ein Drittel der angegeben Dosierung ausweichen. Da dies, gerade wenn man mit niederen Intensitätsstufen vorgeht, oft schwierig ist, empfehlen wir eine wesentlich einfachere Lösung: Kind und Mutter (oder Vater) benützen die Matte gemeinsam und richten sich dabei an Dosisvorgaben für einen Erwachsenen. Durch den Abstand zur Spule verringert sich so automatisch die Dosis für das Kind. Die Mutter liegt mit dem Rücken auf dem Flachspulenapplikator, das Kind am Bauch der Mutter. Diese enge Verbindung schafft Kontakt und beruhigt zugleich das Kind. Eine Therapie für Mutter und Kind kann beiden nicht schaden.

Kinder im Adoleszenzalter sollten die Hälfte der Dosis eingestellt bekommen, das heißt man halbiert entweder die Intensitätstufe, oder aber man reduziert die Zeit auf die Hälfte. Ab dem Teenageralter können Jugendliche wie Erwachsene behandelt werden.

3.33. Darf man während der Stillzeit mit Magnetfeld behandeln?

Ja. Es findet sich in der Fachliteratur kein gegenteiliger Hinweis. Es gibt Frauen, die es vorziehen während der Magnetfeldtherapie zu stillen, weil das Baby dabei besonders ruhig ist. Man findet sogar Literaturhinweise, daß Frauen, die zuwenig Milch produzieren, mit Hilfe der Magnetfeldtherapie dieses Problem lösen konnten.

3.34. Wann kann man erfolgreich eine Kurzzeitbehandlung durchführen?

Eine Kurzzeitbehandlung kann vor allem im Zusammenhang mit Sportverletzungen erfolgreich sein. Weitere Beispiele sind der klassische Bandscheibenvorfall und akute Verspannungszustände (Hexenschuß), Regelbeschwerden, Zahn- und Kopfschmerzen, Schlafstörungen und Übermüdung, zur Vor- und Nachsorge bei Operationen, Wund- und Knochenheilung.

3.35. Wann ist eine Langzeittherapie notwendig?

In der Langzeittherapie wirkt das Magnetfeld regulierend und harmonisierend auf das vegetative Nervensystem. Deshalb wird es u.a. unterstützend eingesetzt bei: Energiemangel, Abgeschlagenheit, chronischer Müdigkeit, Funktionsstörungen, Durchblutungsstörungen, chronischen Schmerzzuständen, Kreislaufproblemen, Osteoporose, Arthrose, traumatischen oder degenerativen Nervenleiden, Immunsystemschwäche sowie allgemein in der Rehabilitation und zur Regeneration. Da chronisch degenerative Leiden mit starken Abnützungserscheinungen über einen längeren Zeitraum entstanden sind, kann die Behandlung dementsprechend länger dauern, bis sie tiefgreifend wirkt. So weiß man, daß bei Osteoporose eine Messung der Knochendichte erst nach ungefähr eineinhalb Jahren Therapie sinnvoll ist, da Knochenzellen diesen Zeitraum beanspruchen, bevor meßbare Ergebnisse nachweisbar sind.

3.36. Gibt es bereits klinische Erfahrungen mit einem Magnetfeldtherapie-Gerät wie dem Magnetresonanz-System 2000+ MED?

Mit diesem System laufen zur Zeit europaweit an die 40 klinische Studien, alle nach den international anerkannten Methoden der GCPG-good clinical practice guidelines. Diese Methode wird bereits an vielen Kliniken zur Behandlung verschiedenster Beschwerden eingesetzt. Stellvertretend möchten wir hier einen Bericht des Wiener Gemeindekrankenhauses der Rudolfstiftung wiedergeben. Seit zwei Jahren läuft dort eine Doppelblindstudie zum Thema Magnetresonanz-System bei Bandscheibenleiden:

Für die Genehmigung der Publikation danke ich meinem Freund und Kollegen O.A. Dr. Bernhard Kuderer und seinem Team. Dr. Kuderer ist zweifelsfrei ein Experte auf dem Gebiet der Magnetfeldtherapie.

3.37. Was sind die Gründe für den erfolgreichen Einsatz des Magnetresonanz-Systems im klinischen Alltag?

O.A. Dr. Kuderer vom Wiener Gemeindespital Rudolfstiftung (Zitat):

1. die weitgehende Unbedenklichkeit (versus Nebenwirkungen und Kontraindikationen anderer Therapieformen)
2. die Temperaturneutralität: bei Wärmeunverträglichkeit, im Übergangsstadium akut-chronisch
3. mannigfaltige oft überraschende Wirkungen als Ultima Ratio bei Unwirksamkeit anderer Therapien
4. fast ungeschwächte Tiefenwirkung bei Discusprolaps, -protrusion
5. besondere Applikatoren mit entsprechenden Feldgeometrien bei eng umschriebenen Lokalisationen, z. B. bei Ganglion und Tendinits stenosans bei großflächigen Ganzkörperanwendungen: z.B. bei subjektiven Befindlichkeitsstörungen
6. ausdrückliche Patientenwünsche: bei medial vorinformierten Patienten
7. schwerpunktmäßige Wirkung im funktionellen Stadium
8. allgemeine weitere Indikationen: Sporttrauma, Arthrose, Osteoporose, Fraktur, Pseudoarthrose, Wundheilung, Ulcera, M. Sudeck, Vertigo, Tinnitus, Carpaltunnelsyndrom.

3.38. Darf die Magnetfeldtherapie bei Tumoren angewendet werden?

Lange galt der Einsatz von Magnetfeldsystemen zur Tumorbehandlung als umstritten. Der Grund dafür lag in Studien über die gesundheitsschädigene Wirkung von elektromagnetischen Feldern (Elektrosmog). Hier muß jedoch streng differenziert werden, denn Magnetfelder mit therapeutischem Nutzen haben mit den hochtechnischen Feldern des Elektrosmogs nichts gemeinsam. Die Grundlage für den Einsatz von Magnetfeldern als Therapieform bilden die Ergebnisse des amerikanischen Nationalen Krebs Institutes NCI (National Cancer Institute) das therapeutisch genutzte Magnetfelder für die menschliche Gesundheit als bedenkenlos einstuft (1997).

In der wissenschaftlichen Literatur gibt es keinen Hinweis darauf, daß therapeutische, niederfrequente Magnetfelder mit geringen Intensitäten Schaden an menschlichen Zellen verursachen bzw. das Wachstum oder die Bildung eines Tumors anregen könnten. Während der Einfluß technischer elektromagnetischer Felder auf den Organismus noch immer ein Streitpunkt der Wissenschafter ist, sind für die Behandlung mit therapeutischen Magnetfeldern keine Bedenken anzumelden. Auch wenn diese Krebszellen nicht wirklich stoppen können, gibt es, so zeigen zahlreiche medizinische Untersuchungen, dennoch eine günstige Beeinflussung des Krankheitsgeschehens. Die Ursache für diese positive Wirkung ist wohl in der allgemeinen Verbesserung der Abwehrfähigkeiten des Immunsystems zu suchen. Dies belegt auch die an über dreihundert Patienten durchgeführte Studie des deutschen Arztes Frank Daudert aus Bad Aibling. Frank Dauderts Untersuchungen belegen, daß mit der Magnetfeldtherapie auch die schädlichen Folgen der Strahlen- und Chemotherapie deutlich verringert werden können.

All dies sind Gründe, warum die Magnetfeldtherapie immer häufiger zur unterstützenden Behandlung von Krebs eingesetzt wird (siehe auch "Tumorerkrankungen", Kapitel II).

3.39. Wie sind die Krankenkassen der Magnetfeldtherapie gegenüber eingestellt?

Leider gibt es bei den Krankenkassen keine einheitliche Vorgangsweise. Während Pflichtversicherungen die Kosten einer Behandlung oder gar die Spesen eines gesamten Systems nur in Ausnahmefällen genehmigen, kommt es doch relativ häufig vor, daß bei ganz bestimmten Indikationen und bei einer entsprechenden Vorinformation durch den behandelnden Arzt die Kassen einen Teil der Miete rückvergüten. Anders ist das Verhältnis bei Zusatzversicherungen. Es ist kein Einzelfall, daß hier Therapiespesen bis zu einem bestimmten Betrag von den Versicherungen übernommen werden. Bei entsprechendem Verhandlungsgeschick des Versicherungsnehmers wurden bereits gesamte Systeme beglichen. Bei chronischen Schmerzpatienten eignet sich am besten eine retrospektive Verhandlungstaktik. Wer selbst sein System finanziert, kann der Versicherung einen Handel vorschlagen, indem er den Durchschnitt der Kosten seiner Schmerzmittel der letzten Jahre errechnen läßt, um von der Versicherung den Differenzbetrag für zukünftige Jahre bis zur Abgeltung des Magnetresonanzsystems ausbezahlt zu bekommen. Ein Deal, bei dem eine Versicherung nur selten widerstehen kann.

Tatsache ist, daß die Magnetfeldtherapie bei den Kassen bereits als Arztleistung verrechnet werden konnte. Im Rahmen des Sparprogrammes wurde diese Möglichkeit wieder gestrichen. Zur Zeit laufen darüber wieder neue Verhandlungen.

3.40. Wo finde ich Rat bei Fragen zur Magnetfeldtherapie?

Es stehen Ihnen Fachberater zur Verfügung Diese Berater kennen entweder einen erfahrenen Arzt in Ihrer Umgebung, oder sie vermitteln Ihnen die Adresse des Energiemedizinischen Zentrums in Wien bzw. der medizinischen Hotline.

3.41. Wie verhält sich die Magnetfeldtherapie bei Impfungen?

Allgemein läßt sich feststellen, daß die Magnetfeldtherapie auf Impfungen neutral wirkt. Während der Impfung, einer künstlich herbeigeführten Infektion mit einem abgeschwächten oder abgetöteten Krankheitserreger, spielt sich im Körper ein ähnliches Geschehen ab wie bei einer wirklichen Infektion. Studien zeigen, daß das Magnetfeld imstande ist, das Immunsystem, vor allem die Produktion von Lymphozyten anzuregen (Lymphozyten sind eine spezielle Untergruppe der weißen Blutkörperchen, die für die Antikörperproduktion zuständig sind und die Immunisierung, also den Schutz vor dem Eindringling, gewährleisten. Somit kann man beim Einsatz des Magnetfeldsystems bei Impfungen davon ausgehen, daß der Impfeffekt verstärkt wird. Die Immunreaktion läuft rascher ab, der Körper verträgt die Impfung im allgemeinen besser. Auch die Entzündungsreaktion wird klein gehalten und das Risiko einer Nebenwirkung durch die Impfung dadurch geringer.

3.42. Wie verträgt sich die Magnetfeldtherapie mit Medikamenten?

Wie zahlreiche Studien belegen, ist die Magnetfeldtherapie oftmals eine gute Ergänzung zur schulmedizinischen Medikamentengabe. Durch die bessere Durchblutung erreichen die Wirkstoffe der Medikamente die Zellen im erkrankten Organ konzentrierter und effizienter. Mit der verstärkten Wirkung der Medikamente geht oft eine Minderung der Nebenwirkungen einher. Eine zweite Überlegung ergibt sich aus der Resonanzwirkung an der Zellmembran.

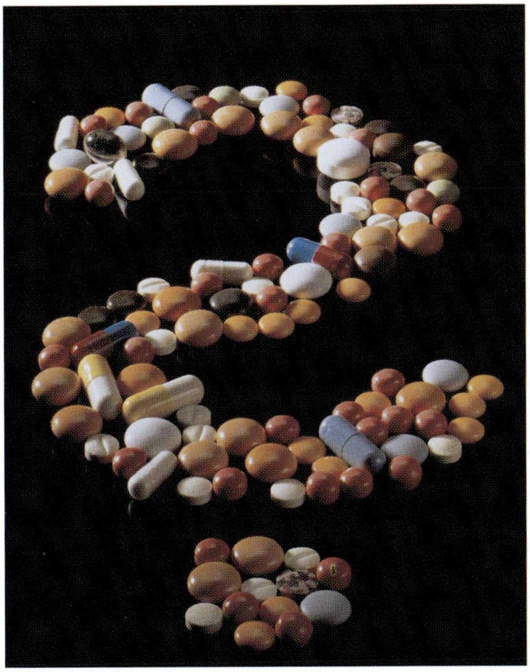

Durch die erhöhte Schwingungsamplitude kommen die Rezeptoren an der Zelloberfläche besser mit den Medikamenten in Kontakt und erreichen dadurch eine erhöhte Effizienz ihrer Wirkung. Möglicherweise spielt auch die Permeabilitätsänderung der Membran und die damit verbundene bessere Durchlässigkeit in die Zelle eine gewisse Rolle.

Studien mit Antibiotika, Cortison und Insulin belegen die oftmals verbesserte Wirkung der jeweiligen Medikamente. Die Anwendung des Magnetresonanz-Systems erfolgt hier als Ganzkörperapplikation. Studienergebnisse vom Artificial Heart Research Laboratory and the Department of Chemistry an der Universität in Utah (USA) zeigen, daß pulsierende magnetische Felder die Effektivität des Antibiotikums Gentamycin gegen Pseudomonas Aeruginosa deutlich erhöhen, weil die Bakterien einen geringeren Abwehrfilm gegen das Antibiotikum bilden können (Dianna E. Benson, et al.: "Magnetic Field Enhancement of Antibiotic Activity in Biofilm Forming Pseudomonas aeruginosa", University of Utah, Salt Lake City, Utah).

PRAXIS

ANWENDUNGSMÖGLICHKEITEN DER MAGNETFELDTHERAPIE VON A BIS Z

Abschnitt 2

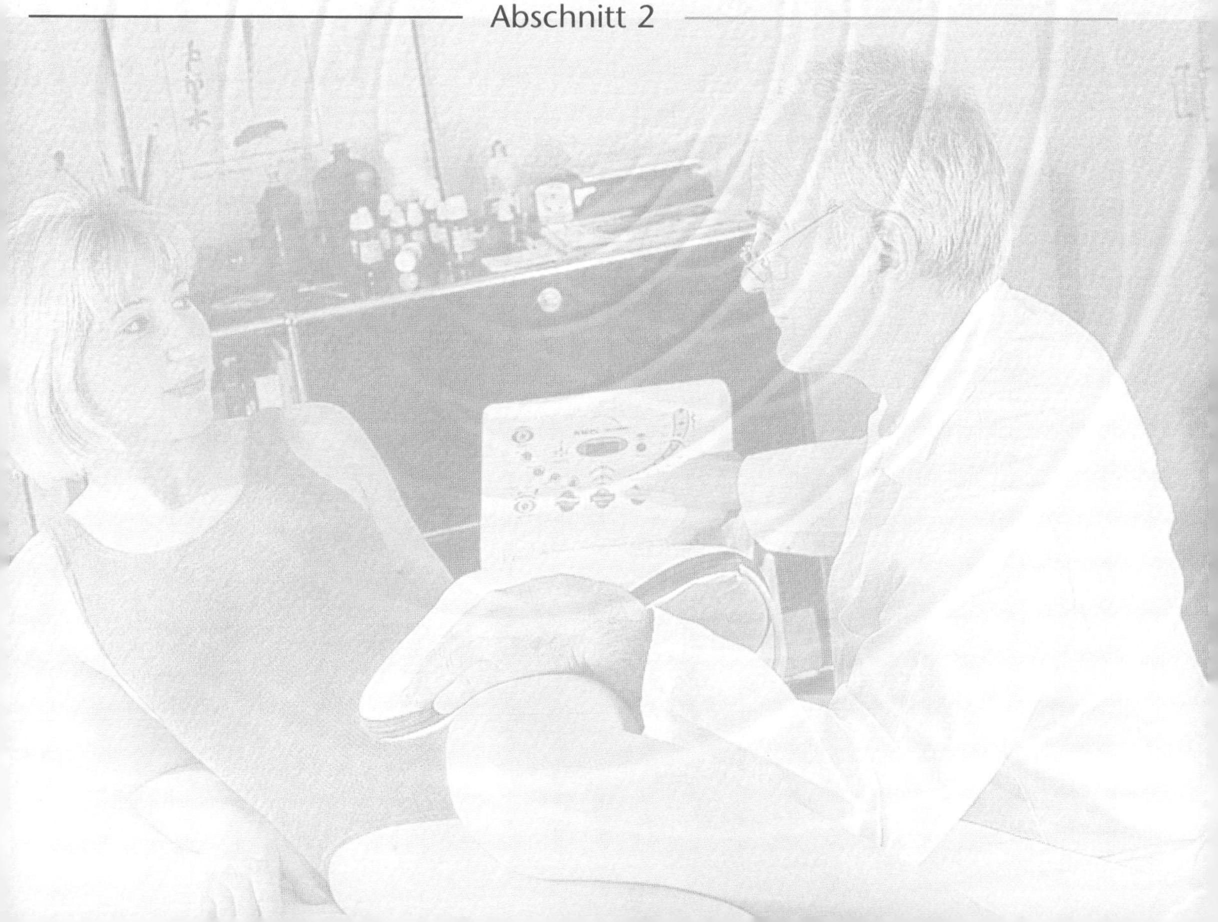

Vorwort zum Kapitel Einsatzmöglichkeiten der Magnetfeldtherapie

Zu nahezu allen im folgenden Kapitel angeführten und mit MFT behandelten Krankheiten gibt es internationale Studien sowie zahlreiche Ärzte- und Patientenberichte. Wir haben versucht, die interessantesten für dieses Buch auszuwählen. Obwohl wir gewissenhaft recherchiert und genau geprüft haben, ist der Autor des Berichtes bzw. der Studie für den Wahrheitsgehalt des jeweiligen Inhaltes verantwortlich. Da wir aus Platzgründen nicht auf alle in der Literatur im Zusammenhang mit MFT erwähnten Erkrankungen eigens eingehen können, erheben wir keinen Anspruch auf Vollständigkeit. Unsere Auswahl soll lediglich einen repräsentativen Querschnitt der Einsatzmöglichkeiten für die MFT wiederspiegeln.

Die Anwendung mit MRS 2000+ wurde deshalb gewählt, weil diese Systeme wegen ihrer einfachen Handhabung und ihrer überschaubaren Bedienungselemente am meisten verwendet werden. Das Magnetresonanz-System stellt nicht das einzig wirksame Magnetfeldtherapie-System dar, es ist jedoch für den unterstützenden therapeutischen Einsatz bei vielen Erkrankungen sehr gut geeignet. Die Systeme HOME, MED und COMPACT unterscheiden sich in ihren lokalen Programmen nicht, d.h. die Schmerztherapie erfolgt in jedem Fall mit gleichen Intensitäten und derselben Frequenz. Lediglich das Arztsystem bietet die Möglichkeit, höhere Feldstärken für besondere Indikationen zu wählen. Die in diesem Buch bei den einzelnen Krankheiten angegebenen Stärken können also bei jedem dieser Systeme eingesetzt werden. Beim COMPACT-System sollte man bedenken, daß es nicht, wie das HOME oder MED-Gerät, automatisch durch die Programmwahltaste dem Biorhythmus folgt. Bei bestimmten Ganzkörperanwendungen, wie z.B. Schlafstörungen, Streß- und psychischen Erkrankungen, wählt man das sedierende (beruhigende) Programm. Das tonisierende Programm, also die anregende Wirkung, empfiehlt sich in den Morgenstunden: bei chronischer Müdigkeit, Abgeschlagenheit oder im Bereich des Sports.

Die in diesem Buch gewählten Anwendungsvorschläge basieren auf den Erfahrungsberichten vieler Ärzte und gelten als die allgemeinen Richtlinien für die Magnetfeldtherapie mit Magnetresonanz-Systemen der IGEM (Internationale Ärzte-Gesellschaft für Energiemedizin). Es soll nicht der Eindruck entstehen, daß mit der Magnetfeldtherapie alle in diesem Kapitel aufgelisteten Krankheiten geheilt werden können. Unser Buch soll einen wertfreien Überblick über die vielen in der Literatur beschriebenen Einsatzmöglichkeiten dieser Therapieform bieten. Unsere Vorschläge stellen Faustregeln dar und müssen, da jeder Mensch anders auf Magnetfelder reagieren kann, immer dem Einzelfall angepaßt werden. Auch die Wissenschaft und damit der Wissensstand sind in ständiger Bewegung. Bitte beachten Sie, daß die Diagnosestellung in jedem Fall in die Hand eines Arztes gehört.

Wann sollte unverzüglich ein Arzt aufgesucht werden?

Oft ist man sich unsicher, welche Anzeichen einen Arztbesuch rechtfertigen. Folgende Liste beinhaltet die wichtigsten Symptome, die einem Arzt berichtet werden sollen, wenn sie länger als ein paar Tage andauern:

- Gewichtsverlust von mehr als 3 kg ohne Grund
- jede Änderung von Form, Größe und Hauttextur der Brust, eine Geschwulst oder eine Verdickung der Brust, eine Veränderung oder Blutung der Brustwarze
- Veränderungen, Schwellungen oder Geschwulste der Hoden oder ständige, totale Erektionsunfähigkeit sowie
- ein ständiges Durstgefühl ohne ersichtlichen Grund
- ein unerklärbares Schwindelgefühl
- jede Änderung von Muttermalen, Warzen und Leberflecken in Farbe, Wachstum, Verdickung; Jucken, Bluten
- Husten von Blut, Blutverlust beim Urinieren oder Stuhlgang, unerklärbare vaginale Blutungen nach dem Geschlechtsverkehr, zwi-

schen den Zyklen oder in der Menopause

- schwarzer Stuhl oder jede andauernde Veränderung der Stuhlganggewohnheiten
- ständige Verdauungsprobleme oder saures Aufstoßen
- Schwierigkeiten beim Schlucken und eine rauhe oder heisere Stimme über mehr als drei Wochen
- jeder erstmalige, starke oder unübliche Kopfschmerz
- alle unerklärbaren Beinschmerzen oder regelmäßige, anhaltende Rückenschmerzen
- jede Wunde, die nicht heilt oder anschwillt

Daß nachts Schmerzen intensiver empfunden werden, ist normal und darf nicht beunruhigen. Im Zweifelsfall ist es immer besser, medizinischen Rat einzuholen. Dies gilt auch für die Behandlung mit Magnetfeldern. Jeder seriöse Anbieter wird Ihnen die Dienste einer medizinischen Hotline oder Beratungsstelle nennen können.

Was beim Arztbesuch wichtig ist:

Um Zeit zu sparen, sollte man sich vor dem Arztbesuch notieren, was man sagen oder fragen möchte:

- wann die Beschwerden erstmalig aufgetreten sind
- ob man etwas Ungewöhnliches beobachtet hat
- ob die Beschwerden zum ersten Mal auftreten
- eine genaue Beschreibung des Schmerzes
- ob die Schmerzen hinderlich sind
- welche Umstände den Schmerz verstärken oder vermindern (Hitze, Tageszeit)
- Medikamente, die zur Zeit eingenommen werden bzw. Behandlungen, die gerade von anderen Ärzten oder Therapeuten durchgeführt werden
- welche Ursachen die Krankheit hat
- wie die Krankheit normalerweise behandelt wird
- was man tun kann, um zu helfen
- welche Langzeitfolgen die Erkrankung mit sich bringt
- was getan werden kann, um einen weiteren Ausbruch zu verhindern

Oft reicht die Krankengeschichte aus, um eine Diagnose zu stellen. Eine körperliche Untersuchung ist nicht immer notwendig. Fallweise erfolgt eine Überweisung zu einem Spezialisten.

Eine Selbstdiagnose zu stellen, kann gefährlich sein. Medikamente sollten nur nach Absprache mit dem Arzt abgesetzt werden.

Bei welchen Anzeichen soll ein Kind zum Arzt gebracht werden:

- violettfarbige Tupfen, die unter Druck nicht blasser werden
- Atemschwierigkeiten
- Schmerzen beim Einatmen
- heftiges Erbrechen
- Schwäche, Schläfrigkeit oder Verwirrung
- keine Reaktion auf andere Kinder
- Unfähigkeit, sich eigenständig aufzusetzten
- wenn das Kind den Kopf nach vorne fallen läßt
- unter 6 Monaten: bei einer Temperatur über 38,3°C (Achsel) oder 39,7°C (After)

Bei folgenden Anzeichen handelt es sich um einen Notfall und es muß sofort ein Notarzt verständigt werden:

- ernste Brustschmerzen: Schmerzen die von Blässe, Übelkeit oder Kältegefühl, Schweißausbrüchen oder Atemschwierigkeiten, die länger als zehn Minuten andauern, begleitet sind
- Atmungsprobleme: Kurzatmigkeit, Keuchen, Würgen, pfeifendes Atmen, wenn der Betroffene zu ersticken droht und weder sprechen noch trinken kann.
- hohes Fieber: bei einem Erwachsenen über 40°C, eventuell in Verbindung mit einem steifen Nacken, Krämpfen oder Erbrechen.
- schwere Wunden: tiefe Schnitte oder Wunden, bei denen die Blutung nicht gestoppt werden kann; Wunden, die auseinanderklaffen, schwer zu reinigen oder rot und entzündet sind.
- Kopfverletzungen: verbunden mit Ohnmacht, doppelter Sicht, Verwirrtheit, Schläf-

rigkeit, Schwindel, Gedächtnisverlust

- Knochenbrüche: Ein Knochen ist gebrochen, wenn er nicht belastet werden kann oder stark verdreht ist, wenn die Person starke Schmerzen hat und Übelkeit empfindet.
- starke, plötzliche Schmerzen: sobald sie länger als zehn Minuten andauern
- Bewußtlosigkeit: wenn eine Person nicht aufgeweckt werden kann
- ernste Verbrennungen oder Verbrühungen: starke Blasenbildung oder zerstörte Haut; eine Verbrennung, die ein großes Gebiet oder das Gesicht betrifft, bei der sich die Haut weiß oder schwarz verfärbt. Bei einem Sonnenbrand ist ein Arztbesuch erforderlich, wenn große Gebiete verbrannt und voll von Blasen sind, bei Frösteln, Übelkeit, Erbrechen, Fieber oder Beschwerden aufgrund von Herzklopfen.
- Erbrechen und Durchfall: Es handelt sich um eine ernsthafte Erkrankung, wenn der Magen schmerzt oder Blut im Erbrochenen enthalten ist.

Abkürzungen, die die Ärzte- und Patientenberichte im folgenden Kapitel betreffen:

a:	Jahre
MF:	Magnetfeld
MFT:	Magnetfeldtherapie
MRS:	Magnetresonanz-System
OP:	Operation
WS:	Wirbelsäule
li:	links
re:	rechts

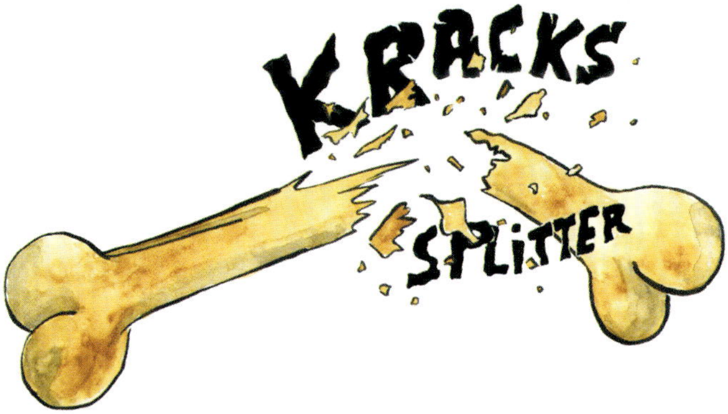

1. Erkrankungen des Stütz- und Bewegungsapparates

Der Bewegungsapparat des Menschen ist eine komplizierte Struktur aus verschiedenen, miteinander verbundenen Teilen. Jede kleinste Bewegung ist ein Zusammenspiel von

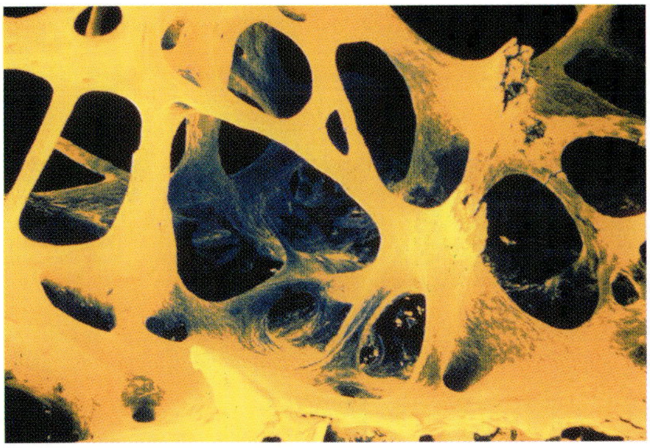

Abb.: Innenleben eines Knochens

Knochen, Muskeln, Sehnen und Bändern. Das Skelettgerüst stützt den Körper und schützt die inneren Organe vor Verletzungen. Die Knochen (ca. 206) bestehen zu 99 % aus Kalzium, einem Mineralsalz, das den Knochen ihre Festigkeit und Stärke verleiht. In den kleinen Hohlräumen der Knochen befindet sich das Knochenmark, das laufend rote und weiße Blutkörperchen produziert. Die Kontaktstelle zwischen zwei nicht fest miteinander verbundenen Knochen wird als Gelenkbezeichnet. Bänder stabilisieren diese Knochenverbindungen, Knorpel polstern und schützen sie. Verschiedene Flüssigkeiten in den Gelenken (Gelenkschmiere) und im Schleimbeutel (im Gelenk liegende Säcke) erlauben ein reibungsfreies Gleiten und verhindern so, daß sich die Gelenke abnützen. Die Sehnen verbinden die Muskeln mit den Knochen. Die Muskeln, die das Skelettgerüst bekleiden, besitzen die Fähigkeit sich zusammenzuziehen und damit die Skelettteile zu bewegen.

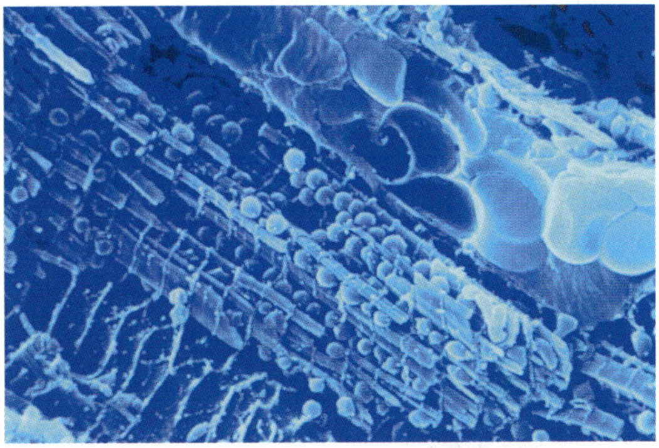

Abb.: Muskulatur quergestreift

1.1. Arthritis (Gelenkentzündung)

Für die Arthritis kennzeichnend ist eine Rötung an den Gelenken, verbunden mit heftigen Schmerzen und Schwellungen. Für die meisten Formen der Arthritis sind die Ursachen noch unbekannt. Die häufigste Art ist der akute Gelenkrheumatismus. Diese Krankheit befällt dreimal so viele Frauen wie Männer und beginnt üblicherweise zwischen dem 20. und 30. Lebensjahr. Diese reaktive Arthritis wird nicht unmittelbar durch Krankheitserreger wie Bakterien oder Viren ausgelöst, sondern ist die Folge einer Entzündung im Magen-Darm Trakt oder im Bereich der Harnwege, die einige Wochen zurückliegen kann. Oftmals geht den Gelenkserscheinungen eine Entzündung der Rachenmandeln (Rheumatisches Fieber) durch Streptokokken (Eitererreger) voraus. Durch den Einsatz von Antibiotika tritt diese Erkrankung heute selten auf. Beim akuten Gelenkrheumatismus sind meist größere Gelenke betroffen, vor allem das Knöchel- und das Kniegelenk. Nur in seltenen Fällen schädigt die akute Entzündung den Knochen oder den Knorpel nachhaltig. Die heftigen Schmerzen können von einem Gelenk auf das andere überspringen, verschwinden aber meist spontan ohne zusätzliche Medikamente.

1.2. Chronische Arthritis (PCP)

Von der chronischen Polyarthritis sind besonders junge Frauen zwischen dem 20. und 30. oder um das 40. Lebensjahr betroffen. Die Ursache dieser Autoimmunkrankheit ist nicht eindeutig geklärt. Man vermutet, daß das durch ein Virus irregeleitete Immunsystem körpereigene Zellen am Gelenk fälschlicherweise als Fremdsubstanzen erkennt, und diese Zellen anzugreifen und zu zerstören beginnt. Bei 80 % der Erkrankten findet sich Eiweiß im Blut, was die Indikation für den sog. Rheumafaktor darstellt.

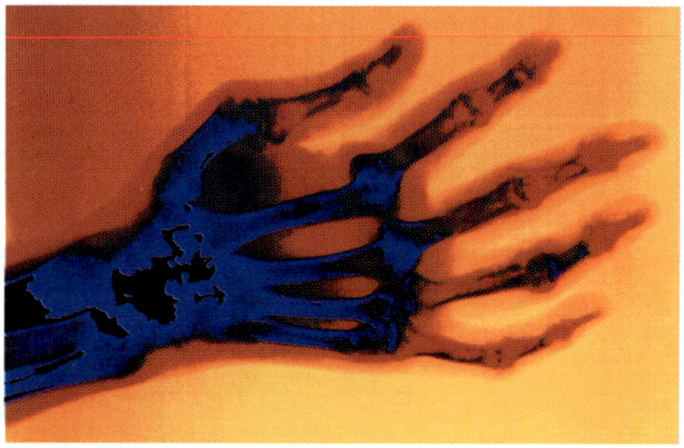

Abb.: Röntgenaufnahme Arthritis

Charakteristisch ist der symmetrische Befall der Fingergrundgelenke. Schubweise können die Schulter- und Kniegelenke, seltener die Hüftgelenke angegriffen werden. Die Entzündung befällt die zarte Haut der Gelenksinnenflächen (Synovia). Verkleben diese Gelenksflächen miteinander, greift die Entzündung auf den Gelenksknorpel über und zerstört ihn. Die Fingergrundgelenke werden dann oft grotesk verzogen. Die typische Morgensteifheit kann zwar durch Bewegung im Laufe des Tages wieder zurückgehen, unbehandelt kann sie jedoch in einer Versteifung enden. Ziel der therapeutischen Behandlung ist es, die Schmerzen zu lindern und dem Fortschreiten der Entzündung Einhalt zu gebieten, um die Beweglichkeit der Gelenke so lange wie möglich aufrecht zu erhalten.

Wirkung der MFT bei Arthritis: schmerzlindernd, unterstützend, verringert das Ausmaß der Erkrankung

Richtiger Einsatz des MRS bei Arthritis

Behandlung der Fingergrundgelenke (Ausführungen für alle anderen Gelenke, siehe Arthrose)

Ganzkörpermatte : 2x täglich je 8 Minuten, morgens Stufe 100% (einschleichend ab 10%), abends Stufe 10%

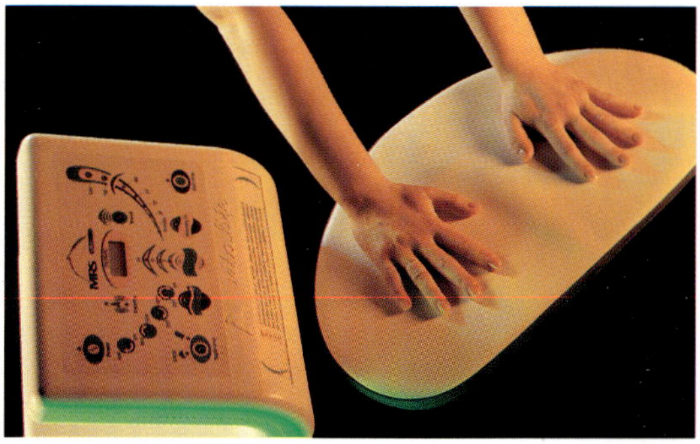

Abb.: Lokale Behandlung der Hände mit Kissen

Kissen oder Stab (besonders erfolgreich): 3x täglich je 16-24 Minuten Stufe 150-200%, Hände darauflegen

• Besondere Hinweise zur Anwendung: Die Anwendung soll auch in den schubfreien Intervallen erfolgen.

• Hinweise zur Erstreaktion: Bei Arthritis, besonders der PCP, ist die Gefahr einer heftigen Erstreaktion relativ hoch (25 %). Sanftes Einschleichen kann das verhindern.

• Therapieformen, die die MFT unterstützen: Homöopathika, Enzyme, Phytotherapeutika (Heilkräuterextrakte: Teufelskralle, Yucca, Traubenkern, Silberweidenrinde)

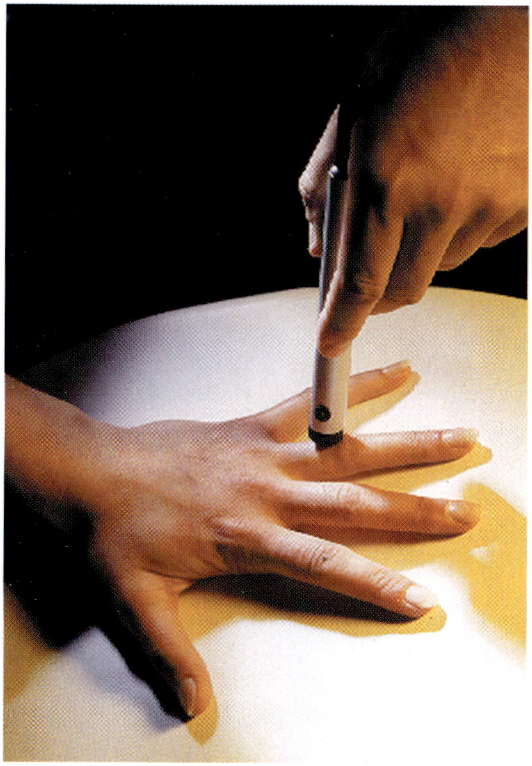

Abb.: Lokale Behandlung der Finger mit Stab

Wissenschaftliche Studien über die Behandlung der Arthritis mit MFT

• T. Zizic, et al., "The Treatment of Rheumatoid Arthritis of the Hand with Pulsed Electrical Fields", Second World Congress for Electricity and Magnetism in Biology and Medicine, 8-13 June 1997, Bologna, Italy. - Diese doppelblinde und placebokontrollierte Studie untersucht die Wirkungen von pulsierenden Feldern über eine Periode von vier Wochen in der Behandlung der Arthritis an der Hand.

Die Ergebnisse zeigen bei jenen Patienten, die sich der Magnetfeldtherapie unterzogen haben, eine deutliche klinische Verbesserung gegenüber der Kontrollgruppe ohne MFT.

• V.D. Grigor'eva, et al., "Therapeutic Use of Physical Factors in Complex Therapy of Patients with Psoriatic Arthritis", Vopr Kurortol Fizioter Lech Fiz Kult (6), 1995, pp. 48-51. - Diese Studie bietet einen Überblick über die Behandlung von Patienten mit Psoriatischer Arthritis mit niederfrequenten MF. Sie demonstriert eine deutliche Verbesserung des klinischen Zustandes der betroffenen Gelenke.

• E. Riva Sanseverino, A. Vannini, P. Castellacci, "Therapeutic effects of pulsed magnetic fields on joint diseases", Panminerva Medica 34 (4), Oct-Dec 1992, pp. 187-96. - Diese Untersuchung kennzeichnet die MFT als eine exzellente physikalische Maßnahme zur Behandlung von Gelenkerkrankungen. Die Autoren der Studie berichten, daß MFT, richtig angewendet und periodisch wiederholt, den Krankheitsprozeß der betroffenen Gelenke stoppen kann, zumindest was die klinischen Befunde angeht. Die besten Resultate erzielte man in der Schmerzbehandlung.

Ärzteberichte über die Therapie von Arthritis mit MRS

1. Dr. med. Christoph Scherer/Dr. med. univ. Christian Thuile, Zentrum für Energiemedizin, 1080 Wien, Breitenfelderg.10, Tel. 0043/1/40 666 00

• *Patientin H.K., 57 a; Diagnose: Arthritis im Knie, in den Hand- und Sprunggelenken. MRS-Therapieerfolg: Nach der ersten Behandlung hat sich das subjektive Schmerzempfinden auf der zehnteiligen Skala von 8 auf 3 verringert. Die Beweglich-keit ist bereits nach wenigen Tagen deutlich besser.*

• *Patientin E.B., 70 a; Diagnose: unspezifische Polyarthritis, Cervicalsyndrom nach Autounfall, Lumbalgie, Schwindelgefühl. MRS-Therapieerfolg: Nach der fünften Behandlung werden die Parästhesien (Sensibilitätsstörungen) deutlich geringer, die Patientin fühlt sich vitaler und voller Energie, die Schmerzen sind deutlich reduziert.*

2. Gesundheitszentrum Wolfgang Kropshofer, Dr. der Chiropraktik, 1080 Wien, Alserstr. 43/8 a, Tel. 0043/1/40 373 80

• *Patientin B.G., 70 a; Diagnose: 28.9.98 Patientin klagt über Gelenkrheumatismus und Lumboischialgie links. Sie war fünf Mal auf Kuraufenthalt - mit mäßigem Erfolg. Schmerzsymptomatik: wechselnde Beschwerden der gesamten Gelenke insb. der großen Gelenke (Polyarthri-*

ORTHOPÄDIE

tis), Ischialgie mit Ausstrahlung links bis zur Wade. MRS-Therapieerfolg: Die Patientin ist seit dem letzten Besuch völlig beschwerdefrei.

Patientenberichte zur Behandlung mit MRS bei Arthritis

1. Dank an Herrn Rudolf Frauenberger

• *Patientin H.H., 61 a; Diagnose: Zunehmend starke Schmerzen in den Gelenken (Finger-, Hüft- und Kniegelenken), Rückenschmerzen (Kreuzbein), schwaches Immunsystem. MRS-Therapieerfolg: Auf allen Ebenen ist eine deutliche Besserung eingetreten. "Die arthritischen Beschwerden sind wesentlich zurückgegangen. Ich kann mich wieder schmerzfrei bewegen. Bei Unpäßlichkeiten hilft mir die MRS-Matte in kurzer Zeit."*

• *Patientin C.L.; 62 a; Diagnose: Die rechte Hand zeigt zunehmende arthritische Schmerzen, beidseitige Arthrose der Hüft- und Handgelenke. Nach der Operation starke Beschwerden, v.a. im Bett und beim Treppensteigen. MRS-Therapieerfolg: "Ich bin im normalen Alltag schmerzfrei und besitze wieder volle Bewegungsfreiheit und ungestörten Schlaf. Die Gelenke sind für größere Anstrengungen noch nicht belastbar, dies liegt aber wahrscheinlich an mir und meiner Bewegungsträgheit."*

• *Patientin K., 59 a; Diagnose: schwere Arthritis im linken Knie und Arthrose (seit Jahren), linke Hüfte durch ständiges Hinken stark in Mitleidenschaft gezogen. "Ich sollte im Herbst 97 ein künstliches Knie- und Hüftgelenk bekommen. Ich hatte sehr starke Schmerzen und die Beweglichkeit war eingeschränkt." MRS-Therapieerfolg: "Nach einer Woche war die Schwellung am Knie weg; dadurch hatte ich weniger Schmerzen. Nach sechs Monaten kann ich das Knie gut bewegen und habe fast keine Schmerzen mehr. Auch die Hüfte tut nicht mehr so weh. Ich kann wieder Auto fahren, d.h. die Kupplung durchtreten und viel besser aussteigen."*

2. Dank an Frau Beate Martina

• *Patientin M.P., 83 a; Diagnose: Polyarthritis, Immunsystemschwäche, Schlafstörungen, Herzklappenfehler, Blutniederdruck 110/80, schweres Weichteilrheuma, Hüftgelenkschmerzen, leichte Depressionen, Osteoporose zu 70 %, chronische Sinusitis, Zysten im Kiefer, Rauschen im linken Ohr und seit 33 Jahren keinen Geruchssinn mehr, bis vor zwei Jahren Bronchial-Asthma, angeborener Schiefhals, nach Magendurchbruch 2/3 des Magens entfernt, Hepatitis B. Insgesamt 15 mal operiert, davon zwei Fehloperationen. MRS-Therapieerfolg: in Kombination mit dreimaligen wöchentlichen Infusionen von Vitamin B12 deutliche Verbesserung des gesamten Gesundheitszustandes, besserer Schlaf, Gehen ohne zu Hinken und ohne Stock, die Beweglichkeit hat sich klar verbessert.*

Steckbrief MFT: 70% guter bis sehr guter Erfolg

1.3. Arthrose

Bei der Arthrose handelt es sich um einen nicht-entzündlichen Verschleiß der Gelenke, der durch Abnützung und Überbelastung entsteht. Vom "degenerativen Rheumatismus

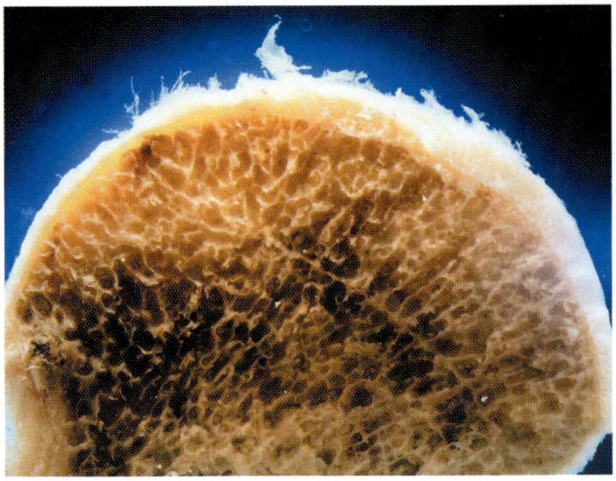

Abb.: Arthrose Oberschenkelkopf

der Wirbelsäule" spricht man, wenn die Arthrose auf die kleinen Gelenke der Wirbelsäule übergreift. Heute zählt man die Arthrose zu den Zivilisations- oder Wohlstandskrankheiten, die auf das viele Sitzen und die damit verbundene Fehlbelastung unseres Skelettes zurückzuführen sind. Nicht nur der Alterungsprozeß, sondern auch eine Überanstrengung der Gelenke durch schwere körperliche Arbeit, eine einseitige Belastung durch Übergewicht oder auch Sportverletzungen können die Knorpelfläche schädigen und zu starker Abnützung führen. Häufig betroffen sind Knie, Hüfte, Finger, Schulter und Wirbel. Die Gelenke beginnen zu schmerzen, die Bewegungen werden langsamer und das Gehen kann ernsthaft eingeschränkt werden.

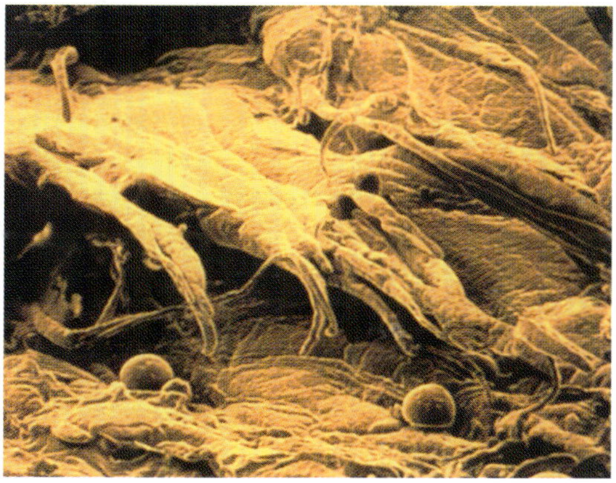

Abb.: Arthrose Oberschenkelkopf

Jeder zweite Österreicher nach dem 35. Lebensjahr hat ernste Probleme mit den Gelenken und dem Bewegungsapparat. Am Beginn der Erkrankung spürt der Betroffene meist nichts von den Verschleißerscheinungen.

Anlaufschmerzen am Morgen, die sich in einem schmerzhaften Stich und in deutlich hörbaren knirrschenden oder knackenden Gelenkgeräuschen äußern, sind erste Anzeichen dieser Erkrankung. Sobald das Gelenk wieder in Gang gekommen ist, verschwindet der Schmerz. Eine Arthrose läßt sich nicht heilen, es können nur die Schmerzen gelindert

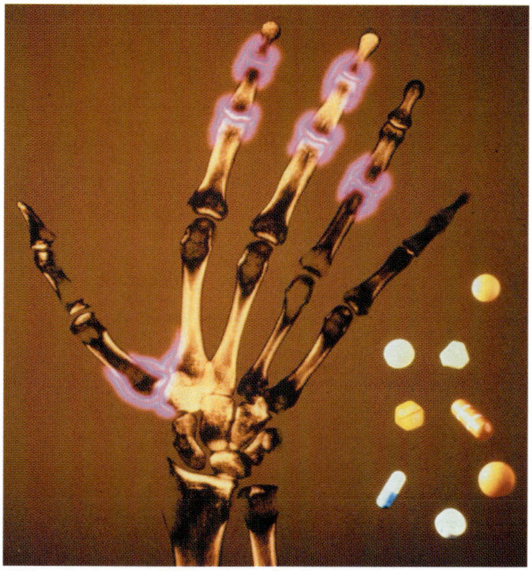

Abb.: Arthrose Röntgenaufnahme

und ein Fortschreiten der Abnützung verhindert werden. Je früher mit der Behandlung begonnen wird, desto besser sind die Erfolgsaussichten. Um arthrotischen Veränderungen vorzubeugen, sollten Fehlstellungen, Übergewicht und Fehlbelastungen frühzeitig ausgeschlossen werden. Neuerdings ist es möglich, mit Hilfe der Kernspintomographie geringste Knorpeldefekte (1,5 mm) im Frühstadium zu erkennen. Mit rechtzeitigen Gegenmaßnahmen, z.B. richtiger Gymnastik, kann die Entwicklung der Arthrose gebremst werden. Wenn alle Therapiemaßnahmen fehlschlagen, bleibt nur noch eine Operation, bei der ein künstliches Gelenk (aus Metall, Kunststoff oder Keramik) eingesetzt wird, um eine völlige Versteifung des Gelenks zu vermeiden. Alte Hausmittel wie Wärme und Kälte können gute unterstützende Hilfe leisten.

Die Arthrose ist das besterforschte Gebiet für den Einsatz der Magnetfeldtherapie.

Wirkung der MFT bei Arthrose: unterstützend, schmerzreduzierend (bereits nach 4-8 Wochen), hemmt den Knorpelabbau, bei frühzeitigem Einsatz: knorpelaufbauend, durchblutungsfördernd, muskelentspannend (dies verbessert die Beweglichkeit der Gelenke nach 4-6 Wochen), Medikamentenersparnis.

Richtiger Einsatz des MRS bei Arthrose

- Ganzkörpermatte: 2x täglich je 8 Minuten: morgens Stufe 100 % (einschleichend von 10%), abends Stufe 10%
- Kissen: 2-4x täglich je 16-24 Minuten (je nach Disponibilität)

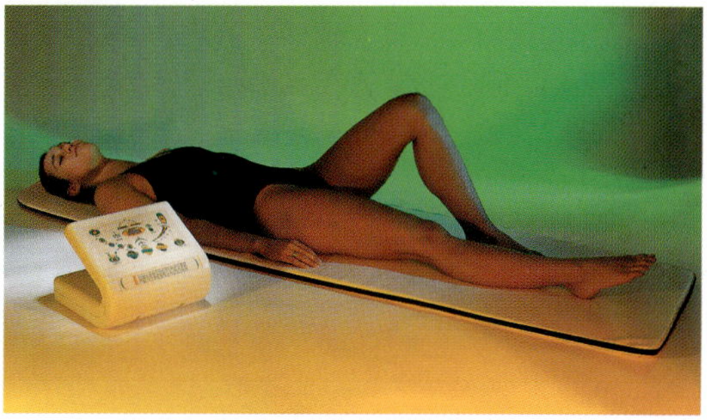

Abb.: Basisbehandlung bei Arthrose

Hand-, Fuß-, sowie Zehen- und Fingergelenke: Stufe 150-200%
Knie- und Ellbogengelenk: Stufe 100-200%
Hüft- und Schultergelenk: Stufe 50-150%
Halswirbelsäule: Stufe 25-100%

Brustwirbelsäule: Stufe 50-100%
Lendenwirbelsäule: Stufe 100-150%

• Stab: (besonders bei Fingergelenkarthrose): Stufe 200%

• Besondere Hinweise zur Anwendung: Geduld (oft über Jahre hinweg) ist der Schlüssel zum Erfolg.

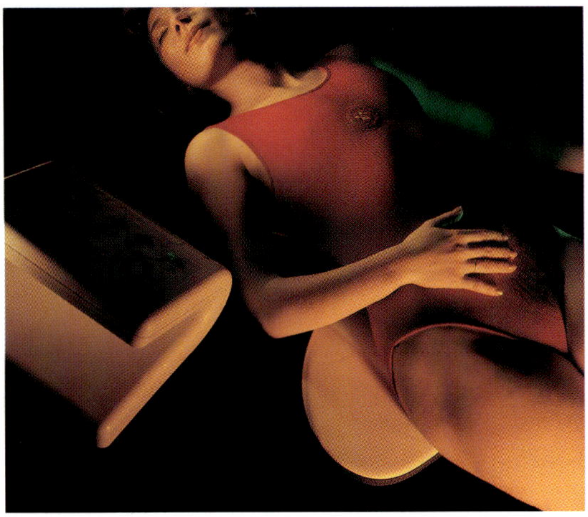

Abb.: Lokale Behandlung bei LWS mit Kissen

• Hinweise zur Erstreaktion: Bei 10% der Anwender treten anfangs Kurreaktionen auf.

• Therapieformen, die die MFT unterstützen: Gymnastik und Bewegungslehre, Ernährungsberatung, Akupunktur und Neuraltherapie, Massagen, Enzyme, Glucosaminsulfat, Haifischknorpelextrakt, Homöopathika

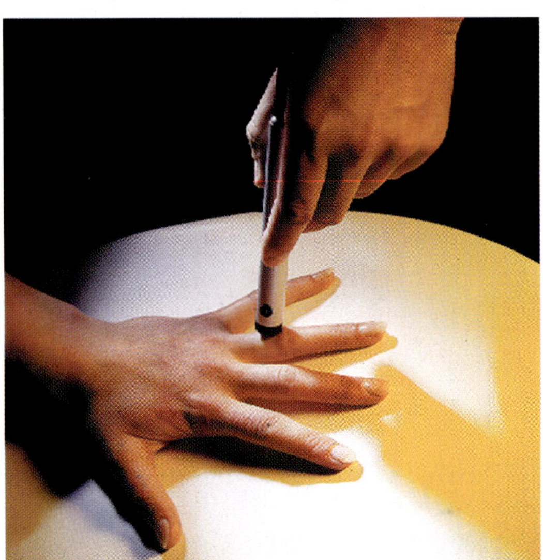

Abb.: Lokale Behandlung der Finger mit Stab

Wissenschaftliche Studien über die Behandlung der Arthrose mit MFT

Bis vor einigen Jahren wurden die meisten Studien über die Magentfeldtherapie auf dem Gebiet der Knochenbrüche durchgeführt. Aufgrund der guten klinischen Resultate überwiegen neuerdings die Untersuchungen zur Arthrose. Auch mit dem MRS liegen verschiedene international anerkannte klinische Studien zum Thema Arthrose vor, u.a. auch vom Landeskrankenhaus Klagenfurt.

• F. Pezzetti, et al., "Effect of Pulse Electromagnetic Field exposure of Human Chondrocytes in Vitro", Università di Ferrara, Italy, November 1998. - Diese Studie erarbeitet den Einfluß von pulsierenden elektromagnetischen Feldern auf Knorpelzellen und demonstriert eine deutliche Zunahme des Knorpelaufbaus durch den Einfluß des Magnetfeldes.

• H. Liu et al., "Pulsed electromagnetic fields influence hyaline cartilage extracellular matrix composition without affecting molecular structure", Osteoarthritis and Cartilage 4, 1996, pp. 63-76. - Diese Studie zeigt, daß pulsierende elektromagnetische Felder den Knorpelstoffwechsel beeinflussen und den Abbau der Glycosaminoglycane verhindern können. In einzelnen Fällen konnte sogar die Knorpelmasse wieder aufgebaut werden. Diese Untersuchung ist ein wichtiger Schritt in der wissenschaftlichen Erforschung der positiven Wirkung der Magnetfelder bei Arthrose.

• L. Yurkiv, et al., "The Use of Changeable Magnetic Field in Treatment of Osteoarthritis", European Bioelectromagnetics Association, 3rd International Congress, 29 February - 3 March 1996, Nancy, France. - Diese kontrollierte Studie an Arthrosepatienten zeigt eine deutliche Verbesserung des Krankheitszustandes von Patienten, die mit MFT behandelt wurden.

• D.H. Trock, et al., "The Effect of Pulsed Electromagnetic Fields in the Treatment of Osteoarthritis of the Knee and Cervical Spine. Report of Randomized, Double Blind, Placebo Controlled Trials", Journal of Rheumatology 1994:21, pp. 1903-1911. - Diese Untersuchung zeigt

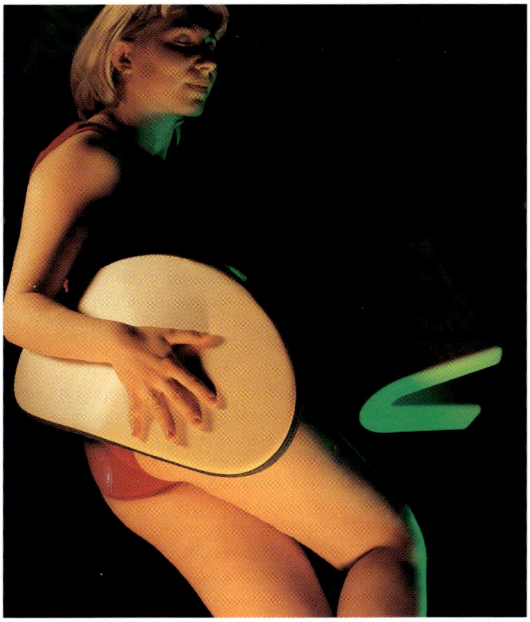

Abb.: Lokale Behandlung der Hüfte mit Kissen

an 86 Patienten mit Kniearthrose und an 81 Patienten mit Arthrose der Halswirbelgelenke, daß deutliche Unterschiede zwischen der Magnetfeldgruppe und der Kontrollgruppe bestehen. Die mit Magnetfeld behandelten Patienten zeigen in fast allen klinischen Messungen eine Verbesserung mit statistischer Signifikanz.

- D.H. Trock, et al., "A Double-Blind Trial of the Clinical Effects of Pulsed Electromagnetic Fields in Osteoarthritis", Journal of Rheumatology, 1993:20, pp. 456-460. - Diese doppelblinde randomisierte Studie mit 27 Patienten (primär Kniearthrose) gehört zu den bedeutendsten Forschungen, die auf dem Gebiet der MFT durchgeführt wurden. Sechs klinische Parameter wurden zu verschiedenen Zeitpunkten der Behandlung untersucht und nach einem Monat ausgewertet. Die Ergebisse zeigten eine deutliche Verbesserung der klinischen Parameter (z.B. Beweglichkeit) in der mit Magnetfeld therapierten Gruppe gegenüber der ohne Magnetfeld behandelten. Eine wichtige Aussage in dieser Untersuchung ist auch die Feststellung, daß seit über 17 Jahren in klinischen Studien bereits mehr als 200 000 Patienten sicher und ohne nennenswerte Nebenwirkungen mit pulsierenden Magnetfeldern behandelt worden sind. Beobachtungen in Europa an 861 Patienten mit schmerzvollen rheumatischen Veränderungen zeigen eine Verbesserung der Symptome in 70-80% der Fälle.

- "Vier Jahre Erfahrung mit niederfrequenten gepulsten Erkrankungen und Verletzungen des Stütz- und Bewegungsapparates der Herder Klinik in Bremen" – Nach der Begutachtung von 650 Fällen von Wirbelsäulen- und peripheren Gelenkarthrosen konnte bei 60-70% eine Schmerzreduktion festgestellt werden.

Ärzteberichte über die Therapie von Arthrose mit MRS

1. Dr. med. Michael Pommer, Facharzt für Orthopädie und Chirurgie, Graz

- *"Bei Arthrose und Osteoporose gibt es durch die zellregenerierende, entzündungshemmende und durchblutungsfördernde Wirkung ausgezeichnete Therapieerfolge. Die Magnetfeldtherapie hat sich hervorragend in meiner Praxis bewährt: Bei Knochenbrüchen ist der Heilungserfolg wesentlich verbessert. Prothesenlockerungen können wieder gefestigt werden."*

2. Dr. med. Christoph Scherer/Dr. med. univ. Christian Thuile, Zentrum für Energiemedizin, 1080 Wien, Breitenfelderg. 10, Tel. 0043/ 1/40 666 00

- *Patient X.F., 44 a; Diagnose: Arthrose des rechten Ellbogengelenkes, Zustand nach Trauma 1998: deutliche Streckhemmung, ausgeprägte morgendliche Schmerzsymptomatik sowie Parästhesien (Kribbeln) im Versorgungsgebiet des Nervus ulnaris (Ellennerv). MRS-Therapie: Bereits nach dem ersten Tag der Therapie konnte eine vorübergehende Schmerzlinderung und eine Vergrößerung der Bewegungsfreiheit festgestellt werden. Nach dem Tennisspielen war eine Verkürzung der Regenerationsphase zu bemerken. Durch eine nicht abwendbare Unterbrechung der Therapie (ca. 4 Tage) kam es zum Stillstand des Therapiefortschrittes und damit zu einer Verdeutlichung eines direkten Zusammenhanges zwischen Therapie und Schmerzlinderung.*

- *Patientin I.D., 57 a; Diagnose: Gonarthrose. MRS-Therapieerfolg: Der subjektiv empfundene Schmerz ging von 6 auf 1 zurück (nach der 10-teiligen Schmerzskala: 1 = schmerzfrei, 10 = unerträglich).*

ORTHOPÄDIE

• Patient C.B., 65 a; Diagnose: Allgemeinzustand: schlecht, kachektisch; Energielosigkeit nach/durch reaktive Depression, Zustand trotz Antidepressiva unverändert; zusätzlich ausgeprägte Polyarthrose mit extremer Bewegungseinschränkung im Bereich der Fingergrundgelenke (MCP), PIP´s (Proximales Zwischengliedergelenk) und DIP´s (Distales Zwischengliedergelenk). Infolge der Grunderkrankung Kraftlosigkeit in beiden Handgelenken, Faustschluß unmöglich, Patient kann leere Tasse nicht mehr festhalten. Gonarthrose ist derart schmerzhaft, daß der Patient seit Jahren nicht mehr Treppensteigen kann. MRS-Therapieerfolg: Nach drei Monaten MFT mit anfänglich deutlich ausgeprägter Erstreaktion ist der Patient heute schmerzfrei, er kann die Faust wieder schließen, aus einem vollen Kaffeebecher trinken und wieder Treppen steigen.

3. Dr. med. univ. Kurt Pinter, Graz

• Patientin S.M., 85 a; Diagnose: Frau M. leidet seit Jahren an den Folgen statischer und dynamischer Überlastung des Bewegungs- und Stützapparates; neben der Lendenwirbelsäule sind vor allem die großen Gelenke betroffen; so mußte ihr wegen einer ausgeprägten Coxarthrose rechts im Jahr 1995 eine Totalendoprothese implantiert werden. Es bestehen weiters hochgradig deformierende Arthrosen der Fingergelenke, auch die Schultergelenke zeigen massive, degenerative Veränderungen. Die Patientin lehnt Medikamente ab und wollte ursprünglich auch nichts vom MRS wissen, da ihr bereits vor 20 Jahren eine teure, aber unwirksame MFT verabreicht worden war. Nach einleitender Infiltrationstherapie zur Kupierung stärkerer Schmerzen konnte die Patientin für die probeweise Therapie mit Magnetresonanz gewonnen werden. MRS-Therapieerfolg: "Die von ihr erhoffte, von mir aber von vornherein ausgeschlossene Rückbildung der degenerativen Veränderungen, ist naturgemäß ausgeblieben. Es konnte jedoch eine signifikante Reduktion der Schmerzen und somit auch eine deutliche Aufhellung der Stimmungslage erreicht werden."

4. Prim. univ. Doz. Dr. med. Heimo Simon

• Patient, 59 a; Diagnose: Schwere Arthrose im Bereich der Handwurzelknochen als Folge einer vor 40 Jahren erlittenen Fraktur im Bereich der Speiche und der Handwurzel. Zustandsbericht zu Beginn der Behandlung: Schwellung und Entzündung in diesem Bereich, Bewegungseinschränkung. MRS-Therapieerfolg: Nach drei Tagen verstärkte Schmerzen, danach Rückgang der Schwellung, der Bewegungseinschränkung und der Schmerzen.

5. Krankenanstalt Rudolfstiftung in Wien

• Patient, 84 a; Diagnose: schwere Coxarthrose (Hüftarthrose), Lumbalgie (Rückenschmerzen), Beinverkürzung. MRS-Therapieerfolg: 3 mal wöchentlich MRS-Therapie und Ultraschall nach Schenkelhalsfraktur. Nach sieben Behandlungen merkliche Besserungstendenz.

6. Gesundheitszentrum Wolfgang Kropshofer, Dr. der Chiropraktik, 1080 Wien, Alserstr. 43/8a, Tel. 0043/1/40 373 80

• Patientin G.C., 60 a; Diagnose: Linksseitige Gonarthrose (Knie). Arthrosezeichen an den Kreuz-Darmeinfugen beidseitig, Schulter-Arm-Syndrom rechts, Ausstrahlungsschmerz in den Oberarm, Taubheit in den Fingern. Therapie: Schröpfung der Gelosen Trapezius medial blutig (Myogelosen). MRS-Therapieerfolg: Innerhalb kurzer Zeit in den Kniegelenken so gut wie keine Beschwerden mehr, die Schulter-Arm-Beschwerden sind besser. Osteoporosebefund vom 25.5.98: Knochendichte 119%. 15.12.98 Die Patientin ist bei der Nachuntersuchung beschwerdefrei, kann lange Strecken zurücklegen, die "Pamstigkeit" der Finger ist verschwunden.

• Patientin K.R., geb. 1923; Diagnose: Hochgradige Gonarthrose beidseitig. Patientin hat von ihrem Orthopäden 5 Cortison-Injektionen erhalten: je zwei Wochen ohne Beschwerden. Die Patientin geht mit Stock und kann nur kurze Strecken zurücklegen. Die Schmerzen (seit ca. 4 Jahren) sind am Abend nahezu unerträglich. MRS-Therapieerfolg: Die Patientin ist völlig beschwerdefrei – auch noch bei einer Kontrolle vier Monate später.

7. Dr. med. Monika Grau, Ärztin für Allgemeinmedizin und Homöopathie

• Patientin A.E., geb. 1928; Diagnose: Beginnende Schulter-Arthrose, beidseitige Kniegelenkarthrose und alte HWS- und LWS-Beschwerden. MRS-Therapieerfolg: Die Patientin beschreibt die Behandlung (v.a. die 1. Woche) als stark euphorisierend, da sich das allgemeine Körpergefühl deutlich verbessert hat (leichter, energetischer) und die spezifischen Beschwerden spürbar zurückgehen. Nach zehn Behandlungen konnte

die Patientin beide Schultern wieder schmerzfrei in allen Ebenen bewegen, die Knie- und WS-Beschwerden werden zunehmend besser.

Patientenberichte zur Behandlung mit MRS bei Arthrose

1. Dank an Herrn Reinhard Schlag

• Patient B., 64 a; Diagnose: primäre Arthrose im linken Knie und rechten Fuß, leichte Arthrose im rechten Knie, Gehen und Bewegen nur unter starken Schmerzen. MRS-Therapieerfolg: Es erfolgte schon nach drei Behandlungen eine deutliche Verbesserung in allen Bereichen. Herr B. berichtete, daß auch die Schmerzen im Rücken und Schulterbereich nicht mehr vorhanden seien. Außerdem habe er überhaupt keine Prostataprobleme mehr. Nach einer Behandlungspause (Urlaub) berichtete Herr B., daß nur noch gelegentliche Schmerzen im Fuß aufgetreten seien und er schon Wandertouren unternehmen konnte. Herr. B. hat zu Beginn der Behandlung von sich aus alle Medikamente abgesetzt und ist jetzt medikamentenfrei. Er sagte, daß er sich noch nie so wohl gefühlt habe und sehr gut schlafen könne. Auch lange Wanderungen bereiteten ihm keine Schmerzen mehr, körperlich schwere Arbeit sei jetzt problemlos möglich.

• Patient R., 71 a; Diagnose: Arthrose im rechten Knie: starke Schmerzen. Schulterschmerzen, Rückenschmerzen, Durchblutungsstörungen in den Armen (Taubheitsgefühle), Prostataprobleme. MRS-Therapieerfolg: Nach drei Behandlungen Verbesserung aller Beschwerden. Nach einer zweiwöchigen Anwendung ist Hr. R. völlig beschwerdefrei. Er kann jetzt schmerzfrei gehen, die Schulter- und Rückenschmerzen sind verschwunden. Er schläft sehr gut und hat keine Prostatabeschwerden mehr. Die Taubheitsgefühle in den Armen sind gänzlich weg.

2. Dank an Frau Beate Martina

• Patient G.M., 85 a; Diagnose: Arthrose in den Händen und Knien, Diabetes mellitus, Prostatabeschwerden (geht 7 mal pro Nacht auf das WC), Kataraktbildung in beiden Augen, schlechte Durchblutung, Einschlafstörungen, Verdauungsstörungen, daraus resultierende Stuhlgangsprobleme, Entzündung der Blase, Prostata-Operation von 1997 führte zu Schwierigkeiten beim Wasserlassen. MRS-Therapieerfolg: nach zwei Wochen wesentliche Verbesserung der Durchblutung, der Patient schläft besser, die Verdauung hat sich verbessert, Nykturien nur noch 3 mal pro Nacht. Nach fünf Monaten: Bewegungsapparat schmerzfrei, Zuckerwerte stabil, er muß nicht mehr in der Nacht aufstehen, Wundheilung: enorm verbessert. Die Augen müssen nicht mehr operiert werden (Katarakt hat sich zurückgebildet), die Haare wachsen dunkler nach, keine Verdauungsprobleme mehr, nimmt nur noch 1 Medikament für Diabetes.

3. Dank an Herrn Rudolf Frauenberger

• Patientin L., 62 a; Diagnose: Arthrose in der Hüfte und in den Handgelenken. Zunehmend starke Schmerzen beim Treppensteigen. MRS-Therapieerfolg: im normalen Alltag volle Bewegungs- und Schmerzfreiheit.

4. Dank an Frau Beatrice Studer

• Patientin, 62 a; Diagnose: Gelenkschmerzen am ganzen Körper, in erster Linie Arthroseschmerzen am linken Hüftgelenk, 1995 Hüftgelenkoperation mit Totalprothese aus Titan. MRS-Therapieerfolg: Sie ist ausgeglichen, belastbar, hat mehr Ausdauer und keine Gelenkschmerzen mehr.

5. Dank an Frau Gabriele Ockenfels

• Patient R.O., 63 a; Diagnose: Schmerzen durch Coxarthrose mit Einweisung zur Operation beider Hüften, Hypertonie, Gicht, Durchblutungsstörungen v.a. in den Beinen. MRS-Therapieerfolg: Nach drei Tagen keine Schmerzen mehr, sie kommen jedoch beim Lastenheben wieder. Nach längerer Therapie in der Hüfte und den Beinen schmerzfrei, die Gicht hat sich gebessert. Eine Operation der beiden Hüftgelenke war bisher nicht notwendig.

6. Dank an Frau Sieglinde Kapun

• Patient K.R., 64 a; Diagnose: Wirbelsäulenabnützung, Hüftgelenkabnützung, Durchblutungsstörungen im ganzen Körper, Migräne, Verspannungen im Schulterbereich, niederer Blutdruck, starke Schlafstörungen, Schmerzen in den Gelenken. MRS-Therapieerfolg: Schlafschwierigkeiten nach 1 1/2 Wochen wesentlich besser, Verspannungen im Schulterbereich besser. Nach der Kissenbehandlung sind die Schmerzen im Hüftgelenk weg.

7. Dank an Herrn Karl Garber

• Patientin A.G., 35 a; Diagnose: Abnützung der Hals- und Brustwirbel, dadurch 3 - 4 mal pro

Woche starke Kopfschmerzen (Medikamente), Schlafstörungen. MRS-Therapieerfolg: Keine Kopfschmerzen mehr, die Schlafstörungen und Kreuzschmerzen sind behoben.

8. Dank an Herrn Wolfgang Gasteiner

- *Patientin H.W., 53 a; Diagnose: extreme Schmerzen im Beckenbereich und im rechten Oberschenkel. Gelenkschmerz im Knie rechts, im Ellbogen und in der Schulter; Frisieren ist fast unmöglich, Durchblutungsstörungen in den Füßen. MRS-Therapieerfolg: Die Durchblutung der Füße ist nach der Erstanwendung optimal, extreme Erleichterung beim Stiegensteigen, Abklingen der Schmerzen am nächsten Tag, die Schlafstörung ist aufgrund der Schmerzlinderung behoben. Eine Bewegungstherapie war nach drei Tagen möglich (5-6 km schnelles Gehen). Kreislaufstabilisierung nach den ersten Tagen (tägliches Medikament abgesetzt), Medikamente für Osteoporose und Gicht nach 14 Tagen abgesetzt. Nach vier Wochen sind ein schmerzloser Zustand und körperliches Wohlbefinden eingetreten.*

9. Dank an Frau Doris Paunger

- *Patient R.H., 75 a; Diagnose: Abnützungen im Schulter-Knie-Bereich, Bruch im Hüftbereich mit ständigen Beschwerden. MRS-Therapieerfolg: Bereits nach 14 Tagen Anwendung wesentliche Besserung. Kissen im Schulter- und Kniebereich: wesentliche Linderung während der Behandlung. Tinnitus hat sich gebessert, das Allgemeinbefinden ist sehr gut. Ab der 4. Woche wurden die Schulterschmerzen immer besser (länger anhaltende Schmerzfreiheit).*

10. Dank an Frau Verena Singer

- *Patientin E.O., 75 a; Diagnose: Arthrose. Bei starken Schmerzen mußte Frau O. zu Spritzen und Tabletten greifen. MRS-Therapieerfolg: Sie braucht keine Tabletten und auch keine Spritzen mehr. Frau O. verspürte nach wenigen Anwendungen sofort eine bessere Beweglichkeit sowie eine Erleichterung und Stabilisierung des ganzen Körperbaues. Das Knie (Arthrose) behandelt sie mit dem Kissen. Sie ist heute wieder viel mit dem Fahrrad unterwegs.*

- *Patient T.S., 84 a; Diagnose: Arthrose im Schultergelenk und in den Knien - ein Knie wurde im Mai 1988 operiert (Geradestellung mit Platte und Schraube), leichte Angina-pectoris, Schmerzen im gesamten Stützapparat, Gichtknoten an Händen und Füßen (verbogener Finger an der linken Hand, starker Knoten an der rechten Hand), Durchblutungsstörungen, Haarausfall. MRS-Therapieerfolg: im Januar 1997 2. Knieoperation (künstliches Gelenk); nach 13 Tagen Entlassung aus dem Spital. Drei Wochen später: der Patient ist selbständig mit dem Auto unterwegs (keine Automatik). Schulter: starke Verbesserung der Beweglichkeit, der Arm kann wieder über den Kopf gestreckt werden, mehr Kraft und Beweglichkeit im gesamten Stützapparat, Einengungen durch Angina-pectoris verbessert, keine Gichtschübe und keine Schmerzen mehr an Händen und Füßen, geringere Durchblutungsstörungen, mehr Energie und Arbeitskraft, Haarausfall gestoppt (dichtere Struktur), stärkere Fingernägel.*

11. Dank an Herrn Siegfried Muhry

- *Patient W.H., 39 a; Diagnose: Lendenwirbelgelenkabnützung, seit ca. 10 Jahren unerträgliche Rückenschmerzen, Wetterfühligkeit, Niedergeschlagenheit. MRS-Therapieerfolg: "Nach zwei Wochen haben sich die Schmerzen fast bis zur Unerträglichkeit verstärkt, doch danach ist eine rapide Besserung eingetreten. Jetzt bin ich nahezu beschwerdefrei und brauche keine Schmerztabletten mehr."*

Steckbrief MFT: **80% sehr guter Erfolg, schmerzlindernd**

1.4. Bänderriß und Bänderzerrung

siehe "Sportmedizin"

1.5. Bandscheibenvorfall

Bandscheibenbeschwerden sind eine typische Zivilisationskrankheit, an der in der heutigen Zeit überaus viele Menschen mehr oder weniger stark leiden. Der Bandscheibenvorfall zählt zu den Formen des degenerativen Rheumatismus.

Zwischen den einzelnen Wirbeln (Knochen) liegen 23 Bandscheiben, die die Wirbel wie Stoßdämpfer gegeneinander abfedern. Wirbel und Bandscheiben werden durch Bänder zusammengehalten.

Jede Bandscheibe besteht aus einem reißfesten Knorpelmantel mit einem gallertartigen

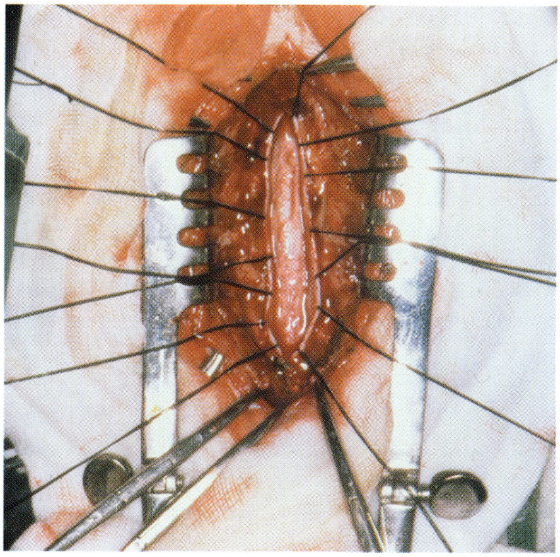

Abb.: Bandscheiben OP

Kern, der die Dämpfwirkung übernimmt. Durch bestimmte Bewegungen oder bestimmte Beanspruchungen kann es passieren, daß die gallertartige Masse zwischen den einzelnen Wirbelkörpern durch einen Einriß im Mantel vortritt.

Der gefürchtete, sehr schmerzhafte Bandscheibenvorfall (Prolaps) ist die Folge. Eine Austrocknung führt über die Jahre zur Schrumpfung, sodaß die Wirbelsäule kürzer wird. Je flacher die Bandscheiben sind, desto mehr drücken die Wirbel auf die vom Rückenmark abzweigenden Nervenbahnen. Dies verursacht die starken Schmerzen.

Ein Bandscheibenvorfall tritt bereits in jungen Jahren immer öfter auf. Die Symptome sind von der betroffenen Stelle an der Wirbelsäule abhängig.

Beeinträchtigungen am Ischiasnerv behindern die Beweglichkeit enorm und verursachen eine gewisse Empfindungslosigkeit. Ein Kribbeln oder eine Starre in Teilen der Arme, Beine oder Füße können Folgeerscheinungen von Abnützungen im Bereich der Halswirbelsäule sein.

Der Patient soll keine schweren Gegenstände tragen bzw. heben. Bei heftigen Schmerzen wird mit Medikamenten behandelt. Bewegungsübungen stärken die Muskeln. Manchmal ist die schmerzhafte und durchwegs nicht risikofreie Operation unvermeidbar.

Wirkung der Magnetfeldtherapie beim Bandscheibenvorfall: schmerzlindernd (Effekt der Hyperpolarisation), muskelentspannend (der Druck wird vom Nerv genommen)

Richtiger Einsatz des MRS bei Bandscheibenvorfall

- Ganzkörpermatte: 2x täglich je 8 Minuten: morgens Stufe 50%, abends Stufe 10%
- Kissen: 2-3x täglich je 16-24 Minuten, Stufen: HWS 25-50%, BWS 50-100 %, LWS 100-150%
- Besondere Hinweise zur Anwendung: Abgewinkelte Beine! Vor dem Aufstehen seitlich abrollen. Der Therapieerfolg ist entscheidend von dieser Maßnahme abhängig.
- Dauer der Behandlung: Die Dauer (Tage, Monate oder prophylaktisch bis hin zu Jahren) hängt vom Ausmaß des Schadens ab.
- Hinweise zur Erstreaktion: Bei weniger als 5% der Behandelten kommt es zu Kurreaktionen.

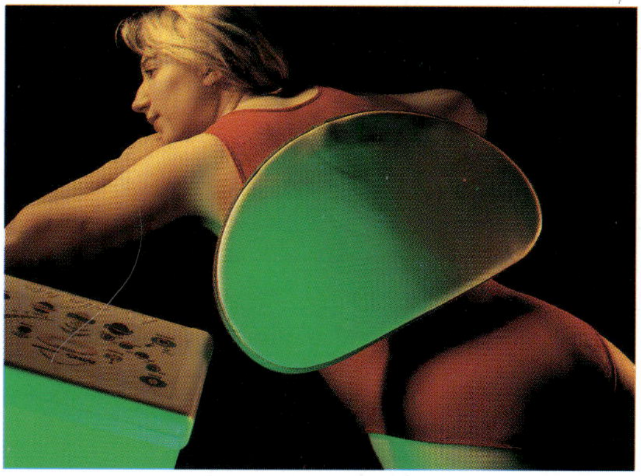

Abb.: Lokale Behandlung der BWS mit Kissen

- Therapieformen, die die MFT unterstützen: Akupunktur, Neuraltherapie, Bewegungslehre, Kognitive Therapie

Wissenschaftliche Studien über die Behandlung des Bandscheibenvorfalles mit MFT

Wir möchten hier auf eine spezielle Studie mit MRS 2000+med verweisen, die in Graz von Univ. Doz. Dr. med. Manfred Walzl (Neurologie) durchgeführt wurde: In zwei Vergleichsgruppen wurden jeweils 40 Patienten mit Nervenwurzelreizungen aufgrund von Bandscheibenproblemen untersucht. Eine Gruppe wird mit den üblichen Medikamenten behandelt, die zweite Gruppe zusätzlich mit dem MRS. Gemessen werden die Tage bis zur klinischen Schmerzfreiheit, die Bewegungszunahme im Beugewinkel nach Lasegue sowie das subjektive Schmerzempfinden der Betroffenen. Die Heilung erfolgt bei der Gruppe mit MFT um zwei Tage schneller (9 Tage gegen 11 Tage in der zweiten Gruppe). Die Beweglichkeit ist deutlich verbessert und das subjektive Schmerzempfinden wesentlich verringert.

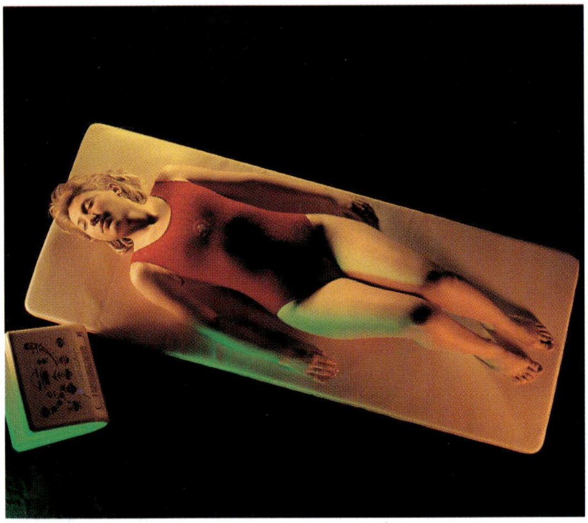

Abb.: Basisbehandlung bei Bandscheibenvorfall

• J. Barovic, G. Fischer, "Steigerung der Beweglichkeit und Schmerzlinderung der Erkrankungen des Bewegungsapparates durch Magnetfelder", Landeskrankenhaus Maribor und Universität Graz. - Ein Kollektiv von 25 Patienten und Patientinnen mit Bandscheibenvorfall (myelographisch diagnostiziert) wurde in der Zeit vom 1.2. – 1.9.1995 mit Magnetresonanz behandelt. Neben dem Finger-Boden-Abstand wurde die zehnteilige Schmerzskala als Kriterium herangezogen. Es zeigten sich höchst signifikante positive Ergebnisse.

Ärzteberichte über die Therapie von Bandscheibenvorfall mit MRS

1. Dr. med. Christoph Scherer/Dr. med. univ. Christian Thuile, Zentrum für Energiemedizin, 1080 Wien, Breitenfelderg. 10, Tel. 0043/1/40 666 00

• *Patient M.C., 53a; Diagnose: Bandscheibenoperation L3/L4, Knieoperation (Meniskus). MRS-Therapieerfolg: Finger-Boden-Abstand vor der ersten Behandlung 45 cm, nach der ersten Behandlung 36 cm; nach drei Monaten schmerzfrei.*

2. Dr. med. W.R. Maus, Überlingen

• *Patient W.R.M.; Diagnose: Bandscheibenoperation. MRS-Therapieerfolg: "Nach achtmonatiger, hochgradiger Schmerzphase war ich in drei Wochen durch die Therapie mit dem MRS schmerzfrei."*

3. Prim. Dr. med. Karl Gruber, ärztlicher Leiter im Krankenhaus der Stadt Weiz

• *"Wir haben bei 40 Patienten die Magnetfeld-Matte und bei 55 Patienten das MF-Kissen 10-15 mal angewendet. Die Anwendungsbereiche in unserem Krankenhaus beschränkten sich in erster Linie auf Bandscheibenschäden, Arthrose der großen Körpergelenke, Knochenbrüche und Lockerung von Implantaten, v.a. Hüftendoprothesen." MRS-Therapieerfolg: in über 70% der Fälle positives Feedback von Seiten der Patienten, Verringerung von Muskelspannungen, Verringerung der Beschwerden durch Arthrose, Verbesserung der Beweglichkeit und deutliche Verbesserung des Gangbildes.*

4. Dr. med. Harald Eckardt, Dr. med. Gero Krause, Dr. med. Holger Lorenz, Dr. med. Josef Kapellmann, Orthopäden, Rosenheim

• *Patient S.; Diagnose: Discusprolaps L4/5 links, Protusio L5/S1 mit Wurzelreizsyndrom. Der Patient klagt über Schmerzen im Schulterblatt und der gesamten LWS. MRS-Therapieerfolg: Schon nach fünf Behandlungen verspürte Herr S. eine grundlegende Verbesserung der Beschwerden.*

5. Dr. med. Werner Raufelder, Bad Endorf

• *Patientin C.O., 54 a; Diagnose: Bandscheibenprolaps L4/5, rez. Ischialgie. Bisherige Therapie: KG, NSAR (Schmerzmittel), Bestrahlung – erfolglos. MRS-Therapieerfolg: Beginn 3.12.97, Ende der Therapie: 18.12.97. Verlauf: nach der ersten Behandlung Besserung der LWS-Beschwerden, Beschwerdefreiheit nach der achten Anwendung, bis heute nahezu beschwerdefrei.*

6. Dr. med. univ. Sigrun Schaller, Allgemeinmedizin-Naturheilkunde, Zell am See

• *Patient Z.H., geb. 1952; Diagnose: Discusprotusio L4/L5. Anamnese: Patient war Fußballer und Trainer. Während dieser Zeit traten Kreuz-*

schmerzen mit ziehenden Beschwerden im rechten Bein auf. Der Patient war trotz Medikamenten und physikalischer Therapie nie beschwerdefrei. Im Juni 1997 neuerliche Beschwerden mit Parästhesien (Kribbeln) im Bereich des rechten Unterschenkels lateral bis zum Fußrand (Perneusgebiet) sowie ausgeprägtes Steifegefühl im Bereich der LWS, das sich bis in die HWS fortsetzte. MRS-Therapieerfolg: Gleich nach der ersten Behandlung anhaltende Besserung der Hypästhesie. Am Ende der Behandlung war lediglich die Beweglichkeit der LWS noch leicht eingeschränkt, es waren keine Dysästhesien mehr fühlbar, das Allgemeinbefinden war deutlich gebessert.

Patientenberichte zur Behandlung mit MRS bei Bandscheibenvorfall

1. Dank an Herrn Max Keiser und Frau Verena Singer

• *Patientin A.H., 61 a; Diagnose: Bandscheibenschaden seit 1957. MRS-Therapieerfolg: im Bereich der Bandscheiben seit fünf Monaten schmerzfrei, stark verbessertes allgemeines und psychisches Wohlbefinden.*

2. Dank an Frau Sieglinde Kapun

• *Patient S.P., 66 a; Diagnose: Abnützung Bandscheibe, Rheuma, Kreuzschmerzen. MRS-Therapieerfolg: nach 7 Tagen Besserung der Kreuzschmerzen, nach 14 Tagen Lockerung der Verspannungen, Schlafen ohne Tabletten möglich, Verbesserung des Allgemeinbefindens.*

• *Patient W.A., 29 a; Diagnose: Bandscheibenvorfall L5/S1, steifes Knie nach Operation (Meniskus-, Kreuzband- und Seitenbandriß). MRS-Therapieerfolg: Bandscheiben: nach einer Woche minimale Besserung. 2.-3. Woche: Reduktion der Schmerzen und der Schmerztabletten, die Spritzen konnten völlig weggelassen werden., nach zwölf Wochen war der Patient schmerzfrei. Knie 1.-3. Woche: Auflösung der Verknorpelung im Gelenk. "Nach fünf Wochen konnte ich ein leichtes Lauftraining absolvieren, nach 16 Wochen war mein Knie wieder voll beweglich. Es ist jetzt schmerzfrei."*

3. Dank an Frau Gabriele Heidt

• *Patient E.H., 47 a; Diagnose: "Nach Auskunft meines Arztes sind die letzten fünf Wirbel kaputt. Ich hatte ständig Rückenschmerzen. Die Computertomographie zeigte die Bandscheibe "schwarz" auf dem Röntgenbild. Nach falschen Bewegungen konnte ich mich häufig nicht mehr rühren. Spritzen stellten mich kurzfristig schmerzfrei. Außerdem hatte ich im linken Knie eine Knochenabsplitterung unter der Kniescheibe, die ständig schmerzte." MRS-Therapieerfolg: "Anfangs stellten sich kleinere Verbesserungen ein, doch nach zwei Monaten kam es kurzfristig zur Verschlimmerung der Beschwerden. Heute, nach einem Jahr, kann ich sagen, daß sich meine Beschwerden völlig eingestellt haben."*

4. Dank an Frau Heidemarie Schäfer

• *Patient U.E., 72 a; Diagnose: Starke Kreuzschmerzen und Bandscheibenbeschwerden. "Ich konnte mich nur noch abgestützt erheben." Die Schmerzen wurden durch Osteoporose hervorgerufen. MRS-Therapieerfolg: "Die Schmerzen wurden langsam besser, aber erst nach ca. zwanzig Wochen stellte sich eine deutliche Besserung ein. Komplett schmerzfrei bin ich auch heute noch nicht. Für die Knochendichte nahm ich Kalziumtabletten."*

5. Dank an Frau Prietl

• *Patient H.S., 37 a; Diagnose: Bandscheibenvorfall im Dez. 1995, 16.1.–1.2. 1996 stationäre Behandlung mit Infusionen, Medikamenten sowie Interferenzstrom; Hydroxeur, Heilmassagen, Einzelheilgymnastik, Rückenschule und mehrmalige Akupunkturbehandlung am Ohr und am Körper. Die Schmerzen waren weg, aber "das tote Gefühl im rechten Bein" blieb. MRS-Therapieerfolg: "Seit Verwendung der Matte habe ich keine Schmerzen mehr, das "tote" Gefühl ist verschwunden."*

6. Dank an die Fa. Medline

• *Patient S.K.; Diagnose: "Ich zog mir infolge einer Überanstrengung einen Bandscheibenvorfall zu, bei dem ich starke Schmerzen verspürte. Der Arzt riet mir dringend zu einer Therapie (Schwimmen und Bestrahlung), welche ich sofort begann. Das Leiden wurde stärker und ich bekam in beiden Beinen ein Taubheitsgefühl, welches von den Bandscheiben auszustrahlen schien." MRS-Therapieerfolg: "Bereits nach zweimaliger Anwendung war ich beschwerdefrei und konnte mein linkes Bein wieder fühlen. Vier Tage später war auch mein rechtes Bein wieder gesund. Zu meinem Erstaunen rutschte die Bandscheibe, welche zu Beginn 4-5 mm heraus-stand, in die ursprüngliche Lage zurück."*

ORTHOPÄDIE

7. Dank an Frau Ursula Lange

• *Patient, 49 a; Diagnose: Rücken/Skelettprobleme seit 30 Jahren in Schulter, HWS, BWS (Rundrücken). In LWS mehrere Bandscheibenvorfälle, keine Operation. In den letzten Jahren bis zu zweimal wöchentlich Spritzen zur Lockerung der Muskulatur und gegen sehr starke Schmerzen. Mehrere Kuren, Rückenschule, viel Bewegung an der frischen Luft. 20% Gehbehinderung, Autoahren nicht mehr länger als 40 Minuten möglich; Sitzen oder Stehen kaum möglich. MRS-Therapieerfolg: nach zwei Wochen regelmäßiger Anwendung beschwerdefrei. Sitzen, Stehen und zehn Stunden Autofahren - mit kurzen Unterbrechungen – problemlos möglich, seit drei Monaten keine Spritzen mehr notwendig.*

• *Patient F.N. 35 a; Diagnose: starke Bandscheibenbeschwerden im Bereich L4/L5, die Schmerzen strahlten bis in die Füße aus. MRS-Therapieerfolg: Besserung bereits nach der ersten Behandlung, die bevorstehende Operation war nicht mehr nötig, die Magnetfeldbehandlung brachte eine sofortige Besserung. Nach sechs Wochen war ich fast schmerzfrei.*

• *Patient Dr. B.A., 44 a; Diagnose: Schmerzen im Bereich der gesamten Wirbelsäule. Seit Jahren Bandscheibenvorfall: L4/L5, S1/S2, ausgeprägte degenerative Veränderungen im Bereich der HWS. Abgeschlagenheit, Kopfschmerzen, Schwindel, Kribbeln im rechten Bein, Haarausfall an den Beinen. MRS-Therapieerfolg: im Bereich der LWS beschwerdefrei, wesentliche Besserung des Allgemeinbefindens, nur mehr sehr selten Schwindelanfälle und leichte Kopfschmerzen, vollständiges Nachwachsen der Haare an beiden Beinen, Verbesserung der Beweglichkeit im Bereich der HWS, nach 4-5 wöchiger Therapie keine Schmerzen mehr in der Nacht.*

8. Dank an Herrn Ludwig Müller

• *Patient B.J., geb.1939; Diagnose: 1994 beidseitiger Bandscheibenvorfall (Ischiasnerv) - danach fast arbeitsunfähig. "Ich konnte nachts monatelang nicht schlafen, der stechende Schmerz im Fuß zwang mich aufzustehen und ein bis zwei Stunden lang zu bewegen. Ich mußte regelmäßig Schmerzmittel nehmen" MRS-Therapieerfolg: 3.12.96 Therapiebeginn. "Am 11.12.96 konnte ich eine Besserung feststellen und morgens schmerzfrei aufstehen. Weitere acht Tage später waren die stechenden Schmerzen im Fuß vollkommen verschwunden. Nach drei Monaten konnte ich die ganze Nacht schmerzfrei durchschlafen und seitdem kann ich wieder jede Arbeit verrichten. Im Dezember 97 habe ich die Schmerzmittel vollkommen abgesetzt."*

• *Patientin, 52 a; Diagnose: "In den Ferien bekam ich durch Gepäck tragen und langes Im-Zug-Sitzen gewaltige Rückenschmerzen (von der rechten Hälfte des Gesäßes durch den Oberschenkel bis hinunter zum Fuß). Der Arzt diagnostizierte einen Bandscheibenvorfall bei zwei Bandscheiben, der unterste Wirbel zeigt Verkalkungen, der Nervenkanal ist sehr eng. Er verschrieb mir schmerzlindernde Mittel." MRS-Therapieerfolg: "Nachdem die Schmerzmittel nicht wirklich halfen, entschloß ich mich, auf sie zu verzichten. Am Anfang konnte ich nur mit größten Schmerzen auf dem Rücken liegen und meine Zehen verkrampften sich bei jeder Bewegung. Nach einer Woche zeigten Matte und Stab erste Wirkungen. Ich fühlte mich beweglicher. Nach drei Wochen konnte ich wieder beim Einschlafen auf dem Bauch liegen und meinen alten Gewohnheiten frönen. Stehen und längeres Gehen waren noch mit starken Schmerzen verbunden, aber ich war zufrieden, denn ich wußte, daß ich auf dem richtigen Heilungsweg war. Geduld ist bei Schmerzen sowieso gefragt. Ich nutze die Zeit auf der Matte, um meine Lage zu hinterfragen, zu meditieren und einfach zu sein. Nach 4-5 Wochen intensiver Therapie kann ich mich nun selber behandeln. Ich kann die Hausarbeit verrichten, mich wieder normal bewegen und in der Nacht meist durchschlafen. Ein enormer Erfolg in dieser kurzen Zeit. Ich kann zwar keine Bäume ausreißen, aber ich fühle mich wieder beweglich fürs tägliche Leben."*

9. Dank an Frau Ursula Lange

• *Patientin, 59 a; Diagnose: seit 1983 Rücken-Skelettprobleme in der HWS, der 2. Wirbel hat sich nach innen verschoben (3 mal vom Chiropraktiker eingerichtet), immer wieder wochenlange Schwindel- und Übelkeitsphasen. Den Kopf nach oben zu heben (nach oben zu blicken) ist nur mit der Führung einer Hand möglich. Jahrelang wiederholtes Tragen einer Halsmanschette für 3-4 Wochen. Ausstrahlungsschmerzen in linke Schulter, Arm, Hand und Gelenke. MRS-Therapieerfolg: nach einer Woche absolut beschwerdefrei, auch bei sportlicher Betätigung.*

10. Dank an Frau Taege

• *Patient W, 59 a; Diagnose: Bandscheibenvorfall, Operation 1993/94. Schmerzen im unteren Lendenwirbelbereich mit Lumboischialgie links. Orthopädische Behandlung (Spritzenkur) brachte keine Besserung. MRS-Therapieerfolg: "Nach 5 Tagen (17.10.98) setzte eine leichte Besserung ein. 2 Wochen später spürte ich heftige Schmerzen bei Verwendung der Matte. Eine Woche später stellten sich die Schmerzen wieder ein. Seit Mitte Dezember bin ich schmerzfrei und benutze die Matte weiterhin 3 mal täglich."*

Steckbrief MFT: **70% guter bis sehr guter Erfolg**

1.6. Bechterew'sche Krankheit (Morbus Bechterew)

Diese chronisch entzündliche Wirbelsäulenerkrankung betrifft mehr Männer als Frauen. Sie beginnt meist in sehr jungen Jahren (Rückenschmerzen in der postpubertären Phase) und befällt von der Lendenwirbelsäule ausgehend die gesamte Wirbelsäule. Zur Diagnose werden Röntgenaufnahmen und Blutproben herangezogen. Die typische Morgensteifheit des Rückens verschwindet nach ca. einer Stunde Bewegung. Im Verlauf der Krankheit kann es jedoch zu einer völligen Versteifung der gesamten Wirbelsäule kommen. Da diese Krankheit nicht geheilt werden kann, wird mit Bewegungsübungen, Medikamenten wie mit der Magnetfeldtherapie versucht, die totale Versteifung so lange wie möglich hinauszuzögern.

Wirkung der Magnetfeldtherapie bei der Bechterew´schen Krankheit:
beweglichkeitsfördernd, schmerzlindernd, verringert die Morgensteifheit

Richtiger Einsatz des MRS bei der Bechterew´schen Krankheit

• Ganzkörpermatte: 2x täglich je 8 Minuten: morgens Stufe 25%, abends Stufe 10%

• Kissen: 2-3x täglich je 16-24 Minuten Stufe 100-150% (Einschleichen), im LWS-Bereich

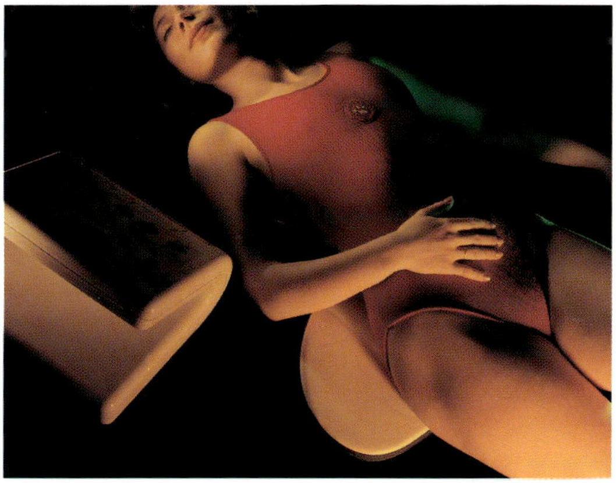

Abb.: Lokale Behandlung bei Morbus Bechterew

• Besondere Hinweise zur Anwendung: Beine anwinkeln und unbedingt auf eine schmerzfreie Position achten.

• Dauer der Behandlung: Die Behandlung ist langzeitig, Erfolge zeigen sich in den ersten drei Monaten.

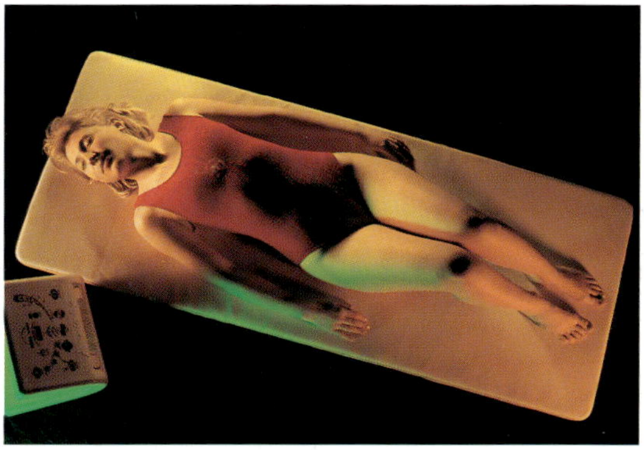

Abb.: Basisbehandlung bei Morbus Bechterew

• Hinweise zur Erstreaktion: Bei ca. 15% kommt es zu einem kurzen Aufflackern der Beschwerden. (Einschleichen!)

• Therapieformen, die die MFT unterstützen: Enzyme, Akupunktur, Neuraltherapie, Kochsalztherapie, Kognitive Therapie, viel Bewegung

Wissenschaftliche Studien über die Behandlung der Bechterew´schen Krankheit mit MFT

• D.C. Laycock, "Biological Effects of Natural and Pulsed Magnetic Fields", MBES. - Diese Studie beschreibt die schmerzstillende Wirkung des Magnetfeldes.

• Weitere Studien:
siehe "Rheumatische Erkrankungen"

Ärzteberichte über die Therapie der Bechterew´schen Krankheit mit MRS

1. Dr. med. W.R. Maus, Überlingen
• *"Ein 80-jähriger Freund litt unter M. Bechterew und konnte vor Schmerzen nicht mehr schlafen. Nach drei Monaten mit MRS hatte er keine Schmerzen mehr."*

2. Dr. med. Alfred Lohr, Praktischer Arzt
• *Patient A.K.; Diagnose: spondylogen bedingte Neuralgie der WS, insb. der BWS und LWS. Sinubronchiales Syndrom, Prostatahyperplasie. MRS-Therapieerfolg: bezüglich der spondylogen bedingten WS-Schmerzen zeigt sich eine wesentliche Besserung der Beschwerde-Symptomatik während des Beobachtungszeitraumes.*

3. Dr. med. Manfred O. Eder, Anger/Bayern
• *Patient F.H., 76 a; Diagnose: Seit Jahren chronisch-rezidivierende HWS-BWS-LWS-Beschwerden mit Blockierungen, rezidivierende Symptomatik im Bereich der gesamten Wirbelsäule. MRS-Therapieerfolg: beschwerdefrei im Bereich der Wirbelsäule und der Iliosacralgelenke.*

Patientenberichte zur Behandlung mit MRS bei der Bechterew´schen Krankheit

1. Dank an Herrn Dieter Frey
• *Patient H.R., 72 a; Diagnose: Spondylitis ankylopoetica (Morbus Bechterew) seit 1970 führte zu einer Einsteifung der gesamten Wirbelsäule. 1986 erlitt der Patient einen Unfall mit HWS-Bruch, 1997 einen Unfall mit BWS- und LWS-Fraktur. Bei der Operation wurde zugleich eine Aufrichtoperation vorgenommen. Seither hat der Patient in der Halswirbelsäule 12, in der übrigen Wirbelsäule 18 Schrauben. "Ich hatte immer starke Schmerzen, litt an Durchblutungsstörungen im Kopf, in den Armen und in der Hüfte und hatte immer kalte Hände und Füße. Ich bin seither 100% außergewöhnlich gehbehindert. Die Schmerzmittel griffen den Magen an, ich litt unter starken Kopfschmerzen und Gleichgewichtsstörungen." MRS-Therapieerfolg:*

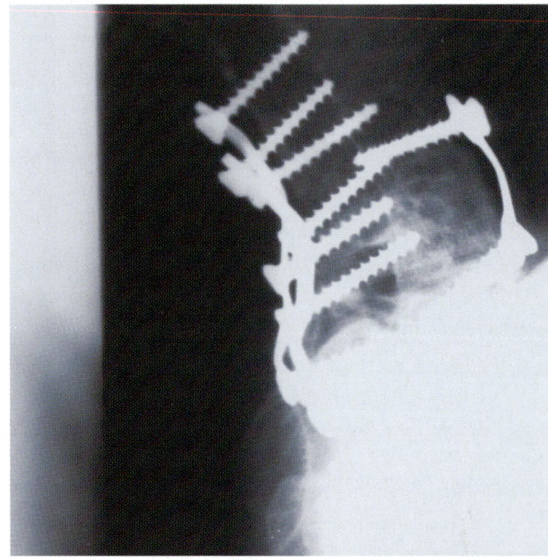

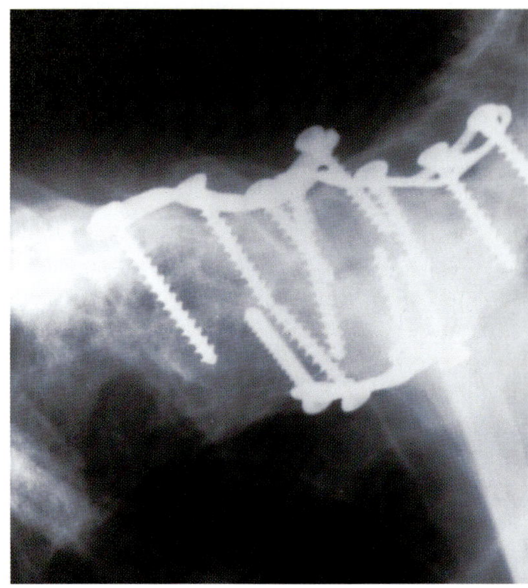

Abb.: 11 Schrauben in der Halswirbelsäule

"Nach Beginn der Anwendung (mehrmals täglich) verstärkten sich die Schmerzen. Einige Wochen später kam eine leichte Besserung, die sich kontinuierlich fortsetzte. Nach längerer Therapie konnte ich mich besser bewegen. Heute brauche ich nur noch selten Schmerzmittel. Die Gleichgewichtsstörungen und Kopfschmerzen sind weitgehend zurückgegangen. Als weiteren Erfolg vermerke ich, daß sich meine Zysten in den Nieren verkleinert haben bzw. verschwunden sind."

Steckbrief MFT:
70-80% guter bis sehr guter Erfolg

1.7. Cervikalsyndrom

Beim Cervikalsyndrom handelt es sich um sensible und motorische Störungen im Hals-Schulter-Oberarm-Bereich, oftmals als Folge von Abnützungserscheinungen an der Halswirbelsäule, die durch häufige Fehlbelastungen, wie z.B. langes Sitzen an der Schreibmaschine oder am Computer, entstehen. Im Halsbereich laufen die Nerven und Blutgefäße viel näher an den Knochen und Bändern als in der übrigen Wirbelsäule. Veränderungen der Bandscheiben oder der Knochen (Knochenzacken) resultieren deshalb rasch in starken Schmerzen. Kälteeinwirkungen führen zusätzlich zu Muskelverkrampfungen und somit zu Nervenreizungen. Typische Zeichen des Cervikalsyndroms sind Schmerzen, die vom Nacken-Schulter-Bereich in den Hinterkopf oder bis in die Finger ausstrahlen. Gefühlsstörungen, Kraftverlust und Lähmungen der Muskulatur können damit verbunden sein.

Wirkung der Magnetfeldtherapie beim Cervikalsyndrom: unterstützend, schmerzlindernd. Gravierende Zerstörungen sind irreparabel.

Richtiger Einsatz des MRS beim Cervikalsyndrom

- Ganzkörpermatte: 1x täglich 8 Minuten: morgens Stufe 100 % (einschleichend von 10%)
- Kissen: 3x täglich je 16 Minuten Stufe 25–50%, an der HWS (in Ausnahmefällen bis 100%)

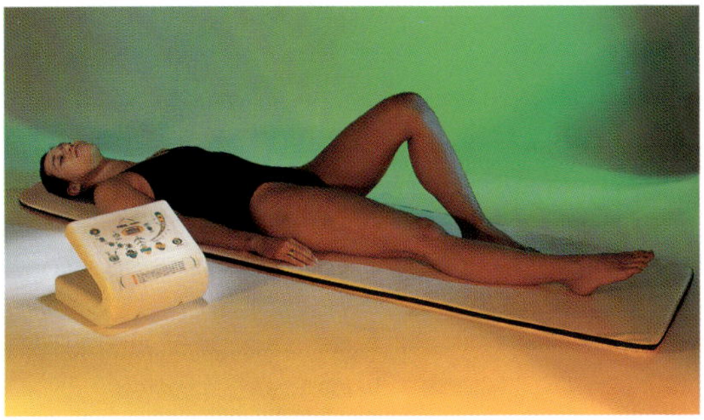

Abb.: Basisbehandlung beim Cervikalsyndrom

- Therapieformen, die die MFT unterstützen: Bewegungstherapie (die einfachste Übung ist, mehrmals am Tag mit dem Kopf ein paar Mal zu jeder Seite nicken, so als ob man jemanden grüßen würde)
- Dauer der Behandlung: Bitte bedenken Sie, daß die Behandlung im Schulter- und Halswirbelbereich besonders langwierig sein kann. Man spricht von einem Therapieerfolg der kleinen Schritte.

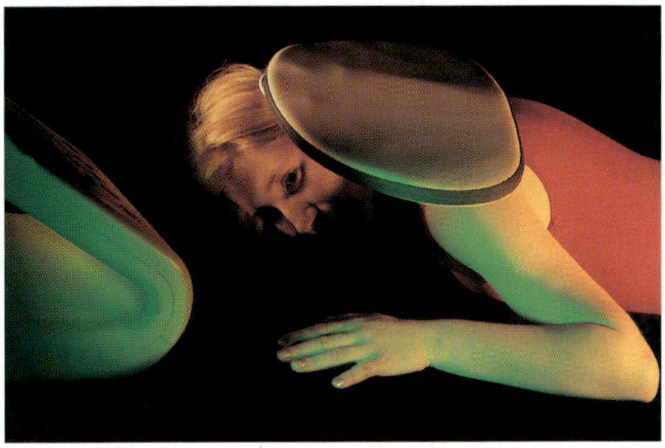

Abb.: Lokale Behandlung beim Cervikalsyndrom mit Kissen

- Hinweise zur Erstreaktion: Aufgrund der niederen Dosierung kommt es bei nur ca. 3% zu Kurreaktionen.

Wissenschaftliche Studien über die Behandlung des Cervikalsyndroms mit MFT

- L.L. Butenko, "The Use of Alternating Magnetic Fields in Spinal Osteochondrosis", Mechanisms of Biological Action of Electromagnetic Fields, USSR Academy of Sciences, Research Center for Biological Studies, Institut of Biological Physics, 27-31 October 1987, Coordination Council of Comecon Countries and Yugoslavia for Research in the Fields of Biological Physics, p. 183. - Diese Studie untersucht Patienten mit Wirbelsäulenosteochondrose in der Therapie mit Magnetfeldern und konservativer Therapie. Die Ergebnisse zeigen, daß 95% der Patienten, die diese Kombinationsbehandlung (also mit Magnetfeld) bekommen, eine Besserung der Symptome aufweisen, während in der konservativen Behandlung lediglich 30% den gewünschten Effekt erzielen.

Ärzteberichte über die Therapie des Cervikalsyndroms mit MRS

1. Gesundheitszentrum Wolfgang Kropshofer, Dr. der Chiropraktik, 1080 Wien, Alserstr. 43/8a, Tel. 01/40 373 80

• *Patientin A.H, geb. 1935; Diagnose: Cervicalsyndrom, Schwindel, Tinnitus seit 30 Jahren, Blockaden der HWS. MRS-Theapieerfolg: Die Patientin verspürt nach der Behandlung eine extreme Müdigkeit, der Schwindel ist besser. Resultat der Tinnitus-Behandlung mit dem Stab: kein Sausen mehr.*

2. Dr. med. Christoph Scherer/Dr. med Christian Thuile, Zentrum für Energiemedizin, 1080 Wien, Breitenfelderg. 10, Tel. 01/40 666 00

• *Patientin E.B., 72 a; Diagnose: Cervicalsyndrom nach Autounfall vor 15 Jahren. MRS-Therapieerfolg: Nach der fünften Behandlung werden die Parästhesien (Sensibilitätsstörungen) deutlich geringer, die Patientin fühlt sich vitaler und voller Energie, die Schmerzen sind geringer, die Beweglichkeit erhöht.*

3. Prim. Dr. med. Gerhard Beck, Aspach

• *Patientin, 85 a; Diagnose: unteres Cervicalsyndrom und multiple Wirbelkörper-Einbrüche, Osteoporose, Dorsolumbalgie bei degenerierten Wirbelsäulen-Veränderungen. Die Patientin kam mit einem Stützmieder ins Therapiezentrum und konnte nur mit Hilfe zweier Stützkrücken und unter Analgetika kurze Strecken gehen. Parallel: krankengymnastische und medizinische Trainingstherapie. MRS-Therapieerfolg: "Erstaunlicherweise war die Patientin am Ende des Reha-Aufenthaltes (drei Wochen) wieder in der Lage, ohne Stützstrecken und Stützmieder nahezu beschwerdefrei zu gehen und auch längere Zeit zu sitzen. Dies war zu Beginn nicht möglich. Die Patientin reduzierte selbständig die Schmerzmedikation. Sie war sehr glücklich, da sie alleinstehend ist und ihre Selbständigkeit weiter aufrecht erhalten kann."*

4. Dr. med. Werner Raufelder, Bad Endorf

• *Patient G.B., geb. 1940; Diagnose: Cervikobrachialsyndrom, WS-Soliose, Beinverkürzung links, Schlafstörungen, Gastritis, Zustand nach HWS-Schleudertrauma. MRS-Therapieerfolg: Nach der ersten Behandlung hat sich der Schlaf gebessert, nach der siebenten Sitzung die HWS, nur mehr geringe bis mäßige Restbeschwerden, verbesserte Beweglichkeit. Nachuntersuchung zeigte nahezu Beschwerdefreiheit bis zum heutigen Tag (8.1.98).*

5. Dr. med. Paukner Ernst, Praktischer Arzt

• *Patient H.P.P., 36 a; Diagnose: HWS- und LWS-Syndrom. MRS-Therapieerfolg: Nach nur wenigen Anwendungen subjektiv deutliche Besserung des Gesamtbefindens, im Zuge dessen auch Besserung der lokalen WS-Beschwerden.*

Patientenberichte zur Behandlung mit MRS beim Cervikalsyndrom

1. Dank an die Fa. vita.life

• *Patient B.N., 63 a; Diagnose: Cervikalsyndrom, starke Schmerzen und Verspannungen im HWS- und Schulterbereich. MRS-Therapieerfolg: Nach zwei Anwendungen ist er fast schmerzfrei.*

• *Patient M.L., 49 a; Diagnose: Seit drei Jahren Cervikalsyndrom mit ausstrahlenden Schmerzen in den rechten Arm (besonders nachts), Taubheitsgefühl in den Fingern, Kraftlosigkeit. Röntgenbild zeigt starke Abnützungen im Halswirbelbereich. MRS-Therapieerfolg: Besserung nach sechs Wochen, zur Zeit wieder ungestörte Nachtruhe, die Schmerzen und das Taubheitsgefühl sind verschwunden."Ich bin wieder belastbar und berufstätig."*

Steckbrief MFT: 60% guter bis sehr guter Erfolg, wirkt schmerzlindernd

1.8. Fersensporn

Der Fersensporn ist eine spornartige Knochenbildung, die an der unteren Fersenseite oder im Ansatzbereich der Achillessehne entsteht. Betroffen sind meist ältere Menschen und Personen mit Übergewicht, einem stehenden Beruf oder (angeborenen) Fußfehlformen. Bei der Belastung der Ferse verspüren die Patienten sehr häufig starke Schmerzen und verlagern deshalb das Gewicht auf den Vorfuß. Ein Pufferabsatz und Einlagen können die Schmerzen verringern. Eine Operation kommt wegen der gefürchteten Narbenbildung als Komplikation meist nicht in Frage.

Wirkung der Magnetfeldtherapie bei Fersensporn: Eindämmung der Kalkanlagerung, schmerzlindernd

Richtiger Einsatz des MRS bei Fersensporn

- Kissen oder Stab: höchste Intensitätsstufen
- Hinweise zur Erstreaktion: keine

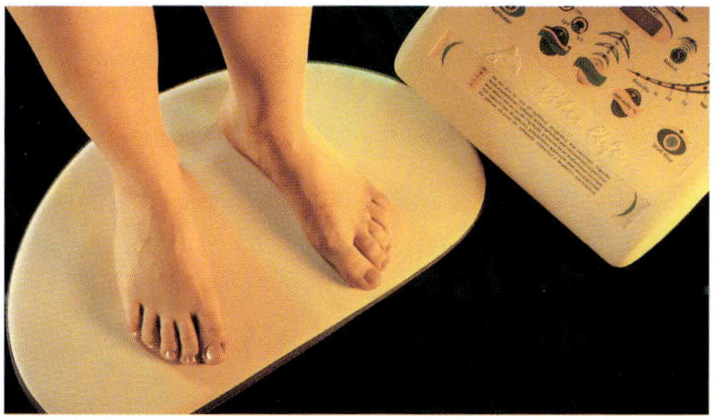

Abb.: Lokale Behandlung bei Fersensporn mit Kissen

Wissenschaftliche Studien über die Behandlung von Fersensporn mit MFT

• C.A. Bassett, Fitton-Jackson, "The response of skeletal tissues to pulsed magnetic fields" (Oxford), CAL 1980.

Ärzteberichte über die Therapie von Fersensporn mit MRS

1. Dr.med. Peter Aluani, Krankenhaus Theresienhof, Frohnleiten

• *Patientin; Diagnose: Fersensporn. MRS-Therapieerfolg: Die Patientin war nach Beendigung der Behandlung beschwerdefrei.*

2. Dr. med. Lutz Ammerer

• *Patientin, 48 a; Diagnose: seit längerem Schmerzen in der linken Fußsohle, Röntgenbild zeigt Fersensporn. MRS-Therapieerfolg: "Die Patientin ist anfangs äußert skeptisch, da sie "nichts" spürt. Zu ihrem Erstaunen bessern sich die Beschwerden schon nach wenigen Sitzungen. Nach 20 Behandlungen kann sie schmerzfrei entlassen werden."*

Patientenberichte zur Behandlung mit MRS bei Fersensporn

1. Dank an die Fa. vita.life

• *Patient K.T., 78 a; Diagnose: Fersensporn. "Seit Jahren leide ich unter starken Beschwerden beim Gehen und Stehen, vor allem beim Belasten meiner Ferse. Die Schmerzen wurden immer unerträglicher, und trotz starker Medikamente konnte ich in der Nacht vor Schmerzen nicht schlafen." MRS-Therapieerfolg: "Nach ungefähr sechs Wochen spürte ich eine deutliche Erleichterung. Der Fersensporn ist heute, nach einem halben Jahr Therapie, kleiner (nicht mehr geschwollen) und bereitet mir fast keine Beschwerden mehr."*

Steckbrief MFT:
50% guter bis sehr guter Erfolg

1.9. Fibromyalgie

siehe "Weichteilrheumatismus"

1.10. Frozen Shoulder

siehe "Weichteilrheumatismus"

1.11. Gelenkerguß

Als Gelenkserguß bezeichnet man eine Flüssigkeitsansammlung in dem von der Gelenkskapsel geformten Gelenksraum. Die Ansammlung von Flüssigkeit verursacht eine schmerzhafte Dehnung der Kapsel. Aufgrund der Schmerzen nimmt der Betroffene automatisch eine Stellung ein, bei der die Spannung minimal ist (Mittelstellung oder leichte Beugung). Äußerlich ist die Gelenkskontur meist leicht verstrichen und es ist eine örtliche Erwärmung feststellbar. Je nach Art der Flüssigkeit unterscheidet man: 1. den serösen Reizerguß (seröse, wasserklare Gelenksflüssigkeit) mit einer entzündlichen Reizung der Gelenkshäute beispielsweise durch Rheuma, Trauma, Knorpelschäden, Arthrose; 2. ein

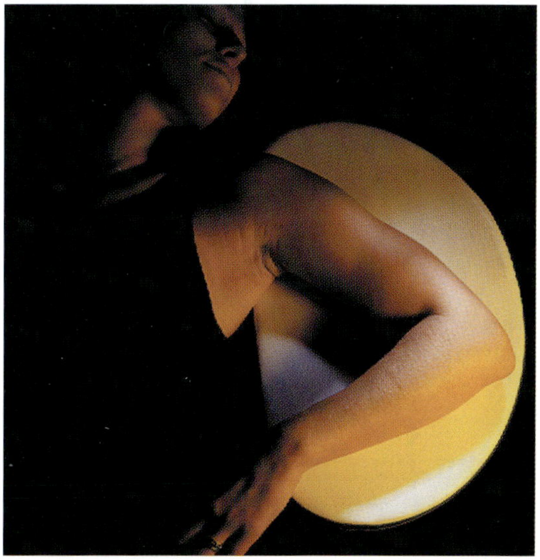

Abb.: Lokale Behandlung bei Gelenkerguß mit Kissen

Gelenksempyem, eine eitrige Infektion, die durch offene Verletzungen oder eine septische Einschwemmung von Keimen entsteht und zu einer raschen Zerstörung des Knorpels führt. Eine chirurgische Therapie mit Gelenksöffnung, Antibiose und Spül-Saug-Drainage ist erforderlich; 3. eine Hämarthrosis (Blut) mit einer Gelenkfraktur oder einer schwerwiegenden Binnenverletzung des Gelenks. Dieses Symptom tritt auch bei Blutern auf. Die Therapie richtet sich nach der exakten Verletzungsart.

Wirkung der Magnetfeldtherapie bei Gelenkserguß: schmerzstillend, abschwellend. Vor allem bei Sport- und Rheumaverletzungen ist die Regenerationsphase, also jener Zeitraum, in dem sich der Betroffene wieder völlig erholt, im allgemeinen verkürzt

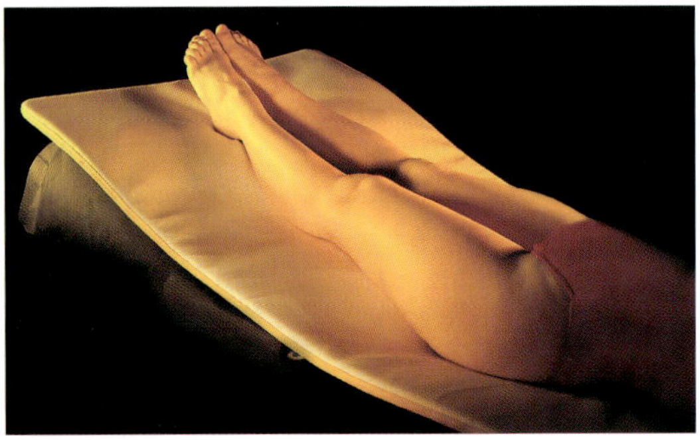

Abb.: Basisbehandlung bei Gelenkerguß

Richtiger Einsatz des MRS bei Gelenkerguß

• Ganzkörpermatte: 2x täglich je 8 Minuten: morgens: Stufe 50%, abends Stufe 10%

• Kissen: mehrmals täglich je 8-24 Minuten (je nach Alter und betroffenem Gelenk verschieden), Schulter und Hüfte Stufe 100-150%, Knie und Ellbogen Stufe 150-200%, Hand und Fuß Stufe 200-400%

• Besondere Hinweise zur Anwendung: Ganzkörpermatte: betroffenes Gelenk hochlagern!

Wissenschaftliche Studien bei der Behandlung von Gelenkserguß

• A.A. Pilla, "State of the Art in Electromagnetic Therapeutics: Soft Tissue Applications", Second World Congress for Electricity and Magnetism in Biology and Medicine, 8-13 June 1997, Bologna, Italy. - Dieser Review-Artikel bemerkt, daß die Therapie mit elektromagnetischen Feldern relativ rasch ihre Wirkung bei Verletzungen des Bindegewebes und der Muskulatur entwickelt. Auffallend ist die besonders ausgeprägte Wirkung auf Schmerzen und Ödembildung an den Gelenken.

• L. Kloth et al., "Effect of Pulsed Radio Frequency Therapy on Edema in Ankle Sprains: A Multisite Double-Blind Clinical Study", Second World Congress for Electricity and Magnetism in Biology and Medicine, 8-13 June 1997, Bologna, Italy, p. 300.- Die Ergebnisse dieser doppelblinden, placebokontrollierten Studie zeigen, daß die Behandlung mit Magnetfeldern bei Schwellungen mit lateralem Gelenkserguß am Knöchel sehr effektiv ist.

Patientenberichte zur Behandlung mit MRS bei Gelenkserguß

1. Dank an die Fa. vita.life

• *Patient H.I., 39 a, Ex-Fußballprofi; Diagnose: "Ein immer wiederkehrender Gelenkserguß im Knie rechts bereitet mir Schmerzen und schränkt meine Beweglichkeit stark ein. Cortison-Spritzen schafften zwar Abhilfe, diese möchte ich aber nicht dauernd verabreichen." MRS-Therapieerfolg: "Nach vier Wochen war der Erguß im Knie weg. Ich bin seither schmerzfrei und kann mein Knie wieder voll belasten."*

• Weitere Berichte: siehe einzelne Erkrankungen des rheumatischen Formenkreises

Steckbrief MFT:
80% guter bis sehr guter Erfolg

1.12. Gelenkersatz (Prothesen)

Künstliche Gelenke verstehen sich immer als Notlösung und werden auch nur dann eingesetzt, wenn der Patient aufgrund verschiedener Abnützungserscheinungen oder Fehlhaltungen an unerträglichen Schmerzen leidet. Diese Schmerzen resultieren aus der chronischen Abnützung der Gelenksflächen. Häufig findet man den Gelenkersatz beim Knie (z.B. durch Arthrose bedingt). In Vollnarkose wird das Kniegelenk durch eingeschraubte bzw. einzementierte Metallstücke verstärkt. Diese Metallstücke haben die Form des natürlichen Gelenks und bestehen meist aus Titan. Während früher Gelenke eher zementiert wurden, stellt dies heute eine Ausnahme dar. Probleme, die nach einer Hüftgelenkoperation auftreten können, sind neben chronischen Schmerzen vor allem die gefürchtete Lockerung des jeweiligen künstlichen Gelenks. Die Operation selbst wird im allgemeinen gut vertragen, auch wenn sich nicht immer die gewünschten Resultate (Schmerzlinderung, Verbesserung der Beweglichkeit) einstellen.

Wirkung der Magnetfeldtherapie bei Gelenkersatz: schmerzstillend, lockert die umgebende Muskulatur, fördert die Beweglichkeit, festigt das künstliche Gelenk im natürlichen Knochenschaft.

Richtiger Einsatz des MRS bei Gelenkersatz

- Ganzkörpermatte: 1-2x täglich je 8 Minuten, morgens Stufe 50%, abends Stufe 10%
- Kissen: Kniegelenk: 2-3x täglich je 24 Minuten Stufe 150% (einschleichend)
- Hüftgelenk: 3x täglich je 16-24 Minuten, Stufe 100% (einschleichend)
- Therapieformen, die die MFT unterstützen: Enzyme, Akupunktur, Neuraltherapie und Bewegungstherapie (wichtig!)
- Besondere Hinweise zur Anwendung: Prinzipiell gilt, daß nicht nur das Gelenk mit der Prothese sondern auch das meist mehr

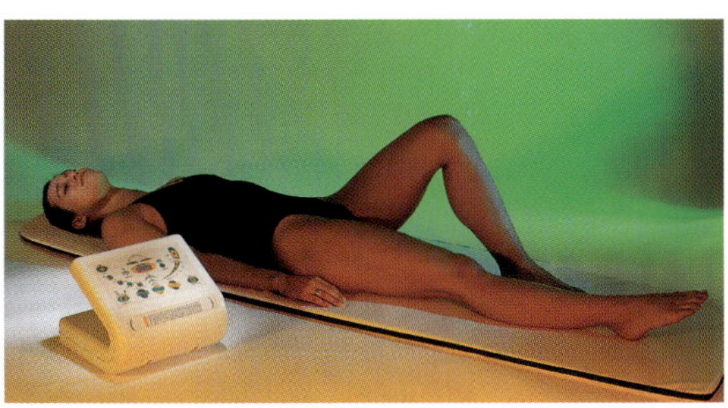

Abb.: Basisbehandlung bei Gelenkersatz

belastete gesunde Gelenk mitbehandelt werden soll. Die Therapiezeit der örtlichen Anwendung mit dem Kissen sollte täglich mindestens eine Stunde betragen. Titan-Prothesen reagieren im Allgemeinen besser auf die Magnetfeldtherapie als ein zementierter Gelenkersatz. Es ist empfehlenswert, mit einer Behandlung bereits vor der Operation zu beginnen, um einen möglichst komplikationsfreien Ablauf zu gewährleisten.

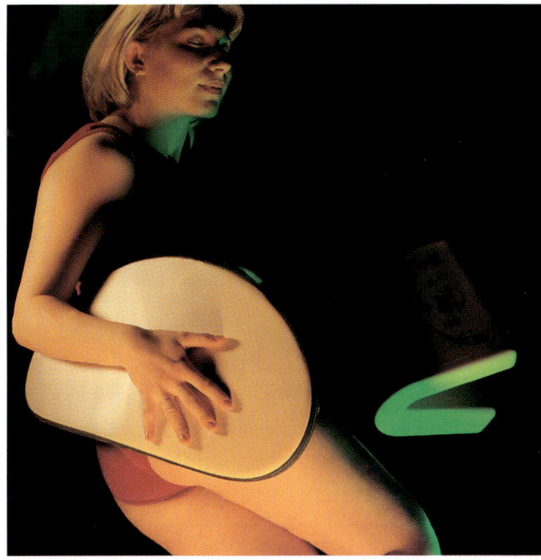

Abb.: Lokale Behandlung bei Gelenkersatz mit Kissen

- Dauer der Behandlung: mindestens sechs Monate, wobei von Einzelfall zu Einzelfall unterschieden werden muß.
- Hinweise zur Erstreaktion: Bei 5% ist mit einer kurzen Schmerzzunahme zu rechnen.

Wissenschaftliche Studien über die Behandlung des Gelenkersatzes mit MFT

- Zum Thema Gelenkersatz (Prothesen) und MRS laufen zur Zeit Studien an drei namhaften deutschen Universitätskliniken. Initiiert wurden die Studien aufgrund der sehr positiv verlaufenen Vorstudien.
- G. Gualtieri, et al., "The Effect of Pulsed Electromagnetic Field Stimulation on Patients Treated of Hip Revisions with Trags-Femoral Approach", Second World Congress for Electricity and Magnetism in Biology and Medicine, 8-13 June 1997, Bologna, Italy. - Diese Doppelblind-Studie untersucht den Effekt von pulsierenden elektromagnetischen Feldern bei Patienten mit gelockerten Hüftprothesen. Die Ergebnisse demonstrieren einen Anstieg der Knochendichte bei allen mit MF behandelten Patienten, während lediglich knapp die Hälfte der Kontrollgruppe eine Zunahme der Knochendichte zeigte.
- K. Konrad, et al., "Therapy with pulsed electromagnetic fields in aseptic loosening of

total hip protheses: a prospective study", Budapest, Hungary, Clin. Rheumatol., July 1996. - Bei 24 Patienten mit gelockerter Hüftprothese wurde die MFT angewendet. Nach sechs Monaten sowie nach einem Jahr wurden Kontrolluntersuchungen durchgeführt, wobei die mit MF behandelten Patienten sowohl eine Schmerzlinderung wie eine deutliche Verbesserung der Hüftbewegungen aufwiesen. Der Isotopenscan und die Ultraschalluntersuchungen bestätigten diese positiven Resultate.

• W.F. Kennedy, et al., "Use of pulsed electromagnetic fields in treatment of loosened cemented hip protheses. A double-blind trial", Clin-Orthop., 1993 Jan (286), p. 198-205. - Diese Studie mit 37 Patienten mit zementierten Hüftprothesen demonstriert, daß von den gelockerten Hüftprothesen 53% nach einer sechsmonatigen Magnetfeldtherapie wieder fest verwachsen waren, während in der Kontrollgruppe lediglich 11% einen ähnlich positiven Effekt aufwiesen.

Ärzteberichte über die Therapie von Gelenkersatz mit MF

1. Prim. Dr. med. Karl Gruber, ärztlicher Leiter vom Krankenhaus der Stadt Weiz

• *"Wir haben bei 40 Patienten die MRS-Matte und bei 55 Patienten das Kissen angewendet. Die Anwendungsbereiche in unserem Krankenhaus beschränken sich in erster Linie auf Arthrosen der großen Körpergelenke, Lockerung von Implantaten, vor allem bei Hüftendoprothesen." MRS-Therapieerfolg: "In über 70% der Fälle kam von den Patienten ein positives Feedback. Beobachtet wurden: eine Verringerung von Muskelspannungen und Beschwerden durch Arthrose, eine Verbesserung der Beweglichkeit und eine deutliche Verbesserung des Gangbildes."*

2. Thomas Drach, Heilpraktiker, Bermatingen-Ahausen

• *Patient; Diagnose: Einsatz eines künstlichen Kniegelenkes, Ödeme. MRS-Therapieerfolg: Die Beweglichkeit hat sich deutlich verbessert. Die Ödeme verschwinden zunehmend.*

Patientenberichte zur Behandlung mit MRS bei Gelenkersatz

1. Dank an die Fa. vita.life

• *Patientin A.U., 83 a; Diagnose: Hüftendoprothese: "Nach meiner Operation hatte ich mehr Beschwerden als vorher. Ich konnte vor Schmerzen nicht mehr schlafen. Zu allem Überfluß teilte mir mein Arzt mit, daß die Prothese möglicherweise nicht richtig sitze und sich gelockert habe. Eine Zweitoperation hätte wenig Aussicht auf Erfolg." MRS-Therapieerfolg: "Seit neun Monaten verwende ich nun das MRS-System, und bereits nach den ersten 6-8 Wochen wurden die Schmerzen deutlich weniger. Vor einer Woche war ich bei einer Kontrolluntersuchung. Zu meiner Freude sitzt der Gelenkersatz jetzt fest im Knochen, und ich kann mich ohne Gehhilfe und fast schmerzfrei bewegen."*

Steckbrief MFT:
60-70% guter bis sehr guter Erfolg, langfristige Therapie

1.13. Hexenschuß und Verspannungen

Eine besondere Form des Rückenschmerzes ist der sogenannte Hexenschuß, medizinisch als Lumbago bezeichnet. Der Hexenschuß kann fast alle Teile des Wirbelsäulensystems betreffen. Häufige Auslöser sind: eine Blockierung der Wirbelkörper verbunden mit einer Nervenreizung, eine Abnützung bzw. Schädigung der Bandscheiben, durch Fehlhaltungen hervorgerufe Muskelverspannungen oder Störungen innerer Organe, wie Nieren- oder Darmerkrankungen. Charakteristischerweise tritt der Hexenschuß schlagartig auf, begleitet von starken Schmerzen im Lendenwirbelbereich. Ein Lumbago macht den Betroffenen oft bewegungsunfähig und kann in unterschiedlichen Abständen wiederholt auftreten. Die ideale Vorbeugung ist eine Stärkung der Rückenmuskulatur.

Wirkung der Magnetfeldtherapie bei Hexenschuß und Verspannungen: schmerzlindernd, muskelentspannend (durch das Anheben der Reizschwelle im Bereich des Nerven-Muskel-Übergangs), Verringerung des Drucks auf die Nervenendigungen an den Gelenken der Wirbel.

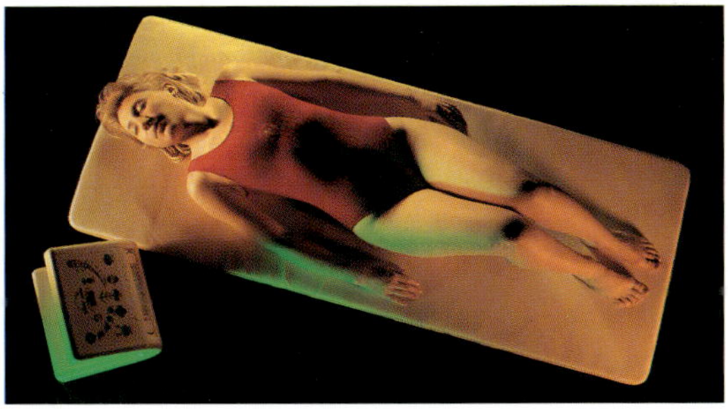

Abb.: Basisbehandlung bei Hexenschuß und Verspannungen

Richtiger Einsatz des MRS bei Hexenschuß und Verspannungen

• Ganzkörpermatte: 2x täglich je 8 Minuten: morgens Stufe 25%, abends Stufe 10%

• Kissen (bei akuten Verspannungen): 3-5x täglich je 16 Minuten, Lendenwirbel-Bereich Stufe 100-150%, Brustwirbel-Bereich Stufe 100%, Halswirbel-Bereich Stufe 25-50%

• Besondere Hinweise zur Anwendung: Beine anwinkeln!

• Hinweise zur Erstreaktionen: keine

Wissenschaftliche Studien:

siehe "Myogelosen", "Ischialgie"

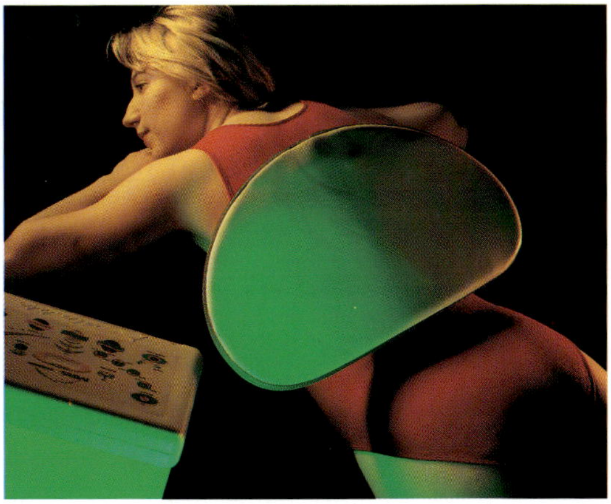

Abb.: Lokale Behandlung der BWS mit Kissen

Ärzteberichte über die Therapie von Hexenschuß und Verspannungen mit MRS

1. Dr. med. Christoph Scherer/Dr. med. univ. Christian Thuile, Zentrum für Energiemedizin, 1080 Wien, Breitenfelderg. 10, Tel. 0043/1/40 666 00

• *Patient R.T., 56 a; Diagnose: "Hexenschuß" (Lumboischialgie), verursacht durch Fahren bei offenem Fenster. MRS-Therapieerfolg: nach drei Behandlungen war der Patient beschwerdefrei.*

2. OA Dr. med. Helmut Ornig, KH der Elisabethinen, Graz

• *Patientin M.G., 55a; Diagnose: Lumbago. Degenerative neurologische Muskeldystrophie, Deckplattenbrüche der BWS und LWS, Gehstörungen, häufig Stürze mit Verstauchungen, Prellungen. Therapie: täglich Einnahme von Analgetika (3-4 Tabletten). MRS-Therapieerfolg: bereits nach der ersten Woche medikamentöse Schmerztherapie auf eine Tablette reduziert.Die Patientin ist praktisch schmerzfrei, sie nimmt keine Medikamente mehr, das Gangbild ist deutlich gebessert (kein Hinken mehr, schnelleres Gehen möglich), subjektives Wohlbefinden.*

Patientenberichte zur Behandlung mit MRS bei Hexenschuß und Verspannungen

1. Dank an Herrn Reinhard Schlag

• *Patientin U.; Diagnose: Hexenschuß. "Die Patientin konnte sich kaum bewegen und war kreidebleich." MRS-Therapieerfolg: Nach zwei Behandlungstagen wurde eine deutliche Verbesserung der Schmerzen beobachtet, nach einer Woche völlige Schmerzfreiheit sowie eine Verbesserung des Schlafvermögens. Die Patientin kann alle Arbeiten wieder schmerzfrei ausführen, jede Nacht durchschlafen und ist morgens ausgeruht. Ihr allgemeines Wohlbefinden ist sehr gut.*

2. Dank an Herrn Karl Garber

• *Patientin T.G., 56 a; Diagnose: Nervenverspannungen, Schmerzen im Schulter-Nackenbereich bis in die Finger, die in der Nacht einschlafen, Wadenkrämpfe bis zu zweimal nächtlich. MRS-Therapieerfolg: Die Nackenverspannungen im Schulter-Nacken-Bereich sind wesentlich besser, keine Wadenkrämpfe mehr, die Finger schlafen in der Nacht nicht mehr ein. Die Kopfschmerzen (Erstreaktion) waren nach einigen Tagen verschwunden.*

• *Patient A.W., 30 a; Diagnose: immer Probleme mit dem Rücken, totaler Arbeitsausfall, Therapeutin stellte Verspannungen und eine Beckenverschiebung fest. MRS-Therapieerfolg:*

"Nach drei Wochen hat sich alles besser entspannt und ich hatte weniger Schmerzen. Nach acht Wochen konnte ich wieder zu 50 % als Maler in der Werkstatt arbeiten, nach weiteren fünf Wochen zu 80 %. Jetzt bin ich schon lange schmerzfrei."

3. Dank an Frau Doris Paunger

• *Patientin B.J., 61 a; Diagnose: Verspannungen im Nackenbereich, akute Bauchschmerzen, Rückenschmerzen, Migräneanfälle, Schulter- und Gelenkschmerzen, Abnützungen der Hals- und Lendenwirbel, Krampfadern, der Allgemeinzustand war sehr schlecht. MRS-Therapieerfolg: "Die akuten Bauchschmerzen sind nach ein paar Tagen besser geworden, nach 14 Tagen war ich beschwerdefrei. Die Verspannungen haben sich gebessert. Bei den Abnützungen in der Hals- und Lendenwirbelsäule verspüre ich eine wesentliche Erleichterung der Schmerzen. Meine Lebensqualität hat sich deutlich gebessert, ich habe wieder Lust zum Arbeiten."*

4. Dank an Frau Verena Singer

• *Patientin M.M., 78 a; Diagnose: Verspannungen im Schulter-Rückenbereich, gesprungene Haut an den Fingerkuppen, starke Wetterfühligkeit, Durchblutungsstörungen, altersbedingte Einschränkung des Bewegungsapparates. MRS-Therapieerfolg: "Die Verspannungen haben sich schnell gelöst, die Beweglichkeit hat sich verbessert. Die Risse an den Fingerkuppen sind nicht mehr aufgetreten. Die Wetterfühligkeit hat sich verbessert, ich fühle mich ausgeglichener. Die Durchblutungsstörungen haben sich stark verringert. Die altersbedingten Einschränkungen haben sich zu einer besseren Lebensqualität gewandelt."*

5. Dank an Frau Gabriele Friedrich

• *Patient E.B., 29 a; Diagnose: Verspannungen im Nacken- und Schulterbereich, Gliederschmerzen, nervöse Unruhe, Schlafstörungen, Kreislaufprobleme, hoher Blutdruck, Kopfschmerzen. MRS-Therapieerfolg: "Ich verspürte bereits bei der ersten Anwendung ein angenehmes Wärmegefühl und Entspannung, meine Kopfschmerzen waren weg. Ich fühle mich ausgeglichener und ruhiger. Meine Schlafstörungen, Kreislaufprobleme und der hohe Blutdruck haben sich normalisiert. Die Verspannungen im Nacken-Schulterbereich sind verschwunden, ebenso meine Gliederschmerzen."*

6. Dank an die Fa. vita.life

• *Patientin F.T.; Diagnose: starke Verspannungen im Schulterbereich, schmerzende Halswirbel, bereits 2 mal Spritzkuren, Kreuzschmerzen nach jeder Tätigkeit, Schlafstörungen. MRS-Therapieerfolg: Nach zweiwöchiger Anwendung bedeutende Besserung der Verspannung, nach zweimonatiger Behandlung schmerzfrei im Schulterbereich, wesentliche Besserung der Kreuzschmerzen. "Ich betreibe Sport - Tennis, Schifahren, Radfahren - ohne Schmerzen. Seit der Anwendung fühle ich mich besonders fit."*

7. Dank an Frau Anneliese Kürzl

• *Patientin L.M., 31 a; Diagnose: permanente Verspannungen im Nacken, Kopfschmerzen (3-4 mal pro Woche), sehr starke Menstruationsbeschwerden, Energielosigkeit. MRS-Therapieerfolg: Verstärkung der Symptome im ersten Monat, nach zweimonatiger Anwendung vollkommen beschwerdefrei. "Meine Lebensqualität hat sich um 200% gesteigert."*

Steckbrief MFT: 80-90% guter bis sehr guter Erfolg, wirkt entspannend, schmerzlindernd

1.14. Ischialgie

Die Ischialgie ist die häufigste Form der Nervenschmerzen (Neuralgie). Als Ursachen für die Beschwerden kommen in Frage: rheumatische Erkrankungen, Bandscheibenvorfall, chronische Verstopfung, Stauung in den Blutgefäßen des Beckens durch Geschwülste, Eierstockentzündungen, Gicht, Zuckerkrankheit, Geschlechtskrankheiten u.v.a.

Die Schmerzen beginnen in der Lenden- und Kreuzgegend, ziehen sich dann über das Gesäß und den hinteren Oberschenkel zur Kniekehle und von dort entlang des äußeren Unterschenkels zum äußeren Fußrand und Fußrücken. Bei ungünstiger Lage, falscher Bewegung sowie bei Kälte oder Druck nehmen die Schmerzen zu. Wird das gestreckte Bein hochgehoben, entsteht aufgrund der Dehnung des betroffenen Beinnervs in der Gesäßgegend ein starker Schmerz. Es ist wichtig, mit der Behandlung frühzeitig zu beginnen. Medikamente bekämpfen nur die Symptome, nicht aber die Ursachen. Wärme wirkt oft schmerzlindernd; Massagen und

Krankengymnastik führen zu einer schnelleren Erholung. Nächtliche Beinpackungen (warmes, feuchtes Tuch um den Unterkörper, Decken darüber) verhelfen zu einem ruhigeren Schlaf ohne Schmerzmittel.

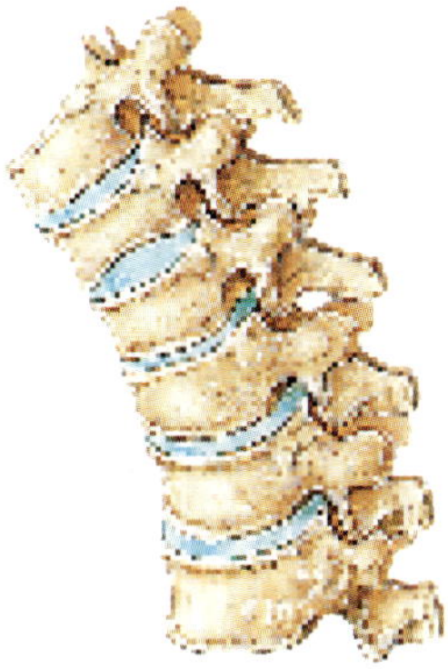

Abb.: Verkrümmung der Wirbelsäule

Wirkung der Magnetfeldtherapie bei Ischialgie: unterstützend, schmerzlindernd, muskelentspannend, durchblutungsfördernd, positiver Einfluß auf das vegetative Nervensystem (der zugrunde liegende Mechanismus ist hier die Hyperpolarisation).

Richtiger Einsatz des MRS bei Ischialgie

- Ganzkörpermatte: 3x täglich je 8 Minuten: morgens Stufe 100% (einschleichend von 25%), mittags Stufe 50%, abends Stufe 10%
- Kissen: 2-3x täglich je 24 Minuten Stufe 150%

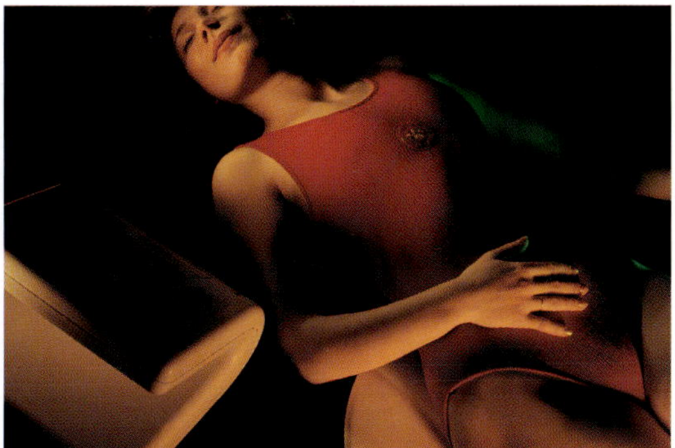

Abb.: Lokale Behandlung bei Ischialgie mit Kissen

- Besondere Hinweise zur Anwendung: Angewinkelte Beine! Vor dem Aufstehen seitlich abrollen.
- Dauer der Behandlung: Erste Erfolge zeigen sich nach 4-6 Wochen, in Ausnahmefällen kann es aber auch länger dauern.
- Hinweise zur Erstreaktion: keine

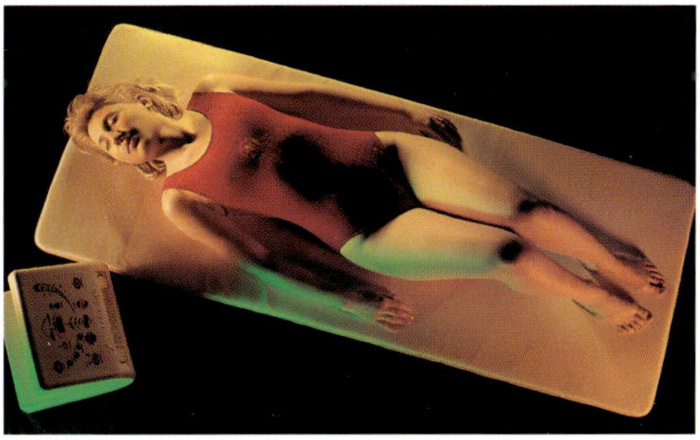

Abb.: Basisbehandlung bei Ischialgie

- Therapieformen, die die MFT unterstützen: muskelrelaxierende Substanzen und Übungen, Akupunktur, Neuraltherapie

Wissenschaftliche Studien über die Behandlung der Ischialgie mit MFT

- D. Foley-Nolan, et al., "Low Energy High Frequency Therapy for Persistent Neck Pain. Double Blind Placebo Controlled Trial", Bioelectromagnetics Society, 12th Annual, 10-14 July 1990, San Antonio. - Diese doppelblinde, placebokontrollierte Studie prüfte den Effekt von niederenergetisch pulsierenden elektromagnetischen Feldern bei Patienten mit anhaltenden Rückenschmerzen. Die Ergebnisse zeigen deutliche Verbesserungen nach einer dreiwöchigen Behandlungsdauer.
- A. Binder, et al., "Pulsed Electromagnetic Field Therapy of Persistent Rotator Cuff Tendinitis. A Double-blind Controlled Assessment", Lancet, 1(8379), 31 March 1984, pp. 695-8. – Studienergebnis: deutliche Verbesserung mit statistischer Signifikanz bei der Behandlung mit MF von Patienten mit Tendinitis.

Ärzteberichte über die Therapie von Ischialgie mit MRS

1. Gesundheitszentrum Wolfgang Kropshofer, Dr. der Chiropraktik, 1080 Wien, Alserstr. 43/8a, Tel. 01/40 373 80

- *Patientin G.C., geb 1929; Diagnose: Seit 11.11.98 brennende Austrahlungsschmerzen von der Lendenwirbelsäule bis in die Ferse rechts. MRS-Therapieerfolg: 18.11.98 Ausstrahlung in die Beine noch leicht vorhanden, Schulter, Arm und LWS sind beschwerdefrei. Am 24.11.98 bekam die Patientin starke Reaktionen: Schmerzen in den Gelenken, LWS-Schmerzen stärkeren Grades sowie Kopfschmerzen. Seit 26.11.98 ist die Patientin beschwerdefrei.*

2. Dr. med. Gunter Zenz, Praktischer Arzt, Graz

• *Patient O.A., 72 a; Diagnose: Beschwerden im LWS-Bereich, Lumbalbeschwerden, degenerativer Bandscheibenschaden. MRS-Therapieerfolg: Die Beschwerden besserten sich bereits in der ersten Woche, keine Schmerzmittel mehr, anhaltender Erfolg.*

3. Krankenanstalt Rudolfstiftung in Wien

• *Patient, 84 a; Diagnose: Lumbalgie (Rückenschmerzen), Beinverkürzung, schwere Coxarthrose (Hüftarthrose). MRS-Therapieerfolg: nach sieben Behandlungen merkliche Besserungstendenz.*

4. Dr. med. Harald Eckardt, Dr. med. Gero Krause, Dr. med. Holger Lorenz, Dr. med. Josef Kapellmann, Orthopäden, Rosenheim

• *Patientin K; Diagnose: Chronisches Lumbalsyndrom, statische Beschwerden beider Beine, Schlafstörungen. MRS-Therapieerfolg: Frau K. gab bereits nach der Hälfte der vorgesehenen Behandlungen Schmerzfreiheit an. Auch die an-gegebenen Schlafstörungen sind derzeit behoben.*

• *Patientin, 33 a; Diagnose: Lumboischialgie (mediolateraler Prolaps L3/L4), zur Zeit wenig Beschwerden. Vorgeschichte: knöchern abgestützter mediolateraler Prolaps L3/L4 vor ca. zwei Jahren computertomographisch nachgewiesen. Weiterhin Juvenile Myklonische Epilepsie mit mehrjähriger Anfallsfreiheit, zur Zeit keine Medikamente. MRS-Bewertung: subjektive Stabilisierung der Beschwerdefreiheit.*

Patientenberichte zur Behandlung mit MRS bei Ischialgie

1. Dank an die Fa. vita.life

• *Patient R.S., 43 a; Diagnose: Ischialagie. MRS-Therapieerfolg: Die Schmerzen sind weg, das Taubheitsgefühl im Bein ist verschwunden.*

2. Dank an Herrn Reinhard Schlag

• *Patientin B.; Diagnose: Starke Hüftschmerzen, sowie Ischialgie mit Taubheit bis ins rechte Bein, Arztbesuche mit zehn schmerzstillenden Spritzen brachten keine Linderung. "Frau B. konnte sich zur ersten Behandlung nur unter starken Schmerzen die Treppen hinaufbewegen. Sie mußte sich mit beiden Händen am Geländer festhalten." MRS-Therapieerfolg: "Schon nach der ersten Anwendung deutliche Besserung. Nach drei Behandlungen nachts Schmerzzunahme im Bereich L4/L5. Am nächsten Morgen war die Patientin schmerzfrei. Nach der fünften Behandlung war das Treppensteigen ohne Schmerzen möglich. Nach der sechsten kann Frau B. ohne sich am Geländer festzuhalten und ohne Schmerzen die Stufen hinauf- und hinuntersteigen. Sie sagt mir, daß sie jetzt sehr gut schlafen kann und sich wohl fühlt, wie seit Jahren nicht mehr."*

3. Dank an Frau Inge Magg

• *Patientin 53 a; Diagnose: Ischiasbeschwerden seit der Schwangerschaft (30 Jahre), Schulter- und Nackenprobleme, Allergie seit 30 Jahren, v.a. an den Händen; beidseitige Achillessehnenentzündung. MRS-Therapieerfolg: Nach zwei Monaten Therapie keine Allergie mehr, die Achillessehnenentzündung war weg, ebenso die Schulter- und Nackenprobleme; die Ischiasbeschwerden für kurze Zeit - nach erneuter Behandlung war der Schmerz gleich wieder weg.*

• *Patient J.K., 54 a; Diagnose: Verspannungen im Nacken- und Schulterbereich, Schwierigkeiten mit dem Ischiasnerv. MRS-Therapieerfolg: Die Schmerzen vom Hüftbereich bis zum Unterschenkel durch den Ischiasnerv sind zum größten Teil weg, die Verspannungen stark gelindert.*

• *Patientin N.J., 39 a; Diagnose: Bandscheibenvorfall mit leichter Fußlähmung und Ischiasschmerzen – drei Wochen ambulante und drei Wochen stationäre Behandlung: starke Schmerzmittel, ca. 40 Infusionen, Akupunkturmassage, Moor-Packung, Unterwassermassage, Einzelheilgymnastik und Elektro-Therapie – keine Besserung. Im Lendenwirbel- und Schulterbereich starke Schmerzen, seit 1996 Schlafstörungen und Depressionen trotz Medikamente. MRS-Therapieerfolg: Nach zweiwöchiger Anwendung keine Schlafstörungen mehr, Depressionen nur noch in längeren Abständen, Schmerzen im Bandscheiben-, Lendenwirbel- und Schulterbereich treten immer seltener auf, die linke Fußlähmung ist verschwunden, und die*

Ischiasschmerzen sind immer seltener zu spüren. "Die Medikamente konnte ich nach einem Monat Magnetfeldtherapie absetzen."

Steckbrief MFT:
80% guter bis sehr guter Erfolg

1.15. Karpaltunnelsyndrom (KTS)

Beim Karpaltunnelsyndrom wird auf den Medianerv im Muskelknochenkanal (Tunnel) des Handgelenks ein Druck ausgeübt. Die Schmerzen entstehen dadurch, daß durch ständig wiederholte Bewegungen des Handgelenks das Gewebe um den Mediannerv anschwillt und auf den Nerv drückt. Sie treten meist nachts auf und sind von Gefühlsstörungen (Kribbeln, Taubheitsgefühl) im Ausbreitungsgebiet des betroffenen Nerven begleitet. Ursachen für das KTS können auch Verletzungen der Handwurzel oder eine Entzündung der Sehnenscheiden sein. Die Therapie besteht in einer Ruhigstellung oder Operation.

Wirkung der Magnetfeldtherapie beim Karpaltunnelsyndrom:

abschwellend, muskelentspannend, schmerzlindernd, nervenstimulierend, unterstützend

Richtiger Einsatz des MRS beim Karpaltunnelsyndrom

- Kissen oder Stab: 3-4x täglich je 16 Minuten Stufe 150-200% (Stab bis Stufe 400%), am Handgelenk

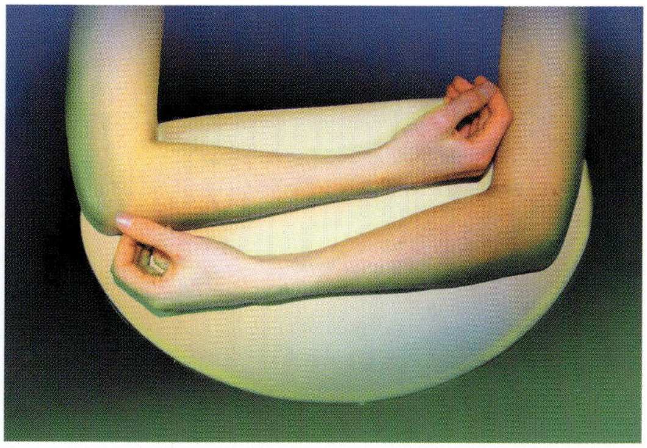

Abb.: Lokale Behandlung bei Karpaltunnelsyndrom

- Besondere Hinweise zur Anwendung: Schonhaltung der Hand und des Unterarms einnehmen!
- Hinweise zur Erstreaktion: In ca. 2% der Fälle ist eine Erstreaktion zu erwarten.
- Therapieformen, die die MFT unterstützen: Enzyme und andere abschwellende Maßnahmen, Akupunktur und Neuraltherapie.

Wissenschaftliche Studien über die Behandlung des Karpaltunnelsyndroms mit MFT

- M.J. McLean, et al., "Treatment of Wrist Pain in the Work Place with a Static Magnetic Device – Interim Report of a Clinical Trial", Second World Congress for Electricity and Magnetism in Biology and Medicine, 8-23 June 1997, Bologna, Italy. - Diese doppelblinde, placebokontrollierte Studie untersucht die Effekte der Magnetfeldbehandlung beim Karpaltunnelsyndrom. Die Ergebnisse zeigen eine deutliche Linderung der Schmerzen bei gleichzeitiger Nebenwirkungsfreiheit.

Ärzteberichte über die Therapie vom Karpaltunnelsyndrom mit MRS

1. Dr. med. Andrea Leute, Überlingen

- *Patient R.K., 42 a; Diagnose: Seit mehreren Jahren Karpaltunnelsyndrom rechts, das unter stärkerer handwerklicher Tätigkeit nächtliche Schmerzen und Kribbelparästhesien in der Hand verursacht, zuletzt während zwei Wochen baulicher Maßnahmen jede Nacht. MRS-Therapieerfolg: Jetzt treten die Symptome insgesamt nur vier mal innerhalb von 14 Tagen auf.*

Patientenberichte zur Behandlung mit MRS beim Karpaltunnelsyndrom

1. Dank an die Fa. vita.life

- *Herr L.L., 58 a; Diagnose: seit zwei Jahren Karpaltunnelsyndrom. "Ich will nicht operieren und möchte meinen Beruf (LKW-Fahrer) weiter ausüben. Bis ich das MRS einsetzte wurde ich jede Nacht wach und konnte vor Schmerzen oft gar nicht mehr einschlafen." MRS-Therapieerfolg: "Seit acht Wochen behandle ich nun mit MRS und die Beschwerden sind deutlich geringer geworden, ich schlafe wieder durch."*

Steckbrief MFT:
60% guter bis sehr guter Erfolg

1.16. Knieverletzung

Das Knie besteht aus vielen beweglichen Teilen, die alle auf verschiedene Arten beeinträchtigt werden können. Verletzungen treten besonders bei sportlichen Aktivitäten immer wieder auf. Man unterscheidet zwischen Verletzungen am Meniskus, die z.B. durch einen Sturz mit verdrehtem Knie zustande kommen, und Verletzungen der Bänder, Sehnen und der Kapsel (siehe Sportmedizin).

Wirkung der Magnetfeldtherapie bei Knieverletzungen: durchblutungsfördernd, schmerzlindernd und muskelentspannend (durch Hyperpolarisation)

Richtiger Einsatz des MRS bei Knieverletzungen

- Ganzkörpermatte: 1-2x täglich je 8 Minuten: morgens Stufe 100% (einschleichend von 10%), abends Stufe 25% (einschleichend von 10%)
- Kissen: 2-3x täglich je 24 Minuten Stufe 150%, örtlich am Knie mit möglichst engem Kontakt
- Besondere Hinweise zur Anwendung: Knie vor dem Aufstehen leicht schwingend (ohne Belastung) pendeln lassen.
- Hinweise zur Erstreaktion: Bei chronischen Kniebeschwerden kommt es in ca. 10% der Fälle zu einer kurzen Schmerzintensivierung (Einschleichen!).

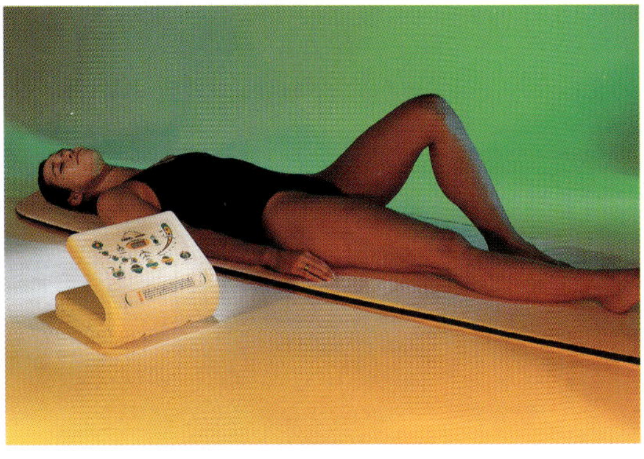

Abb.: Basisbehandlung bei Knieverletzungen

- Therapieformen, die die MFT unterstützen: Enzyme, Akupunktur, Neuraltherapie, Laser, Ultraschall, Homöopathie, Glucosaminsulfat, Haifischknorpelextrakte

Wissenschaftliche Studien über die Behandlung der Knieverletzung mit MFT

- Eine Studie mit dem MRS 2000 + med im Klagenfurter Landeskrankenhaus zeigt eine deutliche Verbesserung der Schmerzsymptomatik bei Patienten mit Knieproblemen.

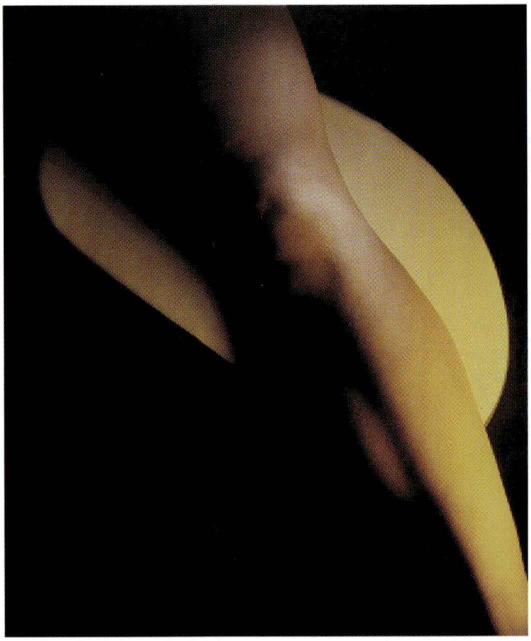

Abb.: Lokale Behandlung des Knies mit Kissen

- G. Annaratone, et al., "Magnetotherapy in Clinical and Ambulatory Practice", Minerva Med, April 1983, pp. 823-33. - Diese Studie demonstriert die positiven Effekte der MFT bei verschiedenen orthopädischen Problemen in einem Rückblick der letzten 10 Jahre an über 350 Patienten.

Ärzteberichte über die Therapie von Knieverletzungen mit MRS

1. Dr. med. Annegret Wennig, FÄ für Allg. Med./Sportmedizin, Erfurt

- *Patient E.V., 36 a; Diagnose: 18.9.98 rez. Kniebeschwerden. MRS-Therapieerfolg: 21.9.98: das Kniegelenk ist besser, aber insgesamt Schmerzen in allen großen Gelenken. 25.9.98: die Beschwerden im Kniegelenk sind weg, geringe Restbeschwerden im Hüftgelenk links und rechts, keine Medikamente mehr. Der Patient ist mit der Behandlung sehr zufrieden.*

2. Dr. med Christoph Scherer/Dr. med. univ. Christian Thuile, Zentrum für Energiemedizin, 1080 Wien, Breitenfelderg. 10, Tel. 0043/1/40 666 00

• *Patientin S.W., geb. 1921; Diagnose: Kniegelenksschmerzen links. Ergebnis der Sonographie: 2 mm große Bakerzyste. MRS-Therapieerfolg: im Verlauf der Therapie Abnahme der Schmerzempfindlichkeit und –häufigkeit, nach ca. drei Behandlungen Verlagerung der Schmerzen in die Wade, nach der letzten Behandlung schmerzfrei, bis heute.*

• *Patientin B.W., 42 a; Diagnose: Seit 1990 rez. Schmerzen im linken Knie, besonders nach Belastung und bei gebeugtem Gelenk, 1992 Tumor entfernt - Angio-Fibro-Myom. In den folgenden Jahren traten immer wieder Beschwerden bei Belastungen, wie z.B. Bergwandern, Turnen usw., im Kniegelenk auf. MRS-Therapieerfolg: Nach zehn Tagen Behandlung kaum noch Beschwerden im Kniegelenk, sodaß auch größere Bergwanderungen problemlos gemacht werden konnten.*

Patientenberichte zur Behandlung mit MRS bei Knieverletzungen

1. Dank an Frau Dagmar Weißenbacher

• *Patient A.W., 58 a; Diagnose: Nach einer Meniscusoperation mit Knorpelschaden Mitte März 96 sechs Wochen Belastungsverbot (Krücken), Probleme mit Cholesterinwerten und Übergewicht, zeitweise starke Kreuzschmerzen – mit Spritzen vom Arzt therapiert. MRS-Therapieerfolg: Anfang Mai bereits Bergtouren begonnen (große Strecken mit 8–10 Stunden Gehzeit), Leistungsnachweis beim Radfahren: trotz extremer Belastungen nie wieder Knieschmerzen bekommen, keinen Muskelkater mehr. Die Cholesterinwerte haben sich gebessert. "Ich bin auch etwas schlanker geworden."*

2. Dank an Frau Christina Glausch

• *Patient I.C., 64 a; Diagnose: seit Jahren zeitweise starke Schmerzen in den Knien und Hüften. MRS-Therapieerfolg: Durch die Anwendung (ca. 5 mal täglich) sind die Schmerzen fast weg.*

3. Dank an die Fa. vita.life

• *Patientin T., 48 a; Diagnose: Schmerzen im Knie links, in der Hals- und Lendenwirbelsäule sowie im rechten Schulterblatt, Wechselbeschwerden, Herzrhythmusstörungen. MRS-Therapieerfolg: 1. Woche: heftige Reaktionen in allen Bereichen außer im Knie, nach drei Tagen deutliche Besserung. 2. Woche: immer noch Kurreaktionen außer in der Hand. 3. Woche: spürbare Besserung der HWS; 6-7. Woche: HWS viel besser, LWS viel besser, Knie ganz in Ordnung, Schulter noch nicht ganz, aber viel besser. Handgelenk ganz in Ordnung. Fast keine Herzrhythmusstörungen mehr.*

4. Dank an Frau Angela G. Boykow

• *Patient Dr. E.B., 49 a; Diagnose: starke Knie- und LWS-Beschwerden, besonders bei Belastungen wie Treppensteigen. MRS-Therapieerfolg: Die Wirbelsäule ist wieder fast frei beweglich, kaum noch Schmerzen. Die Kniebeschwerden sind leichter, allerdings noch Schmerzen beim Treppensteigen mit schwerer Tasche. Schilaufen ist wieder möglich.*

5. Dank an Herrn Ludwig Müller

• *Patientin K.J., 58 a; Diagnose: Seit ca. fünf Jahren starke Kreuzschmerzen und Beschwerden im Knie. "Ich konnte kaum noch Treppensteigen. Ich mußte verschiedene Therapien machen, die aber nur kurzzeitige Besserung brachten." MRS-Therapieerfolg: "Die Knieschmerzen haben sich nach fünf Wochen gebessert, ich kann auch wieder Stiegensteigen. Nach einem Jahr waren die Knieprobleme total weg und ich konnte sämtliche Schmerztabletten absetzen, die ich vorher in großer Anzahl einsetzen mußte. Heute ist mein Allgemeinzustand sehr gut, und ich kann wieder alle Arbeiten verrichten."*

7. Dank an Frau Beate Martina

• *Patientin I.G., 63 a; Diagnose: Seit 1993 starke Schmerzen im rechten Knie, Migräneanfälle mit Erbrechen, oftmalig Angina mit starken Schmerzen; mit 22 Jahren rheumatische Beschwerden, häufige Augenentzündungen. MRS-Therapieerfolg: Ab der sechsten Woche Schmerzverringerung, jetzt schmerzfrei.*

• *Patient H.P., 93 a; Diagnose: Seit vielen Jahren (ca. 80 Jahre!) links Knieschmerzen. MRS-Therapieerfolg: "Ich schlafe gut, die Schmerzen im linken Knie sind sehr zurückgegangen. Ich habe mehr Energie und Lebensfreude. Mein Gesundheitszustand hat sich weitgehend stabilisiert."*

Steckbrief MFT:
80-85% guter bis sehr guter Erfolg

ORTHOPÄDIE

1.17. Knochenbruch

Das Skelett des Menschen besteht aus mehr als 200 Knochen. Knochen sind äußerst stabil - so hält ein Oberschenkelknochen problemlos einen Druck von 1,5 Tonnen aus, das Schienbein vermag sogar das zwanzigfache des gesamten Körpergewichtes zu tragen. Es müssen also erhebliche Kräfte einwirken, bis ein Knochen bricht. In seinem Inneren besteht ein Knochen aus zahlreichen winzigen Streben und Stützpfeilern, sog. Trabekeln,

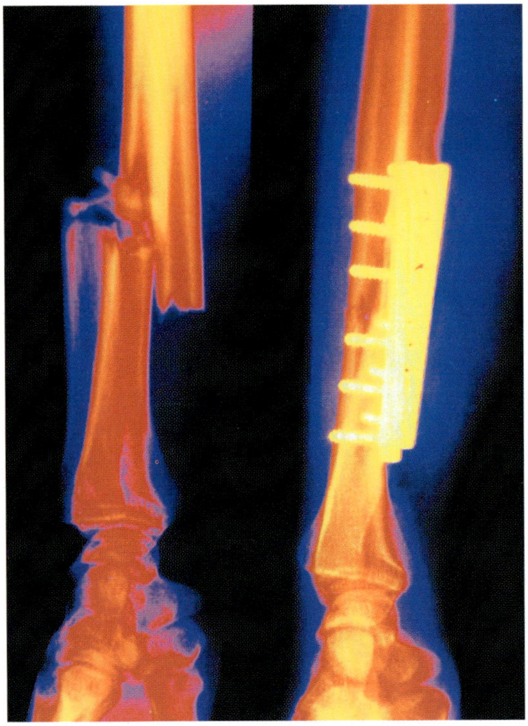

Abb.: Knochenbruch

die die auf das Knochengewebe einwirkenden Druck- und Biegungskräfte gleichmäßig verteilen. Die Trabekeln verleihen dem Knochen seine enorme Festigkeit und seine hohe Elastizität.

Die Verknöcherung des Skelettes ist erst gegen Ende der Pubertät abgeschlossen. Einen Knochenbruch im Kindesalter, bei dem die Knochenhaut nicht durchbrochen wird, nennt man Grünholzfraktur. Charakteristisch für jeden Knochenbruch sind Schmerzen, Schwellungen, Kraftverlust, abnormale Bewegungsmöglichkeiten und ein reibendes Geräusch der Knochenteile. Als Komplikation können Infektionen, Beschädigungen von Nerven, Blutgefäßen oder die Verletzung von inneren Organen auftreten.

Ein gebrochener Knochen wird eingerichtet und fixiert. Früher stellte man den Knochen nach einem Bruch ruhig; heute weiß man, daß die Ruhephase möglichst kurz sein sollte.

Damit die Heilung rascher erfolgen kann, wird in bestimmten Fällen der Knochen genagelt, geschraubt, mit Platten fixiert und verdrahtet sowie zusätzlich mit Knochenzement und künstlichen Spänen stabilisiert. Es gibt über 100 verschiedene Arten von Knochenbrüchen.

Ist einmal ein Bruch aufgetreten, so setzt ein Prozeß ein, den man Frakturheilung nennt und der zu den Wundern der menschlichen Natur zählt. Bei der Heilung eines Bruches bildet sich nämlich ein sogenannter Kallus, ein Ersatzgewebe, dessen endgültige Struktur erst nach etwa 60 Tagen erreicht ist. Dieser Wulst ist lebenslang auf dem Röntgenbild erkennbar; manchmal kann man ihn auch durch die Haut fühlen.

Magnetfelder können einen Gips problemlos durchdringen und auch bei Brüchen mit Nägeln und Draht ohne Bedenken eingesetzt werden.

Wirkung der Magnetfeldtherapie beim Knochenbruch: fördert die Kallus-, also Knochenneubildung, beeinflußt das Nebenschilddrüsenhormon PTH und hemmt damit die Kalziumausscheidung aus dem Knochen. Piezoelektrische Effekte spielen eine tragende Rolle.

Richtiger Einsatz des MRS beim Knochenbruch

- Kissen: 3-5x täglich je 24 Minuten mit 200-400%, am Ort des Bruches
- Dauer der Behandlung: Nach spätestens acht Wochen sollte ein Kallus am Röntgenbild erkennbar sein. Bei schlechtheilenden Knochenbrüchen kann die Therapiezeit durchaus

sechs bis neun Monate dauern (Pseudoarthrosen).

• Hinweise zur Erstreaktion: keine

• Therapieformen, die die MFT unterstützen: Enzyme, Heilkräuter (Ackerschachtelhalmextrakt)

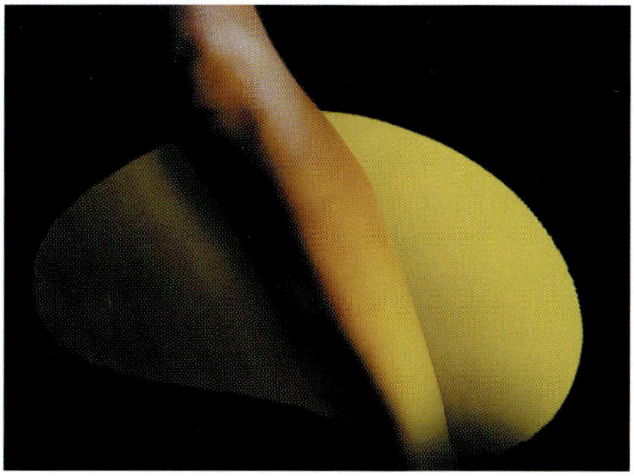

Abb.: Lokale Behandlung bei Knochenbruch

Wissenschaftliche Studien über die Behandlung der Knochenbrüche mit MFT und zum Thema Knochenwachstum

Knochenbrüche und Knochenwachstum sind eindeutig das besterforschte Gebiet der Magnetfeldtherapie. Alleine in unserer IGEM-Zentrale liegen an die 800 klinische Studien zu diesem Thema vor. Es ist unmöglich, diese Datenvielfalt in diesem Buch gänzlich zu verarbeiten. Wir versuchen, einen aktuellen Querschnitt zu bieten.

• Im Landeskrankenhaus in Graz läuft zur Zeit eine Studie zum Thema Grünholzfrakturen bei Kindern in der Behandlung mit MRS 2000 + med. Die ersten Ergebnisse sind sehr positiv.

• M. Quittan, et al., "Neuindikation bekannter Therapieverfahren: Magnetfeld", Universitäts-Klinik für Physikalische Medizin und Rehabilitation, AKH Wien.,1998, ÖZPMR. - Der Autor analysiert 22 randomisierte, kontrollierte, doppelblinde Studien im Zusammenhang mit gestörter und normaler Knochenheilung. Das Resultat: In Bezug auf die Knochenheilung kann die Wirksamkeit des therapeutisch gepulsten Magnetfeldes als bewiesen betrachtet werden.

• G. Fischer et al., "Improved fracture healing and changes in biochemical blood parameters in rabbits after artificial femurosteotomy in a low frequency magnetic field", Universität Graz, 1998. - Diese Einfachblindstudie an Hasen konnte zeigen, daß die Kallusbildung gegenüber der Kontrollgruppe extrem verbessert war (Beobachtung der alkalischen Phosphatase, der kreatinin Kinase und der Kallusbildung unter CT.)

• K. L. Grace, et al., "The effects of pulsed electromagnetism on fresh fracture healing: osteochondral repair in the rat femoral groove", Department of Orthopedics, UMDS, London Orthopedics 1998 March, 21(3), pp. 297-302. - Diese Studie zeigt, daß pulsierende elektromagnetische Felder eine frühe Gefäßreaktion bei der Knochen- und Wundheilung bewirken und somit die Knochenbildung fördern.

• G. Borsalino, et al. "Electrical stimulation of human femoral intertrochanteric osteotomies. Double-blind study", Department of Orthopaedics and Traumatology, Montecchio Hospital, Reggio Emilia, Italy. Clen Orthop (237), pp. 256-63.- Niederfrequente pulsierende elektromagnetische Felder zeigen in dieser doppelblinden Studie an 32 Patienten unter Röntgenkontrolle und Vermessung der Kallusdichte eine statistisch signifikante Verbesserung der Knochenheilung (auch nach der Operation).

• G. B. Holmes Jr., "Treatment of delayed unions and nonunions of the proximal fifth metatarsal with pulsed electromagnetic fields", University Orthopaedics, Chicago. Foot-Ankle-Int. 1994. - Diese Studie zeigt, daß pulsierende elektromagnetische Felder eine wirksame Alternative in der unterstützenden Behandlung von schlecht heilenden Knochenbrüchen darstellen.

• A.T. Barker, "Pulsed magnetic field therapy of tibial non-union. Interim Results of a Double-blind Trial", Sheffield University, 1984, Lancet.- Die aktive Magnetfeldgruppe zeigte eine 87%ige Erfolgsrate.

• C.A. Basset, "Beneficial effects of electromagnetic fields", Journal of Cellular Biochemistry 51(4), 1993 April, pp. 387-93. - Diese Studie untersucht unter anderem die Auswirkung der MFT auf komplizierte Knochenbrüche, die nicht im Rahmen des natürlichen Genesungsprozesses abheilen.

Ärzteberichte über die Therapie von Knochenbrüchen mit MRS

1. Dr. med. Christoph Scherer/Dr. med. univ. Christian Thuile, Zentrum für Energiemedizin, 1080 Wien, Breitenfelderg. 10, Tel. 01/40 666 00

• *Patient O.O., 26 a, Sportstudent, Fußball-Halbprofi und Schilehrer; Diagnose: Beim Beachsoccer-Turnier in der Halle am 5.12.1998 Zusammenstoß und Schienbeinfraktur rechts. Operation am 5.12. mit Titan-Unterschenkelmark-Verriegelungsnagel (2 Schrauben proximal und 2 Schrauben distal). Entlassung aus dem Krankenhaus 10 Tage später, 4 Wochen Krücken. Ab dem 11. Tag nach der Operation MFT. MRS-Therapieerfolg: rascher Rückgang der Schwellung, nach einer Woche Schmerzfreiheit, nach acht Wochen vorsichtiges Schifahren mit Einbeinbelastung (gesundes Bein) möglich. "Der Therapieerfolg gilt als klinische Sensation."*

2. Dr. med. Gerhard Antensteiner, Arzt für Allgemeinmedizin, Kindberg

• *Patient, 10 a; Diagnose: komplizierte Ellbogenfraktur. Nach konservativer Versorgung Beweglichkeit im Ellbogengelenk auf ca. 20% eingeschränkt. Nach aufwendiger Physiotherapie kaum eine Verbesserung der Beweglichkeit. MRS-Therapieerfolg: Es konnte in kurzer Zeit eine wesentliche Verbesserung der Beweglichkeit erzielt werden, und die bis dato vorhandenen Schmerzen verschwanden fast vollständig.*

• *Patient H.W., 48 a; Diagnose: Trümmerbruch rechtes Fersenbein: nach über zwei Jahren noch Schwellung und Bewegungsschmerz beim Treppensteigen. MRS-Therapieerfolg: Bereits nach wenigen Tagen deutlich verbesserte Beweglichkeit, inzwischen nahezu schmerzfrei, keine Schwellung mehr, erhöhte Belastung wieder möglich, Narbe wurde zunehmend heller und zarter, deutliche Verbesserung des Wohlbefindens.*

3. Dr. med. Othmar Rainer, Praktischer Arzt, Graz

• *Patientin, 51 a; Diagnose: Fractura Antebrachialis sin.(Unterarm links). Im Akut-Spital wurde eine AO-Verplattung des Radius durchgeführt. Wegen überschießender Kallusbildung kam es zu einem Brückenkallus zwischen Elle und Speiche. Eine neuerliche operative Revision war erforderlich. In weiterer Folge schlechte Knochenheilungstendenz. Unbefriedigende Mineralisierung bzw. Entwicklung einer Sudeck´schen Dystophie und pochende Schmerzen besonders in den Abendstunden. Trotz wochenlanger Kalzium-Therapie keine wesentliche Besserung. MRS-Therapieerfolg: "Auf mein Anraten entschloß sich die bereits verzweifelte Patientin zu einer Magnetfeldtherapie. Nach 30 Sitzungen kam es zu einer ausgezeichneten Bruchkonsilidierung der Elle bzw. Mineralisation der Fraktur an Elle und Speiche. Die Schmerzen waren nach acht Sitzungen wie weggeblasen. Da staunte selbst der behandelnde Chirurg."*

• *Patient; Diagnose: Beidseitige Rippenfraktur. MRS-Therapieerfolg: Es kam in einem Zeitraum von ca. drei Wochen zu einer völligen Schmerzfreiheit ohne zusätzliche Therapie. Nach den Erfahrungswerten ist das um 30-40 % schneller als mit jeder anderen Therapieform.*

4. Dr. med. Michael Pommer, Facharzt für Orthopädie und Orthopädische Chirurgie, Graz

• *"Die Magnetfeldtherapie hat sich hervorragend in meiner Praxis bewährt. Bei Knochenbrüchen ist der Heilungserfolg wesentlich verbessert. Prothesenlockerungen können wieder gebessert werden. Bei Osteoporose und Arthrose gibt es durch die zellregenerierende, entzündungshemmende und durchblutungsfördernde Wirkung ausgezeichnete Therapieerfolge.*

5. Dr. med. dent. Monika Harrer, Heideck

• *Patient F.M, 24 a; Diagnose: Ermüdungsfraktur im Tibiakopf beidseitig. Im Bereich der Tibia (Schienbein) große Schmerzen (Stechen), Entzündung in der Wadenmuskulatur, in den Sehnenansätzen und der Achillessehne. MRS-Therapieerfolg: Schmerzen im Bereich der Ermüdungsbrüche stark vermindert, Muskulatur hat sich wieder normalisiert, die Entzündungen in den anderen Bereichen sind fast weg.*

6. Dr. med. Lutz Ammerer

• *Patientin, 30 a; Diagnose: Sturz auf den rechten Unterarm mit typischer bajonettartiger Fehlstellung: Trümmerfraktur. MRS-Behandlungser-*

folg: Nach 20 Behandlungen ist eine hervorragende Kallusbildung zu erkennen, die Operation und Fixateur-Applikation erübrigte sich, die Hand ist bei achsengerechter Stellung wieder voll belastbar.

7. Ein Studienbericht der Universitätsklinik für Kinderchirurgie Graz (Vorstand: Prof. Dr. M. E. Höllwarth) mit dem MRS

Alle im folgenden angeführten Kinder und Jugendlichen wurden mit Magnetfeldtherapie zu Hause nach ausführlichem ärztlichen Aufklärungsgespräch, Einholung einer Einverständniserklärung und physiotherapeutischer Einschulung des Kindes und zumindest eines Elternteiles sowie unter Fortführung der ambulanten Physiotherapie behandelt.

- *Patient; W.S., Mädchen, 10 Jahre: Geschlossene Unterarmgrünholzfraktur in Schaftmitte mit partieller Konsolidationsstörung, Magnetfeldtherapie zum Schutz vor einer Refraktur, da Frakturspalt bei konservativer 5-wöchiger Gipsbehandlung nur partiell durchbaut wurde. Nach Gipsabnahme Beginn mit Magnetfeldtherapie wegen unvollständiger Bruchheilung. Unter 2-monatiger Magnetfeldtherapie zirkuläre Kallusausbildung, Magnetfeldtherapie wurde problemlos zu Hause von Mutter angewendet, Kind empfand Therapie als angenehm. Das Mädchen stürzte kurz nach Therapieende erneut und zog sich eine neue Fraktur an der gleichen Speiche, diesmal aber an anderer Stelle zu. Auch Mutter (Ärztin) überzeugt, daß durch Therapie die Refraktur (an der alten Stelle) höchstwahrscheinlich verhindert wurde.*

- *Patient; H. S., 13 Jahre, Mädchen: Geschlossene Unterschenkelfraktur mit massiver Weichteilkontusionierung (Fußgängerunfall). Nach operativer Frakturversorgung mit Fixateur externe und intramedullärer Markschienung verzögerte Bruchheilung mit Übergang in beginnende Ausbildung einer hypertrophen Pseudarthrose mit unschöner Auftreibung des Unterschenkels im Bruchbereich. An dieser Stelle Beginn mit Magnetfeldtherapie, innerhalb von 3 Monaten kam es unter laufender Magnetfeldtherapie zum stabilen Durchbau der Fraktur. Das Mädchen gab ein spürbares Ziehen im Frakturbereich an, wenn die Magnetfeldtherapie angewandt wurde. Der Unterschenkel hatte bei Therapieende wieder seine gewohnte Form angenommen.*

- *Patient; S. K., 10 Jahre, Mädchen: Nach einem Unterarmbruch in Schaftmitte (Kind wurde von Ziege umgestossen) innerhalb weniger Monate neuerlicher Bruch an gleicher Stelle, dieser wurde operativ mit Markschienung beider Unterarmknochen versorgt, wobei an der Ulna eine offene Reposition wegen Verödung des Markraumes erforderlich war. Postoperativ an der Ulna verzögerte Bruchheilung bei liegender Markschiene. Gipsfreie Nachbehandlung, postoperativ nach 6 Wochen Beginn mit Magnetfeldbehandlung. Bereits 1 Monat später deutlich erkennbarer Frakturdurchbau an der Elle, Magnetfeldbehandlung noch für etwa 4 Wochen weitergeführt, dann ausreichender Frakturdurchbau. Schisport und Ballett erlaubt, mit Metallentfernung wurde aus fam. Gründen noch 6 Monate zugewartet. Zu diesem Zeitpunkt freie Unterarm- und Hand-Beweglichkeit, Schmerzfreiheit und Sportfähigkeit. Derzeit 6 Monate nach Metallentfernung, Familie insgesamt mit Ergebnis sehr zufrieden.*

- *Patientin; S. N., 16 Jahre, Mädchen: Als Mopedsozius bei Verkehrsunfall verletzt. 3. gradig offene Unterschenkelmehretagenfraktur mit Tibiaplateaufraktur, Gefäß- und Nervenverletzungen und Kompartmentsyndrom. Versorgung mit Gefäßrekonstruktion, Fixateur externe, Fragmentverschraubung, Fasciotomie, Gastrocnemiuslappenplastik, Spalthauttransplantation und Spongiosaplastik (im Bereich der distalen Tibia-Trümmerfrakturzone). Wegen verzögerter Frakturheilung im Bereich der distalen Trümmerfraktur Beginn mit Magnetfeldtherapie 3 Monate nach dem Trauma bei liegendem Fixateur externe. Zarte Kallusüberbrückung im Frakturbereich distal nach 6 Monaten (p. Trauma) erkennbar. Magnetfeldtherapie durch insgesamt 3 Monate. Die Patientin gab während der Magnetfeldtherapieanwendung ein spürbares Ziehen im distalen Frakturbereich an. Geht neun Monate nach dem Unfall zügig und schmerzfrei mit Peroneausschiene und beginnt derzeit mit neuer Lehre.*

- *Patient; E. S., 12 Jahre, Mädchen: Im Alter von 12 Jahren Osteochondritis dissecans der Talusrolle. Das osteochondrale Fragment wurde vor 2 Jahren operativ entfernt und Bridiebohrungen vorgenommen. Entlastung durch 3 Monate postoperativ und anschließend Teilbelastung. Radiologisch weiterer Durchbau im folgenden Jahr, aber ständige Belastungsschmerzen. Im Jänner 1999 Beginn der Magnetfeldtherapie, wird bisher gut vertragen.*

- *Patient; C. M., 7 Jahre, Knabe: Im September 1998 Sturz auf Strasse. Er erlitt eine proximale Radiusgrünholzfraktur mit geringer Fehlstellung. Ruhigstellung mit Oberarmgips durch 4 Wochen. Wegen teilweiser knöcherner Konsolidierungsstörung im Frakturbereich Anlage eines Softcastgipses für weitere 1,5 Wochen, dieser wurde vom Kind selbst abgenommen. Magnetfeldbehandlung begonnen, da Bruchspalt nach Gipsabnahme noch immer teilweise einsehbar war. Ein Monat später Frakturbereich gleichmäßig durchgebaut, Beendigung der Magnetfeldtherapie, Turnen erlaubt.*

- *Patient; E. B., 10 Jahre, Mädchen: Im Sommer 1998 III° offene Unterarmmehrfachfraktur und Mehrfachverletzung infolge Verkehrsunfall. Initiale Versorgung nach Gefäß/Nervenrevision und Debridement mit Fixateur externe am Unterarm, Transfixation des distalen Radioulnargelenkes wegen Epiphysenlösung des distalen Radius und Luxation im Radioulnargelenk. Passagere Defektdeckung mit EpigardR und nach Nachdebridement Versorgung der proximalen Unterarmdefektverletzung mit freiem, mikrovaskulären Scapulalappen (mit parascapulärer Erweiterung als Ersatz für das fehlende Periost der Ulna im Bereich der offenen Ulnafraktur). Gleichzeitige Spongiosaanlagerung im Bereich der Ulnafraktur. Metallentfernung und Abnahme des Fixateur externe nach 3 Monaten, kurz darauf Refraktur im Bereich der Spongiosaplastik an der ursprünglichen Ulnafrakturstelle. Versorgung mit Elastisch-Stabiler-Markschienung (Titanschiene) der Ulna und Einleitung der Magnetfeldtherapie wegen verzögerter Frakturkonsolidation der Ulnarefraktur. Seither zunehmende knöcherne Durchbauung der Refraktur. Das Kind konnte bereits 1 Woche nach Einbringen der Markschiene beschwerdefrei die Schule besuchen und kann derzeit bereits wieder mit der verletzten Hand beschwerdefrei schreiben. Die Magnetfeldbehandlung wurde zu Hause problemlos durch 3 Monate durchgeführt, die Refraktur zeigte in diesem Zeitraum einen fortschreitenden knöchernen Durchbau. Die Entfernung der Markschiene ist in den kommenden Sommerferien geplant.*

- *Patient: L. A., 9 Jahre, Mädchen; Vor 13 Monaten Sturz auf rechte Hand mit distaler, geschlossener, meta/diaphysärer Unterarmfraktur, welche mit Oberarmgips durch 5 Wochen behandelt wurde. Bei Gipsabnahme Frakturspalt noch zum Teil einsehbar. 2 Wochen nach Gipsabnahme beim Spielen auf einer Rutsche auf die Hand gestürzt und Refraktur erlitten. Neuerliche Behandlung mit Unterarmgips durch 5 Wochen, nach 3,5 Wochen Gipsbehandlung Frakturspalt noch deutlich einsehbar. Deshalb Einleitung einer Magnetfeldbehandlung und Empfehlung, beim Spielen im Freien nach Gipsabnahme weiterhin noch eine Inline-Skater-Handstütze am verletzten Arm zu tragen. Bei Nachkontrolle nicht mehr einsehbar, das Kind beschwerdefrei – die Inline-Skater-Handstütze braucht daher nicht mehr getragen werden und die Teilnahme am Sport wurde wieder erlaubt. Seither keine weitere Fraktur.*

- *Patient: B. A., 6 Jahre, Knabe; Unterarm-Grünholzbruch im Übergangsbereich zwischen mittlerem und proximalem Drittel, im auswärtigen Krankenhaus in örtlicher Betäubung eingerichtet und mit Unterarmspaltgips versorgt. Nach 4 Wochen unvollständige Kallusüberbrückung trotz guter Frakturstellung. Es wurde eine weitere 2-wöchige Oberarm-Gipsbehandlung angeschlossen, dann Gipsabnahme. Drei Monate später Refraktur nach Sturz beim Fußballspiel. Reposition in Narkose und Anlage eines Oberarmgipses für die Dauer von 6 Wochen. Bei Gipsabnahme wiederum unvollständiger Kallusdurchbruch an der Ulna, deshalb Einleitung der Magnetfeldtherapie. Nach 6 Wochen ausreichende, zirkuläre Kallusbildung an der Ulnafrakturstelle, freie Beweglichkeit in Hand- und Ellbogengelenk, Beendigung der Therapie.*

Patientenberichte zur Behandlung mit MRS beim Knochenbruch bei Kindern und Jugendlichen

1. Dank an Herrn Ludwig Müller

- *Patient K.J., 58 a; Diagnose: Doppelter Knöchelbruch, 14 Tage Spital, anschl. vier Wochen Gehgips. Immer noch starke Schmerzen durch Schrauben und Platten. MRS-Thera-*

pieerfolg: "Durch die hervorragende Heilung nach der Anwendung konnten die Schrauben sechs Monate früher entfernt werden. Ab Behandlungsbeginn war kein Spitalaufenthalt mehr notwendig. Ich konnte sämtliche Schmerztabletten absetzen, die ich vorher in großen Mengen einsetzen mußte. Der Knöchel ist wieder sehr gut und ich kann alle Arbeiten verrichten."

2. Dank an Herrn Ewald P. Müller

• *Patientin F.M., 27 a; Diagnose: Bruch des linken Mittelhandknochens, Blutfette sehr hoch, Eiweiß im Blut sehr hoch, Schilddrüsenunterfunktion und –knoten, starke Skoliose der gesamten Wirbelsäule, schmerzende Kaiserschnitt-Narbe. MRS-Therapieerfolg: Der Bruch ist sehr gut verheilt. Bereits nach drei Wochen konnte der Gips entfernt werden (urspr. vier Wochen geplant). Blutuntersuchung nach zwei Monaten: sehr gute Werte. Schilddrüsenfunktion: normal. Die Narbe brennt nach der Anwendung, sie ist jedoch schon viel dünner und schöner geworden.*

3. Dank an Frau Dagmar Weißenbacher

• *Patientin S.R., 48 a; Diagnose: Oberschenkelhalsbruch, Diabetis mellitus: insulinpflichtig seit 1979. MRS-Therapieerfolg: Verbesserung der Zuckerwerte nach ca. drei Wochen, d.h. weniger Basisinsulin. Raschere Heilung des Oberschenkelhalsbruchs, keine Schmerzen, nach zwei Wochen ohne Krücken.*

4. Dank an Frau Maria Pfeifer

• *Patientin G.A., 33 a; Diagnose: schwerer Reitunfall: acht gebrochene Rippen, Leberquetschung, Leberblutung, Platzwunde am Kopf, alle Wirbel und fast alle Knochen sehr stark geprellt. Der Arzt sprach von ca. 8-9 Wochen bis zur Schmerzfreiheit, von ca. 10-12 Wochen (bei Bewegungstherapie) bis zur Arbeitsfähigkeit, in frühenstens 3–4 Monaten setzte er eine sportliche Wiederbetätigung an (Reiten, Schifahren, Tennis). MRS-Therapieerfolg: "Nach vier Wochen Therapie war ich wieder arbeitsfähig, alle Rippen sind einwandfrei zusammengewachsen, ich habe keinen Bewegungsschmerz. Die Leber ist vollkommen in Ordnung. Fünf Wochen nach dem Unfall konnte ich wieder reiten, in der sechsten Woche schifahren und ich spiele auch wieder Tennis."*

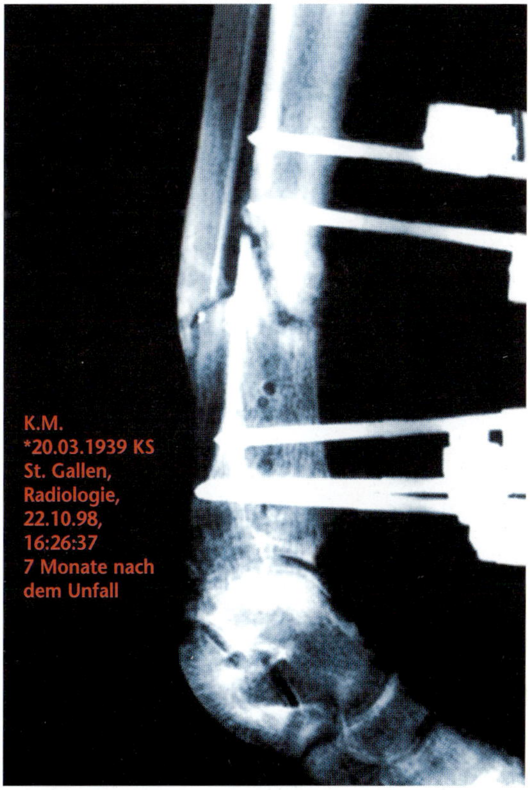

Abb.: Unterschenkelbruch vor MRS-Behandlung

5. Dank an Herrn Felix Sachs

• *Patient M.K., 60 a; Diagnose: Fraktur linkes Bein: "Er erfreut sich einer sehr guten Verfassung, die ihn die Folgen seines schweren Unfalls an Ostern 1998 relativ gut verkraften ließ. Er war in Südfrankreich mit dem Auto unterwegs. Als er das Auto kurz verlassen mußte, erfaßte ihn ein anderes Auto am linken Unterschenkel und schleuderte ihn in den Straßengraben. Folge: linkes Bein etwa in der Mitte des Schienbeins bis auf etwas Muskelfleisch vollständig durchtrennt."*

Spitalaufenthalte: zwei Wochen in Nimes: Unterschenkel wieder angenäht und Nagel zur Fixation eingesetzt; zwei Monate Kantonsspital St. Gallen: Nagel durch Fixateur (mit sechs Einstichpunkten von vorne) ersetzt. Eigentransplantationen vom Muskelfleisch des Oberarmes in den Unterschenkel und "Span" vom Hüftknochen ins Schienbein. Am 17. Juli mit Krücken entlassen, obwohl das Schienbein kein Wachstum zeigte. 21. Oktober bis 6. November Kantonspital St. Gallen: Entfernung des Fixateurs und Wundbehandlung mit starken Antibiotika gegen Eiterungen in den Fixationswunden – immer noch kein Wachstum des Schienbeinknochens. Entlassung mit Krücken und Gips trotz Eiter in einer der sechs Fixationswunden. Der behandelnde Arzt, ein erfahrener Handchirurg, gab an, das Bein wahrscheinlich amputieren zu müssen, da wenig Aussicht auf Knochenheilung bestünde und eine Prothese angesichts der heutigen fortgeschrittenen Technik die vernünftigere Alternative darstelle.

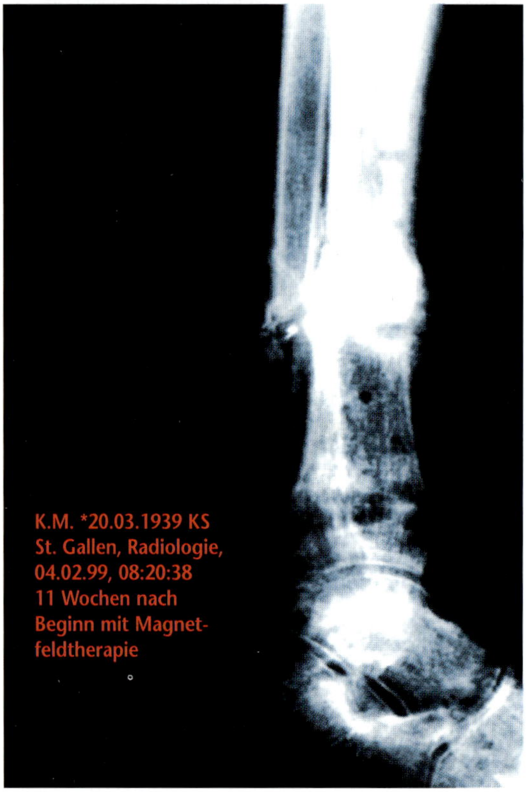

Abb.: Unterschenkelbruch nach MRS-Behandlung

Beginn der MRS-Therapie am 24. November 1998 (mehr als sieben Monate nach dem Unfall). MRS-Therapieerfolg: "Herr K. hat konsquent acht Wochen durchgehalten; eine empfohlene Reduktion der Behandlungsintensität bei stärkeren Schmerzen war nicht notwendig. Fortschritte während der Behandlung: vollständige Heilung der bisher noch eiternden Wunden innerhalb einer Woche, nach drei Wochen Auftreten einer leichten Erhebung am Schienbein (Anzeichen des Kallus vom wachsenden Knochen). Röntgenaufnahme am 7. Januar 1999 (sieben Wochen nach Behandlungsbeginn): vollständig verheilter Schienbeinknochen mit noch dickem Kallus; das Bein ist gut belastbar, wird aber mit einem letzten Gips, während voraussichtlich vier Wochen, noch geschont."

6. Dank an die Fa. vita.life

• Patient M.T., 23 a; Diagnose: Unterarmbruch, zwei Monate Gipsverband, keine Besserung, erneute Operation stand bevor. MRS-Therapieerfolg: Ausheilung des Bruches.

7. Dank an Frau Verena Zwahlen

• Patient L.G., 55 a; Autounfall am 6. Sept. 1998. Diagnose: Oberarmsplitterbruch mit Sehnenriß. Nach Operation: kein Gefühl im Daumen und Zeigefinger. Der Patient konnte nach elf Wochen den Arm noch nicht anheben. MRS-Therapieerfolg: "Nach der ersten Anwendung verspürte Frau G. am ganzen Körper ein angenehmes Wärmegefühl; sie kann ein Glas mit Inhalt wieder hochheben (vor der Behandlung unmöglich). Am zweiten Tag kann sie die rechte Hand angewinkelt bis zum Kopf heben. Frau G. spürt auch, daß die Waden/Oberschenkel- und Nierenkrämpfe weg sind. Beim Treppensteigen hat sie keine Knieschmerzen mehr. Die Verdauung hat sich normalisiert. Sie fühlt sich allgemein viel wohler und freut sich, nach dieser kurzen Anwendung so große Erfolge zu spüren."

Steckbrief MFT:
90% sehr guter Erfolg

1.18. Meniskusverletzungen

siehe "Sportmedizin"

1.19. Morbus Perthes

Beim Morbus Perthes handelt es sich um einen Knochengewebsuntergang aufgrund eines Sauerstoffmangels im Bereich des Hüftkopfes. Die genaue Ursache für den Gewebstod ist noch nicht geklärt. Betroffen sind von dieser Krankheit in erster Linie Kinder (vier Mal so viele Buben wie Mädchen), wobei der Altersgipfel zwischen dem 5. und 6. Lebensjahr liegt. Der Beginn dieser Erkrankung ist meist schleichend. Anfangs zieht das Kind ein Bein nach, wobei dieses Schonhinken oft zu vorübergehenden Leisten- und Knieschmerzen führt. Die Bewegungen in der Hüfte sind stark eingeschränkt. Je länger die Erkrankung unentdeckt bleibt, desto eher kann sie zu einer echten Beinlängenverkürzung führen. Je jünger das Kind beim Beginn der Krankheit ist, umso günstiger ist die Prognose. Wichtig ist, daß beim geringsten Verdacht sofort der Orthopäde aufgesucht wird, um ein Röntgenbild anzufertigen. Die Therapie ist stadienabhängig und besteht meist in einer Entlastung oder einer Operation des Schenkelhalses. Gegen die Schmerzen, die mit fortschreitender Erkrankung immer stärker werden, müssen oft Schmerzmittel eingesetzt werden. Hier kann die Magnetfeldtherapie Erleichterung bringen.

Wirkung der Magnetfeldtherapie bei Morbus Perthes: unterstützend, durchblutungsfördernd, schmerzlindernd, muskelentspannend

Richtiger Einsatz des MRS bei Morbus Perthes

- Ganzkörpermatte: 2x täglich je 8 Minuten: morgens Stufe 100%, abends Stufe 10%
- Kissen: 2x täglich je 24 Minuten Stufe 100%, auf dem Hüftkopf
- Besondere Hinweise zur Anwendung: Geduld haben! Die Behandlung ist lang – sie kann bis zu drei Jahre dauern.

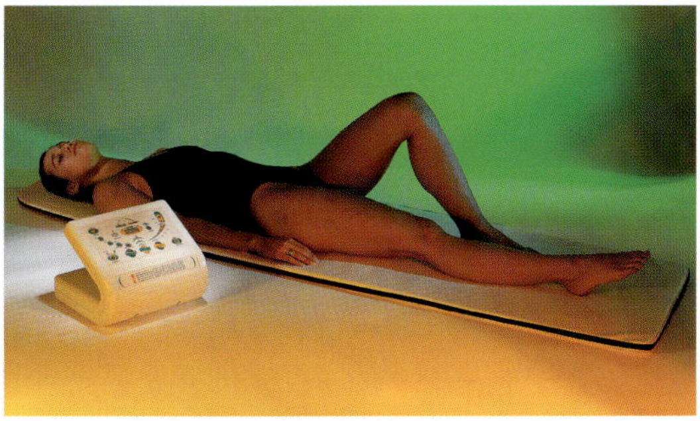

Abb.: Basisbehandlung bei Morbus Perthes

- Hinweise zur Erstreaktion: Bei 2-3% kommt es zu einer Kurreaktion.
- Therapieformen, die die MFT unterstützen: Bewegungstherapie, Akupunktur

Wissenschaftliche Studien über die Behandlung der Morbus Perthes mit MFT

Zur Zeit läuft im Landeskrankenhaus in Graz eine Studie zum Thema MRS 2000 + med bei Morbus Perthes. Die Einzelergebnisse sind positiv, das Gesamtergebnis der Studie muß noch abgewartet werden.

- M.H.M. Harrison, et al., "The results of a double-blind trial of pulsed electromagnetic frequency in the treatment of Perthes disease", Royal Orthopaedic hospital Birmingham,

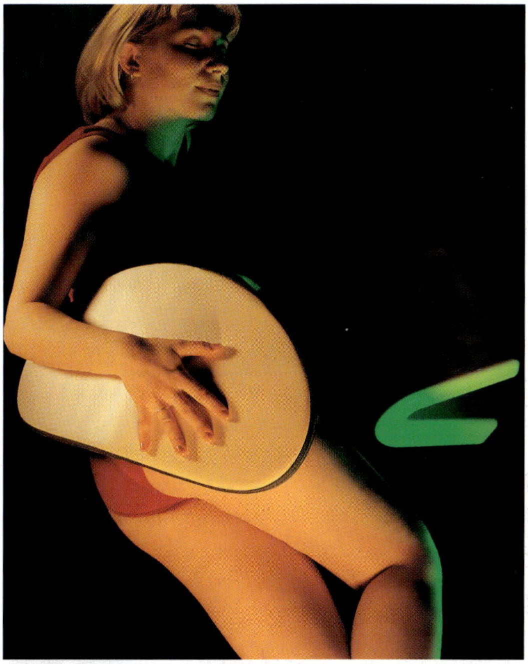

Abb.: Lokale Behandlung bei Morbus Perthes

Journal of pediatric orthopedics, 1997. - Dieser Doppelblind-Versuch untersucht die Behandlung der Perthes Erkrankung mit pulsierenden elektromagnetischen Feldern. 21 Buben mit Perthes wurden dafür in zwei Gruppen eingeteilt, wobei eine Gruppe davon mit MFT behandelt wurde. Die Zeit, bis es zu einer Rekonstruktion des Femurkopfes (Oberschenkelkopfes) kam, wurde aufgezeichnet. Die Heilungszeit betrug in der Gruppe mit MFT 12 Monate, in der zweiten Gruppe 12,5 Monate.

- S.D. Schvchenko, et al., "Experience with Treating Some Orthopedic Diseases with Millimeter Range Radiation of Nonthermal Intensity", Millimeter Waves in Medicine and Biology. Moskau 1997. - Diese Studie untersucht u.a. den Morbus Perthes bei Kindern und zeigt signifikante Besserungen der Beschwerden.
- S.A. Schastnyi, et al., "A Contact-Free, Biologically Adequate Electromagnetic Stimulati

on of Repair Regeneration of Osseous, Cartilaginous, and Muscular Tissues in Children", Vestn Ross Akad Med Nauk (3), 1994, pp. 38-42. - Dieser Artikel berichtet über die Effektivität elektromagnetischer Felder in der Behandlung von u.a. Morbus Perthes und beschreibt die guten Ergebnisse.

Patientenberichte zur Behandlung mit MRS bei Morbus Perthes

1. Dank an die Fa. Medline

• *Patient H.J.K.; Diagnose: "Im Mai 93 erlitt ich einen Unfall, in dessen Folge ich starke Schmerzen im linken Bein- und Hüftbereich bekam. Ein Bluterguß im linken Hüftbereich und eine Hüftgelenksnekrose wurden diagnostiziert. Von diesem Zeitpunkt an wurde mir von verschiedenen Fachärzten offenbart, daß diese Krankheit als medizinisch unheilbar gilt, und meine Schmerzzustände nur durch eine künstliche Hüftgelenksprothese beseitigt werden könnten. Ich wurde ausschließlich einer medikamentösen und physiotherapeutischen Schmerzbehandlung unterzogen, da ich mich mit 40 Jahren noch keiner Hüftgelenksoperation unterziehen wollte. Aufgrund der Schmerzen konnte ich mich nur noch innerhalb der Wohnung bewegen, ich hatte zunehmend Kreislauf- und Stoffwechselprobleme und war psychisch stark angegriffen. In diesem Zustand suchte ich, mit Unterstützung meines Hausarztes, nach alternativen Behandlungsmethoden." MRS-Therapieerfolg: "Erste positive Ergebnisse erreichte ich durch probeweise Anwendung des Gerätes. Anfangs, innerhalb der ersten 14 Tage, trat eine Erstverschlechterung der Schmerzen ein. Danach verbesserte sich mein Allgemeinzustand wesentlich. Heute empfinde ich wieder ein subjektives Wohlbefinden, bin überwiegend schmerzfrei und gehe wieder meiner Tätigkeit nach. Ich habe inzwischen sämtliche chemischen Medikamente abgesetzt und kann Dinge tun, die ich noch Anfang des Jahres für unmöglich gehalten habe (lange Spaziergänge, Treppensteigen, Schwimmen, sogar erstmals im August Tanzen).*

Steckbrief MFT:
75% guter bis sehr guter Erfolg

1.20. Morbus Sudeck

Beim Morbus Sudeck handelt es sich um einen schmerzhaften Untergang von Gewebe an den Gliedmaßen, verbunden mit örtlichen Durchblutungsstörungen der Weichteile und der Knochen. Betroffen sind von dieser Krankheit oft psycho-vegetativ labile Menschen, in deren Vorgeschichte sich Enttäuschungen und Verlusterlebnisse (Trennung oder Tod) finden. Bei entsprechender Veranlagung kann es durch bestimmte äußere Einflüsse, wie z.B. einer Unfallsverletzung oder einer Operation, zu einer Entzündung kommen. In ungefähr 20% der Fälle ist der Auslöser unbekannt. Die häufigste Ursache für den Morbus Sudeck ist ein Knochenbruch, weshalb die Erkrankung auch als sogenannte "Frakturkrankheit" bekannt ist. Die Erkrankung läuft in drei Stadien ab, die sich über mehrere Wochen ziehen: zunächst zeigt sich eine starke Durchblutung der Extremität mit einer dicken Schwellung, die sehr schmerzhaft ist. Diese Phase dauert 2-8 Wochen. In der zweiten Phase geht die Schwellung zwar wieder zurück, aber es bleibt ein starker und unangenehmer Bewegungsschmerz. Die Haut wirkt blaß und glänzend. Nach 3-6 Monaten finden sich zunehmende Funktionsstörungen, da die Muskeln um den Entzündungsherd schwinden. Es gibt keine einheitliche Therapieempfehlung. Aktive Übungstherapie und Psychotherapie sind jedoch in jedem Stadium wichtig.

Wirkung der Magnetfeldtherapie bei Morbus Sudeck: unterstützend, durchblutungsfördernd, schmerzstillend, beeinflußt positiv das vegetative Nervensystem

Richtiger Einsatz des MRS bei Morbus Sudeck

• Ganzkörpermatte: 3x täglich je 8 Minuten: morgens Stufe 100% (einschleichend von Stufe sensitiv), mittags Stufe 50%, abends Stufe sensitiv

Kissen: 2x täglich je 24 Minuten Stufe 200%

• Besondere Hinweise bei der Anwendung: Langsames Einschleichen! Nur alle 10-14 Tagen die Intensitätsstufe steigern.

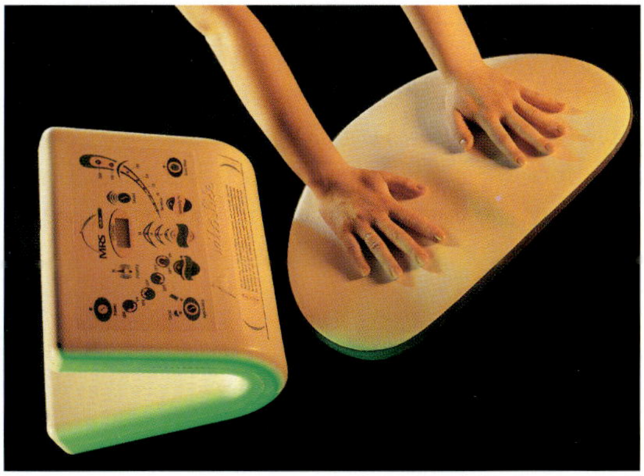

Abb.: Lokale Behandlung bei Morbus Sudeck

• Hinweise zur Erstreaktion: Bei 25% kommt es zu anfänglichen Schmerzintensivierungen. (Einschleichen!)

• Therapieformen, die die MFT unterstützen: Akupunktur, Entspannungsübungen, Autogenes Training

Wissenschaftliche Studien über die Behandlung der Morbus Sudeck mit MFT

• E. Betti, et al., "Effect of Electromagnetic Field Stimulation on Fractures of the Femoral Neck. A prospective Randomized Double-Blind Study", Second World Congress for Electricity and Magnetism in Biology and Medicine, 8-13 June 1997, Bologna, Italy. - Diese doppelblind und placebokontrollierte Studie demonstriert den positiven Effekt elektromagnetischer, pulsierender Felder nach Knochenbrüchen, wobei ein komplikationsloser Verlauf beobachtet werden konnte.

• V. Sollazzo, et al., "Effects of pulsed Electromagnetic Fields (PEMF) on Human Osteoblast-Like Cells and Human Chondryocytes: In Vitro Study", Second World Congress for Electricity and Magnetism in Biology and Medicine, 8-13 June 1997, Bologna, Italy.

• N. Haimovici., "Magnetfeldtherapie in Klinik und Forschung", Herder-Klinik Bremen, Therapiewoche 31, 1981, S 7317-7330. – Die Studie beschreibt 102 Fälle von Sudek´scher Dystrophie und ihre positiven Ergebnisse in der Anwendung der MFT.

Ärzteberichte über die Therapie von Morbus Sudeck mit MRS

Landeskrankenanstalt Salzburg, Abteilung für Physikalische Medizin und Rehabilitation

• Patientin; Diagnose: Morbus Sudeck nach Unterarmfraktur rechts, Femoralisverschluß rechts mehr als links. Therapie: Die Patientin wurde vom 18.7.96 bis zum 12.8.96 mit der MF-Matte behandelt. MRS-Therapieerfolg: "Bei der Erstuntersuchung konnte die Patientin nur wenige Meter unter starken Schmerzen gehen, auch bestand ein deutliches Faustschlußdefizit rechts. Nach 15 Behandlungen (letzte Therapie am 12.8.1996) war die Gehstrecke auf mehr als 1 km angewachsen, die Patientin hatte keinerlei Beschwerden während des Gehens. Der Faustschluß war wieder komplett."

Patientenberichte zur Behandlung mit MRS bei Morbus Sudeck

1. Dank an Frau Maria Pfeifer

• *Patient G.S.; Diagnose: Bei einem Arbeitsunfall hat eine Türplatte den Innenknöchel am linken Fuß durchschlagen und einen doppelten Knöcheldrehbruch sowie einen hohen Wadenbeinbruch verursacht. Bei der Operation wurden vier Schrauben eingesetzt, die Wunde ist jedoch nicht zugeheilt (trotz ca. 600 verschiedener Therapieversuche). Die Entfernung der Schrauben brachte eine Schmerzlinderung, jedoch nicht die erhoffte Abheilung. Man stellte die Diagnose Morbus Sudeck. MRS-Therapieerfolg: Nach zehn Wochen hat sich die Schmerztabletteneinnahme auf 1 pro Tag reduziert. Die pulsierenden Schläge besserten sich. Nach der Anwendung verspürt der Patient ein "taubes" bzw. "stumpfes" Gefühl (schmerzlindernd).*

2. Dank an Frau Beatrice Studer

• *Patientin, 29 a; Diagnose: 1989 rechts offener Oberarmbruch. Der Knochen wurde verschraubt, an der rechten Hand bildete sich ein Morbus Sudeck Ende 2. Grades. Alterszucker (ab 50) - medikamentös eingestellt. Schilddrüsenunterfunktion mit Medikamenten behandelt. Die Hand war weiß-blau glänzend, immer kalt und sehr schmerzhaft, die Patientin konnte den Arm nicht vom Körper abspreizen. Ihre Diabeteswerte waren sehr schlecht, sie war kurz vor dem Spritzen. MRS-Therapieerfolg: Heute, im Januar 99, kann die Patientin ihre Hand für kleinere Handgriffe wieder einsetzen und mit dem*

Daumen zum Zeigefinger greifen, sie hat eine gute Durchblutung, kann alle Finger frei bewegen und hebt ihren Arm 100% vom Körper ab. Ihr Zuckerzustand hat sich massiv verbessert.

Steckbrief MFT:
60-65% guter bis sehr guter Erfolg

1.21. Muskelverletzungen

siehe "Sportmedizin"

1.22. Myalgie

Unter Myalgie versteht man eine schmerzhafte Muskelfunktionsstörung, die einzelne Muskeln oder Muskelgruppen bzw. den ganzen Körper betreffen kann. Infektionen (z.B. Erkältungskrankheiten), Überanstrengungen, Stoffwechselstörungen (z.B. Diabetes, Gicht) oder Kollagenosen führen zu generalisierten Myalgien.

Wirkung der Magnetfeldtherapie bei Myalgie: schmerzstillend, muskelentspannend, unterstützend

Richtiger Einsatz der MRS bei Myalgie

• Ganzkörpermatte: 3x täglich je 8 Minuten: morgens Stufe 100%, mittags Stufe 100%, abends Stufe 25%

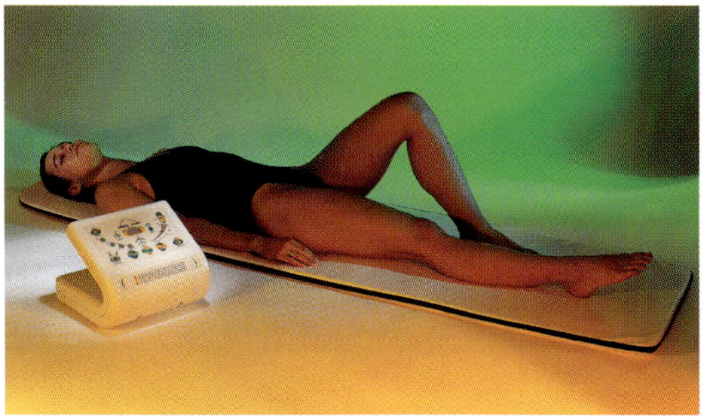

Abb.: Ganzkörperbehandlung bei Myalgie

• Hinweise zur Erstreaktion: In ca. 8% der Fälle treten kurzfristige Muskelverhärtungen auf.

Wissenschaftliche Studien über die Behandlung der Myalgie mit MFT

• .I. Kovalchuk, et al., "Use of Extremely Low Frequency Magnetic Fields in Clinical Practice", Fizicheskaia Meditzina, 4(1-2), 1994, p. 87. - Diese Studie untersucht die Effekte von extrem niederfrequenten Magnetfeldern in der Behandlung von 650 Patienten, die unter veschiedenen Beschwerden zu leiden hatten. Dabei ist die analgetische Wirkung des Magnetfeldes besonders bei Muskelschmerzen zu unterstreichen.

Ärzteberichte über die Therapie von Myalgie mit MRS

1. Dr. med. Christoph Scherer/Dr. med. univ. Christian Thuile, Zentrum für Energiemedizin, 1080 Wien, Breitenfelderg. 10, Tel. 0043/1/40 666 00

• *Patientin H.B., 45 a; Diagnose: generalisierte Myalgie mit Verdacht auf Lupus. Die Schmerzen hatten sich ins Unerträgliche gesteigert, die Patientin konnte nicht schlafen und war verzweifelt, weil sie ihren alltäglichen Verrichtungen im Haushalt nicht mehr nachgehen konnte. MRS-Therapieerfolg: Deutliche Verbesserung nach drei Behandlungen, Schlaf nach zwei Wochen normalisiert, nach drei Monaten übt Frau B. wieder alle Tätigkeiten in Haushalt und Garten selbst aus.*

Patientenberichte zur Behandlung mit MRS bei Myalgie

1. Dank an die Fa. vita.life

• *Patient R.V., 37 a; Diagnose: Myalgie mit Muskel- und Gelenkschmerzen, Bruststechen, Schwindel. MRS-Therapieerfolg: erhebliche Besserung der Muskel- und Gelenkschmerzen, der Schwindel ist völlig verschwunden, das Bruststechen weitgehend beseitigt.*

Steckbrief MFT:
80% guter bis sehr guter Erfolg

1.23. Myogelosen ("Hartspann")

Myogelosen sind Verhärtungen der Muskulatur, die durch ständige Anspannung entstehen. Ein Hartspann tritt oft als Folge einer Wirbelsäulenerkrankung auf (z.B. Bandscheibenvorfall), weil der Körper versucht, über die Muskelanspannung den verletzen Bereich ruhigzustellen. Neben der MFT werden entspannende Medikamente (Muskelrelaxanzien), Wärmezufuhr und Massagen verordnet.

Wirkung der Magnetfeldtherapie bei Myogelosen: muskelentspannend, schmerzstillend

Richtiger Einsatz der MRS bei Myogelosen

- Ganzkörpermatte: 3x täglich je 8 Minuten: morgens Stufe 100%, mittags Stufe 100%, abends Stufe 25%
- Kissen: 2x täglich je 24 Minuten Stufe 50-100%, am Ort der Verhärtung
- Hinweise zur Erstreaktion: keine

Wissenschaftliche Studien über die Behandlung der Myogelosen mit MFT

- F. Petrossi, "Physician perceptions of the value of physicle modalities in the treatment of musculoskeletal disease", Internet: MedLine http.//www.avicenna.com/

Ärzteberichte über die Therapie von Myogelosen mit MRS

1. Med. Rat. Dr. med. Gustav Skreiner, Praktischer Arzt, Graz

- Diagnose: Muskelverspannungen, chronische Gelenksbeschwerden durch Abnützung, Ischias, rheumatische Beschwerden, Migräne, chronische Schmerzzustände, vegetative Dystonie, Depression, Durchblutungsstörungen, Zustand nach Schlaganfall, Hypertonie, Erschöpfungsbeschwerden. MRS-Therapieerfolg: Guter Erfolg in allen Bereichen.

Patientenberichte zur Behandlung mit MRS bei Myogelosen

1. Dank an die Fa. vita.life

- *Frau X.L. 54 a; Diagnose: "Seit Jahren leide ich an immer wiederkehrenden Myogelosen. Diese Muskelverspannungen im Bereich der Schulter behindern mich bei meiner täglichen Arbeit als Gärtnerin." MRS-Therapieerfolg: "Nach sechs Monaten sind die Verspannungen wesentlich geringer geworden, und ich brauche zur Zeit keine schmerzstillenden Medikamente mehr."*

Steckbrief MFT:
80% guter bis sehr guter Erfolg

1.24. Nekrose

Unter Nekrose versteht man den Untergang eines Gewebebezirkes oder eines Organs. Nekrosen entstehen durch mangelhafte Durchblutung (z.B. Herzinfarkt), chemische Gifte (Säuren, Laugen), Hitze oder Kälte, Strahlen (z.B. Röntgenstrahlung), mechanische Einwirkung (z.B. Druck), Drüsensekrete, die in falsche Gewebe gelangen (z.B. Pankreassekret bei Pankreatitis) u.a.m.

Wirkung der Magnetfeldtherapie bei Knochennekrosen: unterstützend, knochenzellstimulierend, entzündungshemmend, Beschleunigung der Zellteilung

Richtiger Einsatz des MRS bei Nekrosen in den Knochen

- Kissen: 3x täglich je 24 Minuten Stufe 200%, am Ort der Nekrose
- Stab: 5x täglich je 16 Minuten Stufe 400%, an Hand- und Fußwurzel
- Hinweise zur Erstreaktion: keine
- Therapieformen, die die MFT unterstützen: Enzyme, Homöopathika , durchblutungsfördernde Phytotherapeutika (Gingko biloba, Traubenkernextrakt, Gotu Kola)

Wissenschaftliche Studien über die Behandlung von Nekrosen in den Knochen mit MFT

- C.A. Bassett, "Beneficial effects of electromagnetic fields", Journal of Cellular Biochemistry 51(4), 1993 April, pp. 387-93. - In dieser umfangreichen Überblicksstudie wurden zahlreiche Doppelblindversuche zusammengefaßt und die Möglichkeiten bei der Beeinflußung der Osteonekrose im Rahmen der MFT besprochen. Dabei zeigt sich ein äußerst günstiger Effekt.

Ärzteberichte über die Therapie von Knochennekrosen mit MRS

1. Dr. med. Christoph Scherer/Dr. med. univ. Christian Thuile, Zentrum für Energiemedizin,

1080 Wien, Breitenfelderg. 10, Tel. 0043/1/40 666 00

• *Patient, 25 a, Hobbyfußballer; Diagnose: Nach Verletzung therapieresistente Nekrose im Bereich des Fersenbeines. MRS-Therapieerfolg: Nach vier Monaten unterstützender MFT ist der Knochen wieder hergestellt.*

Steckbrief MFT:
50-60% guter bis sehr guter Erfolg

1.25. Osteochondrose (Bandscheibenschaden)

Die Bandscheiben, bestehend aus Faserknorpeln mit einem Gallertkern in der Mitte, dienen als Puffer zwischen den einzelnen Wirbeln. Im Laufe des Lebens nützen sich die Bandscheiben leicht ab. Durch eine angeborene Bindegewebsschwäche, Haltungsfehler, Wirbelsäulenverkrümmungen, Wirbelentzündungen, u.v.m. können sich die Wirbelkörper verkanten oder verschieben. Dies führt zu Reizungen der Bänder, der Nerven, der Gefäße oder der Rückenmuskulatur und zu starken Schmerzen. Ist die Wirbelsäule einmal überbeansprucht, reicht eine ungeschickte Bewegung, z.B. das Tragen schwerer Lasten, und eine Bandscheibe verrutscht oder quillt hervor. Ein gesunder Ausgleichssport (z.B. Schwimmen) kann das verhindern. Übergewicht sowie ungünstige Sitzgelegenheiten und Arbeitsplätze, die die Bandscheiben belasten, sollten vermieden werden.

Die Folge eines Bandscheibenschadens ist oft eine Randwulstbildung an den Wirbelkörpern (Spondylosis deformans). Eine Veränderung in der Höhe der Bandscheibe (Ausdörrung) kann Nerven einklemmen und reizen, was Auswirkungen auf alle jene Teile des Körpers hat, die von dem betreffenden Nerv versorgt werden. Risse im Faserring lassen die Bandscheibe nach hinten, vorne oder zur Seite quellen. Auch in diesem Fall können Nerven gereizt werden. Springt eine Scheibe total heraus, spricht man vom Bandscheibenvorfall (siehe dort).

Parallel zur Wirbelsäule verläuft das sympathische Nervengeflecht, und da in jedem Wirbelloch auch Fasern dieser Nerven liegen, treten bei einem Bandscheibenschaden zusätzlich vegetative Erscheinungen auf (z.B. Durchblutungsstörungen, Schweißabsonderungen, Störungen der Organfunktionen).

Da die Halswirbelsäule der beweglichste Teil ist, wird sie auch am leichtesten abgenützt. Kopfschmerzen, Ohrenschmerzen, Schwindelgefühl, Augentränen und Brechreiz sind die Folge. Der Schulter-Arm-Schmerz tritt vorwiegend in den frühen Morgenstunden auf. Er ist von einem Kribbelgefühl sowie "Ameisenlaufen" in den Händen, die oft einschlafen, begleitet. Wird der Arm gedehnt, treten starke Schmerzen auf (beim Taschentragen, beim Herunterhängenlassen des Armes).

Am häufigsten ist die Lendenwirbelsäule von Bandscheibenschäden betroffen, genauer: die letzte Bandscheibe (wo das Körpergewicht von der Wirbelsäule auf das Kreuzbein übertragen wird). Beim einfachen Vorquellen kann die Bandscheibe jederzeit wieder zurückschlüpfen. Diese vorübergehende Störung macht sich durch Lendenschmerzen (Lumbalgien) bemerkbar. Werden die Nervenwurzeln durch die vorquellende Bandscheibe gereizt, kommt es zum Beinnervensymptom (Ischialgie), bei dem Schmerzen auftreten können, die bis in die Großzehe spürbar sind.

Wirkung der Magnetfeldtherapie bei Osteochondrose: schmerzlindernd, muskelentspannend, kann weitere Faserzerstörung verhindern

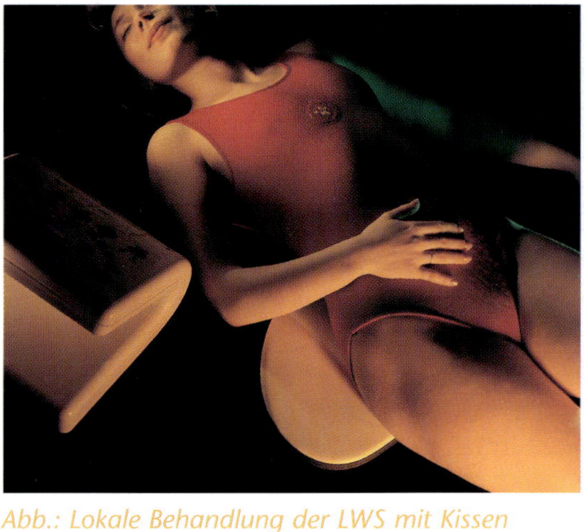

Abb.: Lokale Behandlung der LWS mit Kissen

Richtiger Einsatz der MRS bei Osteochondrose

• Ganzkörpermatte: 2x täglich je 8 Minuten: morgens Stufe50%, abends Stufe 10%

• Kissen: 3x täglich je 24 Minuten: Halswirbelsäule Stufe 25%, Brustwirbelsäule Stufe 50%, Lendenwirbelsäule Stufe 100%

Besondere Hinweise zur Anwendung: Angewinkelte Beine! Vor dem Aufstehen seitlich abrollen.

• Hinweise zur Erstreaktion: In ca. 5-10% der Fälle treten Kurreaktionen auf. Daher: langsames Einschleichen!

• Therapieformen, die die MFT unterstützen: Akupunktur, Neuraltherapie, Entspannungstechniken und Bewegungstherapie

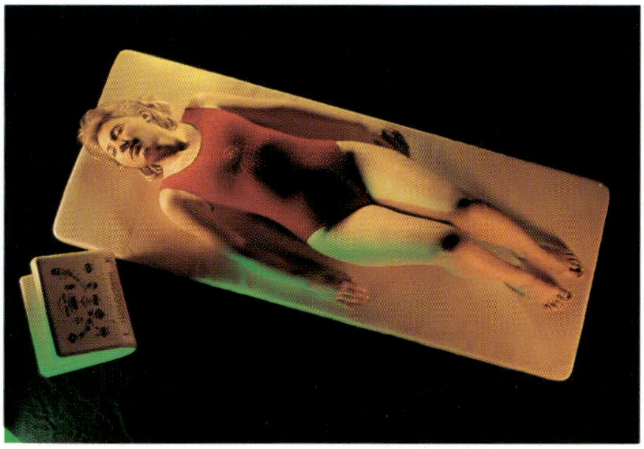

Abb.: Basisbehandlung bei Osteochondrose

Wissenschaftliche Studien über die Behandlung der Osteochondrose mit MFT

• L.L. Butenko, "The Use of Alternating Magnetic Fields in Spinal Osteochondrosis", Mechanisms of Biological Action of Electromagnetic Fields, 27-31 October 1987, Pushchino, USSR, USSR Academy of Sciences, Research Center for Biological Studies. - Diese Studie untersucht die Auswirkungen von magnetischen Wechselfeldern, verglichen und kombiniert mit der konservativen Behandlung bei Patienten, die unter Wirbelosteochondrose leiden. In 95% der Fälle zeigte die kombinierte Variante Erfolg, während bei der alleinigen konservativen Therapie nur 30% positive Reaktionen zeigten.

Ärzteberichte über die Therapie von Osteochondrose mit MRS

1. Dr. med. univ. Kurt Pinter, Graz

• *Patientin H.I., 53 a; Diagnose: Schulter-Arm-Syndrom. Die Patientin ist sowohl beruflich (Heben, Reinigungsarbeiten etc.) als auch privat (Pflege einer bettlägerigen Mutter über längere Zeit) höheren Belastungen ausgesetzt. Der Verlauf des Syndroms verkomplizierte sich durch eine ausgeprägte Fehlstellung der Wirbelsäule. Degenerative Veränderungen: Osteochondrose der unteren HWS, ausgeprägte Skoliose der BWS und LWS. Innerhalb der letzten drei Jahre traten neben einem Schulter-Arm-Syndrom Wurzelneuralgien im Bereich der unteren LWS auf. Eine daraufhin durchgeführte MR-Untersuchung ergab Protrusionen der Bandscheiben L4-S1, ohne wesentliche Einengung des Spinalkanals. Neben einer Basistherapie mit NSAR wurden der Patientin bei verstärkter Symptomatik auch paravertebrale Infiltrationen verabreicht, die jedoch, wohl auch aufgrund mangelnder Compliance der Patientin, nur eine relativ kurze Besserung (2-3 Tage) brachten. MRS-Therapieerfolg: Nach anfänglicher Skepsis zeigte sich eine deutliche Linderung der Schmerzsymptomatik.*

• *Patientin K.R., 62 a; Diagnose: Ausgeprägte Osteochondrose und Spondylose bei Fehlform der gesamten Wirbelsäule. MRS-Therapieerfolg: Nach sechs Sitzungen beschwerdefrei.*

2. Dr. med. Ernst Paukner, Praktischer Arzt, Pasching

• *Patient H.P.P., 36 a; Diagnose: HWS- und LWS-Syndrom. Somatoforme dissoziative Schmerzstörung in Überlastungssituationen. MRS-Therapieerfolg: nach nur wenigen Anwendungen subjektiv deutliche Besserung des Gesamtbefindens und der lokalen WS-Beschwerden.*

3. Dr. med. Franz-Josef Albers, Prakt. Arzt, Ottobrunn

• *Patientin, 75 a; Diagnose: Schulter-Arm-Syndrom, Gonarthropathie mit Knieoperationen bds., Schmerzen und schlechte Beweglichkeit. MRS-Therapieerfolg: Patientin gibt an, Behandlungen würden ihr gut tun, sie hätte weniger Schmerzen.*

ORTHOPÄDIE

Patientenberichte zur Behandlung mit MRS bei Osteochondrose

1. Dank an die Fa. vita.life

• *Herr M.G., 66 a; Diagnose: starke Abnützung der Bandscheiben im Lendenwirbelbereich ausstrahlend bis zur großen Zehe, Gehen ist wegen Muskelschwäche oft unmöglich. Am rechten Schienbein außen: Taubheitsgefühl. MRS-Therapieerfolg. nach vier Wochen deutliche Besserung: "Ich habe seit zwei Jahren zum ersten Mal wieder ein Gefühl in der Wade. Die Schmerzen sind erträglich, ich kann von zu Hause bis zur Busstation selbst laufen. Auch mein Arzt ist über meine Befundbesserung angenehm überrascht."*

Steckbrief MFT:
70 % guter bis sehr guter Erfolg

1.26. Osteomyelitis

Bei der Osteomyelitis entzündet sich der Knochen durch Bakterien (meist Staphylococcus aureus). Besonders betroffen sind die langen Extremitätenknochen (Unter- und Oberschenkel, Oberarm). Die Entzündung kann über den Blutweg oder durch eine Verletzung von außen entstehen. Bei Kindern verläuft die Krankheit meist akut, mit Fieber und Schüttelfrost, Schwellung, Rötung, Überwärmung und Schmerzen an den Gliedmaßen. Der eitrige Prozeß kann sich bis in die Weichteile ausbreiten (Abszeß) oder nach außen entleeren (Fistel). Beim Erwachsenen kommt es oft zu keiner Ausheilung, und die Osteomyelitis wird chronisch, d.h. der Infekt flammt nach Jahren wieder auf. Antibiotika sollten die Infektion innerhalb von Tagen zum Abklingen bringen. Ist dies nicht der Fall, ist eine operative Öffnung und Ausräumung des Herdes erforderlich. Eine Spül-Saug-Drainage wird zur mechanischen Reingung angelegt, bei der der Knochen einige Tage mit Flüssigkeit (ca. 4-6 l/Tag) gespült wird. Die Osteomyelitis zählt zu den gefürchtetsten Komplikationen bei Knochenbrüchen.

Wirkung der Magnetfeldtherapie bei Osteomyelitis: entzündungshemmend, fördert das Knochenwachstum (schnellere Regeneration)

Richtiger Einsatz des MRS bei Osteomyelitis

• Ganzkörpermatte: 2x täglich je 8 Minuten: morgens Stufe 100% (einschleichend von

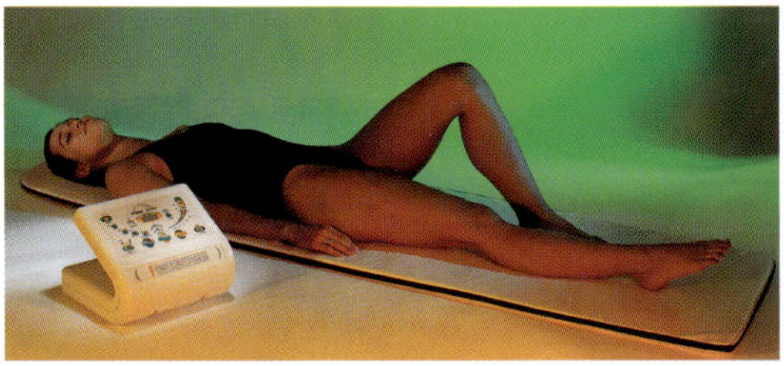

Abb.: Basisbehandlung bei Osteomyelitis

25%), abends Stufe 25% (einschleichend von 10%).

• Kissen oder Stab: 2-3x täglich je 24 Minuten Stufe 100-200% (Stab bis 400%)

• Besondere Hinweise zur Anwendung: Man sollte sich dessen bewußt sein, daß gerade bei chronischen Knochenmarksentzündungen die Heilungsdauer entsprechend viel Zeit in Anspruch nimmt. Deswegen sind Therapiezeiten bis zu einem Jahr und mehr nicht außergewöhlich.

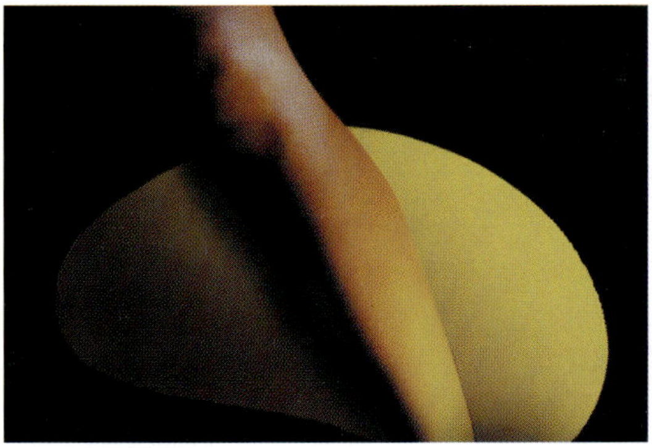

Abb.: Lokale Behandlung bei Osteomyelitis

• Hinweise zur Erstreaktion: keine

• Therapieformen, die die MFT unterstützen: Enzyme, Homöopathika

Wissenschaftliche Studien über die Behandlung der Osteomyelitis mit MFT

• J. Barovic, G. Fischer, et al., "Magnetfeldtherapie bei idiopathischer Femurkopfnekrose", Marburg/Graz, Osteologie, Band 6 1997, Supplement 1. - 81 Patienten wurden untersucht, bei 48 zeigte sich trotz des schweren Krankheitsverlaufes eine eindeutige Verringerung der Schmerzen, eine größere Beweglichkeit bzw. röntgenologisch eine erhöhte Knochendichte.

- T. Takano-Mamamoto, "Effect of a pulsing electromagnetic field on demineralized bone-matric-induced bone formation in a bony defect in the premaxilla of rats", Osaka University.

Ärzteberichte über die Therapie von Osteomyelitis mit MRS

1. OA Dr. med. Franz Reinisch, St. Radegund

- *Patient, 21 a; Diagnose: Der Patient erlitt im Jänner 1987 bei einem Autounfall eine offene Unterschenkelfraktur links; nach operativer Versorgung entwickelte sich eine Osteomyelitis mit Fistelbildung, die trotz des Einsatzes von Antibiotika bis zum Beginn der MFT im November 87 schon zweimal ohne dauerhaften Erfolg in einem orthopädischen Krankenhaus revidiert wurde; eine dritte Operation war schon geplant.*

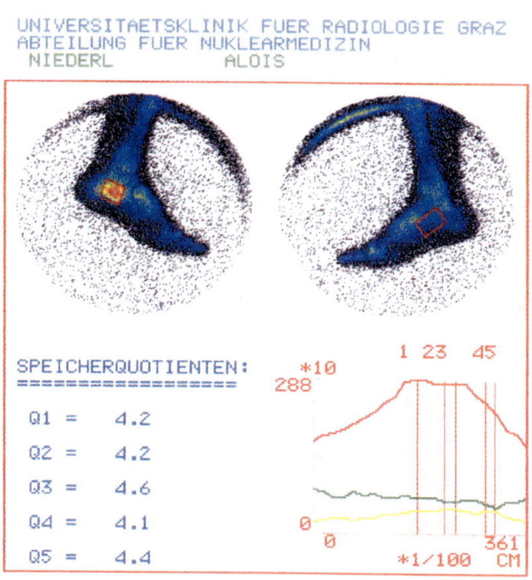

Abb.: Chronische Knochenentzündung an der Ferse

MRS-Therapieerfolg: Die Wundstelle heilte nach bereits zehn Behandlungen mit relativ schöner Narbenbildung.

Patientenberichte zur Behandlung mit MRS bei Osteomyelitis

1. Dank an Herrn Ludwig Müller

- *Patient N.A., 60 a; Diagnose: Chronische Osteomyelitis nach Verletzung des Fersenbeins 1964. Schmerzen trotz 25.000 Schmerztabletten in den letzten 30 Jahren. 1997 wurde im LKH Graz eine chronische Knochenentzündung diagnostiziert und eine Teilamputation empfohlen. Herr N. bat um Bedenkzeit. Therapie mit MRS-Kissen und Matte, nach Empfehlung von OA Dr. Reinisch. MRS-Therpieerfolg: Nach 6 Monaten schmerzfrei, nach 18 Monaten Knochenentzündung um 50% gebessert, Amputation war nicht mehr notwendig. "Ich nehme keine Schmerztabletten mehr. Nach 33 Jahren mit schmerzhaftem Leiden geht es mir wieder gut."*

Steckbrief MFT:
65-70% guter bis sehr guter Erfolg

1.27. Osteoporose

Das Knochengewebe gehört zum stabilsten Gewebe im menschlichen Organismus. Knochenbildner, die sog. Osteoblasten, sorgen für die tägliche Erneuerung von Knochenmaterial (während die Osteoklasten altes Gewebe zersetzen). Bei einem gesunden Erwachsenen werden jährlich ca. 20 % der Knochenmasse neu aufgebaut. Meßbar ist die Knochendichte durch die Densitometrie.

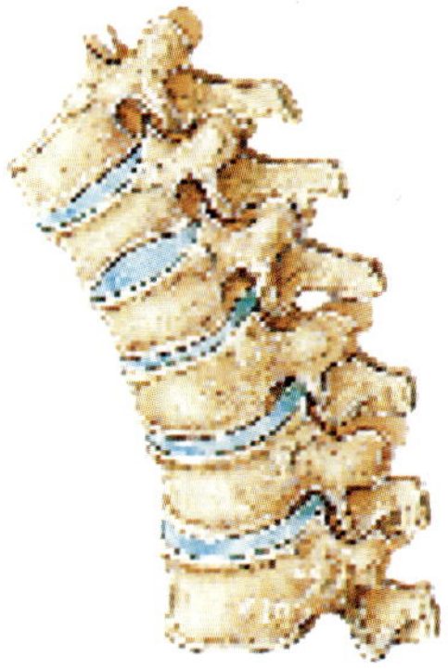

Abb.: Verkrümmung der Wirbelsäule

Die Osteoporose (buchstäblich: "poröse Knochen") gehört zu den häufigsten Krankheiten unserer Zeit. Nach den mittleren Lebensjahren nimmt die Knochenmasse natürlicherweise bei beiden Geschlechtern ab. Frauen sind von der Osteoporose viel häufiger betroffen, weil der weibliche Organismus nach der Menopause das Sexualhormon Östrogen nur mehr in geringen Mengen produziert. Östrogen reguliert den Mineralstoffhaushalt in den Knochen; ein Mangel an Mineralstoffen, insb. von Kalzium, macht daher die Knochen immer poröser und schwächer. Es kann schließlich der Punkt erreicht werden, wo die Knochen so zerbrechlich sind, daß es allein bei einer abrupten Bewegung zum Bruch des Knochens kommt. 40 % aller Frauen in Mitteleuropa leiden an einer stummen oder manifesten Osteoporose. Eine Entfernung beider Eierstöcke, Rauchen und falsche Ernährung können die Anfälligkeit erhöhen.

ORTHOPÄDIE

Bei den osteoporotischen Knochenbrüchen handelt es sich meist um Wirbelkörpereinbrüche und Oberschenkelhalsfrakturen. Brechen Wirbelkörper ein, krümmt sich die Wirbelsäule mit der Zeit nach vorne und bildet einen Rundrücken, im Volksmund auch "Witwenbuckel" genannt. Beim Bruch kommt es an der Bruchstelle zu starken Schmerzen, die über mehrere Wochen und Monate anhalten können. Diese Schmerzen werden durch Muskelverkürzungen und Krämpfe ausgelöst, weil Sehnen und Bänder plötzlich gedehnt, gezerrt oder gedrückt werden. Ab dem 65. Lebensjahr leidet jede 10. Frau an einem Wirbeleinbruch. Osteoporotische Knochen brechen nicht nur leicht, sie heilen auch sehr schlecht.

Die beste Therapie ist die Vorsorge. Bereits in jungen Jahren sollte auf eine gesunde Lebensweise mit viel Bewegung (Gymnastik, Wandern, Tanzen, Joggen, Schwimmen, Radfahren, Muskeldehnungen), Verzicht auf Nikotin und Kaffee sowie auf eine mineralstoffreiche Ernährung (Käse, fettarme Milch, Salat, Kräuter, grünes Gemüse, Nüsse, Mineralwasser) geachtet werden. Eine zu hohe Proteinzufuhr und Kalziumräuber wie Alkohol, Fette und in Wurstwaren enthaltene Phosphate sollten weitgehend vermieden werden. Um die Osteoporose hinauszuzögern, wird vom Arzt ab Beginn der Menopause oft eine Hormontherapie empfohlen. Schmerzmittel (Achtung Nebenwirkungen!), eine Kombination der Magnetfeldtherapie mit der Neuraltherapie, verschiedene orthopädische Techniken, ein Korsett oder auch Wirbelsäulengymnastik (Rückenschule) gehören zu den üblichen Behandlungsmöglichkeiten.

Das Magnetfeld wird bei Osteoporose sowohl prophylaktisch wie auch therapeutisch erfolgreich eingesetzt.

Wirkung der Magnetfeldtherapie bei Osteoporose: hemmt den Knochenverlust

Richtiger Einsatz des MRS bei Osteoporose

- Ganzkörperbehandlung: 3x täglich je 8-16 Minuten: morgens Stufe 100% (einschleichend von 10%), mittags Stufe 100%, abends Stufe 25%
- Kissen: 1x täglich 24 Minuten Stufe 100%, Brust- und Lendenwirbelsäulenbereich
- Besondere Hinweise zur Anwendung: Bequeme Liegeposition einnehmen! Bei schwerer Osteoporose, bei der das Liegen am Rücken Schmerzen bereitet, eventuell Dosisanpassung.
- Dauer der Behandlung: Die Behandlung dauert lange, obwohl Patienten nach durchschnittlich 4-6 Wochen eine Schmerzerleichterung erleben. Nachhaltige Erfolge stellen

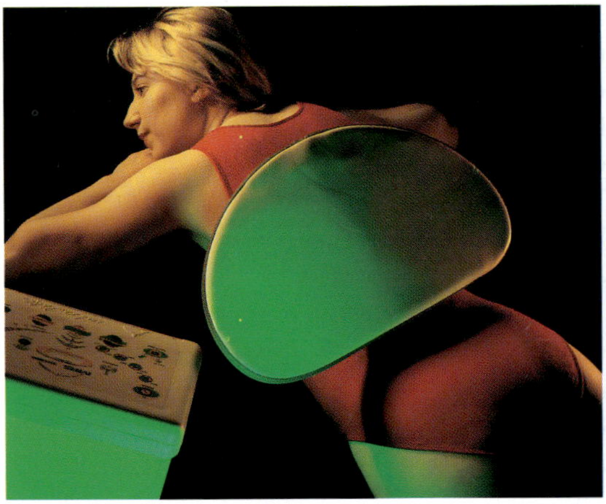

Abb.: Lokale Behandlung bei Osteoporose

sich nach 1-1 1/2 Jahren der Behandlung ein. Es hat keinen Sinn, die Knochendichte vor zwei Zellzyklen zu messen - die Messung sollte also frühestens nach 9-12 Monaten durchgeführt werden. Auch wenn die Knochendichte nach einem Jahr nicht zugenommen hat, darf man nicht auf die Unwirksamkeit der

Therapie schließen. Wir wissen aus Erfahrung, daß das Fortschreiten der Erkrankung oft gehemmt oder sogar zum Stillstand gebracht werden konnte.

• Hinweise zur Erstreaktion: Bei Osteoporose-Fällen mit Schmerzen gibt es in ca. 15 % eine leichte Schmerzintensivierung, die allerdings innerhalb von 7-10 Tagen wieder verschwinden sollte; gegebenenfalls muß die Dosis angepaßt werden.

• Therapieformen, die die Magnetfeldtherapie unterstützen: Homöopathika, Muskeltraining, Bewegungstherapie, Akupunktur, Neuraltherapie, Kalziumpräparate, Vitamin D, Haifischknorpelextrakte, Phytotherapie (Ackerschachtelhalm)

Wissenschaftliche Studien über die Behandlung der Osteoporose mit MFT

• In der Behandlung der Osteoporose mit MRS 2000 + med läuft derzeit eine Studie an der Universität Jena

• W. Wang et al., "Comparison of dose-response and mechanism(s) of capacitive coupling, combined fields, and inductive coupling in the porliferative stimulated bone cells", Departments of Orthopaedic Surgery and Bioengineering, University of Pennsylvania, Philadelphia. 1998. - Diese Studie wurde unter dem Moderator Michael Cho von der Harvard Medical School vom Autor selbst vorgestellt. Untersucht wurde die Zunahme der Teilungsaktivität der Knochenzellen, wobei festgestellt wurde, daß Magnetfelder diese Aktivität steigern können.

• F. L. Tabrah, et al., "Clinical report on long-term bone density after short-term EMF application", University of Hawaii School of Medicine, Department of Physiology, Straub Clinic and Hospital, Honolulu. Bioelectromagnetics 1998, 19(2), pp. 75-8. - Diese Arbeit resultiert aus der Beobachtung von Patienten, die vor zehn Jahren drei Monate lang mit MFT behandelt wurden. Die Knochenparameter hatten sich unmittelbar nach dieser Therapiedauer bei den Behandelten eindeutig verbessert, blieben aber nicht erhalten. Die Wissenschafter argumentierten, daß sich der Effekt zehn Jahre nach der Behandlung deshalb verflüchtigt hatte, weil die MFT nicht lange genug durchgeführt wurde.

• J.A. Spadaro, W.H. Bergstrom., "Evidence that a pulsing magnetic field inhibits PTH-mediated calcium release from bone in vivo", Departments of Orthopedic Surgery and Pediatrics, State University of New York, Health Sciences Center, Syracuse, November 1998. - Diese Studie zeigt, daß der deutliche Einfluß der MFT auf den Knochenkalziumstoffwechsel durch den hemmenden Einfluß auf das Nebenschilddrüsenhormon (PTH) und dem damit verbundenen geringeren Kalziumabbau zustande kommt.

• R. J. Fitzsimmons, et al., "Combined magnetic fields increased net calcium flux in bone cells", Department of Medicine, Loma Linda University, California. Calcif-Tissue-Int 1994 November, vol: 55(5). - Diese Untersuchung ergab eine deutliche Beeinflussung der Kalzium-Aufnahme in die Knochenzellen unter Einsatz des MFT.

• Zati, et al., "Effects of Pulsed Magnetic Fields in the Therapy of Osteoporosis Induced by Ovariectomy in the Rat", Boll Soc Ital Biol Sper, 69(7-9), July-August 1993, pp. 469-75. - Diese Studie zeigt, daß unter dem Einfluß der MFT der Knochenverlust bei Frauen um durchschnittlich 10% herabgesetzt bzw. der Knochenmasseabbau gebremst wird.

• Trabrah et al. zeigten unter Kontrolle der Singelphotonendensitometrie einen Anstieg der Knochendichte. 1990.

• John et al., behandelten ein Patientenkollektiv mit MFT, 4 Monate nach Therapiebeginn konnte eine höhere Knochendichte festgestellt werden (quantitatives CT). 1990.

• C.T. Rubin, et al., "Prevention of Osteoporosis by Pulsed Electromagnetic Fields", Journal of Bone Joint Surgery, 71(3), March 1989, pp. 411-17.

Ärzteberichte über die Therapie von Osteoporose mit MRS

1. Dr. med. T. Schütze, Praktischer Arzt, Rosenheim

• *Patientin S.M., geb. 1921; Diagnose: Chronischer Schmerzzustand bei Osteoporose. MRS-Therapieerfolg: nach Angabe der Patientin haben sich die Schmerzen anhaltend gebessert.*

2. Dr. med. W.R. Maus, Überlingen

• *Patient, 90 a; Diagnose: schwere Osteoporose und Schmerzen. MRS-Therapierfolg: Die Matte half nach acht Wochen.*

3. Dr. med. Michael Pommer, Facharzt für Orthopädie und Orthopädische Chirurgie, Graz

• *"Die Magnetfeldtherapie hat sich hervorragend in meiner Praxis bewährt: Bei Knochenbrüchen ist der Heilungserfolg wesentlich verbessert, Prothesenlockerungen können wieder gefestigt werden.*
Bei Osteoporose und Arthrose gibt es durch die zellregenerierende, entzündungshemmende und durchblutungsfördernde Wirkung ausgezeichnete Therapieerfolge."

4. Dr. med. Christoph Scherer/Dr. med. univ. Christian Thuile, Zentrum für Energiemedizin, 1080 Wien, Breitenfelderg. 10, Tel. 0043/1/40 666 00

• *Patientin H.M., 70 a; Diagnose: Osteoporose seit fünf Jahren, Wirbelbrüche, starke Schmerzen, Bewegungseinschränkung. Seit fünf Jahren erfolglos mit Infusionen, Akupunktur, Massagen und Physiotherapie behandelt. MRS-Therapieerfolg: Nach 12 Behandlungen weitgehende Schmerzfreiheit, die Patientin kann wieder leichte Gartenarbeit und normale Tätigkeiten im Haushalt verrichten, Gehen ohne Stock ist erstmals wieder möglich.*

5. Prim. Dr. med. Gerhard Beck, Aspach

• *Patientin, 85 a; Diagnose: Multiple Wirbelkörper-Einbrüche, Osteoporose, Dorsolumbalgie bei degenerativen Wirbelsäulen-Veränderungen. Die Patientin kam mit einem Stützmieder ins Therapiezentrem und konnte nur mit Hilfe zweier Stützkrücken und unter Analgetika kurze Strekken gehen. MRS-Therapieerfolg: Die Patientin war am Ende des Reha-Aufenthaltes (drei Wochen) wieder in der Lage, ohne Stützkrücken und Stützmieder nahezu beschwerdefrei zu gehen. Sie reduzierte selbständig die Schmerzmedikation.*

Patientenberichte zur Behandlung mit MRS bei Osteoporose

1. Dank an Frau Beatrice Studer

• *Patientin, geb. 1938; Diagnose: Osteoporose im fortgeschrittenen Stadium, Rheuma (ausgelöst durch schlechte Ernährung, im 2. Weltkrieg lange Aufenthalte in kalten und feuchten Kellern und Bunkern), Blindarmoperation mit 10 Jahren, Mandeloperation, Polypenentfernung aus Nase, Hals und Bronchien mit 13 Jahren, Periode mit starken langen Blutungen und Schmerzen - seither Kreislaufbeschwerden, Migräne und geschwollene Beine. Totaloperation mit 30 Jahren: Befund, bösartig. Brustoperation mit 31 Jahren: linke Mamma, gutartig. Zystenoperation mit 48 Jahren: Entfernung der großen und kleinen Zysten in der gesamten Bauchhöhle, im Darm und an den Organen. Mit 50 Jahren Herzdiagnose: Linksschenkelblock. Mit 57 Jahren Colon-Sigma Karzinom: 50 cm. Colonentfernung. Mit 58 Jahren Lumbal 4-5 Bandscheibenauflösung, es folgte keine Operation. MRS-Therapieerfolg: Die Osteoporosemessung (Knochendichte) nach 1 Jahr hat eine Knochenverbesserung gezeigt, stabiler Kreislauf, nach drei Monaten keine Migräne-Anfälle mehr, nach vier Monaten guter Stuhlgang. Herzbeschwerden erst ab 150 Puls (früher ab 90 Puls). Die Rückenschmerzen sind nach sechs Monaten ganz verschwunden, auch die Rheumabeschwerden sind seither weg.*

2. Dank an Frau Beate Martina

• *Patient M.P., 83 a; Diagnose: Osteoporose, Immunsystemschwäche, Schlafstörungen, Herzklappenfehler, Blutniederdruck 110/80, Polyarthritis und schweres Rheuma, Hüftgelenksschmerzen, leichte Depressionen, chronische Sinusitis, Zysten im Kiefer, Rauschen im linken Ohr, seit 33 Jahren keinen Geruchssinn mehr, bis vor zwei Jahren Bronchial-Asthma, angeborener Schiefhals, nach Magendurchbruch 2/3 des Magens entfernt, Hepatitis B, insgesamt 15 mal operiert, davon zwei Fehloperationen. MRS-Therapieerfolg: deutliche Verbesserung des gesamten Gesundheitszustandes: besserer Schlaf, Gehen ohne Hinken und ohne Stock, Beweglichkeit hat sich allgemein verbessert.*

3. Dank an Herrn Karl Garber

• *Patientin A.H., 54 a; Diagnose: Osteoporose: 1994 Knochendichte: 65%. MRS-Therapieerfolg: Nach vier Wochen sind die Schmerzen im Hüftgelenk wesentlich zurückgegangen. Im April 1997 ist die Knochendichte um 9 % gestiegen, der Knochen hat sich aufgebaut.*

4. Dank an Herrn Wolfgang Gasteiner

• *Patientin H.W., 53 a; Diagnose: Osteoporose, extreme Schmerzen im Beckenbereich und rech-*

ten Oberschenkel, Gelenkschmerzen in Knie, Ellbogen und Schulter, Durchblutungsstörungen in den Füßen. MRS-Therapieerfolg: Durchblutung der Füße nach Erstanwendung optimal, extreme Erleichterung beim Stiegensteigen und Abklingen der Schmerzen am nächsten Tag. Schlafstörung sind aufgrund der Schmerzlinderung behoben. Nach drei Tagen ist eine Bewegungstherapie möglich (5-6 km schnelles Gehen). Kreislaufstabilisierung nach den ersten Tagen – tägliches Medikament abgesetzt. Medikamente für Osteoporose und Gicht nach 14 Tagen abgesetzt. Nach vier Wochen sind ein schmerzloser Zustand und körperliches Wohlbefinden eingetreten.

5. Dank an Frau Heidemarie Schäfer

• *Patient U.E., 72 a; Diagnose: Starke Kreuzschmerzen und Bandscheibenbeschwerden. Der Patient konnte sich nur noch abgestützt erheben. Die Schmerzen wurden durch Osteoporose hervorgerufen. MRS-Therapieerfolg: Die Beschwerden verminderten sich langsam, aber erst nach ca. 20 Wochen stellte sich eine deutliche Besserung ein."Ganz schmerzfrei ist der Patient auch heute noch nicht. Für die Knochendichte nahm er Kalziumtabletten ein."*

Steckbrief MFT:
70% guter bis sehr guter Erfolg

1.28. Peitschenschlagsyndrom

Unfallbedingt kann es durch eine Überdehnung der Bänder und Kapseln im Bereich der Halswirbelsäule zu einer Reizung der Nervenwurzeln und des vegetativen Nervenplexus kommen. Charakteristisch ist ein zunächst beschwerdefreies Intervall von mindestens einer Stunde nach dem Unfall – danach stellen sich Nacken- und Hinterkopfschmerzen ein. Eine Bewegungseinschränkung der Halswirbelsäule ist die Folge. Als Therapie wird meist eine Halskrawatte angelegt, die 10-14 Tage getragen werden soll. Die Prognose ist gut.

Richtiger Einsatz des MRS beim Peitschenschlagsyndrom

• Kissen: 4-5x täglich je 8 Minuten Stufe 100%, im Nackenbereich, der Betroffene kann liegen oder sitzen

• Besondere Hinweise zur Anwendung: Bei Schilddrüsenüberfunktion sollte die Höchstdosis von 25% nicht überschritten werden.

• Hinweise zur Erstreaktion: keine

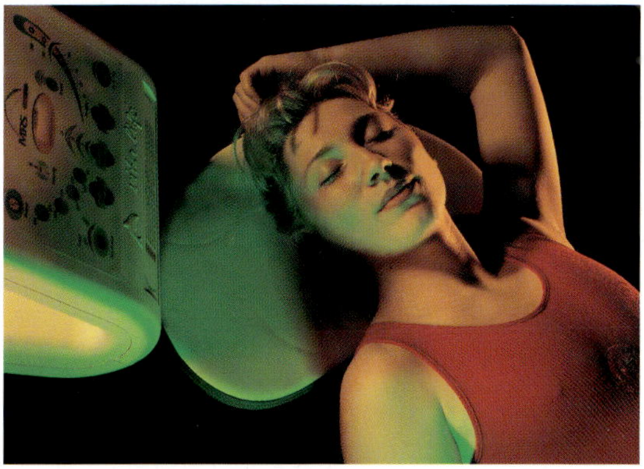

Abb.: Lokale Behandlung des Nackens mit Kissen

Ärzteberichte über die Therapie vom Peitschenschlagsyndrom mit MRS

1. Dr. med. Werner Raufelder, Bad Endorf

• *Patient G.B., geb. 1940; Diagnose: Zustand nach HWS-Schleudertrauma: Cervikobrachialsyndrom, WS-Skoliose, Beinverkürzung links, Schlafstörungen, rez. Gastritis, Schwindel, Gelenkbeschwerden in den Schultern. MRS-Therapieerfolg: nach der siebenten Sitzung HWS gebessert, nur mehr geringe bis mäßige Restbeschwerden, verbesserte Beweglichkeit. Nachuntersuchung zeigte nahezu Beschwerdefreiheit bis zum heutigen Tag (8.1.98).*

Patientenberichte zur Behandlung mit MRS bei Peitschenschlagsyndrom

1. Dank an Herrn Adolf Wohlgemuth

• *Patient S.M., 42 a; Diagnose: Verkehrsunfall am 9.12.97: HWS-Peitschenschlagsyndrom, Kopf: Rißquetschwunde, beide Knie dick geschwollen, Bluterguß, Zeige- und Mittelfinger der linken Hand stark geschwollen. Am ganzen Körper starke Schmerzen. MRS-Therapieerfolg: "Nach zwei Tagen war ich schmerzfrei (ohne Medikamente). Danach gingen die Schwellungen an Knie und Hand zurück, der Nacken besserte sich nach 14 Tagen. Ich fühle mich wohler, ausgeglichener und gesünder."*

Steckbrief MFT:
70% guter bis sehr guter Erfolg

1.29. Rheumatische Erkrankungen

Bei den rheumatischen Erkrankungen der Gelenke und Weichteile treten reißende, wandernde Schmerzen an den verschiedensten Körperstellen auf. Die Ursache rheumatischer Erkrankungen liegt in Herdinfektionen, von denen Bakterien (Streptokokken) ins Blut gestreut werden. Die Anfälligkeit für Rheuma kann angeboren (Rheumatikerfamilien) oder erworben sein (bestimmte Berufsgruppen), wobei Kältereize, mechanische Überanstrengungen, Übergewicht und Gewebeschäden durch frühere Entzündungen, Unfälle, usw. Auslöser sein können. Rheumatiker sind oft wetterfühlig.

Der eigentliche Krankheitsprozeß spielt sich im Bindegewebe ab. Befallen werden Muskeln, Knorpel, Knochen oder Sehnen, wobei sich chronisch entzündliche, kleinherdige Veränderungen bilden, die sich zu Schwielen ausformen können. Die Knorpel werden im Laufe der Krankheit aufgelockert, durchtränkt und zerfallen später in kleine Geschwüre. Die Gelenkskapseln verdicken sich, die Gelenke werden locker und schließlich deformiert. Auch die Nerven erfahren charakteristische Veränderungen. Rheuma verläuft in Schüben, sodaß jüngere und ältere Stadien nebeneinander beobachtet werden.

Unterstützende Behandlungsmöglichkeiten zur Schmerzlinderung sind Bäder, vorzugsweise Moor- oder Schwefelbäder, sowie Kräuterbäder (Heublumen, Haferstroh), Wickel und in besonderen Fällen heiße Auflagen (Heusäcke, Moorpackungen, Lehmpackungen oder –wickel usw.); als Hausmittel werden auch heiße Kartoffel verwendet. Wirksame Pflanzen bei Rheuma sind Arnika, der rote Sonnenhut (Echinacea) und die Zaunrübe. Blutreinigende Teesorten und Ernährungsumstellungen (fleischlos, mit hohem Rohkostanteil) wirken darmregulierend. Trinkkuren fördern die Entgiftung und Entschlackung (u.a. Brennessel, Zinnkraut, Löwenzahn). Jeder fieberhafte Anfall erfordert Bettruhe, wobei die akut entzündeten Gelenke bis zum Temperaturabfall in Mittelstellung gelagert werden sollen. Mit Kissen, Stoffrollen, gerollten Decken oder Sandsäcken können die Gelenke fixiert werden.

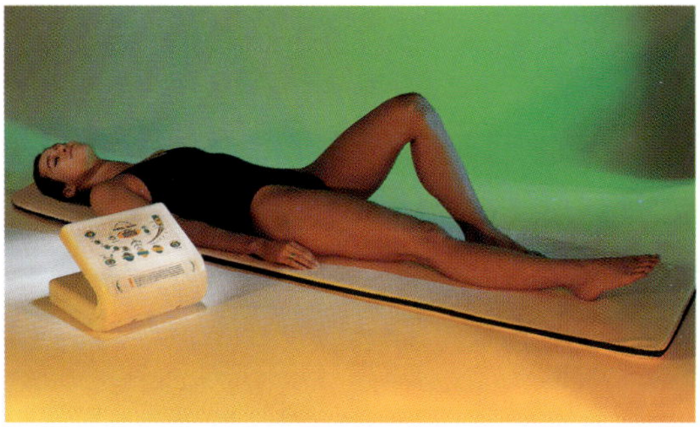

Abb.: Basisbehandlung bei Rheuma

Wirkung der Magnetfeldtherapie bei Rheumatischen Erkrankungen:
schmerzlindernd, unterstützend. In Einzelfällen kann beobachtet werden, daß die rheumatischen Schübe seltener auftreten. Der Grund hierfür ist allerdings noch nicht bekannt.

Richtiger Einsatz des MRS bei Rheumatischen Erkrankungen

- Ganzkörpermatte: 3x täglich je 8 Minuten: morgens Stufe 150% (einschleichen von 25%), mittags Stufe 100%, nachmittags Stufe 50%, abends Stufe 25%
- Kissen: 2-3x täglich je 16 Minuten: Schulter, Nacken, Hüfte und Unterbauch Stufe 25-50%, Ellbogen und Knie Stufe 100-150%, Fuß und Hand Stufe 150-200%.

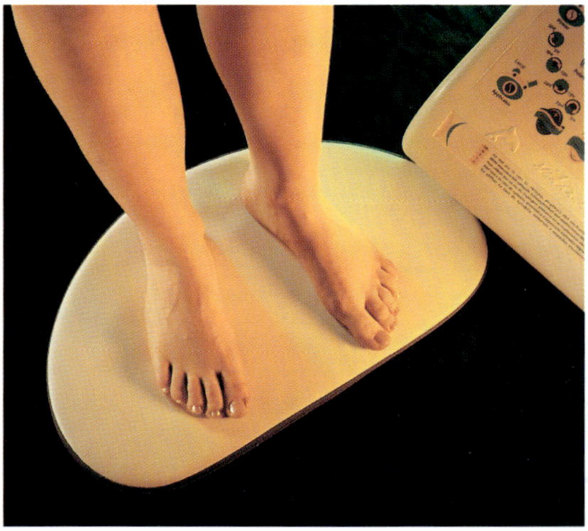

Abb.: Lokale Behandlung der Füße mit Kissen

• Dauer der Behandlung: Man darf sich keine spontanen Heilungen erwarten. Es ist eine Therapie der kleinen Schritte.

• Hinweise zur Erstreaktion: In ca. 10% kann es zu einer kurzfristigen Schmerzintensivierung bei Erkrankungen aus dem rheumatischen Formenkreis kommen. Derartige Erstverschlechterungen können 3-4 Wochen in Anspruch nehmen und lassen sich zum größten Teil durch gezieltes Einschleichen verhindern.

• Therapieformen, die die Magnetfeldtherapie unterstützen: Akupunktur, Homöopathie, Enzymkuren, Ayurveda, Kinesiologie, Kochsalztherapie, Heilkräuterextrakte mit diuretischer Wirkung (Wacholderbeeren, Löwenzahn, Brennessel, Ackerschachtelhalm, Stechwinde), entzündungshemmende Heilkräuterextrakte (Teufelskralle, Silberweidenrinde, Yuccawurzel)

Wissenschaftliche Studien über die Behandlung von Rheumatischen Erkrankungen mit MFT

Verschiedene Studien zu diesem Thema wurden bereits in den einzelnen Teilbereichen dieses Kapitels (Arthritis, Arthrose, Fibromyalgie etc.) behandelt. Wir verweisen hier lediglich auf eine allgemein gehaltene Studie zu diesem Themenkreis.

• W. Kobinger, G. Fischer, J. Barovic, et al., "Schmerzlinderung und Steigerung der Bewegungsfähigkeit bei Erkrankungen des Bewegungsapparates durch Magnetfeldtherapie", Hygiene-Institut der Universität Graz und Lehrkrankenhaus Marburg, AMA Acta Medica Austriaca, 1995. - 28 Patienten, die an verschiedenen Erkrankungen des Bewegungs- und Stützapparates litten, wurden ausschließlich mit Magnetresonanz behandelt. Es zeigt sich eine höchst signifikante Verbesserung.

Ärzteberichte über die Therapie der MFT bei Rheumatischen Erkrankungen mit MRS

1. Thomas Drach, Heilpraktiker, Bermatingen-Ahausen

• *Patientin S.D., 78 a; Diagnose: Gelenk-Rheuma, besonders im Schulter-, Hand- und Sprunggelenk bds, stark entzündet, tw. Bewegungsunfähigkeit der Mittelfinger und Daumen. Die Schmerzen bestehen seit über 5 Jahren. Sie nahm Schmerzmittel, welche erhebliche Nebenwirkungen im Magen-Darmtrakt und Haarausfall hervorriefen. Aufstehen war ihr nur aus einer sitzenden Position möglich. Seit 3 Jahren litt sie an Schlafstörungen. MRS-Therapieerfolg: "Seit ich das Magnetfeld habe, kann ich wieder wunderbar schlafen. Die Gelenkschmerzen sind zum größten Teil verschwunden, außer bei starken Wetterveränderungen. Die Beweglichkeit meiner Gelenke ist hervorragend. Auf die starken Schmerz- und Rheumamittel kann ich vollkommen verzichten. Ich kann wieder ohne Hilfe aufstehen."*

2. Dr. med. Annegret Wennig

• *Patient E.F., 70 a; Diagnose: Seit 15 Jahren Schmerzen im Bewegungsapparat, v.a. im LWS-Bereich und in den Gelenken infolge rheumatischer Erkrankungen. MRS-Therapieerfolg: nach vier Wochen spürbares Abklingen der Schmerzen in der LWS, insgesamt wohltuend.*

Weitere Berichte: siehe einzelne Krankheiten des Bewegungsapparates

Patientenberichte zur Behandlung mit MRS bei Rheumatischen Erkrankungen

1. Dank an die Fa. vita.life

• *Patientin M.P., 73 a; Diagnose: Polyarthritis und schweres Rheuma, Hüftgelenkschmerzen. MRS-Therapieerfolg: Verbesserung des gesamten Gesundheitszustandes: besserer Schlaf, Rheuma weg, allgemeine Beweglichkeit hat sich verbessert.*

2. Dank an Frau Sieglinde Kapun

• *Patient P.M., 70 a; Diagnose: Abnützung der Bandscheibe, Rheuma, Verspannung im Schulterbereich, Schwindelanfälle bei niederem Blutdruck, beim Schlafen: Einschlafen von rechter Hand, linker Schulter und rechtem Knie. MRS-Therapieerfolg: Durchblutung nach sieben Tagen wesentlich besser, ebenso Schmerzen in den Gelenken. Nach drei Wochen sind Verspannungen im Schulterbereich bedeutend besser. Hand, Schulter und Knie schlafen nicht mehr ein, Rheuma-Tabletten sind nicht mehr notwendig.*

Patientin F.Z., 58 a; Diagnose: Rheumatische Fingerbeschwerden, Rückenbeschwerden, Schul-

ter- und Armschmerzen, Schmerzen im Kniegelenk nach zwei Operationen, Allergien gegen Penicillin, Sonne, Jod. MRS-Therapieerfolg: Schulter-, Arm- und Kniebeschwerden ganz erheblich gebessert, Rückenschmerzen seltener. Rheumatische Beschwerden traten vorher hauptsächlich in der kalten Jahreszeit auf - momentan keine (Winter).

3. Dank an Beatrice Studer

• *Patientin, geb. 1938; Diagnose: Rheuma seit dem 8. Lebensjahr (ausgelöst durch schlechte Ernährung, 2. Weltkrieg lange Aufenthalte in kalten und feuchten Kellern und Bunkern). MRS-Therapieerfolg: Die Rheumabeschwerden sind weg.*

4. Dank an Herrn Dipl.-Ing. Dietmar Hauser

• *Patient; Diagnose: Rheumabeschwerden in rechter Schulter/Oberarm. Diabetes, Durchblutungsstörungen, nervenkrank, Ulcus auf beiden Beinen, Entzündungen am rechten Fuß, Schlafstörungen. MRS-Therapieerfolg: 4.2.98: seit vier Jahren erstmals ein Gefühl in beiden Fußsohlenbereichen - nach einer Woche Anwendung. Kopfschmerz verbessert, Kribbelgefühl bei der Anwendung in den Füßen. 9.2.98: weiterhin Gefühl in den Fußsohlen, langsamer Fortschritt im Wundverschluß an der rechten Fußsohle, jahrelanger Kopfschmerz ist seit der 2. Woche nicht mehr aufgetreten. Rheumaschmerzen (akut) im rechten Oberarmbereich nach einer Woche stark verbessert. 5.5.98: Diabetes: verbesserte Werte. In den Füßen Durchblutung verbessert, Ulcus-Heilung gut voranschreitend, Entzündungen zurückgegangen, Schlaf verbessert, Rheuma in der Schulter ist weg.*

5. Dank an Frau Giovanna Fakin

• *Patient R.F.; Diagnose: PCP (Rheuma-Stillsyndrom), d.h. ständige rheumatische Fieberschübe, Gichtverformung, Versteifungen, brandwundenähnliche Flecken im Gesicht, am Hals, unter dem Arm und zwischen den Fingern. Die Bronchien wurden in Mitleidenschaft gezogen. Weitere durch Streptokokken hervorgerufe Entzündungen, extreme Lymphknotenschwellungen am Hals, unter dem Arm und in der Leiste. MRS-Therapieerfolg: Nach vierwöchiger Behandlung ist eine Verbesserung des Allgemeinzustandes von 80 % sichtbar. Das Rheumafieber ist komplett weg, die Bronchien haben sich stabilisiert, die Lymphknotenschwellungen sind nicht mehr sichtbar. Die Medikamente konnten abgesetzt werden.*

Steckbrief MFT:
65-75% guter bis sehr guter Erfolg

1.30. Rückenschmerzen

In unserer Zivilisationsgesellschaft zählen Rückenschmerzen zu den häufigsten Beschwerden.
Sitzende Tätigkeiten, zu wenig Bewegung, eine zu weiche Matratze, ein falsch eingestellter Bürosessel, allgemeine Fehlhaltungen, aber auch Osteoporose und Übergewicht können zu Verspannungen und Verkrampfungen der Rückenmuskulatur führen. Auch während der Schwangerschaft treten oft Rückenschmerzen auf. Psychologische Gründe, Streß, Herzkrankheiten, Lungenprobleme, Nierenerkrankungen oder Störungen im Darmbereich sind ebenfalls als Auslöser für Rückenschmerzen bekannt. Darüberhinaus können Veränderungen an Sehnen, Bändern oder Muskeln die Ursache für Rückenbeschwerden sein.

Ist ein Teil des Wirbelsäulensystems gestört, beeinträchtigt dies auf Dauer die gesamte Wirbelsäule. Die damit verbundenen Schmerzen können schlagartig auftreten oder langsam ansteigen. Es handelt sich um einen stechenden oder dumpfen Schmerz, der sich bis zur Unerträglichkeit steigern kann. Rückenschmerzen, die von verspannten Rückenmuskeln herrühren, verschwinden meist innerhalb von 1-2 Wochen von selbst, manchmal können sie aber auch Monate anhalten. Muskeltraining und Gewichtsreduktion erleichtern die Belastungen des Rückens. Bei starken akuten Schmerzen helfen heiße Umschläge.

Wirkung der Magnetfeldtherapie bei Rückenschmerzen: muskelentspannend, entkrampfend, schmerzlindernd (durch das Anheben der Reizschwelle an den Nervenendigungen), unterstützend

Richtiger Einsatz des MRS bei Rückenschmerzen:

• Ganzkörpermatte: 1x täglich 8 Minuten: morgens Stufe 100% (einschleichend von 25%)

• Kissen: 2-3x täglich je 16-24 Minuten: Halswirbelsäulenbereich: Stufe 25-50%, Brustwirbelsäulenbereich: Stufe 50-100%, Lendenwirbelsäulenbereich: Stufe 100-150%

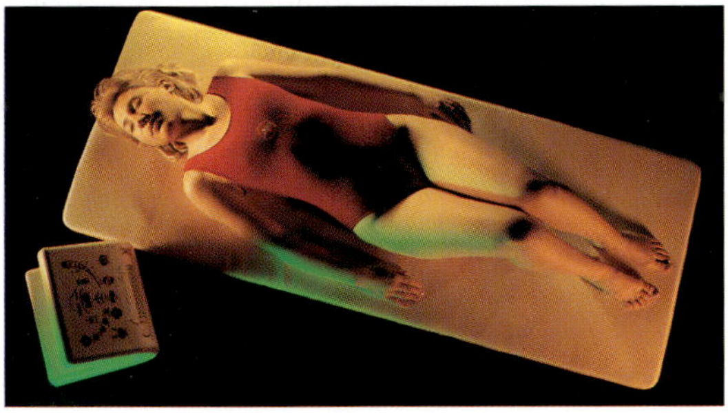

Abb.: Basisbehandlung bei Rückenschmerzen

• Besondere Hinweise zur Anwendung: Angewinkelte Beine! (Stabilisierung des Beckens, Entspannung der Rückenmuskulatur)

• Hinweise zur Erstreaktion: In 1-3% der Fälle kommt es zu Kurreaktionen.

• Therapieformen, die die Magnetfeldtherapie unterstützen: Entspannungsübungen (z.B. Jacobson-Training), Biofeedback, Chirotherapie, Homöopathika, Shiatsu, Neuraltherapie

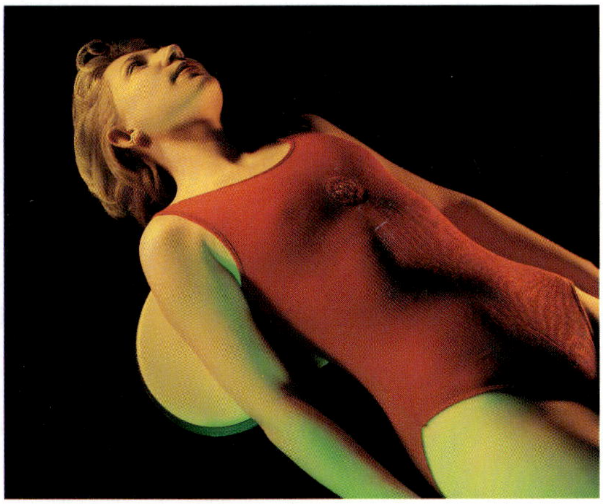

Abb.: Lokale Behandlung der BWS mit Kissen

Wissenschaftliche Studien über die Behandlung von Rückenschmerzen mit MFT

• D. Foley-Nolan, et al., "Low Energy High Frequency Therapy for Persistent Neck Pain. Double Blind Placebo Controlled Trial", Bioelectromagnetics Society, 12th Annual, 10-14 June 1990, San Antonio, p. 73. - In dieser doppelblinden, placebokontrollierten Studie werden die Effekte von niederenergetischen pulsierenden elektromagnetischen elektrischen Feldern mit persistierenden Rückenschmerzen untersucht. Eindeutig positive Ergebnisse wurden demonstriert.

Ärzteberichte über die Behandlung von Rückenschmerzen mit MRS

1. Dr. med. Christoph Scherer/Dr. med. univ. Christian Thuile, Zentrum für Energiemedizin, 1080 Wien, Breitenfelderg. 10, Tel. 0043/1/40 666 00

• *Patientin M.W., 67 a; Diagnose: Kreuzschmerzen, Migräne. MRS-Therapieerfolg: Nach der Erstbehandlung sind die Kopfschmerzen "wie weggeblasen". Die Patientin verspürt eine deutliche Erleichterung der Kreuzschmerzen. Nach der dritten Behandlung wird eine weitere Besserung konstatiert.*

2. Ute Sigel, Heilpraktikerin und klassische Osteopathin, Würzburg

• *Patient, 32 a; Diagnose: Seit ca. zehn Jahren immer wiederkehrende Schmerzen im Kreuz/Schambeingelenk und der unteren Lendenwirbelsäule, zur Zeit der Erstbehandlung sehr starke Schmerzen, insb. beim Aufstehen aus der Sitz- und Liegehaltung, leichte Schmerzen bei Inaktivität. MRS-Therapieerfolg: Der Patient fühlt sich nach der MF-Behandlung sehr entspannt. Er verspürte bei der Erstbehandlung mit der Matte an den erkrankten Stellen verstärkt Wärme und Schmerzen. Danach fühlte er bei jeder MF-Behandlung Wärme und Kribbeln an den Problemzonen. Am zweiten Tag waren die Schmerzen fast ganz verschwunden und sind seither nicht mehr aufgetreten.*

3. Dr. med. Ernst Baumann, München

• *Patient, 49 a; Diagnose: starke LWS- und Kniebeschwerden, besonders bei Belastungen wie Treppensteigen. Erhebliche Beweglichkeitseinschränkung der LWS. MRS-Therapieerfolg: Nach vier Wochen Therapie ist die LWS fast wieder frei beweglich, der Patient hat kaum noch Schmerzen. Die Kniebeschwerden sind geringer, bei Belastung mit Gewicht (Tasche) ist das Treppensteigen noch schmerzhaft, Skilaufen bereitet aber keine Schmerzen.*

4. Dr. med. Gerhard Antensteiner, Arzt für Allgemeinmedizin, Kindberg

• *"Ich verwende die Magnetfeldtherapie jetzt seit etwas über einem Jahr in meiner Ordination. Hauptsächliche Einsatzgebiete waren jegliche Schmerzzustände seitens des Bewegungsapparates, insbesondere der Wirbelsäule, die sehr gut auf die Therapie ansprachen. Das 2. Hauptindikationsgebiet waren Durchblutungsstörungen, wobei auch PAVK bei Stadium IV behandelt wurde und selbst bei schweren Fällen meistens eine deutliche Besserung erzielt werden konnte. Auch bei leichten bis mittelschweren depressiven Verstimmungen konnte eine vermehrte Vitalität tagsüber sowie eine bessere nächtliche Schlafqualität erzielt werden."*

5. Dr. med. Hoffmann Kuhnt, Arzt für Orthopädie, Nürnberg

• *"In der Zeit vom 2.6.97 - 25.7.97 wurden in meiner Praxis bei 26 Patienten möglichst engmaschig, d.h. an aufeinanderfolgenden Tagen, mindestens 3 mal pro Woche die spezielle Schmerzregion an den Extremitäten oder der Wirbelsäule behandelt. Von 26 Patienten gaben nach Abschluß der Behandlung 9 Patienten eine Beschwerdenfreiheit, 7 eine deutliche bis wesentliche Besserung der Beschwerden an. 6 Patienten haben seit der Behandlung keine Kopfschmerzen oder rheumatische Gliederschmerzen mehr. 4 Patienten haben die Behandlung nach 2-6 Sitzungen abgebrochen und gaben keine positive oder negative Reaktion an."*

6. Prof. Dr. med. P. Schwarzfischer, Facharzt für Innere Medizin und Nuklearmedizin, Landhaussanatorium "Im Sonnenfeld", Bad Wiessee

• *Patient E.O., 74 a; Diagnose: Tendomyotisches und deg. WS-Syndrom mit rezidivierenden Nacken- und Rückenschmerzen, KHK, Zustand nach Myokardinfarkt, Herzinsuffizienz NYHA III; Diabetes mellitus (insulinpflichtig), Niereninsuffizienz. Stad. II. MRS-Therapieerfolg: Patient berichtet über eine spürbare Linderung seiner Rückenschmerzen. Die übrige physikalische Therapie bestand in detonisierenden Massagen und Fangopackungen.*

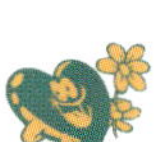

Patientenberichte zur Behandlung mit MRS bei Rückenschmerzen

1. Dank an Frau Ursula Lange

• *Patient M.W.; Diagnose: Rückenschmerzen (LWS-Syndrom) und Schmerzen im rechten Unterarm bis ins Handgelenk. MRS-Therapieerfolg: "Im rechten Unterarm spürte ich nach einigen Minuten eine Schmerzverstärkung, die jedoch bis zum Ende der Behandlung nachließ, die Schmerzen sind jetzt deutlich geringer."*

• *Patient S.I.W., 39 a; Diagnose: allgemeine Rückenbeschwerden. MRS-Therapieerfolg: keine Rückenbeschwerden mehr, sehr gute Entspannung, verbesserte Einschlafsituation.*

• *Patient G.K, 72 a; Diagnose: schwankender Zustand (völlig erschöpft bis alltagsuntauglich), Diabetes, Bluthochdruck, Nierenversagen – Dialyse 3 mal wöchentlich, Rückenschmerzen (LWS) durch Wirbelverschiebung, Lähmungserscheinungen, schmerzhafte Kniegelenkentzündung, starke Einschränkungen beim Gehen und in der Bewegung, regelmäßige Einnahme von Schmerzmitteln, Übelkeit, Schwindel, Darmträgheit, Verstopfung, nur noch 30% Sehfähigkeit, antriebsarm, Taubheit in den Füßen. MRS-Therapieerfolg: Beweglichkeit verbessert (Berg–auf-Gehen "flotter" und Treppensteigen leichter), Rücken: wesentlich besser, manchmal tagelang ohne Schmerzmedikamente. Rechtes Knie: Schwellung etwas zurückgegangen, taubes Gefühl in den Beinen ist weniger geworden, wieder Kribbeln spürbar. Allgemeinzustand ist besser, Schwindel nur noch beim Drehen, Cholesterinwert von 390 auf 356 gesunken (in vier Wochen), brauche kein Abführmittel mehr.*

2. Dank an Herrn Karl Garber

• *Patient J.G., 45 a; Diagnose: Kreuzschmerzen. MRS-Therapieerfolg: Kreuzschmerzen sind behoben.*

• *Patientin C.F, 50 a; Diagnose: große Schmerzen im Lenden- und Halswirbelsäulen-Bereich, am rechten Bein, in der Gegend der rechten Fußsohle und der linken Schulter. MRS-Therapieerfolg: Neun Tage nach Behandlungsbeginn, in Kombination mit Akupunktur, sind die Schmerzen in der Lendengegend verschwunden, ebenso die Schmerzen im Schenkel (nach zwei Tagen). In der Fußsohle ließen die Schmerzen nach weiteren fünf Tagen nach.*

3. Dank an Herrn Adolf Wohlgemut

• *Patientin M.M., 40 a; Diagnose: "Mein Hauptproblem war die Lendenwirbelsäule. Ich habe einige Jahre immer wieder an starken Schmerzen gelitten, die mit Medikamenten zum Teil gelindert wurden. Ich fühlte mich oft müde und ausgelaugt. Im September 1997 erlitt ich beim Tennisspielen einen Muskelfaserriß am rechten Unterschenkel." MRS-Therapieerfolg: "Meine Probleme in der Lendenwirbelsäule verschwanden im Laufe der ersten drei Monate. Ich fühlte mich wesentlich vitaler und leistungsfähiger. Heute, zwei Jahre danach, kenne ich Rückenprobleme nicht mehr. Mein Bein mit dem Muskelfaserriß konnte ich nach zwei Wochen wieder normal belasten."*

4. Dank an Herrn Reinhard Schlag

•Patientin F., 45 a; Diagnose: Beschwerden im Bereich L4/L5. Kaum Bewegungen ohne Schmerzen möglich. MRS-Therapieerfolg: Schon während der ersten Anwendung Schmerzrückgang. Während der weiteren Anwendungen konnte die Patientin keine Schmerzen mehr feststellen.

•Patient R., 71 a; Diagnose: Rückenschmerzen, Arthrose im rechten Knie, starke Schmerzen. Schulterschmerzen, Durchblutungsstörungen in den Armen (Taubheitsgefühl), Prostataprobleme. MRS-Therapieerfolg: Nach drei Behandlungen Verbesserung aller Beschwerden. Nach zweiwöchiger Anwendung ist Hr. R. völlig beschwerdefrei. Er kann jetzt schmerzfrei gehen, Schulter- und Rückenschmerzen sind verschwunden. Er schläft sehr gut und hat keine Prostatabeschwerden mehr. Die Taubheitsgefühle in den Armen sind gänzlich weg.

•Patientin 65 a; Diagnose: starke, schmerzhafte Rückenprobleme. MRS-Therapieerfolg: Nach der Behandlung Verbesserung bis hin zum Schmerzstillstand.

5. Dank an Frau Heidemarie Schäfer

• Patientin S.L., 50 a; Diagnose: Starke, akute Schmerzen im LWS-Bereich, wiederkehrend in Abständen von ca. vier Wochen. Frau S. bekam deshalb Cortisonspritzen. MRS-Therapieerfolg: "Seit der MF-Anwendung brauchte ich keine Spritzen, Fango oder Massagen mehr. Wenn die Schmerzen wieder verstärkt auftreten, setze ich das Kissen verstärkt ein. Ich fühle mich seit der MF-Anwendung frischer und leistungsfähiger."

6. Dank an Frau Maria Pfeifer

• Patient K., 67 a; Diagnose: LWS-BWS-Schmerzen, hoher Blutdruck, 6 Monate Husten. MRS-Therapieerfolg: Nach 14 Tagen haben die Wirbelsäulenschmerzen aufgehört, der langwierige Husten ist weg.

7. Dank an die Fa. Medline

• Patientin H.F.; Diagnose: Ich hatte Störungen im Vegetativen Nervensystem, nervöse Herzbeschwerden und seit der Geburt meines Sohnes ständige Rückenschmerzen.
MRS-Therapieerfolg: "Bereits nach einigen Wochen hatten sich die Rückenschmerzen wesentlich verbessert, heute bin ich größtenteils schmerzfrei, obwohl die Aussage meines behandelnden Arztes war: "Es tut mir leid, aber sie werden immer Rückenschmerzen haben." Auch hat sich mein Vegetatives Nervensystem soweit stabilisiert, daß die damit verbundenen Herzbeschwerden verschwunden sind."

• Patient S., 44 a; Diagnose: starke Rückenschmerzen. MRS-Therapieerfolg: völlige Besserung.

• Patientin J.M.; Diagnose: Kreuzschmerzen. MRS-Therpieerfolg: "Nach drei Wochen regelmäßiger Anwendung kann ich bereits eine wesentliche Verbesserung meiner bis dahin regelmäßig auftretenden Kreuzschmerzen, meiner Durchblutung sowie eine Aktivierung meiner Verdauung bemerken. Obwohl ich mich schon seit Jahren mit Gesundheit, Gesundheitsvorsorge und ausgewogener, vitaminreicher Ernährung beschäftige, haben sich mein Gesamtbefinden und die Vitalität seit Anwendung dieses Gerätes noch wesentlich verbessert. Die bei Wetterumschwüngen auftretenden Schmerzen eines bereits fünf Jahre zurückliegenden Knochenbruches sind völlig verschwunden."

8. Dank an Frau Gabriele Kothmayer

• Patient G.K., 38 a; Diagnose: Extreme Schmerzen und Muskelkrämpfe nach Wirbelbrüchen im Bereich BWS und HWS (bes. nach langem Sitzen und bei feuchtkaltem Wetter), oftmalige Kopfschmerzen durch Verspannungen im Nackenbereich. MRS-Therapieerfolg: wesentliche Besserung der Rückenschmerzen nach einem Monat, nach zwei Monaten nahezu schmerzfrei und daher viel beweglicher, keine Kopfschmerzen mehr, da der Nackenbereich viel entspannter ist.

9. Dank an Frau Franziska Engeli

• Patientin M.K., geb. 1960; Diagnose: Rückenschmerzen, sehr müde, keine Energie, schlapp. MRS-Therapieerfolg: jetzt ausgeglichen, viel Energie, keine Rückenschmerzen mehr, Regelbeschwerden sind verschwunden, Zyklus hat sich eingependelt, nur noch ganz selten Kopfweh. Die Patientin kann mit großer Leistungsenergie arbeiten. Der Blutdruck ist in Ordnung.

10. Dank an Herrn Gerold Pfann

• Patient K.J., 71 a; Diagnose: "Ich habe schon seit 50 Jahren ein Kreuzleiden, sollte vor 20 Jahren operiert werden, doch ich willigte nicht ein. Ich war bei Heilpraktikern, die mich über die Runden brachten." Herr J. litt außerdem an einer Stirnhöhlenentzündung.

MRS-Therapieerfolg: "Nach zehn Tagen machten die Stirnhöhlen keine Beschwerden mehr. Ab der fünften Woche waren die Schmerzen im Kreuz weg. Für die inneren Krankheiten (Darm, Leber) ist die Therapie ganz hervorragend. Ich kann wieder all das essen, was ich jahrelang nicht konnte."

• Patientin U.M., 52 a; Diagnose: starke Kreuzschmerzen und Bandscheibenbeschwerden. MRS-Therapieerfolg: "Die Beschwerden besserten sich langsam, nach ca. zehn Wochen stellte sich eine deutliche Besserung ein."

11. Dank an Herrn Helmut Pein

• Patient M.M., 37 a; Diagnose: "Ich hatte permanente Kreuzschmerzen, v.a. nach einem harten Arbeitstag. Die ärztlich verschriebenen Therapien zeigten keinen Erfolg. Außerdem habe ich an beiden Händen seit ca. zehn Jahren eine Art Hautallergie." MRS-Therapieerfolg: "Nach einer dreiwöchiger Anwendung waren meine Kreuzschmerzen total verschwunden. Der Zustand meiner Hände hat sich zusehends verbessert."

12. Dank an Frau Helga Kohlhuber

• Patient H.K., 57 a; Diagnose: Schulterschmerzen, Kreuzschmerzen, Verdauungsprobleme. MRS-Therapieerfolg: "In der ersten Woche verschlimmerten sich die Schulterschmerzen stark. Die Kreuzschmerzen legten sich erstaunlicher Weise schon in der ersten Woche, in der zweiten Woche die Schulterschmerzen. Nach einigen Monaten waren sie zur Gänze verschwunden. Meine Verdauungsprobleme (ich konnte oft nur 1-2 mal pro Woche auf das WC) legten sich in der zweiten Woche (jetzt 1-2 mal pro Tag), wodurch auch die häufigen Magen- und Darmschmerzen verschwanden."

Steckbrief MFT:
75-80% guter bis sehr guter Erfolg

1.31. Schiefhals

Der Schiefhals ist in den meisten Fällen angeboren. Ein muskulärer Schiefhals ist bedingt durch eine einseitige Verkürzung des großen Kopfnickers (Muskel). Der Kopf ist zur erkrankten Seite hin geneigt und leicht nach hinten gebogen, das Gesicht der gesunden Seite zugewandt. Der beste Zeitpunkt für eine Operation ist am Ende des 1. Lebensjahres, bis dahin muß ein Gipsverband getragen werden. Ein Schiefhals kann auch durch Veränderungen in der Wirbelsäule (z. B. Halsrippen oder verschmolzene Wirbel), durch Halsmuskellähmungen, Narbenzusammenziehungen oder Entzündungen verursacht werden. Der rheumatische Schiefhals wird durch eine Erkrankung der Nacken- und Halsmuskulatur hervorgerufen.

Wirkung der Magnetfeldtherapie beim Schiefhals: entkrampfend, muskelentspannend (Beeinflussung der Reizschwelle an den Nervenendigungen)

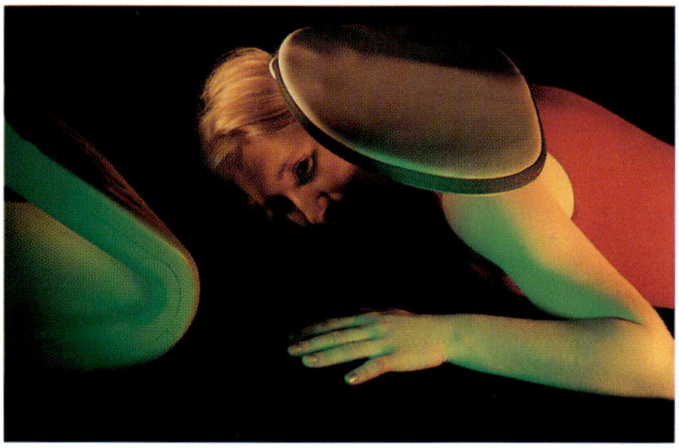

Abb.: Lokale Behandlung bei Schiefhals mit Kissen

Richtiger Einsatz des MRS beim Schiefhals

- Ganzkörpermatte: 2x täglich je 8 Minuten: morgens Stufe 50%, abends Stufe 10%.
- Kissen: 1x täglich 24 Minuten Stufe 100%

• Stab: 1x täglich 24 Minuten Stufe 200-400%, im Ursprung und Ansatz des Muskels mit ausstreifenden Massagebewegungen

• Hinweise zu Erstreaktionen: keine

Wissenschaftliche Studien über die Behandlung des Schiefhalses mit MFT

• I.E. Detlav, "The Influence of Constant and Pulsed Electromagnetic Fields on Oxidation Processes in Muscle", in I.E. Detlav (ed.), Electromagnetic Therapy of Injuries and Diseases of the Support-Motor Apparatus, International Collection of Papers, 1987. - Diese Studie zeigt die beschleunigte Erhohlungsphase bei Muskelverletzungen unter Anwendung der MFT.

Ärzteberichte über die Therapie vom Schiefhals mit MRS

1. Dr. med. Christoph Scherer/Dr. med. univ. Christian Thuile, Zentrum für Energiemedizin, 1080 Wien, Breitenfelderg. 10, Tel. 0043/1/40 666 00

• *Patientin, 8 a; Diagnose: Linksseitiger muskulärer Schiefhals. MRS-Therapieerfolg: Befund sechs Monaten nach Operation und MFT: Schiefhals nahezu zur Gänze behoben*

Steckbrief MFT:
40% guter bis sehr guter Erfolg

1.32. Schleimbeutelentzündung

Der Schleimbeutel ist ein mit Flüssigkeit gefüllter Sack, der als dämpfendes Kissen zwischen Knochen und Muskeln oder Sehnen liegt. Er kann sich aufgrund von ungewohnten Übungen und Aktivitäten, schlechtem Schuhwerk, Gicht oder rheumatischen Erkrankungen entzünden. Am häufigsten ist das Knie betroffen: Menschen, die viel knien, sind besonders anfällig. Am Ellenbogen kommt es dann zu einer Entzündung, wenn man sich zu oft auf dieses Gelenk stützt. Schleimbeutelentzündungen der Achillessehne treten bei Sportlern auf, deren Schuhe zu viel Druck ausüben.

Die Behandlung der Schleimbeutelentzündung hängt von der Ursache ab. Sind Druck oder ungewohnte Bewegungen der Grund für die Entzündung, können diese Ursachen leicht vermieden werden. Eispackungen und entzündungshemmende Medikamente unterstützen eine raschere Abheilung.

Wirkung der Magnetfeldtherapie bei der Schleimbeutelentzündung: entzündungshemmend, schmerzstillend, unterstützend

Richtiger Einsatz des MRS bei der Schleimbeutelentzündung

• Kissen: 2-3x täglich je 24 Minuten: Stufe 150% für Knie und Ellbogen, Stufe 100% für Schulter und Hüftgelenk.

• Hinweise zur Erstreaktion: Bei ca. 5% kommt es zu einer Schmerzintensivierung für 1-5 Tage.

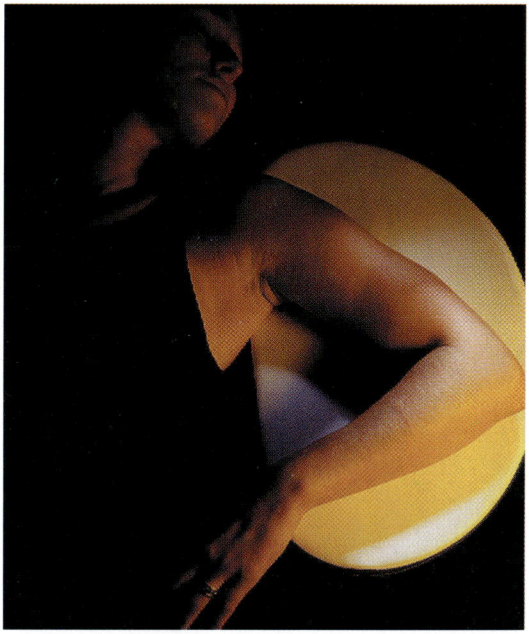

Abb.: Lokale Behandlung des Schleimbeutels

Wissenschaftliche Studien über die Behandlung der Schleimbeutelentzündung mit MFT?

• A.A. Pilla, "State of the Art in Electromagnetic Therapeutics: Soft Tissue Applications", Second World Congress for Electricity and Magnetism in Biology and Medicine, 8-13 June 1997, Bologna, Italy. - Diese Studie gibt Aufschluß über die positive Beeinflussung von Schmerzen und Schwellungen im Bereich der

ORTHOPÄDIE

Gelenke und der Schleimbeutel unter Einsatz des MFT.

• Weinberger, et al., "Treatment of Experimental Inflammatory Synovitis with Continuous Magnetic Field", Ist Journal of Med Sci, 32(12), December 1996, pp. 1197-201.- Diese Studie untersucht die Auswirkungen der MFT bei Entzündungen der Gelenkskapsel bei Ratten. Das Ergebnis zeigt eine eindeutig entzündungshemmende Wirkung der MFT.

Ärzteberichte über die Therapie der Schleimbeutelentzündung mit MRS

1. Dr. med. Christoph Scherer/Dr. med. univ. Christian Thuile, Zentrum für Energiemedizin, 1080 Wien, Breitenfelderg. 10, Tel. 0043/1/40 666 00

• *Patient T.C., 28 a, Fußballer; Diagnose: Schleimbeutelentzündung mit starker Bewegungseinschränkung und Schmerzen im rechten Knie. MRS-Therapieerfolg: Herr C. ist binnen drei Tagen beschwerdefrei, die Schwellung ist deutlich geringer, eine Belastung nach einer Woche wieder möglich.*

Patientenberichte zur Behandlung mit MRS bei Schleimbeutelentzündung

1. Dank an Herrn Ewald P. Müller

• *Patient F.M., 29 a; Diagnose: Belastungen durch Schichtarbeit, alte Verletzung der Schleimbeutel im Knie, die gelegentlich schmerzen. MRS-Therapieerfolg: "Ich fühle mich deutlich frischer bei der Arbeit, besonders nachts. Das Knie tat in der ersten Woche mehr weh, ab der dritten Woche war es fast völlig schmerzfrei, besonders bei Belastungen."*

Steckbrief MFT:
70% guter bis sehr guter Erfolg

1.33. Schnellender Finger

Der Schnellende Finger beruht auf einer Erkrankung der Beugesehnen und ihrer Scheiden, die zu einer Auftreibung von Sehnenabschnitten bzw. zu einer Verengung der Sehnenscheide führt. Durch diesen Umstand wird das Gleiten der Sehne behindert, und es kommt zu einem eigenartigen Schnappen beim Beugen des Fingers. Meist ist eine Operation erforderlich.

Wirkung der Magnetfeldtherapie bei Schnellenden Fingern: entspannend, muskelkrampflösend, unterstützend

Richtiger Einsatz des MRS beim Schnellenden Finger

• Kissen oder Stab: 3-4x täglich je 16 Minuten Stufe 200-400%, mit dem Stab gesamten Sehnenverlauf bis zum Muskelursprung kreisend massieren

• Dauer der Behandlung: Die Therapie kann sehr lange dauern. Man darf hier nicht den Mut verlieren, erste Erfolge treten frühestens nach 9-12 Monaten regelmäßiger Behandlung ein.

• Hinweise zur Erstreaktion: keine

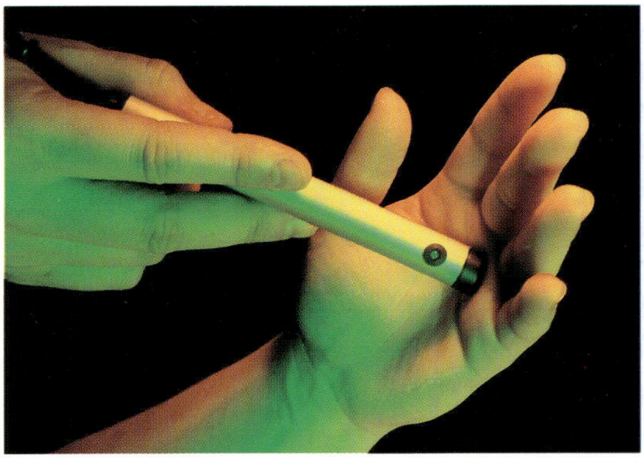

Abb.: Lokale Behandlung des Fingers mit Stab

Wissenschaftliche Studien über die Behandlung des Schnellenden Fingers mit MFT

• Binder, et al., "Pulsed Electromagnetic Field Therapy of Persistent Rotator Cuff Tendinitis. A Double-blind Controlled Assessment", Lancet, 1(8379), 31 March 1984, pp. 695-8.- In dieser doppelblinden, placebokontrollierten Studie wird der positive Effekt von elektromagnetischen Feldern auf Sehnenentzündungen im Bereich der Rotatoren besprochen.

Patientenberichte zur Behandlung mit MRS beim Schnellenden Finger

1. Dank an die Fa. vita.life

• *Herr R.T., 58 a; Diagnose: Seit sechs Jahren zunehmende Sehnenverkürzung. MRS-Thera-*

pieerfolg: "Nach drei Monaten zeigten sich erste Verbesserungen: ich konnte den Finger mit der anderen Hand wieder öffnen. Zwei Monate später konnte ich zum ersten Mal den Finger selbst beinahe gerade biegen. Heute, acht Monate nach der ersten Behandlung mit MRS, kann ich meinen Finger normal bewegen und habe nur noch am Morgen Probleme."

Steckbrief MFT:
50% guter bis sehr guter Erfolg

1.34. Sehnenverletzungen

siehe "Sportmedizin"

1.35. Skoliose

Unter Skoliose versteht man eine fixierte Seitverbiegung der Wirbelsäule, die mit einer Drehung der Wirbelkörper verbunden ist. In 90% der Fälle ist die Ursache unbekannt (idiopathische Skoliose). Zu den bekannten Ursachen zählen: neuromuskuläre Erkrankungen, bei denen eine einseitige Lähmung zur Seitverbiegung führt, primäre Muskelerkrankungen, knöcherne Deformierungen der Wirbelkörper oder Stoffwechselerkrankungen.

Die idiopathische Skoliose entsteht während des Wachstums, bevorzugt bei Mädchen zwischen dem 10. und 12. Lebensjahr. Die Krümmung verursacht eine einseitige Verkürzung der Weichteile, die Wachstumsfuge wird geschädigt und als Folge bilden sich asymmetrische Wirbelkörper. Es entsteht ein "Rippenbuckel", d.h. im Toraxbereich treten die Rippen stärker hervor, besonders beim Vornüberbeugen. Im Lendenwirbelbereich tritt die Rückenstreckmuskulatur hervor und bildet den "Lendenwulst." Die Skoliose selbst ist nicht schmerzhaft, doch kann es zu vorzeitig einsetzenden Abnützungserscheinungen kommen. Die Therapie hängt vom Alter des Patienten sowie von der Ursache und dem Ausmaß der Skoliose (Skoliosenwinkel) ab. Es besteht die Möglichkeit einer Krankengymnastik (bis zu 20°), einer Korsettversorgung (zwischen 20° und 50° im Wachstumsalter, den ganzen Tag) und einer Operation (ab ca. 50°).

Wirkung der Magnetfeldtherapie bei Skoliose: muskelentspannend, entkrampfend, schmerzlindernd

Richtiger Einsatz der MRS bei Skoliose

- Ganzkörpermatte: 2-4x täglich je 8 Minuten: morgens Stufe 100%, mittags Stufe 50%, nachmittags Stufe 25%, abends Stufe 10%
- Besondere Hinweise zur Anwendung: Angewinkelte Beine!
- Hinweise zur Erstreaktion: keine
- Therapieformen, die die Magnetfeldtherapie unterstützen: Bewegungstherapie und Rückenschule

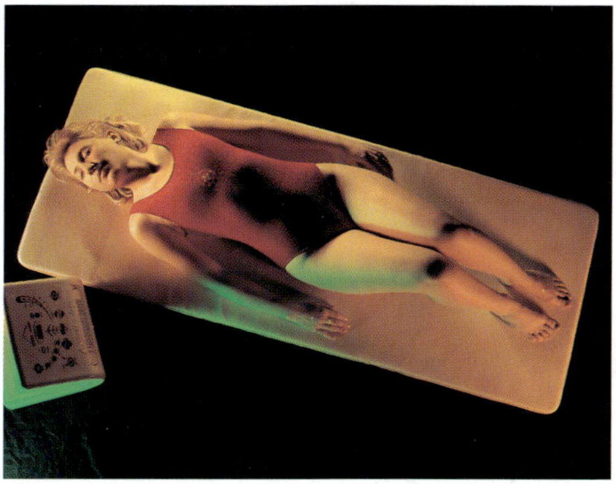

Abb.: Ganzkörperbehandlung bei Skoliose

Wissenschaftliche Studien über die Behandlung der Skoliose mit MFT

- M. Marinkev, et al., "Therapeutische Effekte der pulsierenden Energie Resonanz Therapie bei vertebrogenen Erkrankungen", Doz. Higher Medical Institute – Plovdiv., 1995. - Das Resultat dieser Untersuchung demonstriert, daß das Wohlbefinden, die körperliche Leistungsfähigkeit und der Schlaf unter dem Einsatz der MFT verbessert werden konnten, die Schmerzempfindung nahm ab.

Ärzteberichte über die Therapie von Skoliose mit MRS

1. Dr. med. Barbara Adolf, Frauenärztin, Fürstenfeldbruck

• Patientin C.W.; Diagnose: Starke Skoliose. MRS-Therapieerfolg: Die Rückenschmerzen sind ganz weg. Leichte Besserung des Schnupfens.

Steckbrief MFT:
60-70% guter bis sehr guter Erfolg

1.36. Spitzfuß

siehe "Spreizfuß"

1.37. Spondylolisthesis (Wirbelgleiten)

Bei der echten Spondylolisthesis findet der Wirbelkörper aufgrund eines angeborenen Fehlers am Wirbelbogen keinen Halt und gleitet nach vorne. Dieser Prozeß beginnt meist im Kindesalter und hört in der Pubertät auf. Am häufigsten betroffen sind der 4. und 5. Lendenwirbel. Im Extremfall rutscht ein Wirbelkörper direkt vor einen anderen. Dies verursacht heftige Kreuzschmerzen, die jeder

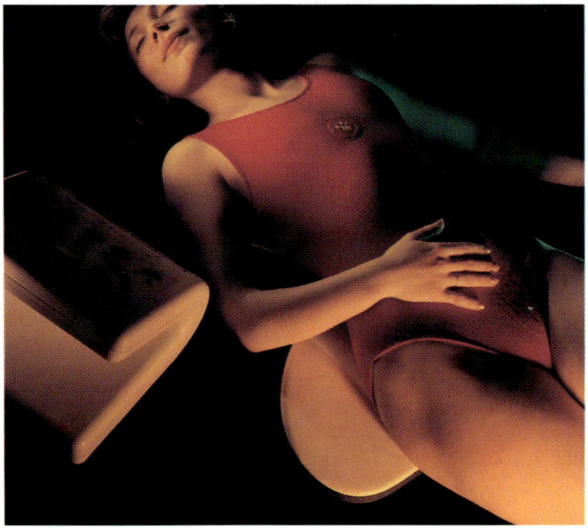

Abb.: Lokale Behandlung bei Wirbelgleiten

Behandlung trotzen. Eine andere Form der Spondylolisthesis ist das Sekundäre Drehgleiten, bei dem ein Wirbelkörper unter hoher Belastung aus der Wirbelsäule herausgedreht wird. Vorraussetzung dafür ist ein Bandscheibenschaden, der mit einer Wirbelsäulenverkrümmung einhergeht. Eine Operation ist dann meist unumgänglich. Bei leichten Fällen hilft eine Kräftigung der Muskulatur oder ein Stützmieder.

Wirkung der Magnetfeldtherapie bei Wirbelgleiten: schmerzlindernd, muskelentspannend, durchblutungsfördernd, unterstützend. Das Wirbelgleiten selbst kann nicht behandelt werden, nur die Schmerzen.

Richtiger Einsatz des MRS bei Wirbelgleiten

• Ganzkörpermatte: 1x täglich 8 Minuten Stufe 50%

• Kissen: 2x täglich je 24 Minuten: Halswirbelbereich Stufe 25-50%, Brustwirbelbereich Stufe 50-100%, Lendenwirbelbereich Stufe 100-150%

• Besondere Hinweise zur Anwendung: Beine anwinkeln!

• Hinweise zur Erstreaktion: Bei Frauen im jugendlichen Alter kann es zu Kurreaktionen kommen (selten).

Wissenschaftliche Studien über die Behandlung von Wirbelgleiten mit MFT

• M. Marinkev, et al., "Therapeutische Effekte der pulsierenden Energie-Resonanz-Therapie bei vertebrogenen Erkrankungen", Doz Higher Medical Institute - Plovdiv. 1995. - Das Resultat dieser Untersuchung konnte zeigen, daß der Einsatz des MRS das Wohlbefinden, die körperliche Leistungsfähigkeit und die Schlafqualität verbesserte, während die Schmerzempfindung abnahm.

Ärzteberichte über die Therapie von Wirbelgleiten mit MRS

1. Dr. med. Christoph Scherer/Dr. med. univ. Christian Thuile, Zentrum für Energiemedizin, 1080 Wien, Breitenfelderg. 10, Telefon: 0043/1/40 666 00

• Patient C.S., 19 a; Diagnose: Seit zwei Jahren massivste Probleme durch Wirbelgleiten. Bisher: Muskeltraining mit mäßigem Erfolg, täglich Schmerzen. MRS-Therapieerfolg: Nach einem Monat treten die Schmerzen nur mehr gelegentlich bei Fehlbelastungen auf.

Patientenberichte zur Behandlung mit MRS bei Wirbelgleiten

1. Dank an die Fa. vita.life

• Patientin M.H., 45 a; Diagnose: Spondylolisthesis L5/S1 (Wirbelgleiten), BWS/LWS-Osteochondrose, Bandscheibenvorfall, jahrelang Schmerzen, besonders nachts in Ruhestellung, öfters starke Befindlichkeitsstörungen im linken Bein mit starken Schmerzen im Vorfuß, Schmerzen an der linken Schulter. MRS-Therapieerfolg: "Ich kann nachts wieder durchschlafen, habe keine ziehenden Schmerzen mehr im Bein. Die Schmerzen in der linken Schulter sind teilweise verschwunden. Ich fühle mich allgemein wohl und spüre viel Energie und Lebenskraft."

Steckbrief MFT:
60-70% guter bis sehr guter Erfolg

1.38. Spreizfuß (Hammerzehe, Hallux valgus, Krallenzehe) und Spitzfuß

1.38.1. Spreizfuß

Beim Spreizfuß ist das vordere Quergewölbe der Fußsohle abgeflacht. Es entsteht eine Verbreiterung des Vorfußes, wodurch die Köpfchen der Mittelfußknochen vermehrt belastet werden. In der Folge kommt es zur Schwielenbildung und zu starken Fußschmerzen, besonders beim Gehen und Stehen.

Der Spreizfuß (er kann sich selbständig entwickeln oder eine Begleiterscheinung des Platt- und Hohlfußes sein) ist die am weit verbreitetste Fußdeformation, besonders bei Großstädtern. Risikofaktoren sind: Bindegewebeschwäche, Übergewicht, unzweckmäßiges Schuhwerk (hohe Absätze), Rückfuß- und Mittelfußdeformationen oder entzündlich-rheumatische Erkrankungen. Zehendeformationen entstehen dadurch, daß das Auseinanderweichen des Vorderfußes einen Sehnenzug verursacht, der die Zehen zusammenpreßt. Durch die veränderte Statik verschiebt sich die Zugrichtung der Sehnen, und die Zehen werden deformiert.

Hammerzehe: Die Zehe ist im Endgelenk fix gebeugt.

Hallux valgus: Die Großzehe weicht nach außen ab.

Krallenzehe: Dabei kommt es zu einer fixierten Beugung im Mittel- und Endgelenk bei überstrecktem Grundgelenk. Durch den Druck des Schuhwerks bilden sich Schwielen und sogenannte Hühneraugen.

Behandelt wird der Spreizfuß mit Massage sowie krankengymnastischen Übungen zur Kräftigung der Fußmuskulatur und zur Dehnung verkürzter Sehnen. Bleiben die Beschwerden bestehen, sind operative Eingriffe an den Weichteilen oder am Knochen erforderlich.

1.38.2. Spitzfuß

Der Spitzfuß entsteht durch eine Lähmung des Wadenbeines, z.B. nach einer Kinderlähmung oder nach einer Verletzung. Auch aufgrund falscher Lagerung des Fußes bei Rheumatikern oder bei Kranken, die lange Zeit im Bett verbringen müssen, kann sich ein Spitzfuß bilden. Die Spitzfußstellung ist dadurch charakterisiert, daß der Fuß immer mit der Spitze zuerst aufsetzt. Dadurch entsteht der typische "Steppergang." Orthopädische Schuhe oder Apparate sowie gymnastische Übungen können wesentlich zur Besserung der Symptome beitragen. Manchmal hilft eine Operation.

Wirkung der Magnetfeldtherapie bei Spreizfuß bzw. Spitzfuß: durchblutungsfördernd, unterstützend

Richtiger Einsatz des MRS bei Spreizfuß bzw. Spitzfuß

• Kissen: 3x täglich je 16-24 Minuten Stufe 200% (Med-Gerät: 400%), dafür Kissen auf Boden legen und Füße daraufstellen

• Besondere Hinweise zur Anwendung: Regelmäßig anwenden!

• Hinweise zur Erstreaktion: keine

• Therapieformen, die die MFT unterstützen: orthopädische Maßnahmen

Wissenschaftliche Studien über die Behandlung von Spreizfuß bzw. Spitzfuß mit MFT

• D.C. Laycock, "Biological Effects of Natural and Pulsed magnetic Fields", Bio-Electronic Engineering consultant. – In einer Analyse von über 1000 wissenschaftlichen Arbeiten zum Thema MFT wurde die deutlich positive

Beeinflussung von Muskelschmerzen, Sehnenverletzungen und Knochenleiden festgestellt.

Ärzteberichte über die Therapie von Spreizfuß bzw. Spitzfuß mit MRS

1. Dr. med. Christoph Scherer/Dr. med. univ. Christian Thuile, Zentrum für Energiemedizin, 1080 Wien, Breitenfelderg. 10, Tel. 0043/1/ 40 666 00

• *Patientin, 60a; Diagnose: Spreizfuß: ausgeprägter Hallux, Krallenzehen II und III bds. MRS-Therapieerfolg: Nach OP und MFT: deutliche Verbesserung, rasche Heilung.*

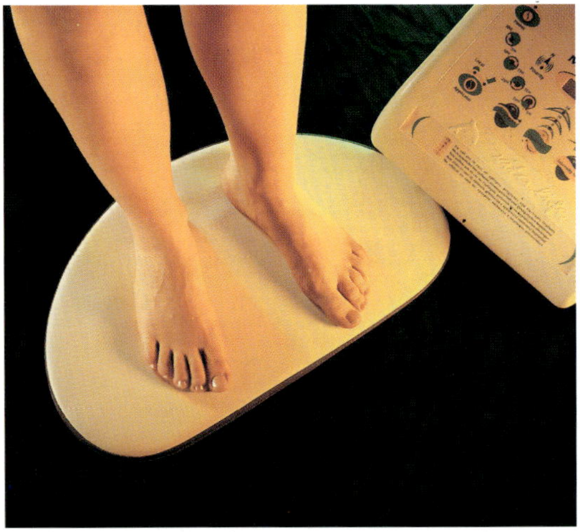

Abb.: Lokale Behandlung bei Spitz-/Spreizfuß

Patientenberichte zur Behandlung mit MRS bei Spreizfuß bzw. Spitzfuß

1. Dank an die Fa. vita.life

• *Patient M.S., 3 1/2 a; Diagnose Spitzfuß links. Der kleine Patient ist lange Zeit nur gekrabbelt und hat den linken Fuß nie eingesetzt. Er machte regelmäßig eine Physiotherapie. MRS-Therapieerfolg: "Die Magnetfeldtherapie bringt sehr viel, denn seit einiger Zeit geht er bereits einige Schritte ganz gut."*

Steckbrief MFT: **40-50% guter bis sehr guter Erfolg**

1.39. Tennisarm

siehe "Sportmedizin"

1.40. Überbein

Ein Überbein ist ein gutartiges, zystisches, mit einer gallertartigen Masse gefülltes Geschwulst an der Hand. Am häufigsten findet man es bei Frauen zwischen dem 20. und 30. Lebensjahr. Möglicherweise ist eine chronische Überlastung des jeweiligen Gelenkes die Ursache. Die "Ganglien" können sehr schmerzhaft sein und müssen manchmal operiert werden.

Wirkung der Magnetfeldtherapie bei einem Überbein: schmerzstillend, durchblutungsfördernd, beeinflußt den Kalziumstoffwechel

Richtiger Einsatz des MRS bei einem Überbein

• Kissen: 2-4x täglich je 24 Minuten Stufe 200-400%

• Stab: 2-4x täglich je 24 Minuten Stufe 400%

• Hinweise zur Erstreaktion: keine

• Therapieformen, die die MRT unterstützen: Akupunktur, Neuraltherapie

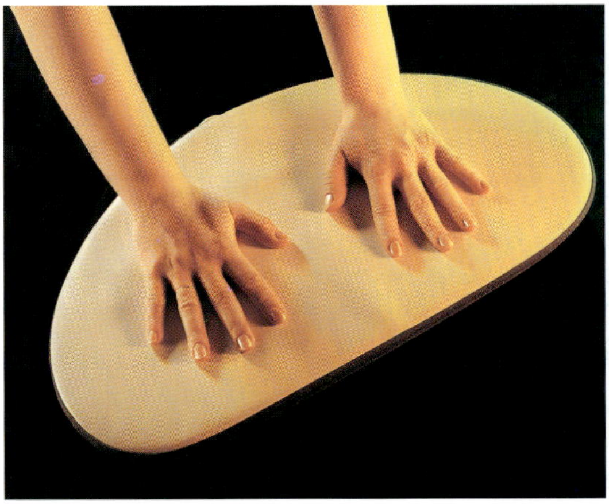

Abb.: Lokale Behandlung bei Überbein mit Kissen

Ärzteberichte über die Therapie von Überbein mit MRS

1. Dr. med. Thomas Batze, Arzt für Allgemeinmedizin, Kirchheim

• *Vom 5.5.97 - 6.6.97 (1 Monat) wurden 16 Patienten einer MFT unterzogen. Es wurden jeweils 10 Anwendungen verordnet und täglich*

2 Sitzungen von jeweils 8 Minuten durchgeführt. Neben vielen anderen Krankheitsbildern kam auch das Hyperostose-Syndrom vor. MRS-Therapieerfolg: Ein Teil der Patienten, ca. 35 %, zeigten eine deutlich Besserung ihrer Beschwerden. Bei ca. 45 % war der Erfolg nicht durchschlagend. Bei 20 % verbesserten sich die Beschwerden nicht.

Patientenberichte zur Behandlung mit MRS bei Überbein

1. Dank an die Fa. vita.life

• *Patient M.M., 64 a; Diagnose: "Ich leide seit vier Jahren an einem Überbein. Die Schmerzen sind teilweise unerträglich, und ich nehme täglich Medikamente, ohne eine wesentliche Erleichterung zu erfahren." MRS-Therapieerfolg: "Seit mehr als sechs Monaten behandle ich mich mit dem Kissen, zunächst mit mäßigem Erfolg. Seit zwei Monaten bin ich schmerzfrei, und das Überbein ist nach Angaben meines Arztes und meinem eigenen Gefühl etwas kleiner geworden."*

Steckbrief MFT:
40% guter bis sehr guter Erfolg

1.41. Verletzungen und Rehabilitation

Die Rehabilitation dient dazu, nach schweren chronischen oder akuten Erkrankungen, nach Operationen oder nach schweren Unfällen die gewohnte Arbeits- und Leistungsfähigkeit des Patienten wieder herzustellen, zu erhalten oder zu verbessern. Rehabilitationsmaßnahmen können ambulant oder stationär durchgeführt werden.

Wirkung der Magnetfeldtherapie bei Verletzungen und Rehabilitation: entzündungshemmend, abschwellenden, schmerz-stillend, durchblutungsfördernd, v.a. über das vegetative Nervensystem, Verkürzung der Regenerationszeit

Richtiger Einsatz des MRS bei Verletzungen und Rehabilitation

• Ganzkörpermatte: 2x täglich je 8 Minuten: morgens Stufe 50%, abends Stufe 10%

• Kissen: mehrmals täglich je 16 Minuten Stufe 50-100% (ohne Einschleichen)

Je rascher das Magnetfeld eingesetzt wird, desto besser ist seine Wirkung

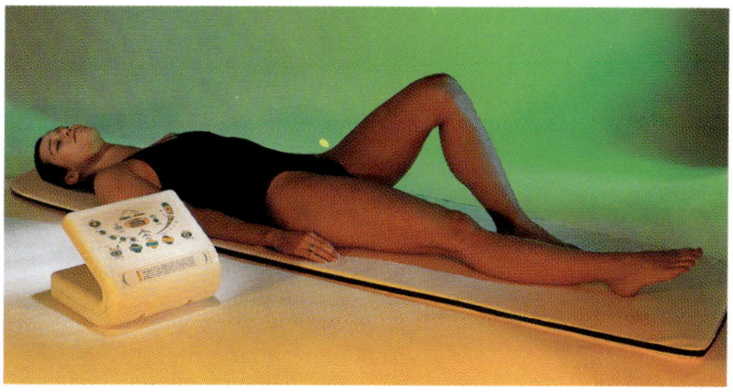

Abb.: Basisbehandlung Verletzungen und Rehabilitation

• Besondere Hinweise zur Anwendung: Entspanntes Liegen auf der Matte!

• Dauer der Behandlung: In der Schmerzbehandlung stellen sich erste Ergebnisse bereits nach 1-2 Wochen ein, die Therapie muß bis zum Abklingen der Verletzung fortgeführt werden.

• Hinweise zur Erstreaktion: In 6-8 % der akuten Verletzungen kann eine kurzfristige, Stunden oder wenige Tage dauernde, Erstreaktion auftreten.

• Therapieformen, die die MRT unterstützen: Enzyme, Akupunktur

Wissenschaftliche Studien über die Behandlung von Verletzungen und Rehabilitation mit MFT

• S.A. Schastnyi, et al., "A Contact-Free, Biologically Adequate Electromagnetic Stimulation of Repair Regeneration of Osseous, Cartilaginous, and Muscular Tissues in Children", Vestn Ross Akad Med Nauk (3), 1994. - Dieser Artikel berichtet über 508 Patienten, die größtenteils nach traumatischen Verletzungen mit MFT behandelt wurden. Bei 75 % war die Behandlung effektiv.

• A.M. Begue-Simon, R.A. Drolet "Clinical Assessment of the Rhumart System based on the Use of Pulsed Electromagnetic Fields with Low Frequency", International Journal of Rehabil Research, 16(4), 1993, pp. 323-7. - Diese Untersuchung dokumentiert die positive Wirkung des Magnetfeldes bei verschiedenen verletzungsbedingten Störungen. Deutliche Verbesserungen konnten beobachtet werden, speziell bei Weichteilverletzungen bzw. auch bei Verletzungen von Knochen und Gelenken.

ORTHOPÄDIE

Ärzteberichte über die Therapie von Verletzungen und Rehabilitation mit MRS

1. Dr. med. Christoph Scherer/Dr. med Christian Thuile, Zentrum für Energiemedizin, 1080 Wien, Breitenfelderg. 10, Tel. 0043/1/40 666 00

• *Patient H.M., 19 a; Diagnose: Verkehrsunfall am 23.11.96: Offener Fersenbeinbruch rechts (erstgradig offen), Bruch des Kahnbeines am rechten Fuß, Quetschung der Weichteile an der Ferse und am Vorfuß rechts mit nachfolgenden trockenen Hautnekrosen. Patient bis zum 22.3.97 Krücken, schlechtes Gangbild, noch immer unzureichende Wundheilung. MRS-Therapieerfolg: Nach acht Monaten regelmäßiger Therapie mit MF kann die Patientin wieder weitgehend normal gehen. Erst unter Anwendung der MFT hat sich die Wunde binnen drei Wochen ohne andere Hilfsmittel vollständig geschlossen. Das Abheilen der Wunde mit Festigung des Gewebes brauchte ca. drei Monate. Die Schwellungen im Verletzungsbereich sind ab dem zweiten Monat zurückgegangen und ermöglichten ein Tragen von normalem Schuhwerk nach dreieinhalb Monaten, wobei festzuhalten ist, daß der Patient von einer Sportschuhgröße 54 ausging (normal 46).*

2. Dr. med. Manfred Zauner und Prof. Willi Dungl

• *Patient, Schirennläufer; Diagnose: Verletzung der Wade mit einer Rißquetschwunde (gelinde ausgedrückt). Therapie: Softlaser (Helium-Neon-Laser) bei 633 nm, Reflextherapie, spezielle Salbenverbände. MRS-Therapieerfolg: Beschleunigung der Heilung in Kombination mit Energy Pack. Ein Wettrennen war auf diese Weise rasch wieder möglich.*

Patientenberichte zur Behandlung mit MRS bei Verletzungen und Rehabilitation

1. Dank an Frau Sieglinde Kapun

• *Patient W.A., 29 a; Diagnose: Bandscheibenvorfall L5/S1, steifes Knie nach Operation (Meniskus-, Kreuzband- und Seitenbandriß). MRS-Therapieerfolg: Bandscheiben: nach einer Woche minimale Besserung. 2-3. Woche: Reduktion der Schmerzen und Schmerztabletten, die Spritzen konnten völlig weggelassen werden; nach 12 Wochen schmerzfrei. Knie: 1-3. Woche: Auflösung der Verknorpelung im Kniegelenk. "Nach der fünften Woche konnte ich wieder ein leichtes Lauftraining absolvieren und nach 16 Wochen mein Knie wieder voll bewegen. Es ist jetzt schmerzfrei."*

2. Dank an Frau Maria Pfeifer

• *Patientin G.A., 33 a; Diagnose: schwerer Reitunfall: 8 gebrochene Rippen, Leberquetschung, Leberblutung, Platzwunde am Kopf, alle Wirbeln und fast alle Knochen waren sehr stark geprellt. Der Arzt sprach von ca. 8-9 Wochen bis zur Schmerzfreiheit, von ca. 10-12 Wochen (bei Bewegungstherapie) bis zur Arbeitsfähigkeit, in frühenstens 3–4 Monaten setzte er eine sportliche Wiederbetätigung an (Reiten, Schifahren, Tennis). MRS-Therapieerfolg: "Nach vier Wochen Therapie war ich wieder arbeitsfähig, alle Rippen sind einwandfrei zusammengewachsen, ich verspüre keinen Bewegungsschmerz mehr. Die Leber ist vollkommen in Ordnung. Fünf Wochen nach dem Unfall konnte ich wieder reiten, in der sechsten Woche Schi fahren und ich spiele auch wieder Tennis."*

3. Dank an Frau Susanne Büttner

• *Patient H.B., 41 a; Diagnose: Nach Fahrradunfall Prellungen (Oberschenkel, Arm, Gesichtshälfte), Hämatom am Auge. MRS-Therapieerfolg: "Der Patient wurde vom Arzt zwei Tage nach dem Unfall zur Massage mit Reizstrom zu mir geschickt. Er kam stark humpelnd und mit großen Schmerzen." MRS-Therapieerfolg: "Der Patient kam am Nachmittag wieder - mit etwas weniger Schmerzen. Die Beschwerden besserten sich täglich, das Hämatom am Auge war nach fünf Tagen abgeklungen, und der Patient begann wieder langsam mit dem Fahrradtraining. Nach vier Wochen fuhr er ein erfolgreiches Zeitfahren in seinem Club."*

Steckbrief MFT: **70-80% guter bis sehr guter Erfolg, abhängig von Art und Grad der Verletzung**

1.42. Verspannungen

siehe "Hexenschuß"

1.43. Weichteilrheumatismus: Fibromyalgie und Frozen Shoulder

Die Fibromyalgie ist eine besondere Form des Weichteilrheumatismus, bei der Muskeln,

Sehnen, aber auch Nerven betroffen sein können. Allein in Deutschland leiden offiziell rund 1,6 Millionen Menschen an dieser Krankheit, davon 80% Frauen – mehrere Milliarden DM werden für die Behandlung ausgegeben. Die Erkrankung tritt in Schüben auf - mit quälenden Schmerzen an wechselnden Körperstellen (Rücken, Schulter oder Hüfte). Dazu kommen nicht selten Erschöpfungzustände, Schlafstörungen und Depressionen. Bei naßkaltem Wetter sind die Schmerzen in den Muskeln und Sehnen-Ansätzen besonders stark. Wärme kann diese Beschwerden etwas lindern.

Die Ursache der Krankheit ist noch ungeklärt. Man vermutet Defekte an Nerven-Schaltstellen im Gehirn. Genetische und begleitende psychische Faktoren (chronische, seelische oder körperliche Überlastungen) können den Ausbruch begünstigen. Oft handelt es sich bei den Patienten um Perfektionisten, die mit den hohen Anforderungen an sich selbst nicht fertig werden.

Da die Krankheit medizinisch kaum erfaßbar ist, vergehen oft Jahre mit unnötigen Operationen und Enttäuschungen, bis das Leiden erkannt wird. Röntgen- und Blutuntersuchungen geben wenig Aufschluß über die Erkrankung. Am besten kann die Diagnose mit Hilfe der Krankengeschichte und ganz bestimmten Druckpunkten am Körper, sog. Tenderpoints, gestellt werden. Bisher gibt es nur die Möglichkeit, die Symptome der Fibromyalgie zu lindern. Körperliche Betätigung (wie Schwimmen, Radfahren und Wandern), Krankengymnastik, Massagen und Wärmepackungen sind wichtige, unterstützende Maßnahmen. Entspannungstechniken (autogenes Training, Atem-Therapie) helfen ebenfalls beim besseren Umgang mit der Krankheit.

Die sog. Frozen Shoulder, die eingefrorene Schulter, findet man häufig neben der Fibromyalgie. Dabei kann der oder die Betroffene die Schulter nicht mehr heben, weil ein fast unerträglicher Schmerz diese Bewegung nicht zuläßt. Nur bei engem Anpressen des Arms an den Körper lassen die Schmerzen nach. Um die Gefahr einer Versteifung der Schulter zu vermeiden, ist eine sofortige ärztliche Behandlung notwendig (auf keinen Fall soll mit Wärme behandelt werden, da Wärme die Schmerzen nur noch verstärkt). Die einzige Möglichkeit, die Beweglichkeit wieder herzustellen, liegt in einer unter Narkose vorgenommenen Lösung der Verklebungen.

Wirkung der Magnetfeldtherapie bei Weichteilrheumatismus: schmerzlindernd, erhöht die Beweglichkeit, wirkt im Bereich des vegetativen Nervensystems, muskelentspannend

Richtiger Einsatz des MRS bei Weichteilrheumatismus

• Ganzkörpermatte: 2-4x täglich je 8-16 Minuten: morgens Stufe 50% (Einschleichen), mittags Stufe 25%, abends Stufe 10%

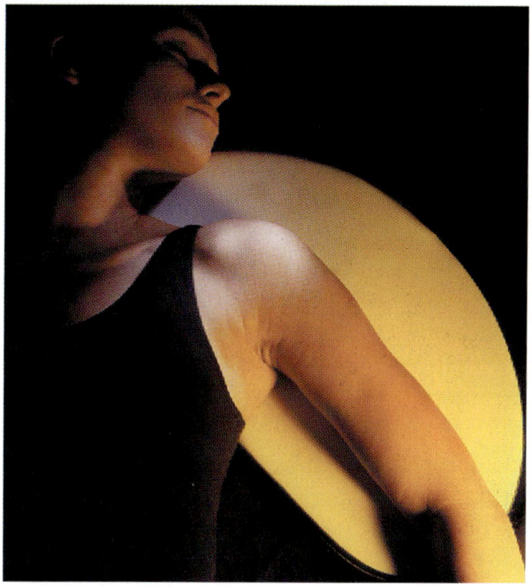

Abb.: Lokale Behandlung bei Weichteilrheumatismus

• Frozen shoulder: zusätzlich Kissen: 2x täglich je 24 Minuten Stufe 50%

• Therapieformen, die die MFT unterstützen: Atem- und Entspannungsübungen

• Hinweise zur Erstreaktion: Erstreaktionen können bei jeder Dosissteigerung auftreten (bei 25%). Sehr langsames Einschleichen schafft Abhilfe.

Wissenschaftliche Studien über die Behandlung der Fibromyalgie mit MFT

• A.A. Pilla, "State of the Art in Electromagnetic Therapeutics: Soft Tissue Applications", Second World Congress for Electricity and Magnetism in Biology and Medicine, 8-13 June 1997, Bologna, Italy. - Dieser Review-Artikel bemerkt, daß die Therapie mit elektromagnetischen Feldern relativ rasch ihre Wirkung bei Verletzungen des Bindegewebes und der Muskulatur entwickelt.

• K.R. Robinson, "Endogenous and applied electrical currents", Natural and Applied Voltage in Vertebrate Regenertion and Healing (New York), 1989. - G.C. Coats, "Pulsed Electromagnetic (Short-Wave) Energy Therapy", British Journal of Sports Medicine, 23(4), 1989, pp. 213-16. - Diese Untersuchungen zeigen eine deutlich positive Beeinflussung akuter Binde- und Muskelgewebserkrankungen durch pulsierende elektromagnetische Felder.

Ärzteberichte über die Therapie von Fibromyalgie mit MRS

1. Dr. med. Christoph Scherer/Dr. med. univ. Christian Thuile, Zentrum für Energiemedizin, 1080 Wien, Breitenfelderg. 10, Tel. 0043/1/40 666 00

• *Patientin, 64 a; Fibromyalgie mit 12 Tenderpoints, vegetative Begleitsymptomatik. MRS-Therapieerfolg: Die Patientin fühlt sich besser, ihre Beschwerden sind fast verschwunden, die Tenderpoints sind deutlich weniger druckdolent, geringerer Hartspann.*

• Allgemein: Bei Patienten mit der Begleitdiagnose vegetative Dystonie und psychischer Erschöpfungszustand ist eine deutliche Besserung der Krankheitssymptome durch die MFT zu verzeichnen.

2. Gesundheitszentrum Wolfgang Kropshofer, Dr. der Chiropraktik, 1080 Wien, Alserstr. 43/8 a, Tel. 01/40 373 80

• *Patient P.V., geb. 1927; Diagnose: 1.4.97, Facharzt für Radiologie: an beiden Hüftgelenken deutliche Gelenksraumverschmälerungen mit Sklerosierungen, z.T. kleinen Geröllzysten und Randwülsten. Darüberhinaus zeigt sich links eine 1,5 cm große homogene Weichteilverkalkung. Eine Verkalkung ebensolcher Größe, aber etwas anders konfiguriert und unscharf, liegt im Trochantermassiv; sonst normaler Befund. MRS-Therapieerfolg: 20.5.98 vom selben Radiologen: "Die damals beschriebene Verkalkung links kommt heute in den Weichteilen nicht mehr zur Ansicht. Seit April 97 ist die Verkalkung im Sinne der damals beschriebenen Bursitis calkaria peritrochanterica vollständig rückgebildet."*

Patientenberichte zur Behandlung mit MRS bei Fibromyalgie

1. Dank an die Fa. vita.life

• *Patientin H.L., 56 a; Diagnose: "Vor drei Jahren wurde bei mir Fibromyalgie festgestellt. Mein größtes Problem war, daß es überall schmerzte, jeder Muskel tat irrsinnig weh. An Belastungen im Haushalt oder an Sport war nicht zu denken." MRS-Therapieerfolg: "Nach sieben Wochen verspürte ich zum ersten Mal eine deutliche Verbesserung. Heute, sechs Monate später, bin ich nahezu beschwerdefrei, kann wieder schwimmen und gehe regelmäßig Joggen. Das Leben bereitet mir wieder Freude, auch die Schlafprobleme sind verschwunden. Erwähnen möchte ich, daß ich zunächst nicht an die MFT glauben wollte, erst recht nicht, als ich das Gefühl hatte, die Schmerzen würden ärger, aber nach drei Wochen war alles überstanden, und heute bin ich glücklich, durchgehalten zu haben."*

2. Dank an Frau Giovanna Fakin

• *Patient F.G.; Diagnose: "Ich leide bereits seit elf Jahren an extremem Weichteilrheumatismus, ständig wiederkehrendem Heuschnupfen, Asthmaanfällen, erhöhter Schilddrüsenfunktion und Schlafstörungen. Besonders in der Nacht waren die Asthmaanfälle heftig. Des weiteren litt ich unter starkem Eisenmangel." MRS-Therapieerfolg: "Nach einer dreiwöchigen Anwendung habe ich keinerlei Beschwerden mehr. Die verschiedenen Medikamente konnte ich absetzten. Meinen körperlichen Gesamtzustand bezeichne ich als besonders gut."*

3. Dank an Herrn Max Keiser

• *Patientin V.S., geb. 1948. Diagnose: 1982 Unterleibsoperation mit Zyste von 1,5 kg, an Gebärmutter, Eileitern und Eierstöcken operiert. Weichteilrheumatismus, Allergie von Februar bis Ende November (Pollen), sehr starke Nackenprobleme, M. Scheuermann, Magen-Darm-Probleme, Hämorrhoiden. 1986 Krampfadern teilweise entfernt - durch Schnitt in der Leiste. MRS-Therapieerfolg: "Nach einer Woche spürte ich, daß das Magnetfeld in meinem Körper etwas bewirkt. Nach kurzer Zeit bemerkte ich eine Ver-*

besserung meiner ca. zehnjährigen Nackenprobleme. Ich war immer in ärztlicher Behandlung: Chiropraktiker, Elektrotherapie, Rücken-Nackenmassage etc. Nach ca. drei Monaten trat am linken Arm eine Verschlechterung ein, sodaß ich ihn für ca. sechs Wochen kaum bewegen konnte. Von einem Tag auf den anderen war der Schmerz weg. Die Beschwerden des Weichteilrheumatismus sind abgeklungen. M. Scheuermann: nach drei Tagen Anwendung hatte ich so starke Rücken-Schulterschmerzen wie noch nie in meinem Leben. Am darauffolgenden Tag spürte ich den Rücken nicht mehr, so leicht war er. Wenn ich heute Schmerzen spüre, sind diese wieder sofort nach der Behandlung mit dem Magnetfeld weg."

Steckbrief MFT:
70-75% guter bis sehr guter Erfolg

1.44. Wetterfühligkeit

Vom Phänomen der Wetterfühligkeit sind ungefähr 30% aller Menschen betroffen. Die Dunkelziffer liegt wahrscheinlich höher, da wesentlich mehr Menschen zumindest in ihrem Gemüt von einem Wetterumschwung beeinflußt werden. Neueste Untersuchungen der Universität Gießen (1998) belegen, daß Menschen auf jene elektromagnetischen Felder mit niederen Intensitäten reagieren, die einem Unwetter vorangehen. Bei Patienten mit chronischen Beschwerden führt dies oft zu einer kurzfristigen Intensivierung ihres Leidens, ähnlich der Erstreaktion bei einer Therapie.

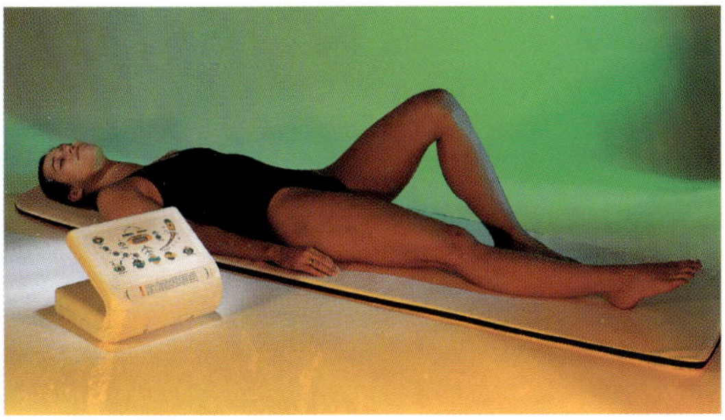

Abb.: Ganzkörperbehandlung bei Wetterfühligkeit

Wirkung der Magnetfeldtherapie bei Wetterfühligkeit: Obwohl es keine Studie darüber gibt, deuten die Erfahrungsberichte verschiedener Patienten und Ärzte, die sich mit diesem Thema beschäftigen, darauf hin, daß die MFT imstande sein kann, dieses Phänomen zu lindern.

Richtiger Einsatz des MRS bei Wetterfühligkeit

• Ganzkörpermatte: 3x täglich je 8 Minuten Stufe sensitiv

Patientenberichte zur Behandlung von Wetterfühligkeit mit MRS

1. Dank an die Fa. vita.life

• *Patientin G.H., 36 a; Diagnose: Gelenkschmerzen, Regelbeschwerden, Wetterfühligkeit. MRS-Therapieerfolg: Nach zwölf Wochen waren alle Beschwerden weg.*

2. Dank an Frau Verena Singer

• *Patientin M.M., 78 a; Diagnose: starke Wetterfühligkeit, Verspannungen im Schulter/Rückenbereich, Durchblutungsstörungen, altersbedingte Einschränkung des Bewegungsapparates. MRS-Therapieerfolg: "Die Verspannungen haben sich schnell gelöst, die Beweglichkeit hat sich verbessert. Die Risse an den Fingerkuppen sind nicht mehr aufgetreten, die Wetterfühligkeit hat sich vermindert, ich bin ausgeglichener. Die Durchblutungsstörungen haben sich stark verringert. Die altersbedingten Einschränkungen haben sich zu einer besseren Lebensqualität gewandelt."*

3. Dank an Frau Gabriele Heidt

• *Patientin G.H.; Diagnose: "Ich hatte extreme Durchblutungsstörungen im linken Bein und bin sehr wetterfühlig." MRS-Therapieerfolg: "Nach einer zweiwöchigen Anwendung hatte ich kaum noch Beschwerden in den Beinen. Weitere 14 Tage später machte mir der Wetterumschwung keine Schwierigkeiten mehr. Von Regelbeschwerden konnte ich nach zwei Monaten nicht mehr sprechen. Ich fühle mich nun rundherum wohl. Die morgendlichen Aufstehschwierigkeiten haben sich eingestellt."*

Steckbrief MFT:
80% guter bis sehr guter Erfolg

1.45. Zerrungen

siehe "Sportmedizin"

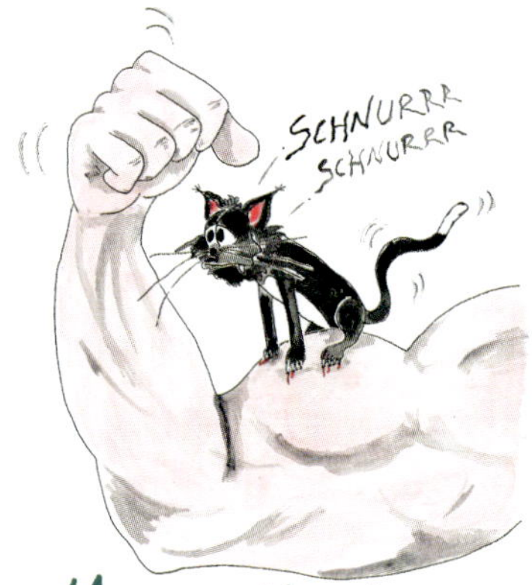

Muskelkater

2. Sportmedizin

von Dr. med. univ. Piero Lercher

Die Sportmedizin ist ein ärztliches Fachgebiet, welches sich prinzipiell in drei Teilbereiche unterteilen läßt: internistische Sportmedizin (z.B. Trainingslehre, Leistungsdiagnostik), Sporttraumatologie (Sportverletzungen, Sportschäden) und physikalische Sportmedizin (z.B. Rehabilitation).

Nachfolgend werden die wichtigsten Begriffe aus allen drei Teilbereichen in alphabetischer Reihenfolge präsentiert und erklärt. Im Anschluß an die sportmedizinische Terminologie erfolgt im Sinne dieses Buches eine schwerpunktmäßige Darstellung der Einsatzmöglichkeiten der Magnetfeldtherapie in der Sportmedizin.

Hinsichtlich der Therapierichtlinien sollte gerade in der Sportmedizin sowohl auf eine individuelle Gestaltung geachtet, als auch eine Kombination mehrerer Therapieformen gewählt werden. Es kann dadurch nicht nur die Mitarbeit und das Verständnis der Sportpatienten am Heilungsprozeß gefördert, sondern auch eine möglichst hohe Erfolgsrate erzielt werden.

2.1. Was bedeutet Aufwärmtraining?

Unter Aufwärmen versteht man Maßnahmen, die vor einem Training oder Wettkampf unternommen werden, um eine optimale körperliche und geistige Verfassung zu erreichen. Es erfolgt eine Anregung des Stoffwechsels und eine mentale Einstellung auf einen Bewegungsablauf, wodurch die Leistungsbereitschaft verbessert werden kann.
Beim aktiven Aufwärmtraining empfiehlt es sich mit langsamem Warmlaufen, oder Ein- und Zuspielen (z.B. bei Ballsportarten) zu beginnen, um das Herz-Kreislauf-System und die Muskulatur zu aktivieren.

Danach können Dehnungsübungen mit mittlerer Intensität folgen, welche zusätzlich mit Koordinationsübungen kombiniert werden. Eine kurzfristige Intensitätssteigerung der sportartspezifischen Bewegungen optimiert das Zusammenspiel aller an der Belastung beteiligten Organsysteme. Als adäquate Aufwärmdauer empfiehlt sich eine Zeitspanne von 20-60 Minuten.

Der beste Zeitpunkt für das Beenden des Aufwärmtrainings ist ca. 5-10 Minuten vor Wettkampf- oder Trainingsbeginn. Der Aufwärmeffekt reduziert sich nämlich sehr rasch und ist nach 45 Minuten zur Gänze verschwunden.

2.2. Was ist Ausdauer?

Als Ausdauer bezeichnet man im Sport die Widerstandsfähigkeit eines Athleten gegenüber Ermüdung, und die Fähigkeit möglichst lange eine Belastung von gleichbleibender Qualität ausführen zu können.

2.3. Was ist ein Bänderriß (Bandruptur)?

Bänder (= Ligamenta) sind band- oder strangförmige Gewebestrukturen, die bewegliche Teile des Skeletts verbinden und zusammenhalten.

Bei Bändern reicht die Palette der Verletzungsmöglichkeiten vom Teileinriß bis zum Durchriß bzw. zum Ausriß der knöchernen Ansatzstellen. Da Bänder mit der Gelenkskapsel eine anatomisch funktionelle Einheit bilden, sind Bänderrisse oftmals mit einem Kapselriß kombiniert. Als Entstehungsursachen gelten unphysiologische Belastungen, wie sie z.B. bei Skistürzen oder Fußballfouls auftreten. Die Diagnostik bereitet mitunter erhebliche Schwierigkeiten: so werden Bänderrisse häufig als Verstauchungen verkannt.

Therapie: Je nach Lokalisation und Ausmaß des Risses, Alter des Verletzten und ausgeführter Sportart, wird die Therapie konservativ (Gipsverband) oder operativ (Bandnaht, Bandplastik) durchgeführt. Magnetfeldtherapie (MFT): unterstützend. Kissen: 3-4x täglich je 16-24 Minuten, maximale Intensität.

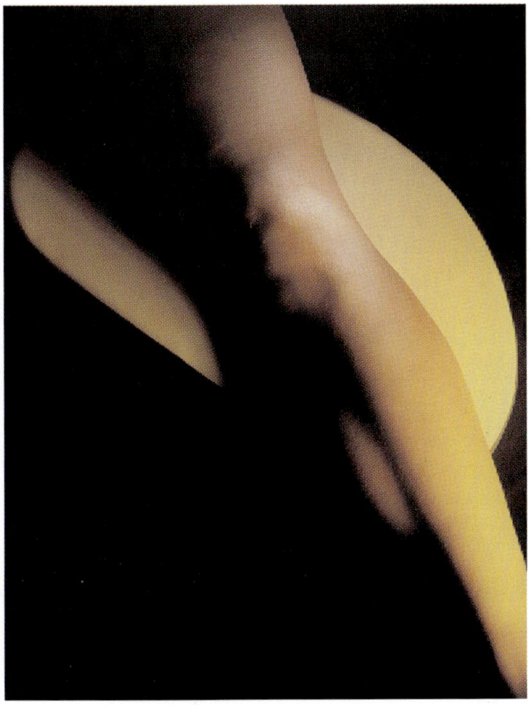

Abb.: Lokale Behandlung bei Bänderriß mit Kissen

Eine volle Belastbarkeit nach einer Kreuzbandnaht (Knie) ist in 6-12 Monaten zu erreichen, nach einer Bandnaht im Sprunggelenk z.B. in etwa 3 Monaten.

2.4. Was ist Doping (engl. to dope: übers Ohr hauen)?

Gemäß einer Definition des Internationalen Olympischen Komitees aus dem Jahre 1971 bezeichnet man Doping als Anwendung aller- auch zu therapeutischen Zwecken verwendeten!- Substanzen, die aufgrund ihrer Dosis bzw. Zusammensetzung die Leistungsfähigkeit beeinflussen. Bei gedopten Sportlern kommt es zu einem Verlust der physiologischen Schutzbarrieren (z.B. Erschöpfungsgefühl), was wiederum mit der Gefahr eines Zusammenbruchs lebensnotwendiger Funktionen gekoppelt ist, und sogar zum Tod führen kann. Als Nebenwirkungen von Dopingpräparaten zeigen sich beispielsweise Vermännlichung (bei Frauen), Potenzstörungen (bei Männern) und frühzeitiger Wachstumsfugenschluß der Knochen (bei Jugendlichen).

Die Dopingmethoden werden immer raffinierter, und es wird immer schwieriger, sie nachzuweisen (z.B. Blutdoping). Den Anwendern muß jedoch bewußt sein, daß sie nicht nur ihre Gesundheit bzw. ihr Leben aufs Spiel setzen, sondern auch extrem unsportlich und unfair handeln.

Der erste dokumentierte Dopingsünder war ein Schwimmer im Jahre 1865. Der erste Dopingtodesfall ereignete sich 1886 bei einem Radrennfahrer.

2.5. Was ist eine Gelenkknorpelverletzung?

(siehe "Arthrose" im Kapitel "Erkrankungen des Bewegungs- und Stützapparates")

2.6. Was ist ein Knochenbruch (Fraktur)?

Im Rahmen einer Sportausübung kommen Knochenbrüche relativ häufig vor. Diese zeigen eine gewisse sportartspezifische Tendenz und stellen den größten Anteil der Sportverletzungen bei Kindern und Jugendlichen dar.

Bei Erwachsenen werden sehr häufig sogenannte Streß- oder Ermüdungsfrakturen beobachtet.

(genauere Informationen finden Sie unter "Frakturen" im Kapitel "Erkrankungen des Bewegungs- und Stützapparates")

2.7. Was ist eine Knochenhautentzündung?

Die Knochenhaut (auch Beinhaut oder Periost genannt) ist eine die Knochen umhüllende Bindegewebshaut an der die Muskeln ansetzen. Durch eine erhöhte Zugkraft oder Spannung der Muskulatur kann sich die Knochenhaut ablösen und dadurch kleine Blutungen und Entzündungen hervorrufen. Diese Entzündungsform ist sehr häufig bei Laufsportlern zu beobachten.

Therapie: Trainingspause, physikal. Medizin

MFT: Kissen: 3-4x täglich je 16-24 Minuten, maximale Intensität

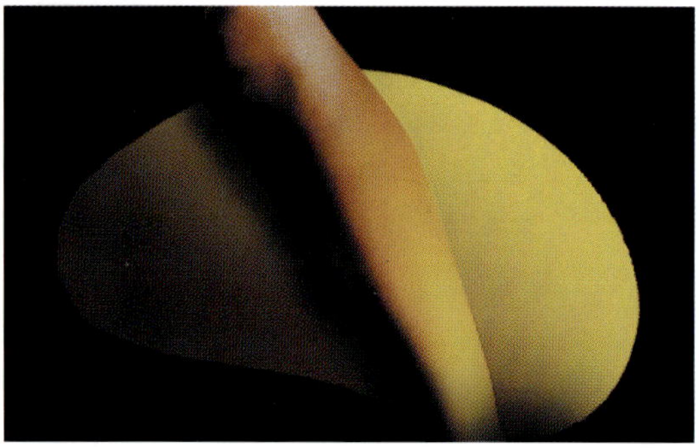

Abb.: Lokale Behandlung bei Knochenhautentzündung

2.8. Was ist Kondition?

Sportmedizinisch betrachtet versteht man darunter eine augenblickliche körperliche und geistige Leistungsbereitschaft; genauer gesagt die Summe aller leistungsbestimmenden körperlichen Fähigkeiten und deren Verwirklichung durch Persönlichkeitseigenschaften, wie beispielsweise Wille und Motivation.

2.9. Was ist Kraft (Muskelkraft)?

Als Kraft bezeichnet man die Fähigkeit der Muskulatur Spannung zu entwickeln. Infolge der dadurch bedingten Muskelkontraktion kommt es zu einer Bewegung, die gegen einen Widerstand und gegen die Schwerkraft wirkt. Sportphysiologisch unterscheidet man verschiedene Arten der Muskelkraft: z.B. Schnellkraft, Kraftausdauer, dynamische Kraft, isometrische Kraft usw.

2.10. Was ist eine Laktatanalyse?

Laktat (= Milchsäure) ist ein Abbauprodukt des Muskelstoffwechsels. Man kann mit dem Laktatmeßwert u. a. den jeweiligen Trainingszustand (Kurz-, Mittel- und Langzeitausdauer) und die anaerobe Energiebereitstellung bei Maximalbelastung analysieren und beurteilen. So kann einerseits die ideale Belastungsintensität für das Training gefunden werden und andererseits die Trainingseffektivität kontrolliert werden.

2.11. Was bedeutet Leistungsfähigkeit?

Die Leistungsfähigkeit stellt das Potential dar, mit welchem (sportliche) Belastungen bewältigt werden. Sie verkörpert die Gesamtheit der sogenannten motorischen Grundeigenschaften (Ausdauer, Flexibilität, Koordination, Kraft und Ausdauer).

Untersuchungen der Leistungsfähigkeit erlauben eine Beurteilung der Gesundheitsstabilität und eine Festlegung der Wirksamkeit bestimmter Trainingsmethoden. Zusätzlich ermöglichen sie die Erstellung von fundierten Konzepten zur Trainingsplanung und Trainingssteuerung.

2.12. Was ist eine Meniscusverletzung?

Als Menisci werden halbmondförmige, knorpelige Gelenkszwischenscheiben bezeichnet, die im Kniegelenk (aber auch im Schulterblatt- und Schlüsselbeingelenk!) lokalisiert sind. Sie besitzen eine Stoßdämpferfunktion und können durch eine direkte Verletzungseinwirkung, chronische Überlastung (z.B. durch Übergewicht), aber auch infolge von Degeneration und Abnützung eine Schädigung erleiden. Die betroffenen Personen klagen über belastungsabhängige Schmerzen,

Bewegungseinschränkungen und Gelenksblockaden.

Therapie: Die derzeitige Therapie der Wahl ist eine operative (z.B. arthroskopische) Teilentfernung der Menisci. Neueste Forschungsarbeiten laufen in die Richtung, daß Faserknorpel-Zellkulturen angelegt werden und der herangezüchtete "Ersatzteil" wieder eingepflanzt wird. Alle Versuche andere Gewebearten als Ersatzteile heranzunehmen, sind bis jetzt unbefriedigend verlaufen.

MFT: postoperativ unterstützender Einsatz. Kissen: 3-4x täglich je 16-24 Minuten, maximale Intensität

2.13. Was ist ein Muskelfaserriß?

(siehe "Muskelzerrung")

2.14. Was ist Muskelhartspann (Myogelosen)?

Als Muskelhartspann (Myogelosen) bezeichnet man umschriebene, knoten- oder wulstförmige Verhärtungen der Muskulatur. Sie sind das Ergebnis einer Störung des Muskelstoffwechsels, verursacht durch Überanstrengung, Übermüdung, Erkältung oder Übersäuerung. Es kommt zu Schwellungen (Ödembildung) und dumpfen Spontanschmerzen. Die betroffenen Muskelabschnitte sind von der spezifischen Sportart abhängig (z.B. bei Kugelstoßern: Oberkörpermuskulatur, bei Freeclimbern: Handmuskeln).

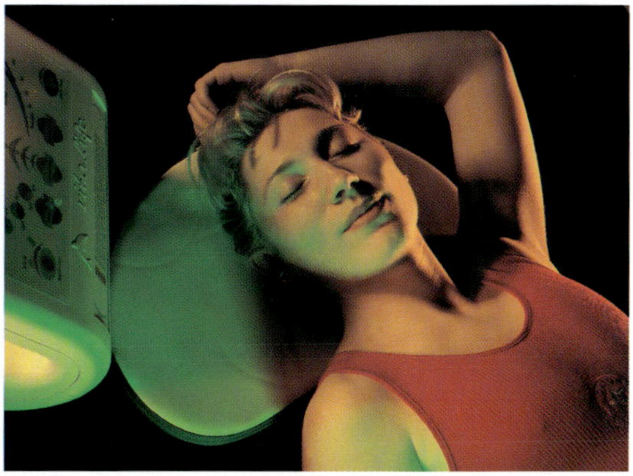

Abb.: Lokale Behandlung des Nackens mit Kissen

Hartspann kann aber auch reaktiv bei Gelenkserkrankungen (z.B. bei Arthrosen), Gelenksfehlstellungen und Haltungsstörungen der Wirbelsäule auftreten.

Therapie: Lokale Wärme (Heißluft, Fango), Vermeiden von Kälte und Zugluft (Vorsicht bei verschwitzter Kleidung !), weiche Massagetechniken (auch Lymphdrainage), Friktionsbehandlungen, aktive und passive Dehnung, Stromtherapie (Kurzwelle, Ultraschall)

MFT: Kissen: 3-4x täglich je 16-24 Minuten, maximale Intensität

2.15. Was ist ein Muskelkater?

Muskelkater zeigt sich durch Schmerzen, Ziehen, Berührungsempfindlichkeit, Verhärtung und oftmals auch leichte Schwellung der Muskulatur. Diese Symptome treten bis spätestens zwei Tage nach einer ungewohnten Muskelbeanspruchung oder anstrengenden sportlichen Betätigung auf.

Bezüglich der Entstehungsursachen gibt es unterschiedliche Theorien:

Ein Erklärungsmodell beschreibt eine Stoffwechselstörung mit nachfolgender Entzündung in der Muskulatur, hervorgerufen durch eine vermehrte Anreicherung von Milchsäure (= Laktat). Andere Forschungsarbeiten berichten über Mikrotraumatisierungen (kleinste Verletzungen) im Bereich der Muskelfasern, sowie eine verminderte Kapillardurchblutung. Gerade hier kann die durchblutungsfördernde Wirkung der Magnetfeldtherapie unterstützend eingesetzt werden

Therapie: Bei der Behandlung des Muskelkaters empfiehlt man Wärmeanwendungen, v.a. Bewegungsbäder im warmen Wasser (optimal: Thermalwasser), Lockerungsgymnastik und autogenes Training. In den Apotheken sind schmerzlindernde Gels und Salben erhältlich.

MFT: Kissen:3-4x täglich je 16-24 Minuten, maximale Intensität

Massagen oder neuerliche Belastungen sollten unbedingt vermieden werden! Um einem Muskelkater wirksam vorbeugen zu können, empfehlen sich Ausgleichsgymnastik, Aufwärm - und Dehnungsübungen. Beim Auftreten von Schmerzen sollte das Training oder jede andere sportliche Betätigung sofort abgebrochen werden.

2.16. Was sind Muskelkrämpfe?

Muskelkrämpfe sind unwillkürliche Muskelkontraktionen, die bei Menschen aller Altersklassen nach sportlicher Betätigung, aber auch in Ruhe (vorwiegend in der Nacht) auftreten können. Sie gelten als Ermüdungszeichen, die durch Elektrolytverluste, Übersäuerung und Durchblutungsstörungen bedingt sind.

Therapie: Krampflösende Medikamente und/oder Magnesium.

MFT: Kissen: 3-4x täglich je 16-24 Minuten, maximale Intensität

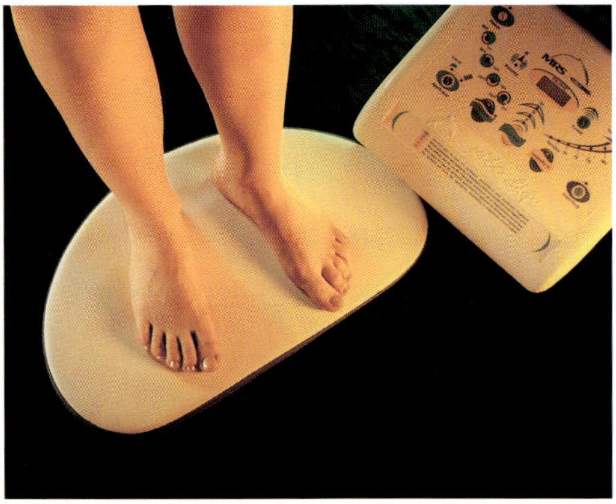

Abb.: Lokale Behandlung bei Muskelkrämpfen

Als beste Vorbeugemaßnahmen gegen Muskelkrämpfe nach sportlicher Betätigung erweisen sich gründliches Aufwärmen bzw. zwischenzeitliche Lockerungsübungen und die Einnahme von isotonischen Getränken.

2.17. Was ist eine Muskelquetschung (Kontusion)?

Muskelquetschungen werden durch direkte Gewalteinwirkung oder Stürze mit Anprall verursacht. Das Ausmaß der Verletzung hängt vor allem vom Durchblutungszustand der betroffenen Muskelpartie während der einwirkenden, traumatisierenden Kraft ab. Hohe Durchblutungsraten, wie sie bei extremen Belastungen auftreten, können verstärkte Blutungen in das umliegende Gewebe verursachen. Therapie: In der akuten Phase, das heißt unmittelbar nach dem Unfall: lokale Kälteanwendungen, Ruhigstellung, funktioneller Verband, Abpunktieren der Blutergüsse, eventuell Schmerzmedikamente. Nach etwa zwei bis drei Wochen: Wärmetherapie, Ultraschall, Iontopherese, Bewegungstherapie und leichte Massagen zur Steigerung von Durchblutung und Stoffwechsel.

MFT: Kissen: 3-4x täglich je 16-24 Minuten, maximale Intensität

2.18. Was ist ein Muskelriß?

Dieses Verletzungsmuster tritt gehäuft an "zweiköpfigen" Muskeln auf (z.B. musculus gastrocnemius, m. rectus femoris, m. biceps femoris, m. gracilis). Äußerlich fällt sofort eine sicht- und tastbare Eindellung auf. Es bildet sich sozusagen eine Lücke, die bei starker Muskelanspannung nicht zu übersehen ist. Außerdem klagen die Betroffenen über plötzlich auftretende, stechende Schmerzen und Funktionsstörungen.

Ursachen dieser Verletzungsart sind ein unzureichender Dehnungszustand der Muskulatur, mangelhaftes Aufwärmen, aber auch falsche Technik und schlechte Sportausrüstung.

Therapie: Operation; postoperativ unterstützend physikalische Medizin,

MFT: Kissen: 3-4x täglich je 16-24 Minuten, maximale Intensität

Achtung!: bei einer unzulänglichen Erstversorgung von Muskelverletzungen sind häufig Spätkomplikationen zu beobachten: Narbige Ausheilungen mit Funktionseinbußen, belastungsabhängige Schmerzen, gesteigerte Krampfbereitschaft, Zystenbildung, Verknöcherungen (Myositis ossificans) und erneute Abrisse.

2.19. Was ist eine Muskelzerrung?

Hierbei kommt es zu Überdehnungen einzelner Muskelfasern, welche die kleinste funktionelle Einheit des Muskels darstellen (Im Extremfall können sogar einzelne Muskelfasern durchreißen! = **Muskelfaserriß**). Weiters werden Mikroeinrisse der Bindegewebshüllen der Muskulatur beschrieben. Als Ursache kommen neben schlechtem Aufwärmen und Überschätzen des eigenen Trainingszustandes auch äußere Faktoren, wie z.B. Kälte, in Frage. Einen wesentlichen pathologischen

Faktor stellt die Ermüdung dar; so zeigen sich z.B. bei Langstreckenläufern häufig im Endspurt Zerrungen aufgrund von Koordinationsstörungen der Muskelregulation.

Als Symptome der Muskelzerrung werden Schmerzen, Schonhaltung, eventuell lokale Blutergüsse beschrieben. Erwähnenswert ist noch, daß keine tastbaren Eindellungen nachweisbar sind.

Therapie der Muskelzerrungen und Muskelfaserrisse: Schonung, Kompressionsstützverbände, Kälteanwendungen, Gels/Salben; Sportpause, Krankengymnastik, Elektrotherapie, Ultraschall

MFT: Kissen: 3-4x täglich je 16-24 Minuten, maximale Intensität

Eine volle Belastbarkeit der Muskulatur ist im allgemeinen wieder nach drei bis sechs Wochen erreicht.

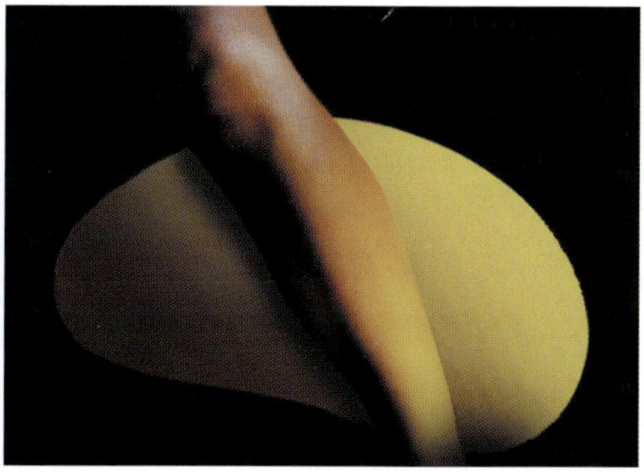

Abb.: Lokale Behandlung bei Muskelzerrung

2.20. Was ist eine Prellung (Kontusion)?

Prellungen entstehen entweder durch direkte, stumpfe Gewalt (Schlag, Stoß, Sturz) oder indirekt durch fortgeleitete Gewalteinwirkung im Rahmen einer Stauchung. Sichtbare Zeichen sind: Schwellungen, Blutergüsse und eingeschränkte Funktion. Am häufigsten sind die großen Gelenke betroffen, (z.B. Hüft- oder Kniegelenke). Bei Rückenprellungen kann es sogar kurzzeitig zu Atemlähmungen kommen; die Betroffenen versuchen dann oft vergeblich zu schreien.

Therapie: Kühle Umschläge (z.B. Eisbeutel, Cold-Pack), Ruhigstellung, eventuell funktionelle und stabilisierende Verbände

MFT: Kissen: 3-4x täglich je 16-24 Minuten, maximale Intensität

2.21. Was bedeutet Regeneration?

Regeneration bedeutet biologische Wiederherstellung oder Heilung. Besonders nach einer erhöhten Beanspruchung und Belastung des Organismus ist es wichtig Stoffwechselabbauprodukte zu entsorgen und die

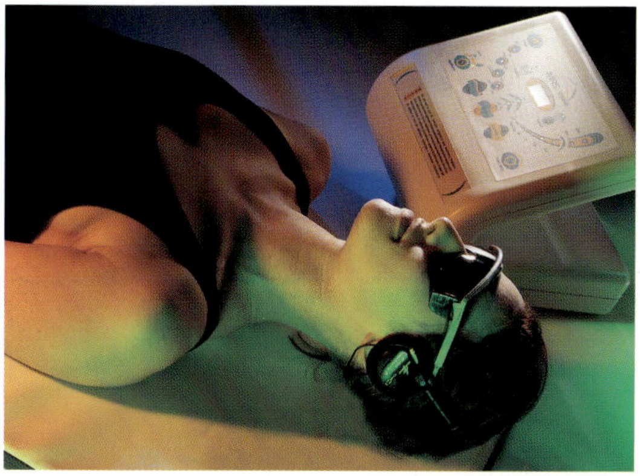

Abb.: Ganzkörperbehandlung zur Regeneration

erhöhte Aktivierung des Herz-Kreislauf-Systems zu drosseln. Ein weiterer wesentlicher Punkt ist die Wiederauffüllung der Energiespeicher durch geeignete Nährstoffzufuhr. Bei unausgewogener Ernährung sollten zusätzlich Elektrolyte, essentielle Aminosäuren und Vitamine verabreicht werden.
Wesentlich sind ausreichende Schlaf- und Entspannungszeiten. Gerade bei Leistungssportlern bedeutet ein wenig mehr Pause mehr Trainingseffekt. Zu intensives Training kann zu einem sogenannten Übertraining (siehe unten) führen. Die MFT kann im Rahmen der Regeneration sehr wirksam eingesetzt werden, wobei jedoch unbedingt beachtet werden muß, daß der Elektrolythaushalt aufgefüllt ist.

MFT: Matte: 3-4x täglich Stufe 25-50%

2.22. Was ist der Ruhepuls?

Das Herz reagiert je nach Belastungssituation mit einer Steigerung oder einem Absinken seiner Leistung. Dies äußert sich in einer Änderung der Herzfrequenz bzw. des Blutdruckes.

In Ruhe beträgt die Herzfrequenz 60-70 Schläge pro Minute. Bei Ausdauersportlern zeigen sich sogar Ruheherzfrequenzen von 32 Schlägen pro Minute. Die Ruheherzfrequenz (= Ruhepuls) wird am besten frühmorgens unmittelbar nach dem Aufwachen gemessen.

2.23. Was ist eine Schleimbeutelentzündung (Bursitis)?

Schleimbeutel (Bursae synoviales) sind mit Schleim oder "Gelenkschmiere" gefüllte Gewebebeutel im Gelenkbereich. Sie polstern und dämpfen Angelpunkte bzw. Druckstellen, an denen sich bewegende Elemente (z.B. Knochen mit Muskeln, Sehnen oder Haut) reiben oder stoßen können. Eine Schleimbeutelentzündung kann durch direkte Schädigung entstehen oder Folge eines fortgeleiteten Entzündungsprozesses sein.

Therapie: Ruhigstellung, physikalische Therapie, eventuell Operation (Bursektomie)

MFT: Kissen: 3-4x täglich je 16-24 Minuten, maximale Intensität

2.24. Was ist eine Sehnenentzündung (Tendinitis)?

Sehnen sind die Verbindungsstücke der Muskeln mit den Knochen. Infolge einer akuten oder chronischen Überlastung, aber auch durch eine Prellung oder Quetschung kann es zu einer Entzündung der Sehnen kommen. Die Symptome sind Schmerzen und Funktionseinschränkung im Entzündungsgebiet.

Therapie: Schonung, Ruhigstellung, lokale Kältetherapie, Ultraschall, Iontopherese, eventuell Schmerzmedikamente (z.B. nichtsteroidale Antirheumatika)

MFT: Kissen: 3-4x täglich je 16-24 Minuten, maximale Intensität

2.25. Was ist ein Sehnenriß (Sehnenruptu)?

Sehnenrisse entstehen entweder durch direkte Gewalteinwirkung oder plötzliche passive Bewegungen von muskulär fixierten Gelenken. Begünstigende Faktoren sind dabei Stoffwechselstörungen, höheres Alter und ein zu großer Muskelquerschnitt (= Mißverhältnis zwischen Sehnenquerschnitt und Muskelkraft zugunsten der Muskulatur). Auch können eine unzureichende Ausheilung früherer Verletzungen oder eine Weiterbelastung trotz Beschwerden ursächlich sein. Man unterscheidet komplette Risse und inkomplette Risse (= Einrisse) der Sehnen. Hauptsächlich sind hierbei die Achilles-, Patella- oder Sprunggelenksehnen betroffen. Beim Sehnenriß tritt ein plötzlicher Schmerz auf, der häufig von einem lauten Schnalzgeräusch begleitet ist. Die Betroffenen erleiden eine sofortige Funktionseinschränkung; weiters treten Schwellungen und Blutergüsse auf. Sehneneinrisse hingegen zeigen häufig eine chronische Verlaufssymptomatik. Hier beobachtet man zunächst einen belastungsabhängigen Schmerz, der beim Aufwärmen wieder verschwindet, jedoch nach kurzfristiger Mehrbelastung erneut auftritt.

Als Therapie wird eine rasche Operation empfohlen.

MFT: postoperativ. Kissen: 3-4x täglich je 16-24 Minuten, maximale Intensität

2.26. Was ist eine Sehnenscheidenentzündung (Tendovaginitis)?

Im Zuge eines Entzündungsprozesses kommt es zu einer Abnahme der Gleitfähigkeit bzw. zu einer Passagebehinderung der Sehne in ihrer Sehnenscheide. Wird sie jedoch weiter-

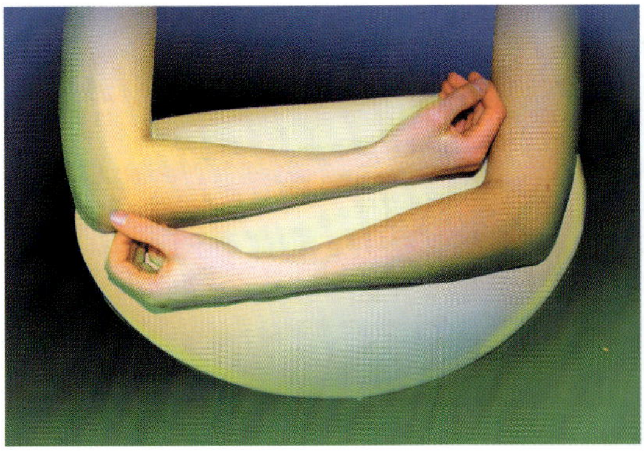

Abb.: Lokale Behandlung bei Sehnenscheidenentzündung

hin belastet, so führt dies zu verstärkter mechanischer Reizung und es entsteht ein "Teufelskreis", der wiederum das Entzündungsgeschehen verstärkt.

SPORT

Die Patienten klagen über Bewegungsschmerz im Sehnengebiet, Druckschmerz, bewegungsabhängige Reibegeräusche ("Schneeknirschen"), Rötung und Schwellung. Sichtbare Zeichen sind Funktionsstörungen und Schonhaltung.

Sehnenscheidenentzündungen treten am häufigsten in den Hand-, Schulter- und Sprunggelenken auf.

Therapie: Schonung, Ruhigstellung, Kältebehandlungen, Unterwassermassagen, Ultraschall, Iontopherese, Magnetfeldtherapie, perkutane Therapie mit Schmerzmitteln und eventuell die Verabreichung von nichtsteroidalen Antirheumatika.

Bei chronischen Formen erweisen sich besonders funktionelle Verbände, gekoppelt mit Wärme- oder Magnetfeldtherapie als wirkungsvoll. In seltenen Fällen muß zu operativen Maßnahmen gegriffen werden.

MFT: Kissen: 3-4x täglich je 16-24 Minuten, maximale Intensität

2.27. Was ist eine Sehnenzerrung?

(siehe "Muskelzerrung")

2.28. Was bedeutet Seitenstechen?

Damit bezeichnet man krampfartige Schmerzen, die ein- bzw. beidseitig des unteren Rippenbogens auftreten.

Die Ursache ist eine Sauerstoffunterversorgung der Zwerchfellmuskulatur infolge falscher Atemtechnik. Ebenso kann eine zu üppige Mahlzeit vor der sportlichen Tätigkeit oder eine ungenügende Anpassung an eine erhöhte Belastung zu Seitenstechen führen. Die Schmerzsymptomatik kann recht wirksam durch Tempoverringerung und forcierte Atmung gelindert werden.

2.29. Was ist ein Sportherz?

Dieser Begriff wurde 1899 von S. Henschen definiert, als er bei Untersuchungen an Ausdauersportlern eine Herzvergrößerung festgestellt hatte. Beim Sportherz handelt es sich um eine physiologische Anpassung des Herzens auf eine vermehrte funktionelle Belastung. Es kommt einerseits zu einer Erweiterung der Herzhöhlen (= Dilatation) und andererseits zu einer Zunahme der Muskelmasse (= Hypertrophie), wobei sich die ursprünglichen Herzmuskelzellen vergrößern und diese nicht, wie oft fälschlicherweise angenommen, vermehren. Aufgrund der oben beschriebenen Vorgänge erhöht sich das Fassungsvermögen des Herzens von 700-800 ml auf 1400-1600 ml. Die Zunahme der Herzmuskelmasse kann bis auf das Doppelte des normalen Herzgewichtes erfolgen. Das sogenannte "kritische Herzgewicht" von 500 g wird bei diesem physiologischen Anpassungsprozeß jedoch nicht überschritten. Eine Überschreitung, wie dies infolge mancher Herzkrankheiten geschieht, würde bedeuten, daß eine energetische Versorgung der Herzmuskulatur nicht mehr gesichert ist. Qualität und Quantität der Anpassungserscheinungen des Herzens sind genetisch bestimmt und von dem Alter abhängig, mit dem ein regelmäßiges Training begonnen wurde. Bemerkenswert ist, daß nicht alle Sportarten eine Ausbildung eines Sportherzens mit sich bringen, sondern vorwiegend Ausdauersportarten (z.B. Radrennen, Skilanglauf, Rudern, Langstreckenlauf), Mannschaftssportarten (Fußball, Handball, Basketball) und Trainingsformen bei denen die Ausdauerkomponente sehr stark betont wird. Die Veränderungen des Sportherzens gegenüber dem "normalen" Herz stellen Veränderungen dar, die sich nach Beendigung des (Hoch)leistungssportes kontinuierlich und unterschiedlich schnell zurückbilden. Wenn man aber mit dem Leistungssport schlagartig aufhört, kommt es zu einem Mißverhältnis zwischen der plötzlich reduzierten Beanspruchung und den auf ein höheres Leistungsniveau adaptierten Reaktionen des Organismus´. Die Merkmale sind Leistungsminderung, Schwindelgefühl, Schweißausbruch, Herzbeschwerden und ein schlechtes Allgemeinbefinden. Eine Wiederaufnahme von mäßiger sportlicher Betätigung kann jedoch rasch zu einer Besserung dieser Beschwerden führen. Es wird deshalb empfohlen, das Ende einer Sportkarriere "ausschleichend" durchzuführen, um dem Herz-Kreislauf-System eine Rückbildung der Anpassungsvorgänge zu ermöglichen.

SPORT

2.30. Was bedeutet Training?

Als Training bezeichnet man regelmäßig wiederholte, planmäßige Übungen zur Erhaltung und Steigerung der körperlichen und geistigen Fähigkeiten. Der Körper reagiert dadurch mit organischen Wachstumsprozessen und einer Optimierung der Organleistungen und der Stoffwechselprozesse.

Die bekanntesten Trainingsformen im Sport sind: Ausdauer-, Kraft- und Techniktraining.

2.31. Was ist ein Überbein (Ganglion)?

Überbeine sind Neubildungen, die von Gelenkkapselstrukturen oder vom Sehnen- bzw. Sehnenscheidengewebe abstammen. Sie treten bevorzugt an der Streckseite der Hand- und Fingergelenke auf, aber auch im Bereich des Fußrückens bzw. Knies. Symptome sind Bewegungsschmerzen und Berührungs- bzw. Druckempfindlichkeit.

Als Therapie wird eine operative Entfernung empfohlen; es kommt jedoch sehr häufig zu einem erneuten Auftreten.

2.32. Was bedeutet Übertraining?

Ein Übertraining stellt ein hormonell bedingtes, geistiges und körperliches Überforderungssyndrom dar und kann sowohl bei sehr schlecht trainierten Personen als auch bei Hochleistungssportlern auftreten. Verursacht wird es durch zu kurze Erholungsphasen, Schlafmangel, übertriebenes Techniktraining oder zu kurze Wettkampfintervalle. Die Symptomatik eines Übertrainings erkennt man an verschiedenen leistungsmedizinischen Meßwerten, aber auch daran, daß die Sportler bei maximaler Kraft-, oder Schnelligkeitsanstrengung nicht belastbar sind und rückläufige sportliche Leistungen aufweisen. Achtung: Bei Trainingsmethoden mit niedriger Intensität wird ein Zustand des Übertrainings oftmals nicht sofort erkannt!

Therapie: Regeneration (siehe dort) und aktive Pause in einer Zeitdauer von ein bis zwei Wochen

2.33. Was ist eine Verrenkung (Luxation)?

Hierbei kommt es zu einer Verschiebung oder Ausdrehung zweier, durch ein Gelenk verbundener Knochen (oftmals begünstigt durch eine Überdehnung des Bandapparates). Hauptsymptome sind starke Schmerzen, Schwellung und eine Funktionsstörung. Als sichtbare Zeichen zeigen sich Verformungen bzw. Fehlstellungen der Gelenkenden und blockierte Gelenksfixationen. Verrenkungen betreffen am häufigsten das Schultergelenk.

Therapie: Eine Einrenkung (= Reposition) darf ausschließlich nur durch den Arzt erfolgen!

Weiters: Kurzfristige Ruhigstellung

MFT: Kissen: 3-4x täglich je 16-24 Minuten, maximale Intensität

2.34. Was ist eine Verstauchung (Distorsion)?

Verstauchungen werden meistens durch indirekte Gewalteinwirkung hervorgerufen. Klassisches Beispiel ist das Umknicken des Sprunggelenkes beim Laufen durch "Vertreten" an einer Bodenunebenheit oder die Überstreckung des Handgelenkes infolge eines Sturzes. Es kommt zu einer Überdehnung des Kapsel-Band-Apparates bzw. zu

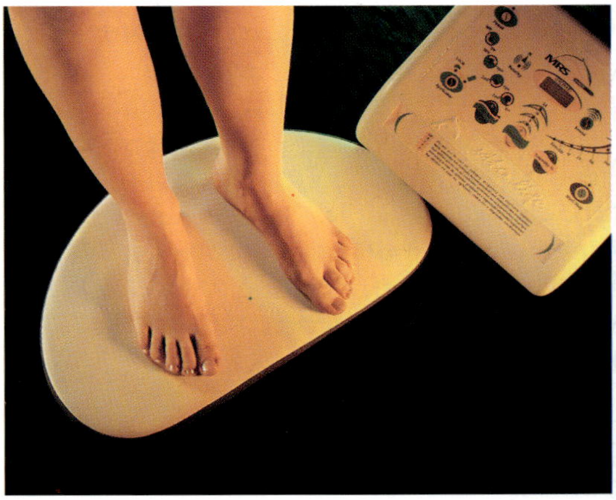

Abb.: Lokale Behandlung bei Verstauchung

einem Gelenkserguß. Weitere Symptome sind Schmerzen und eine Funktionsbehinderung. Im Vordergrund der Therapie stehen eine Schonung und Ruhigstellung der betroffenen

Extremität bzw. unterstützende Magnetfeldtherapie.

MFT: Kissen. 3-4x täglich je 16-24 Minuten, maximale Intensität

2.35. Wie gestaltet man eine angemessene Wettkampfvorbereitung?

Grundsätzlich soll jede wettkampfsportliche Aktivität mit einer entsprechenden (leistungs-) medizinischen Kontrolluntersuchung gestartet werden. Professionelles Training erfordert eine längerfristige Trainingsplanung (diesbezüglich muß aus Platzgründen auf die Fachliteratur verwiesen werden), gekoppelt mit einer glaubhaften Lebensplanung (Familie, schulische und berufliche Ausbildung, usw.) und einem gesunden Eßverhalten. Hinsichtlich der Trainingsplanung sollten die Trainingsphasen korrekt eingehalten und regelmäßig leistungsmedizinisch überprüft werden. Wesentlich ist es, dem Körper die entsprechenden Ruhephasen zu gönnen um die belastungsbedingten Anpassungen (Herz-Kreislauf-Funktion, Muskelaufbau usw.) zu garantieren. Es ist prinzipiell besser, etwas weniger als zuviel zu trainieren, um einerseits die Gefahr eines "Übertrainings" (siehe dort) zu bannen und um andererseits Spaß und sportlichen Erfolg zu haben.

2.36. Wie verwendet man die MFT beim Trainingsaufbau?

Vorbereitungs- und Übergangsperiode: Matte: 2-3x täglich Stufe 100%

vor dem Wettkampf: Matte: 8 Minuten Stufe 200%

nach dem Wettkampf und zur Regenration: Matte: 16 Minuten Stufe 25-50%

Wichtig! Bei Übertraining: Matte: 8 Minuten höchstens Stufe 10%

2.37. Was ist eine Zerrung?

(siehe "Muskelzerrung")

Wirkung der Mangnetfeldtherapie im Bereich der Sportmedizin

- Regeneration (Abtransport von Stoffwechselabbauprodukten, verstärkte Nährstoff- und Sauerstoffzufuhr in beanspruchte und verletzte Körperpartien und Gewebearten).
- Stabilisierung des Schlaf-/Wachrhythmus (z.B. jet-lag)
- Kräftigung innervierter oder reinnervierter Muskel

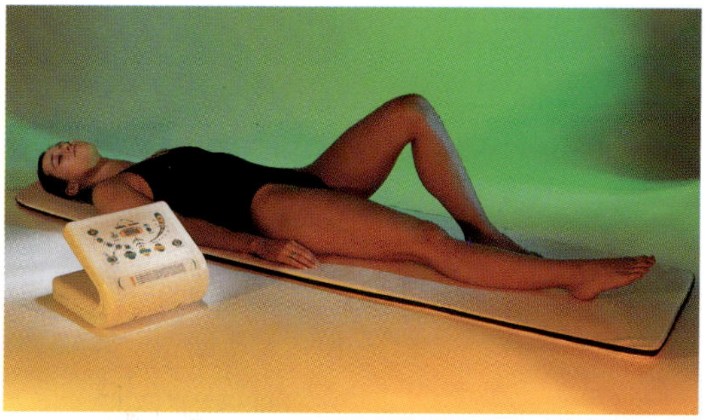

Abb.: Basisbehandlung

- Förderung der Beweglichkeit nach Inaktivitätsatrophien
- Schmerzlinderung
- Förderung des Muskelstoffwechsels durch Erhöhung der Sauerstoff- und Nährstoffzufuhr

Richtiger Einsatz des MRS bei sportmedizinischen Indikationen

Hierbei muß prinzipiell eine Anwendung im Rahmen der internistischen, chirurgisch-orthopädischen und physikalischen Sportmedizin unterschieden werden. Eine generelle Therapieempfehlung wäre unseriös und sollte vom jeweiligen Verletzungsmuster und der Entzündungsphase abhängig gemacht werden.

Bei Extremitätenverletzungen hat sich gezeigt, daß mit dem Kissen immer mit der höchsten Intensität gearbeitet werden kann, auch mehrmals am Tag mit einer Dauer von 16-24 min/Sitzung. Hinsichtlich einer Ganzkörperanwendung (= Matte) ist jedoch Vorsicht geboten, wenn die Sportler an einem Übertrainingssyndrom leiden. Ansonsten gelten im Rahmen der Wettkampfvorbereitungen und der Regeneration die dort beschriebenen Therapierichtlinien.

- Therapieformen, die die MFT unterstützen:

Auch hier gelten die Empfehlungen, die beim jeweiligen Fachbegriff aufgelistet sind. Es sei an dieser Stelle nochmals betont, daß gerade in der Sportmedizin eine sinnvolle Kombination mehrerer Therapieformen ein optimales Erfolgsrezept darstellt.

• Besondere Hinweise zur Anwendung:

Die Verletzungs- oder Erkrankungssymptome sollten immer fachärztlich abgeklärt werden. Keine Selbstdiagnosen stellen!

Besonders bei Verletzungen ist auf eine schnelle und adäquate Erstversorgung zu achten. Vor einem Einsatz der MFT ist es zweckmäßig, die "Sportpatienten" ausreichend zu hydrieren (z.B. isotonische Getränke, Infusionen). Im Falle eines Übertraining-Syndroms sollte die Einwirkungsintensität nicht mehr als 10% betragen.

Wissenschaftliche Studien über einen Einsatz der MFT im Bereich der Sportmedizin

Um Wiederholungen zu vermeiden wird auf das Kapitel "Erkrankungen des Bewegungs- und Stützapparates" verwiesen.

• A. Binder, G. Parr, B. Hazelman, S. Fitton-Jackson, "Pulsed electromagnetic field therapy of persistent rotator cuff tendinitis. A double-blind controlled assessment.", Lancet, March 31, pp. 695-698, 1984. - Top-Publikation einer doppelblinden Studie mit sehr hohem Aussagewert, die anschaulich vermittelt, wie effektiv die gepulste MFT einen langwierigen Genesungsprozeß der Rotatorenmanschette (Schultergürtelmuskulatur) verkürzen hilft.

• C. Mabit, C. Pecout, "Non-union of a midshaft anterior tibial stress fracture: a frequent complication.", Knee Surg. Sports Traumatol. Arthrosc. 2 (1): 60-61, 1994. - Bei Ermüdungsbrüchen des Schienbeins empfiehlt man eine konservative Kombinationstherapie mit gepulster MFT. Eine Operation sollte erst nach einer Therapieresistenz in der Dauer von länger als vier bis sechs Monaten durchgeführt werden.

• G.M. Pennington, D.L. Danley, M.H. Sumko, A. Bucknell, J.H. Nelson, "Pulsed non - thermal, high - frequency electromagnetic energy (Diapulse) in the treatment of grade 1 and grade 2 ankle sprains.", Mil. Med. 1993 Feb. 158 (2) : 101-4, 1993. - Diese randomisierte Doppelblindstudie zeigt, daß sich bei Sprunggelenkverletzungen 1. und 2. Grades unter dem Einfluß der pulsierenden MFT die Therapiezeit signifikant verkürzt, Schmerzen und Schwellungen rasch beseitigt werden, so daß eine rasche Wiederaufnahme des Trainings ermöglicht werden kann.

• G. Untea, I. Stojan (Department of Sportsmedicine, Bukarest, Romania), Vortrag im Rahmen des sportmedizinischen Weltkongresses in Florida (USA) 1998. - Nach dem Einsatz der Magnetfeldtherapie bei Leistungssportlern konnten eine Schlafförderung, schnellere Regenerationszeiten, und ein rascherer Laktatabbau beobachtet werden.

2.38. Einsatz der MFT im Spitzensport

Im folgenden werden Ärzte- und Therapeutenberichte beziehungsweise Erfahrungsberichte von den Sportlern selbst präsentiert.

Umfassende Recherchen bei Sportvereinen und Leistungssportler/innen haben eindrucksvolle Erlebnis- und Erfahrungesberichte über Heilungserfolge bzw. sportliche Leistungen ergeben. Sämtliche Aussagen wurden auf ihren Wahrheitswert überprüft, wobei aber eine gewisse Subjektivität nicht auszuschließen ist. Einen wesentlichen Beitrag zu diesem Abschnitt stellen die exakten schriftlichen Protokolle der verschiedenen Sport- und Mannschaftsärzte, Physiotherapeuten, Masseure und Mitarbeiter/innen der Firma vita life® dar, welchen dafür besonderer Dank gebührt.

Die Vielfalt der nachfolgenden Anwenderbeispiele demonstriert in eindrucksvoller Weise die therapeutischen Einsatzmöglichkeiten der Magnetfeldtherapie in der Sportmedizin.

2.38.1. Beach Volleyball

Beach Volleyballteam Schweiz, Deutsches Nationalteam (Damen und Herren)

2.38.2. Bobfahren

Erstmaliger Einsatz der Magnetfeldtherapie im Worldcup in Calgary (Canada 1997): Beseitigung von Schlafstörungen (Jet-lag)

2.38.3. Bodybuilding

Frank Manz, Jens Bieberg (Mister Universum

1995): MRS-Therapieerfolg: Schmerzreduktion bei Muskelkater und degenerativen Gelenks- und Muskelentzündungen

2.38.4. Fußball

z. B.: 1. FC Nürnberg, FC Zürich, AS Roma, Sturm Graz, Herta BSC, Casino Austria Salzburg, Baumit Admira Wacker, FC Tirol, DSV Leoben, TSV Pöllau, Österreichisches Ärztefußball-Nationalteam

Einsatz der Magnetfeldtherapie (MRS): Verspannungen, Regeneration, Kombinationsbehandlung bei Verletzungen und chronischen Beschwerden des Bewegungsapparates, Beschleunigung des Heilungsprozesses nach Knochenverletzungen.

Auffallend ist, daß manche Fußballer nach kurzfristiger Magnetfeldtherapie-Anwendung über Kopfschmerzen klagten, die subjektiv positiven Wirkungen sich jedoch nach längerer Therapiedauer bemerkbar machten.

K.S.; MRS-Therapieerfolg: Schmerzfreiheit nach Muskelzerrung, Leistungsaufbau

2.38.5. Handball

z.B.: Hypo Niederösterreich

MRS-Therapieerfolg: schnellere Regeneration, Beseitigung von Schlafstörungen, Konzentrationsförderung (vor Matchbeginn), Kombinationsbehandlung bei Irritationen und Verletzungen des Bewegungsappartes, Linderung von Spannungskopfschmerzen, z.B.: Olaf Skirde (Deutschland), ehem. Profi-Handballer: Dieser Fall wird deshalb zitiert, weil im Zuge langfristiger magnetfeldtherapeutischer Anwendungen bei chronischen Rückenschmerzen ein interessanter Nebeneffekt aufgetreten ist: Die aufgrund der Leistungssportausübung vielfach gebrochenen und teilweise im Gelenkbereich versteiften Finger wiesen plötzlich wieder eine signifikant bessere Beweglichkeit auf!

2.38.6. Leichtathletik

(siehe auch Olympische Spiele)

z.B.: A. Partika (Polen), Hochsprung, MRS-Therapieerfolg und Einsatz: Verkürzung der Aufwärmphase um 40%, Muskelkater-Therapie

2.38.7. Motorsport (Formel 1)

Ayrton Senna und das legendäre McLaren-Honda-Team kannten und nutzten schon die Einsatzmöglichkeiten der MFT im Rahmen der Vorbereitung für die nachfolgende Grand-Prix-Saison.

Anwender: z.B.: Benetton-Renault Team (G. Berger/J. Alesi), Team Sauber (Johnny Herbert)

MRS-Therapieerfolg: Adjuvante Therapie für Reibblasen an den Händen bzw. Verbrenungsfolgen (G. Berger), Streßabbau, schnellere Regeneration, Schlafförderung (J. Herbert)

2.38.8. Olympische Sommerspiele (Atlanta 1996):

Hier sind vor allem die Leistungen des polnischen Olympiateams zu erwähnen, welches unter der sportmedizinischen Betreuung von Dr. Kuch stand - einem Pionier der Magnetfeldtherapie. Zum Erstaunen der Fachwelt konnten 6 Medaillen errungen werden.

2.38.9. Radsport

z.B.: Carrera, Mapei, Gewiss (= Teams)

z.B.: Claudio Chiappucci, Toni Rominger, Pavel Tonkov (= Fahrer)

MRS Therapieerfolg: Schnellere Regeneration, höhere Erkältungsresistenz, Therapie von Muskelverspannungen, Wirkungssteigerung der manuell durchgeführten Massage, Einsatz der MFT beim AMS Team (D. Friedrich, A. & M. Goschier, P. Herz) während des "Race Across America 1997"

Harry Maier: Sieger der "Crocodile Trophy 1998 Australien": Das härteste und längste Mountain-Bike Rennen der Welt, 2006 km aufgeteilt in 14 Etappen mit nur einem Ruhetag, extrem schlechten Straßen, km-langen tiefen Sandpassagen, Steigungen bis zu 35%, gefährlichen Abfahrten, bei Temperaturen bis zu 40°C im Schatten. Eine Etappendauer beträgt ca. 6-10 Stunden.

MRS-Therapieerfolg: Unterstützung der Wundheilung nach Sturzverletzung und großflächigen Hautabschürfungen, Regenerationsförderung – hier aufgrund der langen

Etappendauer und der kurzen Regenerationszeiten besonders siegentscheidend.

P.M., Hobbybiker (Gelände); MRS-Therapieerfolg: Schmerzfreiheit nach Muskelzerrung

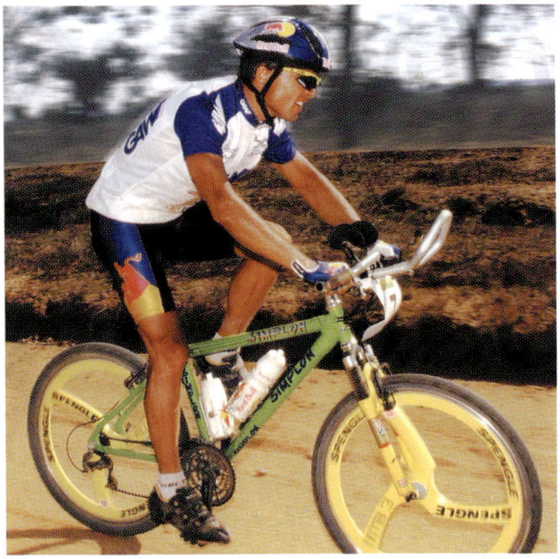

Abb.: Radprofi Harry Maier

2.38.10. Ringen

Deutsches Nationalteam, Leo Betschart (Schweizer Schwinger)

2.38.11. Rodeln

Österreichisches Nationalteam (Naturbahnrodler)

2.38.12. Rudersport

z.B.: Uschi Profanter (Weltmeisterin im Wildwasserpaddeln), Pia Vogel (Schweiz)

MRS-Therapieerfolg: schnellere Regeneration nach dem Training

2.38.13. Skisport

a) Alpin: ÖSV-Skiteam: Herren:
z.B.: Hans Enn: nach Sturz und Muskelausriß im Wadenbereich konnte in Kombination mit Magnetfeldtherapie der Heilungsprozeß beschleunigt werden.

z.B.: Michael Tritscher: MRS-Therapieerfolg: Schmerzlinderung und Beweglichkeitsverbesserung nach einer schweren Sturzverletzung (Patella Sehnen Spaltung), schnellere Adaptation beim Höhentraining in USA (ca. 4000 m Seehöhe!)

ÖSV-Skiteam: Damen:

MRS-Therapieerfolg: Schlafinitiation (Jet-lag bei Überseerennen), auffallende Besserung von Heilungsprozessen (z.B. bei Muskelkater, -zerrung bzw. -einriß), gesteigertes Körperbewußtsein

US-Skiteam: Damen
z.B.: Hillary Lindh (Abfahrtsweltmeisterin Sestriere 1997)

MRS-Therapieerfolg: Linderung heftigster Rückenbeschwerden und Wiederherstellung der Wettkampftauglichkeit für die WM in Sestriere 1997. (H. Lindh wollte zuvor schon resignierend die Karriere beenden). Eine optimale Betreuung und eine Kombinationsbehandlung mit gepulster Magnetfeldtherapie ermöglichten dennoch das scheinbar Unmögliche, nämlich Weltmeisterin 1997 zu werden.

DSV-Team: Deutsche Juniorenmannschaft

b) Nordisch: ÖSV-Skispringer:
z.B. T. Innauer, K. Schnabl, H. Neuper,
A. Kogler (80-er Jahre!!)

MFT: Zur Beschleunigung des Heilungsprozesses von Sehnen - und Bandverletzungen.

Biathlon:
Bei den deutschen Meisterschaften in Eisenstein 1997 (Bayern) wurde bei 14 deutschen Athleten prophylaktisch eine Magnetfeldbehandlung durchgeführt. Unerwartete Ergebnisbilanz dieser Sportler: 3 Titel, 2 mal Silber und 2 mal Bronze!

Inwieweit hier ein Zusammenhang mit der Magnetfeldtherapie zu sehen ist, kann nicht beurteilt werden, jedoch Tatsache ist, daß diese eindrucksvollen Ergebnisse erzielt wurden.

2.38.14. Squash

z.B.: Pamela Panzis (Staatsmeisterin, Junioren-Europameisterin):

MRS-Therapieerfolg: Verkürzung der Regenerationszeit, besseres psychisches Wohlbefinden vor dem Wettkampf, auffallend geringere Muskelschmerzen nach Matchende

2.38.15. Tennis

z.B. T. Muster: Nach dem Unfall in Key Biscane (USA), und der daraus resultierenden schweren Knieverletzung befürchtete man schon das Ende seiner Karriere. Eine Kombinationstherapie (Elektrotherapie, Chiropraxis,

spezielle Bewegungstherapien, Reflexzonenmassage, Magnetfeldtherapie, spezielle Diät etc.) im Dungl-Zentrum (Gars am Kamp) und die eiserne Disziplin bzw. der kämpferische Wille und Ehrgeiz des Sportlers ermöglichten eine Rückkehr zum Leistungssport mit dem Resultat: Nummer 1 der Weltrangliste 1995 und "Sandplatzkönig" zu werden.
Salzburger Tennisverband,
Leistungszentrum Rif.

MRS-Therapieerfolg: Verkürzte Regenerationsphase

2.38.16. Triathlon

Stefan Holzner (2-facher Neuseeland-Triathlon Sieger)

MRS-Therapieeinsatz: Zur Verbesserung der Regenerationsfähigkeit, Behandlung chronischer Verletzungen des Bewegungsapparates

2.38.17. Volleyball

Österreichisches Herren-Nationalteam,
Deutsche Volleyball-Nationalmannschaft Herren

MRS-Therapieeinsatz: als begleitende Therapie in der Nachbehandlung traumatischer Verletzungen, Unterstützung in der Regenerationsphase, Stimulierung des Immunsystems

Diese Auflistung erhebt nicht den Anspruch auf Vollständigkeit; mehrere prominente Anwender/innen wollten aus werberechtlichen oder wettbewerbsbedingten Gründen nicht genannt werden.

Abschließend soll noch Dr. Jochen Gruber, Mannschaftsarzt vom 1. FC Nürnberg zitiert werden: "Die medizinischen Vorteile sind nicht von der Hand zu weisen. Leider existieren aber noch "mystische" Anschauungen über die Magnetfeld-Resonanz-Therapie in unserer ärztlichen Kollegenschaft, so daß es notwendig ist Erfahrungsberichte bzw. Untersuchungsdaten vermehrt zu veröffentlichen und damit einer breiten ärztlichen Kollegenschaft die Vor- und Nachteile der Magnetfeld-Resonanz-Therapie zugänglich zu machen."

SPORT

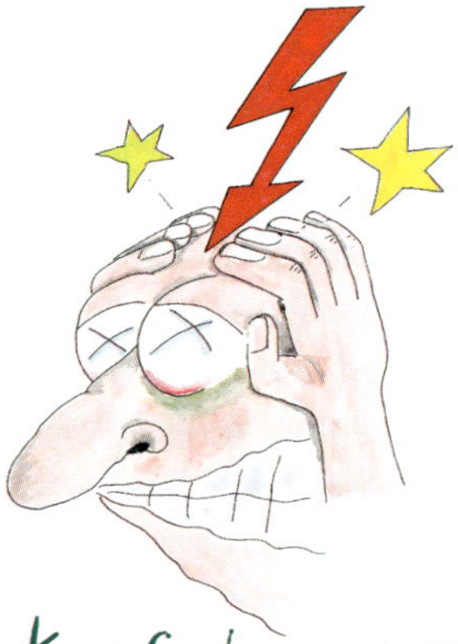

Kopfschmerzen

3. Schmerzen

Der Schmerz ist für den Menschen lebensnotwendig, denn er signalisiert ihm, daß bedrohliche Schäden im Organismus ihren Lauf nehmen. Somit ist der Schmerz keine Krankheit, sondern ein wichtiges, den Körper schützendes Warnzeichen. Wie Schmerz empfunden wird, ist immer subjektiv. Er ist abhängig von der Konstitution und Disposition des einzelnen, vom individuellen Biorhythmus, aber auch von der Tageszeit. Während der Nacht werden Schmerzen meist heftiger verspürt als bei Tag. Der Schmerz selbst hat viele Erscheinungsformen: Er kann sich als klopfend, schneidend, stechend, drückend, dumpf oder lähmend äußern; er kann plötzlich oder periodisch auftreten. Auch die Ursachen für Schmerzen sind vielfältig: Hitze, Druck, Dehnung, Verletzungen und andere Faktoren können Schmerzen hervorrufen.

Die Wahrnehmung des Schmerzes läuft über sog. Schmerzrezeptoren oder Nozirezeptoren, die die Reize aufnehmen und weiterleiten. Es gibt in unserem Körper ca. drei Millionen solcher winziger Empfänger in unterschiedlicher Dichte. Die meisten Rezeptoren sitzen unter der Haut, die wenigsten findet man an den Fußsohlen. In einigen Körperbereichen, z.B. an Kopf, Fingerspitzen oder in den Schleimhäuten, enthält jeder Quadratzentimeter Haut mehr als 300 Nozirezeptoren. Rezeptoren liegen auch in Muskeln, Bändern, Knochen und in den Organen - Organe wie Gehirn, Lunge und Leber tragen jedoch keine solchen Empfänger, weswegen Erkrankungen in diesen Bereichen oft sehr lange nicht bemerkt werden.

Damit die Schmerznachricht das Gehirn schnell erreicht, wird der Schmerz mit einer Geschwindigkeit von mehreren Metern pro Sekunde weitergeleitet. Dabei entscheidet eine Schaltstelle im Rückenmarksbereich, ob die Beschwerden wichtig genug sind, um dem Gehirn mitgeteilt zu werden. Das Großhirn reagiert auf die Nachricht mit einer Ausschüttung von opiumähnlichen Substanzen, sog. Endorphinen, die die Übertragung der Schmerzerregung an das Gehirn hemmen. Die Folge: Der Schmerz wird nicht mehr oder nur mehr geschwächt wahrgenommen.

Die Wirkung der Magnetfeldtherapie liegt darin, daß die Reizschwelle durch Hyperpolarisation nach oben gesetzt und die Schmerzleitung für kurze Zeit unterbrochen wird.

Wirkung der Magnetfeldtherapie bei Schmerzen: unterstützend, schmerzlindernd. Durch das Anheben der Reizschwelle muß der Schmerz wesentlich intensiver sein, um vom Gehirn wahrgenommen zu werden. Das bedeutet keinesfalls ein Ausschalten des Warnsignals, sondern vielmehr eine Linderung des chronischen Schmerzes. Inwieweit eine

Beeinflussung des vegetativen Nervensystems eine Rolle spielt, muß noch geklärt werden.

Richtiger Einsatz von MRS bei Schmerzen

• Ganzkörpermatte: 2-3x täglich je 8 Minuten: morgens Stufe 50%, mittags Stufe 25%, abends Stufe 10%

• Kissens oder Stab: 4-5x täglich je 16-24 Minuten Stufe 200-400% (kein Einschleichen), örtlich

• Je akuter der Schmerz, desto häufiger und umso intensiver soll die Behandlung sein.

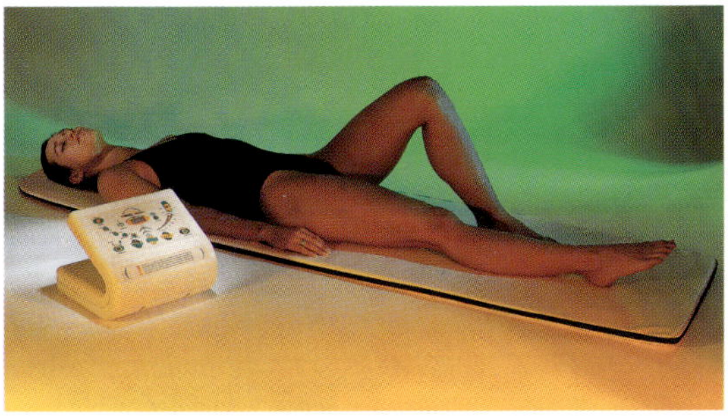

Abb.: Basisbehandlung bei Schmerzen

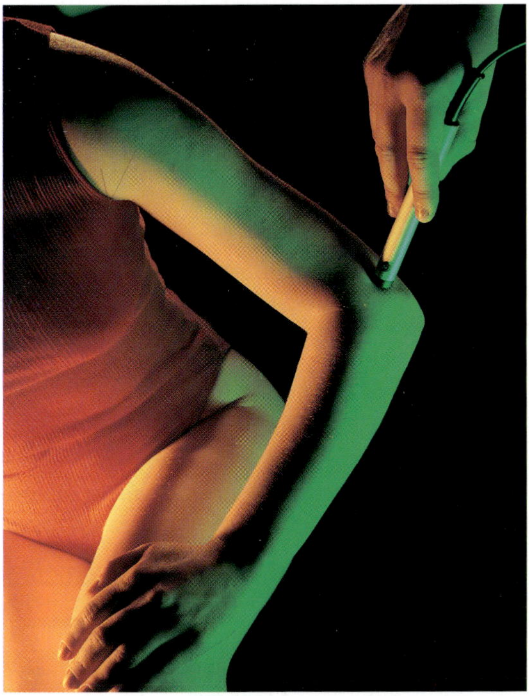

Abb.: Lokale Behandlung bei Schmerzen

• Therapieformen, die die MFT unterstützen: Akupunktur, Entspannungsübungen, Neuraltherapie, Osteopathie, Chiropraxis, Kneipp-Kur, Biofeedback

• Hinweise zur Erstreaktion: Eine Erstreaktion (bei ca. 7%) ist von vielen Einflüssen abhängig; in der Regel eher bei chronischen Schmerzen.

Wissenschaftliche Studien über die Behandlung von Schmerzen mit MFT

Die Studien zum Thema Schmerz werden bei den jeweiligen gesundheitlichen Problemen einzeln besprochen.

• F. Sartucci, et al., "Human Exposure to Oscillating Magnetic Fields Produces Changes in Pain Perception and Pain-Related Somatosensory Evoked Potentials", Second World Congress for Electricity and Magnetism in Biology and Medicine, 8-13 June 1997, Bologna, Italy. - Diese doppelblinde, placebokontrollierte Studie untersucht die Effekte von schwachen pulsierenden Magnetfeldern bei Schmerzpatienten. Das Resultat: eine deutliche Verringerung der Schmerzempfindung. Entsprechende Messungen ergaben, daß weniger Schmerzreize an das Gehirn geleitet werden.

• V.I. Kovalchuk, et al., "Use of Extremely Low Frequency Magnetic Fields in Clinical Practice", Fizicheskaia Meditzina, 4(1-2), 1994, p. 87. - Der analgetische Effekt der Schmerzbehandlung wurde an über 650 mit MF therapierten Patienten untersucht.

Ärzteberichte über die Therapie von Schmerzen mit MRS

1. Dr. med. Birgit Kleber, Praktische Ärztin, Rottach-Egern

• *Patient M.R., 44 a; Diagnose: starke Beschwerden im HWS-BWS-Bereich. MRS-Therapieerfolg: Bereits nach der ersten Anwendung zeigte sich eine deutliche Besserung. Nach Beendigung des Therapieblockes war der Patient beschwerdefrei.*

2. Dr. med. E. Liebau, Novo Balance Klinik Bruneck, Kreuth/Tegernsee

• *Patient, 83 a; Diagnose: starke Schmerzen und Bewegungseinschränkung am linken Daumengelenk (röntgenologisch keine Rizarthrose). Der Patient bekam u.a. spezielle Bewegungsübungen und Umschläge. MRS-Therapieerfolg:*

Die Schmerzen und die Bewegungseinschränkung sind deutlich rückläufig, der Patient kann wieder bis zu zwei Stunden Klavier spielen.

3. Dr. med. dent. Udo Bloching, Brannenburg

• *Patient; Diagnose: Schmerzen im Ellenbogen und Unterarm bei Überanstrengung. MRS-Therapieerfolg: eine leichte Schmerzlinderung, weniger Medikamente, bessere Schlafqualität (Gefühl der Ausgeruhtheit am Morgen). Bei Benützung der Matte ca. zwei Stunden vor dem Schlafengehen zeigte sich eher eine Mobilisierung, bei Anwendung kurze Zeit vor dem Schlafengehen ein rasches Einschlafen. Bei der akuten Überanstrengung des Armes war nach dreimaliger Benützung des Kissens im Abstand von ca. sechs Stunden der Schmerz wesentlich gelindert bzw. nach eineinhalb Tagen verschwunden.*

4. Dr. med. Monika Grau, Fachärztin für Allgemeinmedizin, München

• *Patientin A.E., 70 a; Diagnose: alte HWS- und LWS-Beschwerden, beginnende Arthrose Schulter links und rechts, Kniegelenksarthrose bds. MRS-Therapieerfolg: Die Patientin schilderte die Behandlung (v.a. erste Woche) als stark euphorisierend, da sich das allgemeine Körpergefühl stark verbessert hatte (leichter, energetischer) und die Beschwerden spürbar zurückgingen. Nach zehn Tagen konnte die Patientin beide Schultern wieder schmerzfrei in allen Ebenen bewegen. Die Knie und WS-Beschwerden werden zunehmend besser.*

5. Dr. med. Robert Prisching, Arzt für Allgemeinmedizin, Pernegg/Mur

• *Patient P.R.; Diagnose: chronische Schmerzen im Nacken-Schulter-Bereich. Der Patient mußte sich immer vorsichtig bewegen, damit möglichst keine Verrenkung der HWS eintrat. Häufiges Ziehen im Ileosakralgelenk. MRS-Therapieerfolg: Die Beschwerden sind fast verschwunden. Es traten während der Anwendung praktisch keine Empfindungen auf. Weiterer Effekt: rascheres Einschlafen.*

6. Dr. med Harald Eckardt, Dr. med. Gero Krause, Dr. med. Holger Lorenz, Dr. med. Josef Kapellmann, Orthopäden, Rosenheim

• *Patient S.; Diagnose: Patient klagt über Schmerzen im Schulterblatt und der gesamten LWS, Discusprolaps L4/5 links, Protusio L5/S1 mit Wurzelreizsyndrom. MRS-Therapieerfolg: Schon nach fünf Behandlungen verspürte Herr S. eine Verbesserung der Beschwerden.*

Patientenberichte zur Behandlung mit MRS bei Schmerzen

1. Dank an Herrn Karl Garber

• *Patientin T.L., 42 a; Diagnose: Schmerzen im Schulterbereich, die ein tiefes Durchatmen erschwerten (Stechschmerz). Schmerzen im Beckenbereich links bis zur Ferse, Schlafstörungen aufgrund von Schmerzen im Bewegungs- und Stützapparat. MRS-Therapieerfolg: "Bereits nach einer Woche schlafe ich wesentlich besser und kann ohne Beschwerden tief durchatmen, die Schmerzen im Rückenbereich sind weg."*

• *Patient J.I., 40 a; Diagnose: starke Hüftschmerzen im linken Becken, manchmal Kopfschmerzen (zwei Tage im Monat), niedriger Blutdruck. MRS-Therapieerfolg: Die starken Hüftschmerzen sind beseitigt (nach ca. zwei Wochen), der Blutdruck ist normal (nach vier Monaten).*

• *Patientin H.K., 57 a; Diagnose: Schulterschmerzen, Kreuzschmerzen, Verdauungsprobleme. MRS-Therapieerfolg: "In der ersten Woche verschlimmerten sich die Schulterschmerzen stark. Die Kreuzschmerzen legten sich erstaunlicher weise schon in der ersten Woche, in der zweiten Woche auch die Schulterschmerzen. Nach einigen Monaten waren sie zur Gänze verschwunden."*

• *Patientin T.G., 56 a; Diagnose: Schmerzen im Schulter-Nackenbereich bis in die Finger, nachts schlafen die Finger ein, 2 mal nächtlich Wadenkrämpfe, einige Tage hindurch 1 mal nächtlich Kopfweh. MRS-Therapieerfolg: Die Nackenverspannungen im Schulter-Nacken-Bereich sind wesentlich besser, keine Wadenkrämpfe mehr, das Einschlafen der Finger in der Nacht ist verschwunden, das tagelange Kopfweh ist behoben.*

• *Patient L.F., 55 a; Diagnose: akute Schmerzen ausstrahlend vom Operationsbereich (L4/L5) hin zu den Hüftgelenken, schmerzhafte krampfartige Verspannungen der Brust- und Rückenmuskulatur, Schlafstörungen und eine gewisse Benommenheit durch schlechte Kopfdurchblutung, dementsprechend wechselhaftes Wohlbefinden. MRS-Therapieerfolg: Zu Beginn* der Therapie waren die akuten Schmerzen nach ärztlicher Behandlung bereits deutlich besser. Parallel zur Anwendung mit MRS 2000+ wurden in den ersten vier Wochen auch physikalische Behandlungen durchgeführt. Nach zweiwöchiger Anwendung verlagerten sich die Beschwerden in den linken Unterschenkel mit einem tauben und kribbelnden Gefühl bis hinaus zur großen Zehe. Nach sechs Wochen war neben einer Erleichterung der Rückenmuskulatur die Brustmuskulatur schmerzfrei. Nach acht Wochen zeigte das linke Bein noch immer die gleichen Symptome. Der Allgemeinzustand hatte sich jedoch leicht gebessert, ebenso das Schlafverhalten.

2. Dank an Frau Doris Paunger

• *Patientin J.B., 61 a; Diagnose: akute Bauchschmerzen, Rückenschmerzen, Migräneanfälle, Schulter-und Gelenkschmerzen, Verspannungen im Nackenbereich, Abnützungen der Hals- und Lendenwirbel, bestehende Krampfadern, sehr schlechter Allgemeinzustand. MRS-Therapieerfolg: "Die akuten Bauchschmerzen sind nach ein paar Tagen besser geworden, nach 14 Tagen war ich beschwerdefrei. Auch die Verspannungen haben sich gebessert. Bei den Abnützungen an den Hals- und Lendenwirbeln zeigte sich eine wesentliche Schmerzerleichterung. Meine Lebensqualität hat sich deutlich gebessert, ich habe wieder Lust zum Arbeiten."*

• *Patient P., 15 a; Diagnose: Knieschmerzen, Fußballer-Muskelkater. MRS-Therapieerfolg: Man merkte eine deutliche Besserung nach der sportlichen Tätigkeit. Die durch das Wachstum bedingten Schmerzen wurden ebenfalls wesentlich besser.*

3. Dank an Herrn Robert Baumann

Patientin B.B., 43 a; Diagnose: dauernde Schmerzen im Schulter- und Armbereich, v.a. in der Nacht, mit dadurch bedingter Einschränkung der Bewegungsfreiheit. 1994 Bandscheibenvorfall, keine Operation. Trotz der Behandlung mit Akupunktur, Massagen und Physiotherapie blieb eine Bandscheibenvorwölbung mit dauernden Schmerzen, v.a. im rechten Bein, bestehen. Darüberhinaus: Prämenstruelles Syndrom und Regelbeschwerden. MRS-Therapieerfolg: In der vierten Woche bemerkte man kleine Erfolge: kein verkrümmtes Stehen mehr, die Schmerzen im Schulter- und Nackenbereich sind weg, der Hauptschmerz im rechten Bein ist stark reduziert und v.a. in der Nacht bereits stundenlang verschwunden. Regelbeschwerden sind keine mehr vorhanden.

4. Dank an Frau Maria Pfeifer

• *Patient K., 67 a; Diagnose: LWS-BWS-Schmerzen, hoher Blutdruck, seit sechs Monaten Husten. MRS-Therapieerfolg: Nach 14 Tagen war der langwierige Husten weg. Die Wirbelsäulenschmerzen haben aufgehört. Der Blutdruck hat sich durch MFT und Medikamente normalisiert.*

• *Patient T., 48 a; Diagnose: HWS- und LWS-Beschwerden, Schmerzen im rechten Schulterblatt und im linken Knie, Wechselbeschwerden, Osteoporose, Herzrhythmusstörungen. Anfang Dez. 97 Bruch der Hand, Ende Dezember Gipsabnahme. MRS-Therapieerfolg: 1. Woche: in allen Bereichen heftige Reaktionen, außer im Knie; nach 3 Tagen deutliche Besserung. 2. Woche: immer noch Kurreaktionen, außer in der Hand. 3. Woche: spürbare Besserung in der HWS. 6-7. Woche: HWS und LWS viel besser, Knie ganz in Ordnung, Schulter noch nicht ganz, aber viel besser. Handgelenk ganz in Ordnung, fast keine Herzrhythmusstörungen mehr.*

• *Patientin C.G., 40 a; Diagnose: starke Schmerzen in der zervikalen Gegend, begleitet von Schwindelanfällen, zervikale Spondylose. MRS-Therapieerfolg: "Nach drei Tagen haben die Schmerzen allmählich nachgelassen, nach weiteren drei Tagen waren die Schmerzen sowie die Schwindelanfälle ganz verschwunden."*

• *Patientin A.W., 57 a; Diagnose: seit ca. 25 Jahren im Bereich HWS, LWS, linke und rechte Armkugel zeitweise starke Schmerzen, v.a. beim Sitzen oder in gebückter Haltung. Die Patientin kann keine Arbeit verrichten, nichts Schweres heben, Schneeschaufeln ist unmöglich. Spritzen und Tabletten halfen nicht lange, auch nach einem Kuraufenthalt kamen die Schmerzen wieder. Blutniederdruck (ca. 95/80). MRS-Therapieerfolg: "Nach drei Wochen Anwendung war ich schmerzfrei. Reaktionsschmerzen blieben aus. Jetzt habe ich MRS 2000 bereits 2 1/2 Jahre und bin noch immer schmerzfrei. Der Blutniederdruck ist schon nach einer Woche auf 125 gestiegen und dort geblieben."*

5. Dank an Herrn Frank Robert Belewsky

• *Patientin I.K., 67 a; Diagnose: Ständige Schmerzen an beiden Hüften (rechte Hüfte* schlimmer, vor allem nachts). Auch bei extremen Belastungen werden die Schmerzen stärker. Die Patientin nimmt außerdem seit ca. 30 Jahren Schmerztabletten, Tabletten gegen zu hohen Blutdruck und Herztabletten (Herzrhythmusstörungen seit 1987). MRS-Therapieerfolg: "Nach ca. drei Wochen Anwendung mit dem MRS 2000 traten keine Schmerzen mehr im Hüftbereich auf. Ich nehme keine Schlaftabletten mehr. Zur Zeit bin ich dabei, die Bluthochdrucktabletten langsam abzusetzen. Im Juli bekam ich heftige Fersenschmerzen. Nach einer zweitägigen Behandlung waren die Schmerzen verschwunden. Ich habe auch angefangen, viel Wasser zu trinken."

• Patient A.S., 46 a; Diagnose: Schmerzen in der Gegend der rechten Schulter und in der linken Ferse, die beim Gehen stören. MRS-Therapieerfolg: Nach zehn Sitzungen verschwanden die Schmerzen.

6. Dank an Frau Zita M. Spieler

• Patientin H.S., 49 a; Diagnose: "Ich hatte ein Jahr lang Schmerzen in meinem linken Sprunggelenk. Bei Temperaturwechsel oder nach einer Belastung verstärkten sich die Schmerzen bis ins Unerträgliche. Alle angewendeten Sportcremes halfen nichts." MRS-Therapieerfolg: "Nach genau vier Wochen Anwendung waren alle Schmerzen verschwunden. Trotz intensiver Belastungen und Wanderungen kamen sie nicht wieder."

• Patientin M.L., 40 a; Diagnose: Seit mehreren Wochen hatte ich Gelenkschmerzen an den Fingern, v.a. morgens, und Ischiasbeschwerden nach bestimmten Arbeiten. MRS-Therapieerfolg: "Die Gelenkschmerzen waren nach zwei Wochen Anwendung verschwunden. Akute Ischiasbeschwerden behandle ich erfolgreich mit der kleinen Matte."

7. Dank an Herrn Rudolf Frauenberger

• Patientin H.H., 61 a; Diagnose: zunehmend starke Schmerzen in den Finger-, Hüft- und Kniegelenken, Rückenschmerzen, Anfälligkeit für Infekte, schwaches Immunsystem. MRS-Therapieerfolg: "Auf allen Ebenen ist eine deutliche Besserung eingetreten. Die arthritischen Beschwerden sind wesentlich zurückgegangen. Ich kann mich wieder schmerzfrei bewegen."

• Patient F.C., 50 a; Diagnose: starke Schmerzen in der Lenden- und Zervikal-Gegend sowie am rechten Bein mit funktioneller Unfähigkeit, Skoliose, Schmerzen in der Gegend der rechten Fußsohle und der linken Schulter. MRS-Therapieerfolg: Neun Tage nach Behandlungsbeginn - in Kombination mit Akupunktur - sind die Schmerzen in der Lendengegend verschwunden, nach zwei Tagen die Schmerzen im Schenkel. In der Fußsohle ließen die Schmerzen nach weiteren fünf Tagen Behandlung nach.

8. Dank an Herrn Muhry

• Patientin G.H., 33 a; Diagnose: Gelenkschmerzen, Regelbeschwerden, die Füße schlafen ein, Wetterfühligkeit. MRS-Therapieerfolg: Alle Beschwerden sind weg.

9. Dank an Herrn Walter Ruprechter

• Patient A.J., 24 a; Diagnose: Gelenkschmerzen, Kopfschmerzen, Magenbeschwerden, Rückenschmerzen, Augenbrennen, Müdigkeit, Appetitlosigkeit. MRS-Therapieerfolg: Besserung in fast allen Bereichen, der Appetit wurde angeregt, die Magenbeschwerden sind weg, die Müdigkeit, das Augenbrennen und die Gelenkschmerzen sind besser geworden, die Kopfschmerzen zum Teil verschwunden.

• Patientin R.V., 37 a; Diagnose: Muskel- und Gelenkschmerzen, Bruststechen, Schwindel. MRS-Therapieerfolg: erhebliche Besserung der Muskel- und Gelenkschmerzen, der Schwindel ist völlig verschwunden, das Bruststechen ist ziemlich beseitigt.

10. Dank an Frau Gabriele Friedrich

• Patient B.E., 29 a; Diagnose: Gliederschmerzen, nervöse Unruhe, Schlafstörungen, Kreislaufprobleme, hoher Blutdruck, Kopfschmerzen, Verspannungen im Nacken- und Schulterbereich. MRS-Therapieerfolg: "Ich verspürte bereits bei der ersten Anwendung ein angenehmes Wärmegefühl und eine Entspannung, meine Kopfschmerzen waren weg. Ich fühle mich ausgeglichener und ruhiger. Meine Schlafstörungen, Kreislaufprobleme und der hohe Blutdruck haben sich normalisiert. Verspannungen im Nacken-Schulterbereich sind verschwunden, ebenso meine Gliederschmerzen."

• Patientin W.H., 43 a; Diagnose: Die rechte Hand schmerzte stark und war fast unbeweglich, starke Kopfschmerzen seit 18 Jahren, auch nachts - regelmäßige Einnahme von Schmerz-

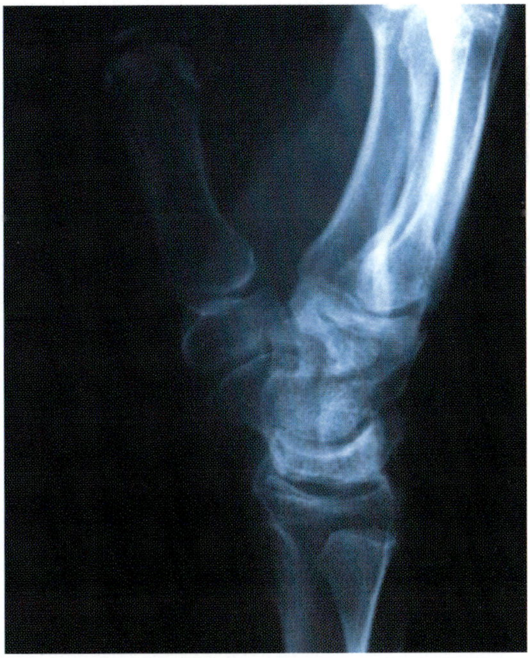

Abb. Röntgenaufnahme Hand seitlich

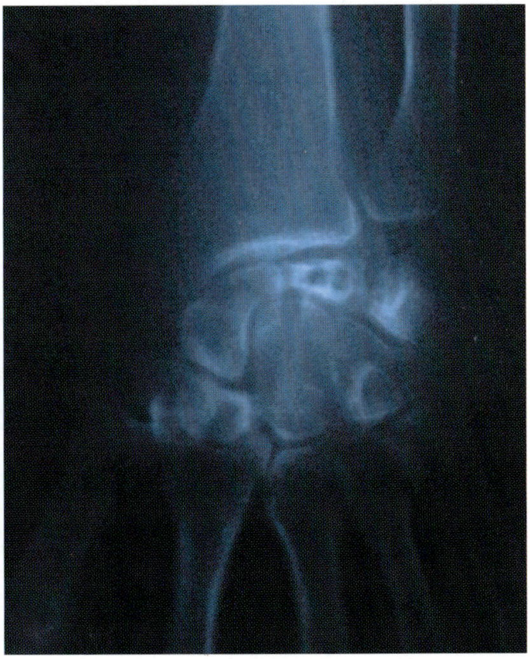

Abb. Röntgenaufnahme Hand AP

mitteln, schmerzhafte Periode. MRS-Therapieerfolg: Nach zwei Behandlungen stellten sich stärkere Kopfschmerzen ein, die erst nach zwei Wochen verschwanden. Innerhalb von drei weiteren Tagen Schmerzfreiheit, die Hand war wieder voll beweglich, die Periode läuft normal ab, ohne Schmerzen.

11. Dank an die Fa. vita.life

- *Patientin E.S., 76 a; Diagnose: Die Schmerzen in der Gegend des linken Schenkels und des linken Knies sind während der Nacht stärker und rauben den Schlaf. Die bisherigen Behandlungen halfen nicht. MRS-Therapieerfolg: Die Schmerzen ließen im Ruhezustand nach und erlauben wieder einen guten Schlaf. Beim Gehen sind die Schmerzen etwas geringer als zuvor.*

- *Patientin. T.F.; Diagnose: starke Verspannungen im Schulterbereich, Schmerzen der Halswirbel, bereits zweimal Spritzkuren. Kreuzschmerzen nach jeder Tätigkeit. Schlafstörungen. MRS-Therapieerfolg: nach zweiwöchiger Anwendung bedeutende Besserung der Verspannung; nach zweimonatiger Behandlung schmerzfrei im Schulterbereich, wesentliche Besserung der Kreuzschmerzen. Patientin betreibt wieder Sport -Tennis, Schifahren, Radfahren- ohne Schmerzen. "Seit der Anwendung fühle ich mich besonders fit."*

- *Patient G.C., 58 a; Diagnose: starke Schmerzen in der Gegend der rechten Handfläche und der rechten Faust mit Anschwellung, der Faustschluß ist unmöglich. Die Schmerzen wurden durch eine Fraktur am Finger V ausgelöst, den Gipsapparat hat der Patient nicht ertragen, die Akupunkturnadeln nur zehn Minuten. MRS-Therapieerfolg: Nach der Behandlung konnte er ruhiger schlafen; jetzt erträgt er die Nadeln je 20 Minuten, die Anschwellung hat sich verringert, die Schmerzen haben nachgelassen und sind nach acht Sitzungen fast verschwunden.*

- *Patientin E.H., 69 a; Diagnose: extreme Schmerzen in beiden Händen. Es war fast keine Bewegung ohne starke Schmerzen möglich. Gegenstände fielen beim Zufassen zu Boden. MRS-Therapieerfolg: Nach der ersten Behandlung verspürte die Patientin ein starkes, unangenehmes Kribbeln, nach acht Wochen war das Kribbelgefühl verschwunden, die Schmerzen sind wie weggeblasen. Bei einem Sturz erlitt sie trotz Osteoporose keinen Bruch.*

- *Patient D.M., 51 a; Diagnose: linkes Handgelenk: seit 30 Jahren Schmerzen beim Abwinkeln und bei Drehbewegungen, zeitweise Entzündung des Gelenks. MRS-Therapieerfolg: Schmerzlinderung ab der 6. Woche. Nach 6 Monaten 90 %ige Verbesserung, nach einem*

Jahr 100 % schmerzfrei und im Beruf voll belastbar. Energiehaushalt, Konzentration und Merkfähigkeit haben sich spürbar gebessert. Aknepusteln im Gesicht - seit dem 46. Lebensjahr (Ursache Östrogenmangel) haben sich ab der 8. Woche eingestellt, bis zum heutigen Tag.

12. Dank an Frau Christiana Glausch

• *Patientin I.C., 64 a; Diagnose: seit Jahren zeitweise starke Schmerzen in den Knien und Hüften. MRS-Therapieerfolg: Durch die Anwendung sind die Schmerzen fast weg.*

13. Dank an Herrn Reinhard Schlag

• *Patient R., 71 a; Diagnose: starke Schmerzen in Schulter und Rücken, Arthrose im rechten Knie, Durchblutungsstörungen in den Armen, die zu Taubheitsgefühlen führten, durch Schmerzen bedingter schlechter Schlaf, Prostataprobleme. MRS-Therapieerfolg: Nach drei Behandlungen Verbesserung aller Beschwerden. Nach zweiwöchiger Anwendung ist Hr. R. völlig beschwerdefrei: Er kann jetzt schmerzfrei gehen, die Schulter- und Rückenschmerzen sind verschwunden. Er schläft sehr gut und hat auch keine Prostatabeschwerden mehr. Die Taubheitsgefühle in den Armen sind gänzlich weg.*

14. Dank an Herrn Walter Jammernegg

• *Patientin D.T., 24 a; Diagnose: Schmerzen im Bauchbereich, wöchentliche Migräneanfälle, Kreuzschmerzen, niedriger Blutdruck und damit verbundene Schwindelgefühle, ständige Verspannungen im Nackenbereich, Akne, Hautirritationen, Wetterfühligkeit, Durchblutungsstörungen – kalte Hände und Füße. MRS-Therapieerfolg: "Bereits nach der ersten Anwendung hatte ich keine Schmerzen mehr im Bauchbereich. Die Kreuzschmerzen und Verspannungen besserten sich nach ca. zwei Wochen. Die Migräneanfälle treten nach acht Wochen Anwendung nur mehr monatlich auf."*

15. Dank an Frau Antonia Aldrian

• *Patientin M.K., 34 a; Diagnose: starke Schmerzen im linken Schulterbereich, Muskelverspannungen wegen Abnützung der Halswirbel (ausstrahlend), Schmerzen im rechten Leistenbereich (bes. beim Ein- und Aussteigen ins/aus dem Auto), Kältegefühl am Morgen, niedriger Blutdruck. MRS-Therapieerfolg: Die Schmerzen im Schulterbereich haben sich nach einem Monat Anwendung stark verringert. Die Schmerzen im Leistenbereich sind verschwunden. Das Kältegefühl am Morgen ist besser. Der Blutdruck hat sich normalisiert.*

• *Patient A.T., 64 a; Diagnose: Schmerzen in der Lendengegend. Nach einem Krankenhausaufenthalt wegen ischämischer Herzleiden klagte der Patient über Unruhe und Schlaflosigkeit. MRS-Therapieerfolg: Nach ein paar Tagen haben die Schmerzen in der Lendengegend nachgelassen. Nach weiteren sechs Tagen auf der Matte verschwanden der Unruhezustand und die Schlaflosigkeit.*

16. Dank an Frau Verena Singer

• *Patientin E.D., 72 a; Diagnose: Schulterschmerzen, Asthma-Bronchiale, Durchblutungsstörungen, Krampfadern, Hüftprobleme, Erkältungskrankheiten. MRS-Therapieerfolg: Die Schulterschmerzen treten nur noch selten auf, die Hüftschmerzen haben sich verbessert, ebenso die Durchblutungsstörungen, die Erkältungskrankheiten (Schnupfen, Nebenhöhlenbeschwerden) sind weg. Diverse Medikamente können jetzt weggelassen werden. Die Lungentätigkeit hat sich verbessert.*

Steckbrief MFT: **80-85 % guter bis sehr guter Erfolg**

3.1. Kopfschmerzen (Zephalgie)

Jeder zweite bis dritte Mitteleuropäer hat regelmäßig Kopfschmerzen. Dabei leiden 92% der Betroffenen entweder an Migräne oder einem Spannungskopfschmerz.

Der Kopfschmerz ist insofern ein rätselhaftes Phänomen, als es nur in den Gehirnhäuten und blutversorgenden Arterien der Hirnbasis nicht aber im Gehirn selbst Schmerzrezeptoren gibt. Die Ursache für Kopfschmerzen sind vielfältig: Tumor, Alkoholvergiftung, nervöse Erregung, Zahnschmerzen, Entzündungen, Schwangerschaftsfieber, Rheuma, Wirbelsäulenbeschwerden, Augenleiden u.v.m. können Kopfschmerzen auslösen.

Man unterscheidet mehr als 170 Formen von Zephalgie.

3.1.1. Migräne

Die echte Migräne (nicht alle Kopfschmerzen zählen zur echten Migräne) äußert sich als heftiger, klopfender Schmerz auf einer Kopfseite; Übelkeit und Empfindlichkeit gegen Licht, Gerüche und Lärm sind typische Begleiterscheinungen. Jeder zehnte Mensch leidet an Migräne, davon sind ca. 5% Kinder. Der Grund, warum drei Viertel der Migränepatienten Frauen sind, wird im erhöhten Östrogenspiegel des weiblichen Organismus gesucht. Ursprünglich vermutete man, daß eine Erweiterung der Blutgefäße und ein daraus resultierender Druck gegen die Nerven den Migränekopfschmerz auslöst. In der Zwischenzeit weiß man, daß ein überaktives Gehirn, das die einströmenden Sinnesreize bis zu siebenmal schneller (als normal) verarbeitet, die Ursache für Anfälle ist. Durch die Überaktivierung kommt es zu einer heftigen Übersteuerung und Entzündung von Blutgefäßen im Gehirn, wobei Östrogen diesen Effekt noch verstärken kann.

Die Stimmungslage eines Migränepatienten ist äußerst gereizt. Ein Anfall dauert meist einige Stunden und klingt von selbst wieder ab. Die Bereitschaft für einen neuerlichen Anfall bleibt bestehen. Deshalb wiederholen sich Migräneattacken, wenn auch mit Ruhepausen von Wochen oder Jahren.

Die Migräne tritt typischerweise in fünf Phasen auf: Die ersten Zeichen einer Attacke (Gähnen ohne Müdigkeit, ein schwerer Kopf, Heißhunger, besonders nach Kohlehydraten (Schokolade), Durst, Muskelschwere und Stimmungswechsel) zeigen sich ca. 24 Stunden davor. Einige Betroffene fühlen sich bestens, andere sind niedergeschlagen, verwirrt und depressiv. Als nächstes folgt das sog. "Aura-Stadium", für das eine hohe Lichtempfindlichkeit charakteristisch ist. Im dritten Schritt beginnt die eigentliche Kopfschmerz-Phase – meist innerhalb von einer Stunde. Manche Patienten können sich in dieser Phase die einfachsten Dinge nicht mehr merken, andere können nur durch Einnahme von Schmerztabletten diese Zeit überbrücken. In der vierten Phase gehen die Symptome langsam zurück - innerhalb von 2–72 Stunden. Obwohl in der fünften Phase der eigentliche Anfall vorbei ist, fühlen sich die Patienten ausgelaugt und brauchen noch einige Zeit, um sich wieder ganz zu erholen.

Die beste Art der Vorbeugung von Migräneanfällen liegt in der Vermeidung von auslösenden Faktoren. Dazu gehören: Streß, körperliche und geistige Müdigkeit, Umweltbedingungen (Kälte, Hitze, Licht, Lärm), Diäten oder verpaßte Mahlzeiten, gewisse Lebensmittel (Schokolade, Zitrusfrüchte, Käse, Kaffee, Tee, Nüsse), Alkohol (besonders Rotwein), Änderungen im Tagesablauf, zuviel oder zuwenig Schlaf, Reisen, orale Kontrazeptiva (die "Pille").

Zur Behandlung: Während der Migräne hilft das Verdunkeln des Zimmers, das Fernhalten von Geräuschen, kalte Umschläge auf die Stirn und die Schläfe der betroffenen Seite. Dies ist auch bei der Anwendung der Magnetfeldtherapie empfehlenswert. In leichten Fällen hilft manchmal eine Tasse Kaffee. Das wohl gebräuchlichste Medikament zur Behandlung der Migräne ist Imigran, das sehr teuer ist, aber auch gut wirkt. Dennoch ist das Präparat nicht nebenwirkungsfrei!

Zahlreiche Studien belegen, daß die Magnetfeldtherapie (genauso wie die Akupunktur oder die Neuraltherapie) bei der Behandlung von Migräne sehr gute Erfolge aufweist. Da die Magnetfeldtherapie die positiven Effekte der Akupunktur addieren, sowie die Wirkung von Medikamenten erhöhen kann, sollte sie als Intervallbehandlung unbedingt in Betracht gezogen werden.

3.1.2. Spannungskopfschmerz

Der Spannungskopfschmerz ist die häufigste Ursache für die Zephalgie und ein Sammelbegriff für alle chronischen Kopfschmerzen. Die Ursache kann rein psychischer Natur sein (z.B. langanhaltende Streßsituationen), oder – daher der Name – auf Muskelverspannungen im Nacken oder an der Wirbelsäule zurückzuführen sein (z.B. nach langem Autofahren oder langem Sitzen an Schreibmaschine oder Computer). Spannungskopfschmerzen strahlen meist vom Nacken über den Kopf zur Stirn hin aus. Da die Betroffenen in ihrer Not häufig zu Schmerztabletten greifen, die selbst wieder Kopfschmerzen hervorrufen können, liegt hierin die eigentiche Gefahr. Schnell wird der Kranke von stärkeren Medikamenten abhängig und kann so in einen richtigen Teufelskreis geraten. Deshalb: Bei Spannungskopfschmerzen Schmerzmittel keinesfalls längerfristig einnehmen!

Wirkung der Magnetfeldtherapie bei Kopfschmerzen:

schmerzlindernd, muskelentspannend (Nackenmuskulatur), durchblutungsfördernd, regulierende Wirkung auf das vegetative Nervensystem

Richtiger Einsatz des MRS bei Kopfschmerzen

- Ganzkörpermatte: 2-4x täglich je 8 Minuten: morgens Stufe 25%, mittags Stufe 10%, abends Stufe sensitiv
- Kissen: 1-2x täglich je 24 Minuten Stufe 25-50%, im Bereich der Nackenmuskulatur

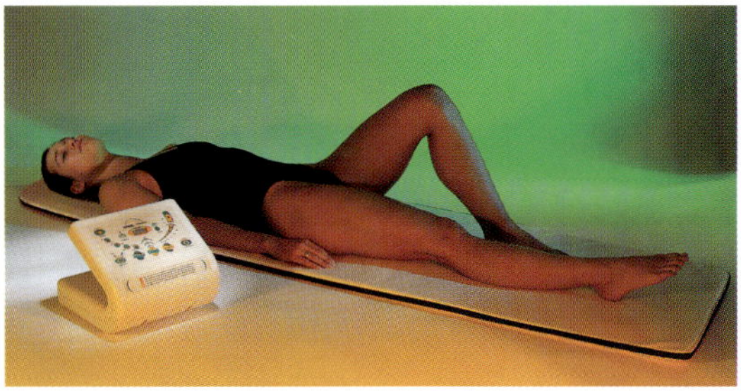

Abb.: Basisbehandlung bei Kopfschmerzen

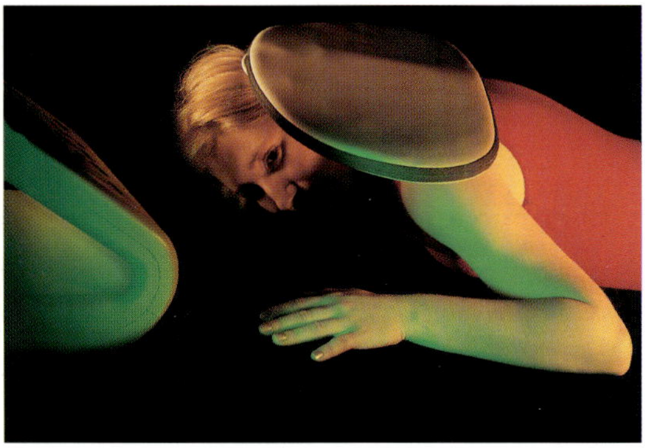

Abb.: Lokale Behandlung bei Kopfschmerzen

- Stab (Migräne): 1-2x täglich je 24 Minuten Stufe 100-150%, zur Akupunktur und lokalen Behandlung
- Besondere Hinweise zur Anwendung: Regelmäßige Atmung mit richtiger Technik!
- Dauer der Behandlung: Die Ursachen sind weit gestreut, und jeder Mensch reagiert anders auf die MFT: oft zeigt sich der Erfolg bereits nach ein paar Behandlungen, manchmal dauert es bis zu Monaten.
- Hinweise zur Erstreaktion: Bei 12 % kann eine Erstreaktion auftreten. (Einschleichen!)
- Therapieformen, die die MFT unterstützen: Akupunktur, Neuraltherapie, Entspannungstechniken, Ayurveda, Biofeedback, Homöopathie, Chirotherapie, Kinesiologie, NLP (Neurolinguistisches Programmieren), TENS, Shiatsu

Wissenschaftliche Studien über die Behandlung von Kopfschmerzen mit MFT

- B.M. Popov, T.A. Al'Shanskaya, "Use of Traditional and Non-traditional Methods in the Treatment of Headache", Millimeter Waves in Medicine and Biology. Digest of Papers of the 11th Russian Symposium with International Participation, 21-24 April 1997, Zvenigorod, Modcow Region, pp. 68f. - Diese Studie untersucht den Effekt der Therapie in der Behandlung von 107 Patienten, die an Kopfschmerzen mit unterschiedlichster Ursache leiden. Dabei wurden Akupunkturpunkte elektromagnetisch stimuliert. Über 80 % erlebten positive Erfahrungen.
- R. Sankyk, "The Influence of the Pineal Gland on Migraine and Cluster Headaches and effects of treatment with picoTesla Magnetic Fields", International Journal of Neurosci, 67(1-4), Nov.-Dec. 1992, pp. 145-71. - Dieser Artikel berichtet von einem Migränepatienten mit akuten Anfällen, der mit externen magnetischen Feldern behandelt und geheilt wurde.
- Prusinski, et al., "Pulsating electromagnetic Field in the Therapy of Headache", Hungarian Symposium on Magnetotherapy, 2nd Symposium, 16-17 May 1987. - Diese Studie untersuchte den Effekt von pulsierenden elektromagnetischen Feldern an Patienten, die an chronischen Kopfschmerzen litten. Bei Spannungskopfschmerzen gab es in 88 % der Fälle positive Ergebnisse, bei der klassischen Migräne in über 60 %, bei der sogenannten cervikalen Migräne in 68 %.
- J. Gicze, A. Guseo, "Treatment of Headache with Pulsating Electromagnetic Field, a Preliminary Report", Hungarian Symposium on Magnetotherapy, 2nd Symposium, May 1987. - Diese Studie zeigt die Effektivität von pulsierenden elektromagnetischen Feldern in der prophylaktischen und therapeutischen Anwendung von Migränepatienten.

Ärzteberichte über die Therapie von Kopfschmerzen mit MRS

1. Dr. med. Christoph Scherer/Dr. med. univ. Christian Thuile, Zentrum für Energiemedizin, 1080 Wien, Breitenfelderg. 10, Tel. 0043/1/40 666 00

• *Patientin M.W., 26 a; Diagnose: Migräne. MRS-Therapieerfolg: Nach der Erstbehandlung sind die Kopfschmerzen "wie weggeblasen."*

2. Therapiezentrum in Stuttgart

• *Patientin P.L., 34 a; Diagnose: häufige Migräneanfälle, sodaß Bettruhe erforderlich war. MFT-Therapieerfolg: Die erste Anwendung erfolgte zu Beginn eines Migräneanfalles, der daraufhin überraschenderweise ausblieb. Nach fünf Monaten regelmäßiger Anwendung deutlich weniger und schwächere Migräneanfälle.*

3. Dr. med. Ursula Miggitsch, Arzt für Allgemeinmedizin, Graz

• *Patient H.J., 48 a; Diagnose: Kopfschmerzen, seit ca. 2 - 3 Jahren starke Schmerzen in den Fingergelenken, Probleme mit HWS, wegen der Schmerzen Schlafstörungen, chronische Obstipation. MRS-Therapieerfolg: Die Schmerzen in den Fingergelenken haben sich zu 70-80 % gebessert, die Kopfschmerzen zu ca. 90 %, keine Schlafstörungen mehr, die Verdauung ist regelmäßig (ohne Hilfsmittel).*

4. Dr. med. Ira Mayrhofer, Garmisch-Partenkirchen

• *Patient W.K., 52 a; Diagnose: häufige Cephalgien im Sinne eines Spannungskopfschmerzes, ausgeprägter streßinduzierter Erschöpfungszustand (seit 3 Monaten Dauerstreß mit 18-20 Arbeitsstunden/Tag), paroxysmaler Lagerungsschwindel, 1983 Hepatitis A. MRS-Therapieerfolg: 1.Therapiewoche: rasche Besserung der Kopfschmerzen und Schwindelsymptomatik, zunehmende Konzentrations- und Belastungsfähigkeit, kaum noch Durchschlafstörungen.*

2. Therapiewoche: subjektiver Energieschub, hohe Leistungsbereitschaft und -fähigkeit, Appetit und Drehschwindelattacken haben sich normalisiert, gute Flüssigkeitszufuhr, Reduktion der Myogelosen im HWS-Bereich, folglich auch der rezidivierenden Cephalgie (in Intensität und Frequenz). Dieser offensichtliche, therapeutische Erfolg ist uneingeschränkt dem MRS 2000 zuzuschreiben und als wirklich dramatisch einzuschätzen, da sich die äußeren Anforderungen in dieser Zeit weder zum Vorteil der Patientin veränderten, noch eine kurze Pause zur Rekonvaleszenz zuließen. Dieser Energieschub war für die Mitarbeiter der Patientin so beeindruckend, daß sogar spekuliert wurde, ob Frau K. andere (chemische) Leistungsstimulantien einnehme; auch wurde ihr, nach dieser Arbeitsausbeute, der sichere Zusammenbruch prophezeit. Doch noch immer, zwei Monate nach Abgabe ihres Dokumentarprojektes, erfreut sich Frau K. 100%iger Leistungsfähigkeit.

Patientenberichte zur Behandlung mit MRS bei Kopfschmerzen

1. Dank an Frau Christina Mühlegger

• *Patientin C.M.; Diagnose: "1995 wurde bei mir am Halswirbel C6 die Entfernung mehrerer Totalsequester durchgeführt. Nach der Operation hatte ich ständig Schmerzen und konnte keine Nacht durchschlafen. Das Schlimmste von allem waren meine Migräneanfälle, die ich einmal wöchentlich hatte.*

Sie waren so schlimm, daß ich zu keiner Arbeit mehr imstande war, ich mußte mich hinlegen, das Zimmer verdunkeln, und es mußte um mich herum alles ruhig sein. Erst wenn ich erbrechen konnte, ging es mir wieder besser. Diese Anfälle dauerten immer den ganzen Tag, und erst am nächsten Morgen konnte ich wieder einer Arbeit nachgehen." MRS-Therapieerfolg: "Als ich mit MRS 2000 zu therapieren begann, waren nach ca. 14 Tagen meine Migräneanfälle verschwunden; auch meine Schmerzen in der Halswirbelsäule waren wie weggeblasen, und ich konnte wieder durchschlafen. Im Laufe der Zeit ist meine häßliche, große Narbe ganz klein und hell geworden."

2. Dank an Herrn Frank Maier

• *Patient M.B.; Diagnose: "Ich litt jahrelang an Migräneanfällen, die sich vom Hinterkopf zur Stirn hin ausbreiteten. Auch der Heilpraktiker konnte nur eine kurzfristige Verbesserung erzielen." MRS-Therapieerfolg: "Nach ersten Rückschlägen, d.h. einer Erstverschlimmerung, die so stark war, daß ich die Behandlung abbrechen mußte, stellte sich langsam eine Besserung ein. Nach einigen Wochen waren immer mehr Erfol-*

ge spürbar. Meine Anfälle sind nun selten und nicht annähernd so schlimm wie zuvor."

3. Dank an die Fa. vita.life

• *Patient L.O., 52 a; Diagnose: Gehirntumor: Druck und Schmerz im Kopf, Gleichgewichtsstörungen, schwerste Depressionen, epileptische Anfälle, Konzentrationsstörungen, Wortfindungsstörungen, Steifheit in den Beinen, keine Kontrolle mehr über den Körper, Inkontinenz (höchste Pflegestufe). MRS-Therapieerfolg: In den ersten 4 Wochen kam es zu einer Verschlechterung, danach zu einer stetigen Besserung in allen oben genannten Bereichen. Die Medikamente konnten reduziert werden. Resultat der Kernspintomographie: Der Tumor ist nicht mehr gewachsen.*

SCHMERZEN

4. Dank an die Fa. Medline

• *Patientin U.K., geb. 1965; Diagnose: fast tägliche Migräne seit der Kindheit. "Oftmals waren die Schmerzen so stark, daß ich mich übergeben mußte." Die Patientin war während der Anfälle unfähig, etwas zu arbeiten. MRS-Therapieerfolg: "Ich habe keine Migräne mehr."*

5. Dank an Herrn Siegfried Muhry

• *Patientin K., 46 a; Diagnose: rezidivierende Migräneanfälle. MRS-Therapieerfolg: "Ich wende die Matte regelmäßig an und habe die Schmerztabletten auf eine pro Tag reduziert. Inzwischen brauche ich nur noch selten eine Tablette. Ich fühle mich wesentlich vitaler, bin viel ruhiger und ausgeglichener. Migräneanfälle habe ich nicht mehr."*

• *Patientin P., 36 a; Diagnose: "Ich habe seit meinem 8. Lebensjahr Migräneanfälle, Kopfschmerzen während oder nach der Regel (ich brauchte oft bis zu drei Tabletten am Tag). Meine starken Knieschmerzen konnte kein Arzt begründen. Dazu: Schulterschmerzen, kalte Hände und Füße, jeden Morgen das Gefühl des Unausgeschlafenseins (trotz acht Stunden Schlaf). MRS-Therapieerfolg: "Nach drei Monaten hatte ich keine Knie- und Schulterschmerzen mehr, ebenso keine kalten Hände und kalten Füße. Die Kopfschmerzen bei der Regel sind durch zusätzliche regelmäßige Kissentherapie nur noch ganz selten. Mein größtes Anliegen waren meine Migräneanfälle: Ich konnte schon nach einem halben Jahr eine deutliche Besserung feststellen. Die Abstände sind länger und die Migräne nicht mehr so schmerzhaft. Endlich stehe ich morgens auf und bin top-fit."*

6. Dank an Frau Franziska Engeli

• *Patientin V.K., geb. 1984; Diagnose: 1 mal monatlich Migräneanfälle, Hirnschlag mit 1 1/2 Jahren (Blutgerinnsel), links spastisch cerebral gelähmt, hitzeempfindlich, Hüftschmerzen. Die Patientin muß mit dem Taxi zur Schule gebracht werden.*

MRS-Therapieerfolg: Während der Anwendung von Anfang an starkes Ziehen im linken Bein (Wohltat), die versteifte Hand ist jetzt offen und locker, die Füße kribbeln stark. Die Patientin läuft viel besser und kann gut ausbalancieren. Ihre Migräneanfälle treten selten bis nie auf. Sie hat keine Hüftschmerzen mehr und geht zu Fuß zur Schule."

7. Dank an Frau Beate Martina

• *Patientin T.H., 71 a; Diagnose: Nach 6-jährigem Schlafen nahe an einem Radiowecker starkes Kopfweh, kein Gefühl in den Fingerspitzen, starke Wassereinlagerungen in den Beinen, zu hoher Blutdruck, kein Gefühl in den Beinen. Die Patientin kann kaum noch laufen. Dazu: Augenentzündungen, Bronchitis, Rückenschmerzen und 1994 ein Schlaganfall. MRS-Therapieerfolg: Nach der ersten Behandlung mit dem Kissen fällt das Gehen bereits leichter. Nach drei Tagen: Gefühl in den Fingerspitzen, warme und durchblutete Beine, das Atmen fällt leichter, kein Kopfweh mehr und bessere Schlafqualität.*

8. Dank an Frau Angela G. Boykow

• *Patientin H.K.B., 42 a; Diagnose: Kopfschmerzen, starke Schlafstörungen, sowohl Einschlaf- als auch Durchschlafprobleme, Übelkeit. "Ich komme mit der Arbeit nicht mehr zurecht." MRS-Therapieerfolg: "Ich habe keine Kopfschmerzen mehr, verspüre keine Übelkeit, der Schlaf ist fast wieder normal und erfrischend."*

9. Dank an Frau Anneliese Kürzl

• *Patientin M.L., 31 a; Diagnose: 3 bis 4 mal pro Woche Kopfschmerzen, permanente Verspannungen im Nacken, sehr starke Menstruationsbeschwerden, Energielosigkeit. MRS-Therapieerfolg: Verstärkung der Symptome im ersten Monat. Nach zweimonatiger Anwendung: vollkommen beschwerdefrei. "Meine Lebensqualität hat sich durch die tägliche Anwendung des MRS 2000 um 200 % gesteigert."*

10. Dank an Herrn Dietmar Hauser

• *Patient P.Z., 51 a; Diagnose: permanente Kopfschmerzen seit fünf Jahren. MRS-Therapieerfolg: Die Kopfschmerzen sind verschwunden, ebenso die Schlafschwierigkeiten und Depressionen (keine Medikamente mehr).*

11. Dank an Frau Manuela Hörner

• *Patientin K.M., 60 a; Diagnose: Spannungskopfschmerz. MRS-Therapieerfolg: Die Kopfschmerzen haben schnell nachgelassen.*

Patientin M.R.; Diagnose: "Nachts habe ich sehr starke Kopfschmerzen: Dadurch wache ich jede Nacht 5 mal auf." MRS-Therapieerfolg: "Nach fünf Anwendungen sind die Schmerzen fast verschwunden. Nach fünf Wochen täglicher Anwendung sind die Kopfschmerzen restlos weg, und ich kann wieder durchschlafen."

Steckbrief MFT: **Migräne: 70% guter bis sehr guter Erfolg, Spannungskopfschmerz: 70-80% guter bis sehr guter Erfolg**

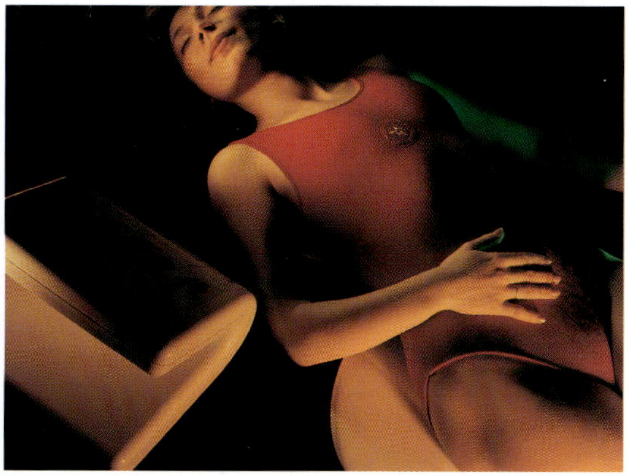

Abb.: Lokale Behandlung bei Phantomschmerzen

3.2. Phantomschmerzen

Beim Phantomschmerz handelt es sich um meist anfallsweise auftretende, brennende, drückende oder krampfartige Schmerzen im Bereich des Phantomgliedes (des nicht mehr existierenden Gliedmaßenanteiles). Diese Schmerzen sind gefürchtete Komplikationen nach Amputationen.

Wirkung der Magnetfeldtherapie bei Phantomschmerzen: entspannend, schmerzlindernd

Richtiger Einsatz des MRS bei Phantomschmerzen

• Ganzkörpermatte: 2x täglich je 8 Minuten: morgens Stufe 100% (Einschleichen von Stufe 10%), abends Stufe 10%

• Kissen: 2x täglich je 24 Minuten Stufe 150%, bei Phantomschmerzen der unteren Gliedmaßen im Bereich der Lendenwirbelsäule, bei Schmerzen der oberen Extremitäten im

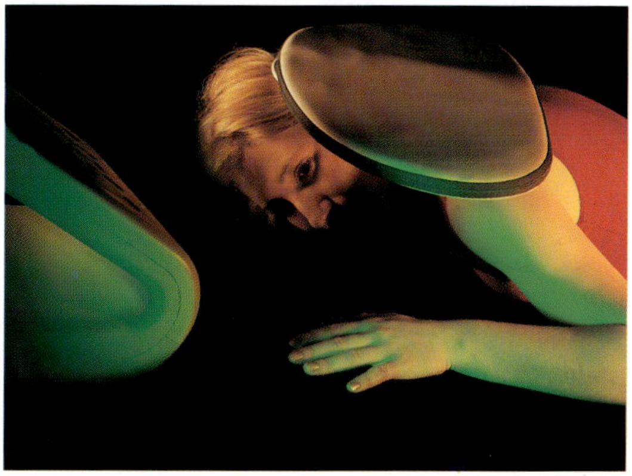

Abb.: Lokale Behandlung bei Phantomschmerzen

Bereich der Halswirbelsäule (sofern keine Schilddrüsenüberfunktion vorliegt)

• Dauer der Behandlung: Manchmal erlebt man sehr rasche Erfolge, manchmal erst nach vielen Monaten.

• Hinweise zur Erstreaktion: keine

• Therapieformen, die die MFT unterstützen: Akupunktur, TENS

Wissenschaftliche Studien über die Behandlung von Phantomschmerzen mit MFT

• V.M. Bogoliubov, L.A. Skurikhina, "Therapeutic Application of Constant and Low-Frequency Magnetic Fields", Vopr Kurortol Fizioter Lech Fiz Kult (2). - Dieser Review-Artikel untersucht die Effizienz von niederfrequenten elektromagnetischen Feldern in der Behandlung verschiedener Krankheiten, u.a. des Phantomschmerzes, und demonstriert die positiven Ergebnisse.

SCHMERZEN

• A.E. Kucherenko, V.I. Shevchuk, "Treatment of Diseases of Limb Stumps with Alternating Current Magnetic Field", Klin Khir, 7, pp. 47-9.

Patientenberichte zum Einsatz von MRS bei Phantomschmerzen

1. Dank an die Fa. vita.life

• *Patient, 61 a; Diagnose: "Ich bin starker Raucher. Vor zwei Jahren wurde mir der linke Vorfuß nach einem Gefäßverschluß abgenommen. Seither hatte ich ständig das Gefühl, in der linken großen Zehe sehr starke Schmerzen zu verspüren, obwohl sie gar nicht mehr da war." MRS-Therapieerfolg: "Seit vier Monaten verwende ich MRS regelmäßig. Nach zwei Monaten hat sich zum ersten Mal mein Zustand verbessert. Die Schmerzen sind fast völlig weg."*

SCHMERZEN

Steckbrief MFT: **60% guter bis sehr guter Erfolg, wirkt entspannend, schmerzlindernd**

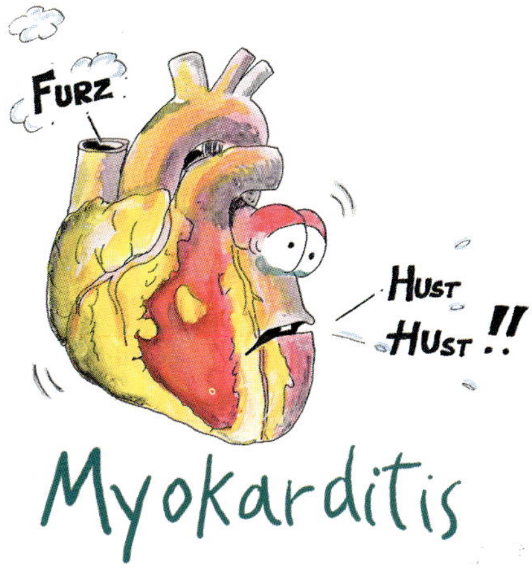

4. Erkrankungen des Kreislaufsystems

Das Kreislaufsystem besteht aus den Blutgefäßen und dem Herzen. Das Herz liegt hinter dem Brustbein zwischen den Lungen und hat bei einem Erwachsenen die Größe einer geballten Faust. Mit jedem Herzschlag (60 bis 90 mal in einer Minute) pumpt der Herzmuskel in rhythmischen Kontraktionen das Blut durch den Körper. Im Herzen selbst befinden sich vier Kammern, wobei zwei Kammern das linke und zwei das rechte Herz formen. Die beiden Herzhälften sind durch die Herzscheidewand streng voneinander getrennt und über Klappen miteinander verbunden. Diese Klappen kontrollieren die Bewegung des Blutes im Herzen. Über die Venen gelangt das Blut in den rechten Vorhof (obere rechte Kammer) und dann weiter in die darunterliegende rechte Herzkammer. Von dort wird es in die Lunge gepumpt, wo das Blut Kohlendioxid (ein Abfallprodukt der Zellen) abgibt und den lebenswichtigen Sauerstoff aufnimmt. Das frisch angereicherte Blut kehrt in den linken Vorhof des Herzens zurück und fließt von dort in die linke Herzkammer. Über die Aorta, die Hauptarterie, die durch Brustraum und Magen verläuft, gelangt es weiter zu den Arterien, die das an Sauerstoff und Nährstoffen reiche Blut zu allen Geweben des Körpers tragen. Dort werden wieder Kohlendioxid sowie Gift- und Schlackenstoffe aufgenommen, über die Venen zurück zum rechten Herz transportiert, und der Kreislauf beginnt von neuem.

Das komplexe Netzwerk an Blutgefäßen besteht aus verschiedenen Gefäßarten, die nach ihrer Größe, ihrer Funktion und ihren physischen Eigenheiten unterschieden werden. Arterien können groß und elastisch oder mittelgroß und muskulär sein. Kleine und enge Blutgefäße bezeichnet man als Arteriolen. In den Geweben verdünnen sich die Arteriolen zu noch kleineren Gefäßen, sog. Haargefäßen oder Kapillaren, die während des Stoffwechsels die Abfallstoffe der Zellen gegen Nährstoffe austauschen.

Das Blut, das die Zellen mit Sauerstoff und Nährstoffen versorgt und für den Abtransport der Schlackenstoffe aus den Zellen verantwortlich ist, besteht aus Plasma, einer hellgelben Flüssigkeit aus Proteinen und Wasser. Im Plasma befinden sich rote und weiße Blutkörperchen sowie Blutplättchen. In einem Teelöffel Blut finden sich zwischen 750 000 und 1 750 000 Plättchen, ca. 27 Millionen rote Blutkörperchen und zwischen 25 000 und 50 000 weiße Blutzellen. Blutzellen und Blutplättchen werden im Knochenmark, einem weichen Gewebe im Knocheninneren, gebildet. Die roten Blutkörperchen enthalten den Blutfarbstoff Hämoglobin, eine eisenhältige Substanz, die Sauerstoff bindet und an die Zellen abgibt.

Die Aufgabe der weißen Blutkörperchen liegt im Schutz vor pathogenen Mikroorganismen (Bakterien, Viren, Pilze, usw.). Immer wenn der Körper verwundet oder infiziert wird, treten sie in Aktion: Sie attackieren und töten die krankheitsverursachenden Fremdsubstanzen. Zusätzlich produzieren sie Antikörper, die die Eindringlinge kampfunfähig machen. Da bei jeder Infektion neue weiße Blutkörperchen gebildet werden, kann man an ihrer Anzahl im Blut die entsprechende Entzündung feststellen.

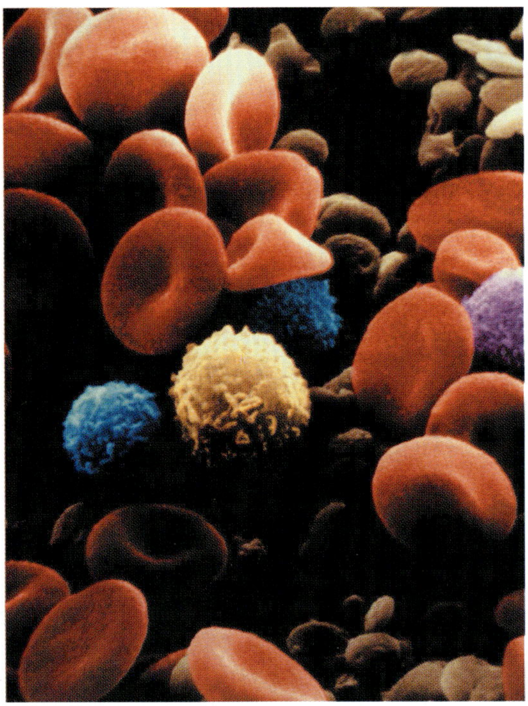

Abb.: Blutzellen

4.1. Anämie

Bei der Anämie handelt es sich um einen Mangel an roten Blutkörperchen bzw. an Hämoglobin. Da die roten Blutzellen für die Sauerstoffversorgung des Organismus sorgen, bedeutet eine Abnahme dieser Zellen immer eine Unterversorgung mit Sauerstoff. Zu den Formen der Anämie zählen die Eisenmangelanämie, die Blutungsanämie, die Folsäuremangelanämie, die perniziöse Anämie (Vitamin B12 Mangel), die aplastische Anämie sowie verschiedene hämolythische Anämien (die krankhafte Zerstörung roter Blutkörperchen), ebenso die Sichel- und Kugelzellanämie. Jeder Anämie-Typ hat seine eigene Ursache und braucht daher seine eigene Behandlung.

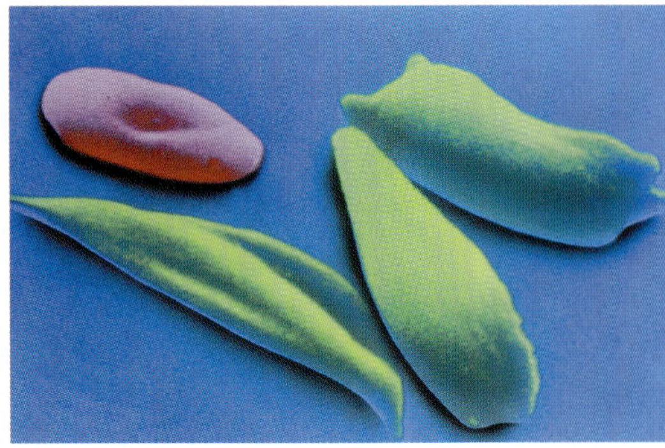

Abb.: Sichelzell-Anämie

Gemeinsam ist allen Formen der Anämie der Verlust oder der Bruch von roten Blutkörperchen bzw. unzureichende Produktion von Blutkörperchen oder Hämoglobin. Die Ursachen für die Entstehung von Anämien sind vielfältig. Zu nennen sind: Blutverlust, Vitamin- oder Eisenmangel bzw. eine Störung der Vitamin- bzw. Eisenverwertung, die Zerstörung von roten Blutkörperchen, angeborene Abnormalitäten des Blutes, ein Versagen des Knochenmarks bei der Blutkörperchen-Produktion, Medikamentenallergien, Krebs, Radioaktivität. Alkoholiker und Menschen, die sich einseitig ernähren, erkranken aufgrund einer erheblichen Vitamin- und Eisenunterversorgung leichter an Anämie.

Die häufigste Form der Anämie ist die Eisenmangelanämie. Mögliche Ursachen für diesen krankhaften Mangel an mineralischem Eisen sind: drastischer Blutverlust beispielsweise durch einen Unfall, die Bluterkrankheit, starke menstruelle Blutungen, ein Befall durch den Hakenwurm oder Diätfehler (Verzicht auf dunkelgrünes Gemüse und Fleisch). Naturgemäß sind Frauen mehr von Eisenmangelanämien betroffen. Frauen verlieren Eisen nicht nur durch die Menstruation; während der Schwangerschaft kann der Fötus die Eisenreserven der Mutter verbrauchen.

Anämien können unbemerkt bleiben oder zur totalen Entkräftigung, ja sogar zum Tod führen. Erschöpfung, Kurzatmigkeit, ein pochender und schnellerer Herzschlag, Kopfschmerzen, Appetitverlust, Niedergeschlagenheit, Ringe um die Augen, Schwäche, Müdigkeit oder Mattheit sind die häufigsten Symptome der Anämie. Ein physisches Zeichen ist die bleiche Haut in den Falten der Handfläche, unter den Fingernägeln und am Rand der Augenlider. Eine Erkrankung an Anämie kann nur durch eine Untersuchung des Blutes festgestellt werden. Die Behandlung richtet sich nach den Ursachen und nach dem Anämie-Typ. So wird man bei der Eisenmangelanämie die Einnahme von Eisenpräparaten und eine Ernährungsumstellung empfehlen oder bei der Folsäuremangelanämie den Vitaminspeicher wieder auffüllen. Um die Krankheit in den Griff zu bekommen, müssen selbstverständlich immer die Ursachen gefunden und bekämpft werden. Vitamin- und Mineralmangelanämien können durch ausgewogene Ernährung von Anfang an verhindert werden.

Wirkung der Magnetfeldtherapie bei Anämie: effizientere Sauerstoffversorgung aufgrund einer verbesserten Bindung des Sauerstoffs an das Hämoglobin (der Sauerstoff kann die Blutgefäße leichter verlassen, die eingesparte Energie steht anderen Bereichen zur Verfügung), Auffüllung des Energiespeichers in den Zellen und verbessertes Wohlbefinden, jedoch keine Heilung.

Richtiger Einsatz des MRS bei Anämie

• Ganzkörpermatte: 3x täglich je 8 Minuten: morgens Stufe 100%, mittags Stufe 100%, abends Stufe 25%

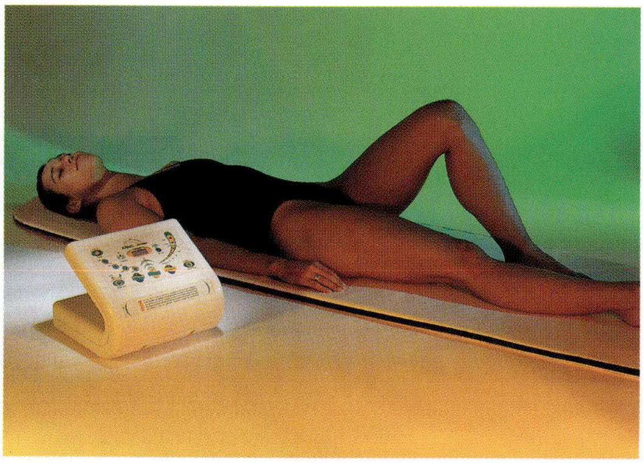

Abb.: Ganzkörperbehandlung bei Anämie

• Hinweise zur Erstreaktion: keine

• Therapieformen, die die MFT unterstützen: Phytotherapie (Krausampferwurzel, Blütenpollen), Vitamin-Supplementierung (Vitamin C, Vitamin B6, Vitamin B12, Folsäure)

Wissenschaftliche Studien über die Behandlung von Anämie mit MFT

• T.V. Golovacheva, "EHF Therapy in Complex Treatment of Cardiovascular Diseases", Millimeter Waves in Medicine and Biology, 10th Russian Symposium with International Participation, 24-26 April 1995, Moscow, pp. 29-31.

Patientenberichte zur Behandlung mit MRS bei Anämie

1. Dank an die Fa. vita.life

• *Patient M.E., 31 a; Diagnose: "Ich leide seit geraumer Zeit an extremer Müdigkeit, die vor allem bei körperlicher Belastung auftritt. Besonders sportliche Anstrengungen machen mir zu schaffen. Vor einem Jahr hat mein Arzt eine Sichelzellanämie festgestellt. Eine anschließende komplizierte Entfernung der Milz hat mir nur kurzfristig wirkliche Erleichterung verschafft." MRS-Therapieerfolg: "Seit ich die Magnetfeldmatte regelmäßig anwende, fühle ich mich wohler und bin wieder leistungsfähiger."*

4.2. Aneurysma

Bei einem Aneurysma handelt es sich um eine nicht ungefährliche Erweiterung in einem Blutgefäß (meist in einer Arterie) infolge einer Schwächung der Gefäßwand. Arterien bestehen aus drei Schichten: der Intima (glatte Innenhaut), der Media (elastische, muskuläre Mittelschicht) und der Adventitia (widerstandsfähige Außenhaut). Von einem echten Aneurysma spricht man, wenn alle drei Schichten ausgeweitet sind, während bei einem falschen Aneurysma nur eine oder zwei Lagen beteiligt sind. Ein zerklüftendes oder dissozierendes Aneurysma liegt dann vor, wenn das Blut die Mittelschicht der Gefäße durchdringt und eine eigene Blutbahn zwischen Media und Adventitia bildet. Diese Störung kann innerhalb von Stunden oder Tagen entstehen und führt zu einer Unterversorgung der Organe mit Blut. Zieht sich das Aneurysma über die ganze Länge der Arterie, besteht die Gefahr, daß die Arterie reißt. Aufgrund der plötzlichen extrem verminderten Blutzufuhr kann das Herz nicht mehr selbstständig arbeiten, es stellt seine Arbeit ein und stirbt.

Die Ursachen für die Entstehung eines Aneurysmas sind vielfältig. Ein genetischer Defekt im Gehirn (eine Schwäche oder ein Loch in der Media) kann eine Ader plötzlich zum Reißen bringen und eine Gehirnblutung mit Schlaganfall initiieren. In den kleinen Arterien verursacht oft eine Infektion eine Schwächung der Arterienwand. Weitere Verursacher sind Wunden, die die Arterien durchdringen, oder die Syphillis, eine Entzündung von kleinen Arterien, die absterben. Breitet sich diese Entzündung auf größere Arterien aus, werden die Gefäßwände geschwächt. Bei älteren Menschen kommt es in der Schlagader meist aufgrund von arteriosklerotischen Ablagerungen zu Aneurysmen. Ist eine Ader im Brustbereich betroffen, tritt ein plötzlicher, starker Schmerz auf, der einer Herzattacke ähnelt. Es kommt zu Schmerzen unter dem Brustbein oder auf dessen Rückseite, zu Schluckschwierigkeiten, Kurzatmigkeit, Heiserkeit und schwerem Husten. Der Betroffene kann diesen pulsierenden, zischenden Laut sogar selbst hören. Ein weiteres Zeichen für ein Aneurysma kann eine weiche, pulsierende Masse im Darm oder an der Rückseite des Knies sein. Im Knie können sich Blutgerinnsel bilden, die nach unten in die Zehen wandern und zu totem Gewebe und Brand führen. Im Darm können die Symptome einer Zergliederung oder des Reißens eines Blutgefäßes plötzlich auftreten - Bauchschmerzen ziehen sich bis zum Rücken, es fließt nur mehr wenig Blut in die Beine, und ein Kreislaufkollaps mit Ohnmacht, blasser und feuchtkalter Haut und einem schnellen, schwachen Puls folgt. Der Tod kann sehr schnell eintreten.

Mit der Behandlung eines Aneurysmas sollte so früh wie möglich begonnen werden. Menschen, die an einem zerklüftenden Aneurysma leiden, bedürfen einer besonders sorgfältigen und intensiven Pflege. Blutdrucksenkende Mittel können das Risiko vermindern und eine selbständige Heilung ermöglichen, insbesondere bei Menschen, die nicht operiert werden können. Auch wenn die Operation, bei der ein geschädigtes Gefäß durch ein synthetisches oder natürliches ersetzt wird, nicht ungefährlich ist, bringt sie in fast allen Fällen ein zufriedenstellendes Ergebnis. Neue Untersuchungsmethoden können ein Aneurysma frühzeitig feststellen, und durch sofortige Behandlung kann das Risiko einer Operation oft vermieden werden.

Wirkung der Magnetfeldtherapie bei Aneurysma: Stärkung des Bindegewebes (lt. wissenschaftlichen Untersuchungen), unterstützend

Richtiger Einsatz des MRS bei Aneurysma

- Ganzkörpermatte: 2x täglich je 8 Minuten: morgens Stufe 50%, abends Stufe 10%
- Hinweise zur Erstreaktion: keine

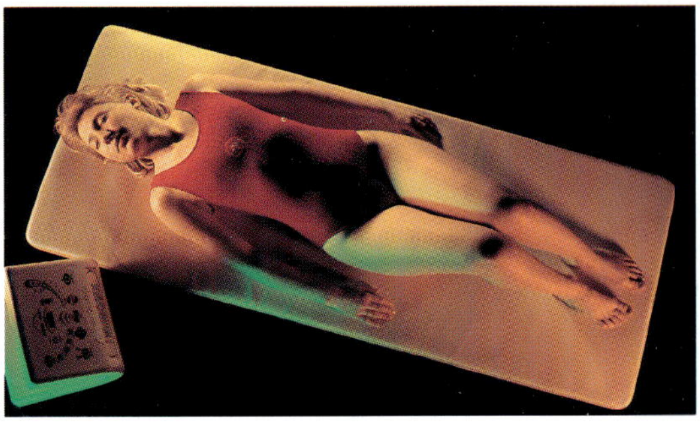

Abb.: Ganzkörperbehandlung bei Aneurysma

Wissenschaftliche Studien über die Behandlung des Aneurysmas mit MFT

- V.M. Bogoliubov, L.A. Skurikhina, "Therapeutic Application of Constant and Low-Frequency Magnetic Fields." - Dieser Artikel gibt eine Übersicht über verschiedene Studien, die in der Behandlung arterieller Aneurysmen positive Wirkungen belegen.

4.3. Angina Pectoris – Bypass

Herz- und Kreislauferkrankungen bilden weltweit die häufigste Todesursache. Jeder zweite Mensch stirbt an den Folgen eines Herz-Kreislauf-Versagens, jeder Dritte an einer koronaren Herzkrankheit (KHK). Die bekanntesten Risikofaktoren sind: Rauchen (Zigarettenrauch reduziert den Sauerstoffanteil im Atem und somit im Blut), zu reichliche Mahlzeiten (mehr Blutverbrauch im Magen), Herzenge, hoher Cholesterinspiegel sowie Bluthochdruck.

Die Koronargefäße umschließen das Herz kranzförmig und versorgen es mit Blut. Ist ein Herzkranzgefäß durch arteriosklerotische Ablagerungen verengt, wird die Blutzufuhr vermindert, und die Sauerstoffzufuhr reicht nur mehr für die Arbeit des Herzens im Ruhezustand. Bei körperlicher Anstrengung oder seelischer Aufregung schlägt das Herz schneller, und die Sauerstoffversorgung reicht nicht einmal mehr für das Herz selbst aus. Die Folge ist ein Angina-Pectoris-Anfall. So ein Anfall dauert ca. 3-5 Minuten und verschwindet bei Beendigung der körperlichen Anstrengung bzw. wenn sich der Betroffene innerlich beruhigt.

Der Angina-Pectoris-Anfall ist ein deutliches Signal, daß es dem Herzen an Blut und somit an lebensnotwendigem Sauerstoff mangelt. Der Anfall selbst schädigt das Herz nicht, aber er schafft die Bedingungen für einen Herzinfarkt. Der Schmerz ist dem eines Infarktes ähnlich, nur etwas leichter und kürzer. Er wird meist als gürtelförmig beschrieben, viele Menschen erleben ihn als Druck hinter dem Brustbein. Oft strahlt er in den linken Arm bis zum Kleinfinger aus oder zwischen die Schulterblätter bis zum Unterkiefer. Mit dem Anfall kommt meist ein starkes Beklemmungs- und Angstgefühl. Mithilfe von Nitroglycerin (Spray oder Tablette) kann der Schmerz innerhalb von Minuten gestoppt werden. Wenn Medikamente nicht mehr helfen, muß eine Bypassoperation vorgenommen werden.

Mit Hilfe eines EKGs und einer Blutprobe kann ein Herzinfarkt ausgeschlossen werden. Die besten Untersuchungsmethoden sind die Herzkathederisierung und das Angiogramm. Natürliche Behandlungsformen zielen in erster Linie auf eine Reduktion der Risikofaktoren – auf einen Abbau des Übergewichtes, das Abgewöhnen des Rauchens, das Vermeiden von Steßsituationen usw. Der Patient wird zum Einschalten von Ruhepausen, dem Einhalten einer cholesterin- und fettarmen Diät und zu mäßiger körperlicher Aktivität, die die Blutzirkulation anregen soll, motiviert.

Wirkung der Magnetfeldtherapie bei Angina Pectoris: durchblutungsfördernd, gefäßerweiternd (besserer Sauerstofftransport zum Herzen), unterstützend. Einige Untersuchungen sprechen von einer Verhinderung der Einlagerung von Kalzium und Cholesterin in die Gefäßwand und somit einer Vorbeugung gegen die Gefäßverkalkung. Die wirkliche Bedeutung der MFT liegt aber in der Prophylaxe!

Richtiger Einsatz des MRS bei Angina Pectoris

- Ganzkörpermatte: 3x täglich je 8 Minuten: morgens Stufe 100 % (einschleichend von 25 %), mittags Stufe 50%, abends Stufe 10%
- Kissen: 1x täglich 16 Minuten: Brustwirbelsäule Stufe 100%, Brustkorb Stufe 50% (je 8 Minuten)

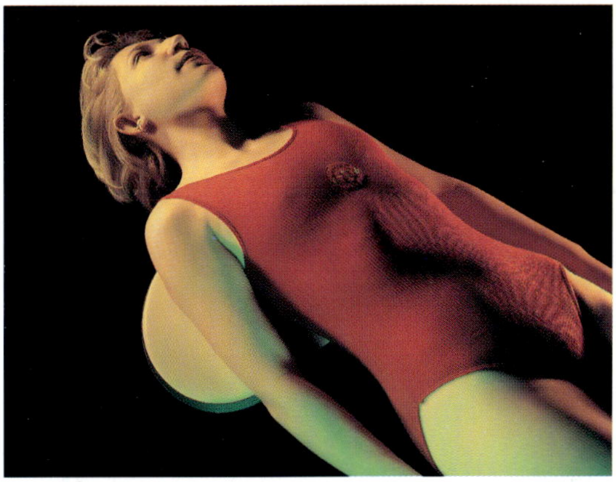

Abb.: Lokale Behandlung bei Angina Pectoris

- Therapieformen, die die MFT unterstützen: Entspannungstechniken, Gewichtsnormalisierung, Vermeiden von Risikofaktoren (z.B: Rauchen), Co-Enzym Q10
- Hinweise zur Erstreaktion: keine

Wissenschaftliche Studien über die Behandlung von Angina Pectoris mit MFT

- L. D. Makoeva et al., "Running pulse magnetic field in treating stenocardia", Biofizika 1996 July-August, pp. 949-52. - Diese Arbeit berichtet über den Einsatz der pulsierenden MFT bei der Behandlung von Angina Pectoris in Kombination mit bzw. ohne Medikamente. Untersucht wurden die Fließeigenschaften des Blutes, die Auswurfleistung des Herzens und die klinische Symptomatik. Dabei zeigte sich, daß Magnetfelder einen deutlichen antianginösen Effekt bei Klasse 1 und 2 Angina-Patienten hervorrufen. Bei der Kombination mit mehreren Medikamenten bei Klasse 3 Angina-Patienten zeigte sich eine verstärkte und verbesserte Wirkung der Medikamente. Die Anfallshäufigkeit der Herzattacken konnte deutlich herabgesetzt werden.

- L. L. Orlow, et al., "Evaluation of antialginal effects of running pulse magnetic field and drug therapy on the physical working capacity and hemodynamics in patients with stable angina pectoris", Kardiologiia, February 1992. - In dieser Studie wird der Effekt von pulsierenden magnetischen Feldern sowie medikamentöser Therapie gegen Angina pectoris und deren Kombination an 60 Patienten mit stabiler Angina Pectoris Grad 1-3 untersucht. Eine Monotherapie (nur ein Medikament) mit der MFT zeigte einen guten antianginalen Effekt bei Patienten mit Klasse 1-2 Angina Pectoris. Die Effizienz der Behandlung hat bei der Kombination mehrerer Medikamente deutlich zugenommen.
- T.A. Kniazeva, R. Arutiunian, "The Effect of Low-Frequency Magnetic Field and Gereral Lodobromide Baths with the Presence of Molecular lodine on the Blood Coagulation Processes and the Central hiemodynamics of Patients after an Aortocoronary Pass", Zeitschrift für Kur- und Physiotherapie, 1990.

Patientenberichte zur Behandlung mit MRS bei Angina Pectoris

1. Dank an Frau Verena Singer

• *Patient T.S., 84 a; Diagnose: Leichte Angina-pectoris, Arthrose im Schultergelenk und in den Knien. MRS-Therapieerfolg: Verbesserungen am gesamten Stützapparat, mehr Kraft und Beweglichkeit, Einengungen der Blutgefäße (Angina pectoris) verbessert, keine Gichtschübe mehr und auch keine Schmerzen an Händen und Füßen.*

2. Dank an Frau Beatrice Studer

• *Patientin, 61 a; Diagnose: Kreislaufbeschwerden. Mit 50 Jahren Herzdiagnose: Linksschenkelblock. MRS-Therapieerfolg: Kreislauf stabil, nach drei Monaten keine Migräne-Anfälle mehr, nach vier Monaten guter Stuhlgang, Herzbeschwerden erst ab 150 Puls (vorher 90), die Rückenschmerzen sind nach sechs Monaten ganz verschwunden, auch die Rheumabeschwerden sind weg, die Osteoporosemessung (Knochendichte) hat nach 1 Jahr neben dem Krankheitsstillstand sogar eine Knochenverbesserung gezeigt!*

3. Dank an Herrn Karl Garber

• *Patient H.L., 31 a; Diagnose: Kreislaufbeschwerden bei Bodenarbeiten, Schmerzen im Lendenwirbel-Bereich, 1 mal pro Monat Schlafstörungen, Fuß "abgedreht" – dadurch Schwellung im Knöchelbereich. MRS-Therapieerfolg: "Die Schwellung im Knöchelbereich war nach ca. zwei Wochen behoben. Auch habe ich keine Kreislaufbeschwerden mehr. Die Schlafstörungen sind weg."*

Steckbrief MFT: 60-70% guter bis sehr guter Erfolg, unterstützend

4.4. Apoplexie oder Schlaganfall

Der Schlaganfall gehört zu den gefürchtetsten Komplikationen einer arteriosklerotischen Durchblutungsstörung. In den westlichen Industrieländern erleidet beinahe alle fünf Minuten ein Mensch einen Schlaganfall. Die Apoplexie stellt demnach auch die häufigste Ursache für Behinderungen dar. Man schätzt, daß durch die Reduktion der Risikofaktoren jeder zweite Schlaganfall vermieden werden könnte.

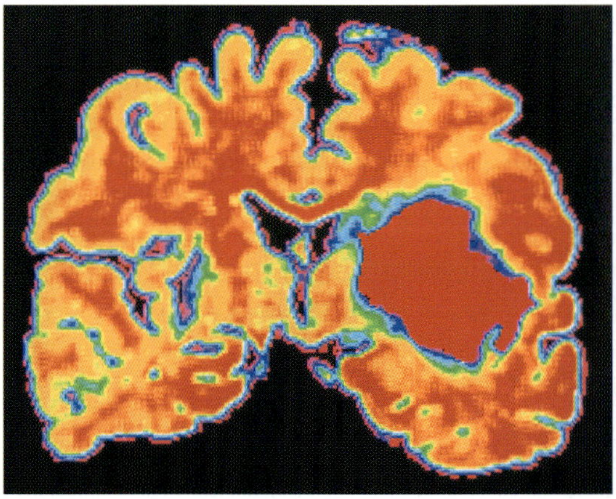

Abb.: Hirnblutung

Der Schlaganfall kann verschiedene Ursachen haben. Wenn arteriosklerotische Ablagerungen die Lichtung der Halsschlagader verengen, fließt immer weniger Blut zum Gehirn. Verschließt sich diese Hauptarterie vollständig, stirbt jener Gehirnanteil ab, der von dieser Arterie mit Blut versorgt wird. Ebenso kann eine Gehirnblutung einen Schlaganfall auslösen. Dabei bildet sich ein Pfropfen, der gegen bestimmte Gehirnzellen drückt, was zu heftigen Kopfschmerzen führt. Auch ein Aneurysma kann eine Apoplexie hervorrufen, wobei die Erweiterung einer Schlagader plötzlich den Blutfluß zum Gehirn unterbricht. Diese Veranlagung ist vor allem bei jungen Menschen die Ursache für einen Schlaganfall. Menschen, die an Bluthochdruck oder Arteriosklerose leiden, gehören zu den ersten Risikogruppen (eine 40 Jahre alte Person mit Bluthochdruck ist 30 mal mehr gefährdet als die gleiche Person ohne Bluthochdruck). Rauchen, Diabetes, ein hoher Cholesterinwert und Streß fördern die Apoplexie. Orale Kontrazeptiva (die "Pille") stellen besonders in Verbindung mit dem Rauchen einen hohen Risikofaktor dar.

In der Regel kündigt sich ein Schlaganfall durch Warnzeichen, sog. TIA (transitorische ischämische Attacken), an. Weil diese Symptome harmlos zu sein scheinen, werden sie meist ignoriert. Es handelt sich dabei um kurze Schwindelanfälle (oft nur Sekunden), um vorübergehende Gefühls- oder Gangstörungen, plötzliche Sprach- oder Sehstörungen, die durch kurze Durchblutungsstörungen ausgelöst werden. Meist verschwinden diese Anzeichen wieder innerhalb eines Tages.

Die Diagnose eines Schlaganfalls wird aufgrund der Krankengeschichte und einer physikalischen Untersuchungen gestellt. Röntgentechniken zeigen die Schäden an dem entsprechenden Blutgefäß. Weder TIA-Symptome noch Schlaganfälle dürfen bagatellisiert werden. Sie gehören sofort in die Hand eines erfahrenen Arztes. Geeignete Medikamente können die Fließfähigkeit des Blutes verbessern und damit das Risiko für einen Hirninfarkt herabsetzen. Zwei Drittel der Patienten, die nach einem Schlaganfall die Risikofaktoren reduzierten, erlitten keinen weiteren Schlaganfall mehr. Sobald jemand TIAs an sich bemerkt, sollten deshalb sofort Vorbeugungsmaßnahmen getroffen werden, um einen Schlaganfall zu vermeiden.

Die Apoplexie kann schwerwiegende Lähmungen mit sich bringen. Sind größere Teile des Gehirns betroffen, kommt es zur Halbseitenlähmung, und zwar auf der den abgestorbenen Hirnzellen gegenüberliegenden Seite.

Weitere Folgen eines Schlaganfalls können sein: Gedächtnisverlust, Schwierigkeiten beim Sprechen oder Gehen sowie Probleme mit der Gefühls- und Bewegungskontrolle.

Die Wiederherstellungs- und Aufbauphase nach einem Schlaganfall bezeichnet man als Rehabilitation. Die Magnetfeldtherapie spielt hierbei eine ganz wichtige Rolle und wird immer öfter eingesetzt, besonders bei Gangstörungen, Lähmungen, Spastiken, aber auch bei Parästhesien und Kribbelgefühlen. Der rechtzeitige Beginn ist für den Erfolg entscheidend.

Wirkung der Magnetfeldtherapie bei Apoplexie: durchblutungsfördernd und daher bessere Sauerstoffversorgung des Gehirns, Verbesserung der Regeneration der Nervenzellen, Beschleunigung der Heilungsprozesse, Aktivierung müder, nicht abgetöteter Hirnzellen (Funktionsgewinn); Verbesserung der Rehabilitation, wichtig in der Prophylaxe

Richtiger Einsatz des MRS bei Apoplexie:

- Ganzkörpermatte: 2-4x täglich je 8-16 Minuten: morgens Stufe 150 %, mittags Stufe 100%, nachmittags Stufe 50%, abends Stufe 10 %

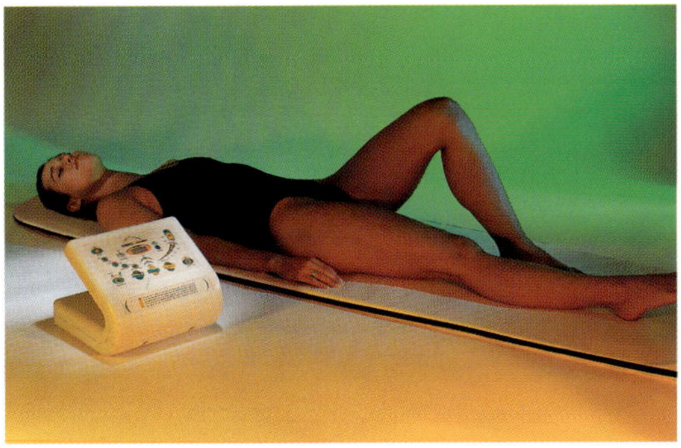

Abb.: Ganzkörperbehandlung bei Apoplexie

- Therapieformen, die die MFT unterstützen: Bewegungs- und Physiotherapie, Akupunktur, Homöopathika, Phytotherapie (Gingko biloba, Baldrian, Ginseng, Gotu Kola, Traubenkernextrakt, Knoblauch), Essentielle Fettsäuren (Nachtkerzenöl, Boretschöl, Johannisbeeröl), Vitamine und Mineralstoffe (Vitamin C, B-Vitamine, Vitamin E, Selen)

• Besondere Hinweise zur Anwendung: Therapie so früh wie möglich beginnen!

Dauer der Behandlung: Möglichst intensiv über mehrere Monate, je früher desto besser. Je länger der Hirnschlag zurückliegt, desto länger muß behandelt werden.

• Hinweise zur Erstreaktion: keine

Wissenschaftliche Studien über die Behandlung von Apoplexie mit MFT

Derzeit sind mehrere Studien zum Thema Apoplexie mit MRS 2000 + med an renomierten deutschsprachigen Universitätskliniken im Gange.

• B. Baychev et al., "Evaluating the effect of alternating magnetic field on vasculo-vegetative and motor disorders in stroke patients", Kurortol-Fizioter. 27/3 1990. - 35 Hirnschlagpatienten wurden anhand verschiedener klinischer Testmethoden untersucht. Nach 15 Tagen Behandlung mit MFT zeigte sich eine verbesserte Blutversorgung in beiden Gehirnhälften sowie klinische Verbesserungen v.a. im Bereich der Halbseitenlähmung. Motorische Fähigkeiten wurden schneller wiedererlangt, die Tendenz zu Spastizität nahm deutlich ab. Die MFT wurde von den Patienten sehr gut vertragen und erwies sich sowohl in der akuten als auch in der subakuten Phase nach einem Hirnschlag als überaus nützlich.

• R. Cadossi, "Protective effect of Electromagnetic Field Exposure on Acute Soft Tissue Ischaemic Injury", Second World Congress for Electricity and Magnetism in Biology and Medicine, 8-13 June 1997, Bologna, Italy. - Pulsierende elektromagnetische Felder entwickeln einen protektiven Mechanismus gegen die Nekrose bei akuter Ischämie. Dieser Versuch konnte am Gehirn von Ratten nachgewiesen werden.

• G. Grant, et al., "Protection against focal cerebral ischemia following exposure to a pulsed electromagnetic field", Department of Neurosurgery, Stanford University, California, Bioelectromagnetics 1994. - Diese Studie zeigt, daß die elektromagnetische Stimulation zu einer schnelleren Abheilung und zur Reparatur von Hirnschlagschäden führt. Studien an Ratten ließen eine positive Wirkung der pulsierenden elekromagnetischen Felder bei der Behandlung von Schlaganfällen erkennen.

• F.E. Gorbunov, et al., "The Effect of Combined Transcerebral Magnetic and Electric Impulse Therapy on the Cerebral and Central Hemodynamic Status of Stroke Patients in the Early Rehabilitation Period", Vopr Kurortol Fizioter Lech Fiz Kult (3), May-June 1996, pp. 21-24. - Die Studienergebnisse beweisen, daß die Behandlung von Apoplexiepatienten mit pulsierenden Magnetfeldern in Kombination mit Reizstrom in der frühen Phase der Rehabilitation die besten Ergebnisse bringt.

Ärzteberichte über die Therapie von Apoplexie mit MRS

1. Med. Rat. Dr. med. Gustav Skreiner, Praktischer Arzt, Graz

• *Patient; Diagnose: Schlaganfall, chronische Gelenksbeschwerden durch Abnützung, Ischias- und rheumatische Beschwerden, Migräne, chronische Schmerzzustände, vegetative Dystonie, Depression, Durchblutungsstörungen, Hypertonie, Erschöpfungsbeschwerden, Muskelverspannungen. MRS-Therapieerfolg: In allen Bereichen wurden gute Erfolge erzielt, die Symptome des Schlaganfalles verbesserten sich.*

Patientenberichte zur Behandlung mit MRS bei Apoplexie

1. Dank an Herrn Max Keiser und Frau Verena Singer

• *Patient A.M., 53 a; Diagnose: Spitalaufenthalt infolge eines Schlaganfalles (21.1.1996). Durch zu starke Medikamentierung folgte ein Nierenversagen. Ab März 97: Dialyse, die versagte. Drei Bauchfellentzündungen innerhalb eines Jahres. MRS-Therapieerfolg: Verbesserung des Allgemeinzustandes. "Herr M. konnte wieder auf normalem Weg Wasser lassen. Gewichtsabnahme (8-10 kg), Normalisierung des Blutdruckes. Das Allgemeinbefinden des Patienten ist seit Anwendung gut bis sehr gut, er hat mehr Kraft und kann ohne Gehhilfe, nur mit dem Spazierstock, 2 km über Berg und Tal gehen, was vorher nicht möglich war. Er kann viel mehr trinken und alle Obstsorten essen. Trinkvorgabe vom Spital 7 dl pro Tag, Herr M. trinkt ohne Probleme bis zu 3 l pro Tag."*

2. Dank an Frau Maria Pfeifer

• *Patientin T.T., 51 a; Diagnose: "Ich hatte im Jänner 1997 meinen ersten Schlaganfall, den nächsten im März, den dritten im Dezember. Nach diesem konnte ich die Hände nicht mehr bewegen, ich sprach sehr schlecht, war an den Rollstuhl gefesselt und konnte die Toilette nicht mehr benutzen - ich war auf Hilfe angewiesen. Außerdem hatte ich enorme Sprachstörungen. Ich benötigte täglich 15-20 verschiedene Medikamente." MRS-Therapieerfolg: "Nach ca. drei Monaten konnte ich wieder gehen, die linke Hand vollständig bewegen, selbst essen, auch das Sprechen funktioniert wieder. Den Rollstuhl und die Medikamente benötige ich nicht mehr."*

3. Dank an Frau Beate Martina

• *Patientin T.H., 71 a; Diagnose: Schlaganfall 1994: starkes Kopfweh, kein Gefühl in Fingerspitzen und Beinen ("Ich kann kaum noch laufen"), starke Wassereinlagerungen in den Beinen, zu hoher Blutdruck, Augenentzündungen, Bronchitis, Rückenschmerzen. MRS-Therapieerfolg: nach der ersten Behandlung mit dem Kissen: das Gehen fällt bereits leichter, Gefühl in den Fingerspitzen, in drei Tagen warme, durchblutete Beine, das Atmen fällt leichter, kein Kopfweh mehr. "Ich kann besser schlafen. In der dritten Woche konnte ich alleine in die Badewanne."*

Steckbrief MFT:
70-80% guter bis sehr guter Erfolg

4.5. Arteriosklerose - Bypass

Die Arteriosklerose ist in der industriellen Welt die häufigste Todesursache. Durch Einlagerungen von Fettpartikeln oder Kalk in der Gefäßwand verengen sich die Blutgefäße und verlangsamen den Blutstrom. Zugleich steigt das Risiko der Bildung eines Blutgerinnsels. Am häufigsten betroffen sind die Herz- und die Gehirnschlagader, deshalb gibt es eine so hohe Herz- bzw. Hirninfarktrate in der Bevölkerung.

Bereits die kleinste Verletzung in der Wand eines Blutgefäßes ermöglicht die Einlagerung von Fett- und Cholesterinpartikeln. Das überschüssige Cholesterin schlägt sich unter der innersten Arterienschicht, der Intima, in Kristallform nieder, und mit der Zeit bilden sich kleine Pölsterchen, sog. Plaques. An den lädierten Stellen lagern sich verschiedene Blutbestandteile ein, u.a. Kalzium, wodurch es zu Kalkbildung kommt - erst dann spricht man von "Verkalkung." Da dieser Prozeß nicht rückführbar ist, wird die innere Auskleidung der Gefäßwand allmählich starr bzw. brüchig und die Gefäßlichtung immer enger. Ist die Intima verletzt, können sich hier sehr gut Blutgerinnsel, sog. Thromben, aufpfropfen. Rauchen, die Pille (vor allem in Verbindung mit Nikotin), fett- und cholesterinreiche Ernährung, zu hoher Alkoholkonsum, Diabetes, bestimmte Stoffwechsel- oder Lebererkrankungen und Bluthochdruck können die Arteriosklerose fördern. Die Folge sind Durchblutungsstörungen an den verschiedenen Organen. Die Arteriosklerose selbst hat keine sichtbaren Symptome. Daher bleibt sie oft solange unentdeckt, bis eine Arterie völlig verlegt ist.

Ziel jeder Behandlung ist es, eine Durchblutungsförderung zu erreichen. Auf medikamentöser Basis hat der Arzt mehrere Möglichkeiten, z.B. Mittel, die die Zusammenballung der Thrombozyten verhindern, beispielsweise die Acetylsalicylsäure (Aspirin) oder gefäßerweiternde Substanzen (Kalzium-Antagonisten). Die häufigsten Nebenwirkungen dieser Medikamente sind Kopfschmerzen, Schwindel und ein möglicher Blutdruckabfall. Reicht die Sauerstoffzufuhr durch die Arterienverengung auch im Ruhezustand nicht mehr aus, kann durch eine Bypassoperation Abhilfe geschaffen werden. Dabei wird eine Ader verpflanzt, die das Blut über die verengte Stelle hinwegleitet. Dieser Eingriff ist nicht immer möglich – er hängt vom Ausmaß der Verengung im betroffenen Gebiet ab. Meist kann jedoch eine deutliche Verbesserung der Situation erreicht werden. Natürliche Behandlungsmehoden sind Bewegungstraining oder Gewichtsreduktion. Das wohl bekannteste natürliche Heilmittel zur Durchblutungsförderung ist das standardisierte Extrakt von den Blättern des Gingko-Baumes. Auch Wechsel- und Kurbäder können dazu beitragen, Gefäße instand zu halten.

Wirkung der Magnetfeldtherapie bei Arteriosklerose: beeinflußt den Kalziumgehalt im Blut; verbessert die Sauerstoffversorgung im Gewebe, hilft Komplikationen vorzubeugen, wichtig in der Rehabilitation,

Umwandlung des ausfallenden Kalziumkarbonits in Kalziumaragonit (wasserlöslich). Der Schutzmechanismus auf die Gefäßwände wird derzeit diskutiert. Es laufen Untersuchungen, ob die MFT imstande ist, bereits existierende Kalkplatten in den Blutgefäßen wieder aufzulösen.

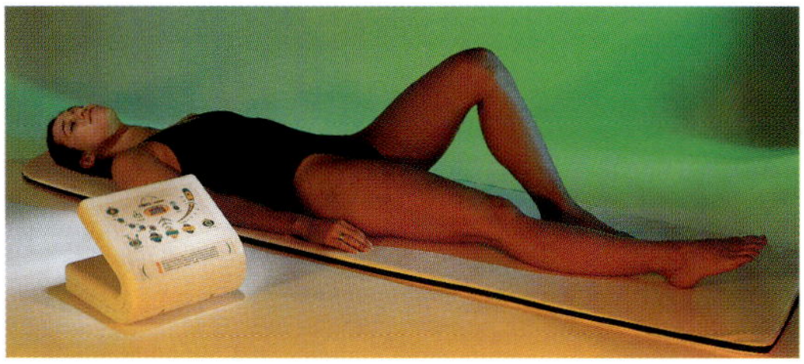

Abb.: Ganzkörperbehandlung bei Arteriosklerose

Richtiger Einsatz des MRS bei Arteriosklerose

• Ganzkörpermatte: 3x täglich je 8 Minuten: morgens Stufe 100%, mittags Stufe 50%, abends Stufe 10%

• Therapieformen, die die MFT unterstützen: Vitamine und Mineralstoffe (Vitamin C, B-Vitamine, Vitamin E, Kalzium, Magnesium, Selen), Co-Enzym Q10, Essentielle Fettsäuren (Lachsöl, Leinsamenöl, Nachtkerzenöl, Boretschöl, Schwarzkümmelöl), Phytotherapeutika (Gingko biloba, Gotu Kola, Ginseng, Ackerschachtelhalm, Alfalfa, Knoblauch, Traubenkernextrakt, Eichenrinde)

• Hinweise zur Erstreaktion: keine

Wissenschaftliche Studien über die Behandlung von Arteriosklerose mit MFT

• C. Wallach, "Electromagnetic Therapy. A new medical discipline", California Institutional Review Board, Canoga Park, California, 1998. - Der Autor zeigt, daß sich auf dem Gebiet der MFT neue Wege öffnen und immer mehr biologische Effekte durch Wissenschafter studiert und erfaßt werden. Neben dem bekannten Breitenspektrum bei Verletzungen berichtet er auch, daß aktuelle Untersuchungen an Arteriosklerose-Patienten eine positive Wirkung bei arteriosklerotischen Plaques aufzeigen.

• R.T. Gor et al., "Selective Resolution of Plaques and Treatment of Atherosclerosis Biophysical Alteration of Cellular and Intracellular Properties", Medical Hypotheses, 7(2) February 1981, pp. 217. - In diesem Artikel wird die neue Möglichkeit zur Behandlung von Arteriosklerose durch pulsierende magnetische Felder aufgezeigt. Der Autor betont, daß bereits gebildete arteriosklerotische Plaques zum Teil wieder gelöst werden können, ohne die Gefäße zu verletzen.

Ärzte- und Patientenberichte

siehe Einzelerkrankungen

4.6. Bypass

siehe "Angina Pectoris"

4.7. Durchblutungsstörungen (peripher) – Raynaud Syndrom

Periphere Durchblutungsstörungen an Händen und Füßen bzw. an Fingern und Zehen können durch starke Unterkühlung auftreten (z.B. Baden in kaltem Wasser, bei langem Laufen im Schnee usw.). Dabei kommt es zu einer starken Verblassung der Haut, wobei einzig der Daumen oft nicht betroffen ist. In leichten Fällen von Durchblutungsstörungen ist keine Behandlung notwendig. Durch übermäßige Kälteeinwirkung und psychische Erregung kann es zu Taubheit in den Fingern kommen, die sich dann graublau verfärben. Derartige Durchblutungsstörungen treten anfallsweise auf, sind schmerzhaft und dauern Minuten bis Stunden. Im Anfangsstadium ist das Allgemeinbefinden kaum gestört, später treten Kopfschmerzen und Herzbeschwerden auf, in schweren Fällen kommt es zum Gewebsverfall an der Fingerbeere, schließlich zum Gefäßverschluß (Thrombangiitis obliterans). Teigige Schwellungen der Finger, Verhärtungen der Haut und Störungen im Nagelwachstum sind weitere Symptome.

Die Ursache des Raynaud-Syndrom ist meist eine Gefäßerkrankung der unteren Gliedmaßen. Am Anfang der Erkrankung ist oft ein Schwere- und Kältegefühl zu beobachten, am häufigsten am Fuß, dazu kommen Empfindungsstörungen (Pelzigsein und Kribbeln der Zehen und des Fußrückens).

Während der Abkühlung wird die Haut sehr blaß, später treten Schmerzen (besonders beim Gehen) mit Muskelermüdung und Krämpfen auf, sodaß der Betroffene zu hinken beginnt. Beim Fortschreiten der Erkrankung stellen sich diese Beschwerden auch in der Ruhephase ein. Das Gewebe beginnt zu faulen, und ein trockener oder feuchter Brand (Gangrän) pfropft sich auf.

Die Behandlung des Raynaud Syndroms erfolgt durch Bindegewebsmassagen, Rumpflichtbäder, heiße Arm- und Fußbäder, Bürstenbäder, Vitamin E-Therapien und durchblutungsfördernde Medikamente. Es sollte KEINE örtliche Wärme zugeführt werden, da dadurch Sauerstoffmangel entsteht! Ferner dienen Bewegungsübungen, Sport- und Krankengymnastik der Förderung der Durchblutung, im Sommer helfen Licht-, Luft- und Sonnenbäder.

Ist eine Operation unumgänglich, werden die Gefäßnervenstränge operativ entfernt. Ist ein völliger Verschluß einer Gliedmaßenschlagader mit Gangrän eingetreten, bleibt meist nur noch die Amputation.

Wirkung der Magnetfeldtherapie bei Durchblutungsstörungen: durchblutungsfördernd und damit verbesserte Sauerstoffversorgung, ideal zur Unterstützung von Medikamenten

Richtiger Einsatz des MRS bei Durchblutungsstörungen

• Ganzkörpermatte: 3x täglich je 8 Minuten: morgens Stufe 100%, mittags Stufe 50 %, abends Stufe 25 %

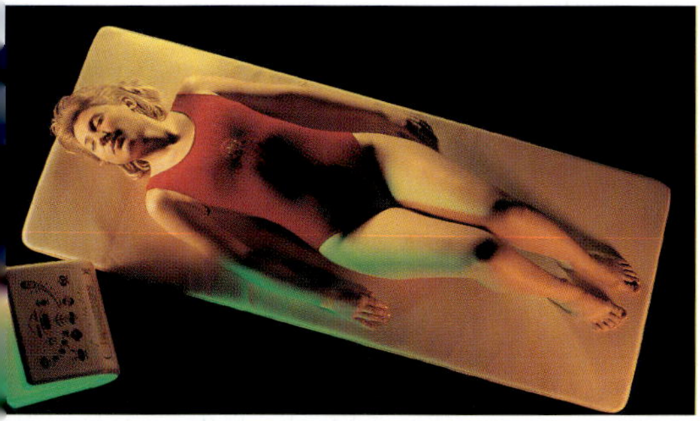

Abb.: Basisbehandlung bei Durchblutungsstörungen

• Kissen: 1-2x täglich je 24 Minuten Stufe 150%, am Ort der schlechten Durchblutung
• Therapieformen, die die MFT unterstützen: Akupunktur, TENS, Kochsalzlösung, Phytotherapeutika (Gingko biloba, Gotu Kola, Traubenkernextrakt)
• Hinweise zur Erstreaktion: Bei 1-2% kann es zu anfänglichen Schmerzerscheinungen, v.a. Krämpfen (Magnesium!) kommen.

Wissenschaftliche Studien über die Behandlung von Durchblutungsstörungen mit MFT

• L.G. Vassilenko, "EGF Electromagnetic Radiation in Treatment of Obliterating Diseases of Inferior Limb Vessels", Second World Congress for Electricity and Magnetism in Biology and Medicine, 8-13 June 1997, Bologna, Italy.

• A.P. Dovganiuk, A.A. Minenkov, "The Use of Physical Factors in Treating Chronic Arterial Insufficiency of the Lower Limbs", Vopr Kurortol Fizioter Lech Fiz Kult (5), 1996, pp. 7-9. - Diese Studie untersucht die Auswirkungen der MFT an 450 Patienten und zeigt in fast 87% positive Effekte.

• Y.B. Kirillov, et al., "Magnetotherapy in obliterating vascular diseases of the lower extremities." Vopr Kurortol Fizioter Lech Fiz Kult (3), May-June 1992, pp 14-17. - In dieser Studie berichten die Autoren über die positiven Resultate der MFT bei Patienten mit Verschlußerkrankungen der kleinsten Arterien. Ausgeprägt ist diese positive Wirkung bei Prä-Gangrän Patienten. Die Erfolgsrate liegt bei 75-82%.

• N. Haimovici, "Magnetfeldtherapie in Klinik und Forschung", Herder-Klinik Bremen, Therapiewoche 31, 1981, pp. 7317-7330. - Unter den 2081 Patienten, die mit niederfrequenten gepulsten Magnetfeldern in der Klinik und ambulant behandelt wurden, waren 253 Fälle arterielle und venöse Durchblutungsstörungen. Die Untersuchungen zeigten positive Erfolge.

Ärzteberichte über die Therapie von Durchblutungsstörungen mit MRS

1. Praxis Team Dr. med. Johnston, Borken

• *Patientin, 35 a, Diagnose: Seit Jahren Neigung zu kalten Händen und Füßen, begleitende rez. Lumbalgie bei bekannter Spondylolisthesis. MRS-Therapieerfolg: Nach drei Anwendungen warme Hände und Füße, nach 13 Anwendungen keine Rückenschmerzen mehr.*

2. Dr. med. Sepp Fegerl, Praktischer Arzt, Salzburg

• *Patientin R.I., 62 a; Diagnose: Kalte Füße und Hände, seit 1954 Multiple Sklerose, Enteropathiesyndrom. MRS-Therapieerfolg: Die immer kalten Hände und Füße werden warm, das Enteropathiesyndrom reagiert mit Rumoren im Bauch und Stuhlgang nach jeder Behandlung, die Patientin fühlt sich gut, die Durchblutung wird positiv beeinflußt, und die Beweglichkeit scheint besser zu sein.*

3. Dr. med. Gerhard Antensteiner, Arzt für Allgemeinmedizin, Kindberg

• *"Ich verwende die MFT jetzt seit etwas über einem Jahr in meiner Ordination. Hauptsächliche Einsatzgebiete waren jegliche Schmerzzustände seitens des Bewegungsapparates, insbesondere der Wirbelsäule, welche sehr gut auf die Therapie ansprach. Das zweite Hauptindikationsgebiet waren Durchblutungsstörungen, wobei auch PAVK bei Stadium IV behandelt wurde und selbst bei schweren Fällen meistens eine deutliche Besserung erzielt werden konnte. Auch bei leichten bis mittelschweren depressiven Verstimmungen konnten vermehrte Vitalität tagsüber sowie bessere nächtliche Schlafqualität erzielt werden."*

4. Dr. med. univ. Kurt Pinter, Graz

• *Patient W.S., 73 a; Diagnose: "Herr S. litt nach einer in den Nachkriegsjahren durchgeführten "Venenoperation" am linken Unterschenkel unter den Folgen von Durchblutungsstörungen, wie Ekzemen und Hyperkeratosen und entwickelte schließlich bis kinderhandtellergroße Ulcera, die trotz unzähliger Behandlungen nie vollständig zum Verschwinden gebracht werden konnten. Abgesehen von den ständigen Schmerzen fühlte sich der Patient durch die ständigen Verbände und die Unmöglichkeit, ein Bad aufzusuchen, sehr beeinträchtigt." MRS-Therapieerfolg: Nach 14 MRS-Sitzungen kam es zu einer massiven Besserung; die verbliebenen, fingernagelgroßen Defekte wurden mit unterstützender Softlasertherapie zur Abheilung gebracht.*

5. Landeskrankenanstalt Salzburg, Abteilung für Physikalische Medizin und Rehabilitation, FAss.Dr. med. M. Burger-Rafael

• *Patientin; Diagnose: Femoralisverschluß rechts mehr als links, Zustand nach Morbus Sudeck nach Unterarmfraktur rechts 1995. MRS-Therapieerfolg: Bei der Erstuntersuchung konnte die Patientin nur wenige Meter unter starken Schmerzen gehen. Auch bestand ein deutliches Faustschlußdefizit rechts. Nach 15 Behandlungen (letzte Therapie am 12.8.1996) war die Gehstrecke auf mehr als 1 km angewachsen, die Patientin hatte keinerlei Beschwerden während des Gehens.*

6. Dr. med.Ulla Sebastian, Kamen

• *Patient J.S., 85 a; Diagnose: Kapillarverschluß im linken Fuß, Venenverschluß im linken Bein, offene Wunde an der großen Zehe. Der Nagel mußte wegen Vereiterung abgenommen werden. MRS-Therapieerfolg: "Zum Zeitpunkt der Anwendung waren die Wunden sechs Wochen alt und verheilten sehr langsam. Die Wunde im Nagelbett begann nach der ersten Anwendung zu bluten. Zwei Wunden auf der Spitze der Zehe schlossen sich innerhalb einer Woche, nach einer weiteren Woche bildeten sich auf dem Nagelbett Krusten, nach drei Wochen ist die Zehe gut durchblutet und die Wunde fast verheilt. Das Bein ist beim Laufen wieder leicht belastbar."*

7. Fünfkirchner Universitätsklinik, I. Chirurgische Abteilung, Dir. Dr. Òrs Pèter Horvath

• *15 Patienten; Diagnose: Sympathektomie mit Schlagaderverengung (Verschluß) in den unteren Extremitäten, davon 1 Patient mit Amputation der Großzehe mit nichtheilender Wunde. MRS-Therapieerfolg: positive Beeinflussung der Durchblutung der unteren Extremitäten, der Knöcheldruck erhöhte sich und die Durchblutung wurde besser. Die Wunde an der amputierten Zehe kribbelte während der Behandlung. Nach drei Wochen begann der Heilungsprozeß, die Wunde krustierte, verkleinerte sich und regenerierte. Die MFT ist die einzige positive Alternative bei distalen Gefäßverschlüssen.*

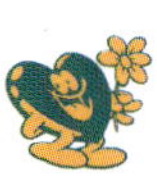

Patientenberichte zur Behandlung mit MRS bei Durchblutungsstörungen

1. Dank an Frau Beate Martina

• *Patientin G.M., 85 a; Diagnose: Schlechte Durchblutung, Diabetes mellitus. MRS-Therapieerfolg: Nach zwei Wochen wesentliche Verbesserung der Durchblutung, die Patientin schläft besser, die Verdauung hat sich verbessert. Nach fünf Monaten: stabile Zuckerwerte, die Patientin muß nachts nicht mehr aufstehen, die Wundheilung hat sich enorm verbessert, die Augen müssen nicht mehr operiert werden, da sich die Katarakte zurückgebildet haben, der Bewegungsapparat ist schmerzfrei, die Haare wachsen dunkler nach, keine Verdauungsprobleme mehr. Die Patientin nimmt nur noch 1 Medikament für Diabetes.*

2. Dank an Herrn Wolfgang Gasteiner

• *Patientin H.W., 53 a; Diagnose: Durchblutungsstörungen in den Füßen, extreme Schmerzen im Beckenbereich und am rechten Oberschenkel. Kreislauf 90/60, Durchschlafen ist unmöglich. MRS-Therapieerfolg: Die Durchblutung der Füße war nach der Erstanwendung optimal. Extreme Erleichterung beim Stiegengehen und Abklingen der Schmerzen am nächsten Tag. Die Schlafstörung ist aufgrund der Schmerzlinderung behoben. Kreislaufstabilisierung nach den ersten Tagen – die tägliche Kapsel konnte abgesetzt werden. Nach vier Wochen sind ein schmerzloser Zustand und körperliches Wohlbefinden eingetreten.*

3. Dank an Frau Sieglinde Kapun

• *Patient M.W., 67 a; Diagnose: Durchblutungsstörungen in den Füßen, seit August 1996 Dialyse-Patient. MRS-Therapieerfolg: "Die Durchblutungsstörungen an den Füßen waren nach 14 Tagen besser. Die Verdauungsprobleme sind nach einer Woche ganz weg. Am 27.10.97 hatte ich starke Schmerzen durch eine Verletzung an der Schulter. Nach der Behandlung mit dem Kissen Stufe 2 sind die Schmerzen am 3.11. schon wesentlich besser."*

• *Patient M.P., 70 a; Diagnose: Beim Schlafen Einschlafen der rechten Hand, der linken Schulter und des rechten Knies. Abnützung der Bandscheiben und Halswirbel, Rheuma, Gicht, Verspannungen im Schulterbereich, bei niederem Blutdruck Schwindelanfälle. MRS-Therapieerfolg: Durchblutung nach sieben Tagen wesentlich besser, ebenso die Schmerzen in den Gelenken. Nach drei Wochen: Verspannung im Schulterbereich ist bedeutend besser, Hand, Schulter und Knie schlafen nicht mehr ein; Rheuma-Tabletten sind nicht mehr notwendig.*

4. Dank an Herrn Karl Garber

• *Patientin B.I., 37 a; Diagnose: Durchblutungsstörungen, sehr starke Verdauungsprobleme, Regelprobleme, Schlafprobleme (Schweißausbrüche), niedriger Blutdruck. MRS-Therapieerfolg: Seit der ersten Anwendung keine Verdauungsprobleme mehr, die Durchblutungsstörungen haben sich gebessert, die Schlafprobleme sind weg, der Blutdruck ist normal.*

• *Patientin J.G., 35 a; Diagnose: Durchblutungsstörungen an den Armen und Beinen, niederer Blutdruck 90/60, Abnützung der Hals- und Brustwirbel, dadurch starke Kopfschmerzen 3 – 4 mal pro Woche (Tabletten), Schlafstörungen. MRS-Therapieerfolg: keine Kopfschmerzen mehr, die Schlafstörungen und Kreuzschmerzen sind behoben, die Durchblutungsstörungen an den Armen und Beinen sind wesentlich besser.*

5. Dank an Frau Verena Singer

• *Patientin M.M., 78 a; Diagnose: Durchblutungsstörungen, Verspannungen im Schulter/Rückenbereich, gesprungene Haut an den Fingerkuppen, starke Wetterfühligkeit, altersbedingte Einschränkung des Bewegungsapparates. MRS-Therapieerfolg: Die Verspannungen haben sich schnell gelöst, die Beweglichkeit hat sich verbessert. Risse an den Fingerkuppen sind nicht mehr aufgetreten, die Wetterfühligkeit hat sich verringert. "Ich fühle mich ausgeglichener. Die Durchblutungsstörungen haben sich stark gebessert. Die altersbedingten Einschränkungen haben sich zu einer besseren Lebensqualität gewandelt."*

• *Patientin E.D., 72 a; Diagnose: Durchblutungsstörungen, Krampfadern, Asthma-Bronchiale, Schulterschmerzen, Hüftprobleme, Erkältungskrankheiten. MRS-Therapieerfolg: Die Durchblutungsstörungen haben sich verbessert, die Schulterschmerzen treten nur noch selten auf, die Hüftschmerzen haben sich verbessert, die Erkältungskrankheiten (Schnupfen, Nebenhöhlenbeschwerden) sind weg, diverse Medikamente können jetzt weggelassen werden, die Lungentätigkeit verbesserte sich.*

6. Dank an Frau Gabriele Heidt

• *Patientin G.H.; Diagnose: Ich hatte extreme Durchblutungsstörungen im linken Bein und war sehr wetterfühlig verbunden mit sehr starken Schmerzen in beiden Beinen. Menstruationsbeschwerden (eine Woche vor Beginn), Rückenschmerzen gekoppelt mit Kopfschmerzen sowie ein Ziehen im Unterbauch waren weitere Begleiter. MRS-Therapieerfolg: "Nach zweiwöchiger Anwendung hatte ich kaum noch Beschwerden in den Beinen. Weitere 14 Tage später machte mir der Wetterumschwung keine Schwierigkeiten mehr. Von Regelbeschwerden konnte ich nach zwei Monaten nicht mehr sprechen. Ich fühle mich nun rundherum wohl."*

- *Patient J.H., 52 a; Diagnose: Durchblutungsstörung beider Füße, Kreuzschmerzen (Abnützung), Verspannungen im Schulterbereich. MRS-Therapieerfolg: Die Durchblutungsstörungen sind wesentlich besser, die Verspannungen waren nach sechs Wochen verschwunden. Gicht: keine Tabletten mehr, sehr guter Allgemeinzustand.*

- *Patientin P., 36 a; Diagnose: Kalte Hände und Füße, seit dem 8. Lebensjahr Migräneanfälle. "Kein Arzt konnte meine starken Knieschmerzen erklären." MRS-Therapieerfolg: "Ich habe keine kalten Hände und Füße mehr. Nach drei Monaten waren meine Knie- und Schulterschmerzen weg. Während der Regel treten nur mehr selten Kopfschmerzen auf. Endlich stehe ich morgens auf und bin top-fit."*

7. Dank an Frau Ursula Lange

- *Patient: Frau, 59 a. Diagnose: Durchblutungsstörungen in den Händen und Füßen: "wie abgestorben." Bewegungseinschränkung. MRS-Therapieerfolg: Nach einer Woche beschwerdefrei. "Ich trage wieder Schuhe mit höheren Absätzen, tanze, mache Fitnesstraining und wandere wieder. Ich habe warme, gut durchblutete Extremitäten und nach 14 Tagen wieder schleim- und sekretlösungsfreie Atemwege, bis heute."*

- *Patient H.S., 58 a; Diagnose: Durchblutungsstörungen in den Oberschenkeln, Schmerzen, Laufbeschwerden, im Ruhezustand starke Schmerzen in den Beinen. Krampfadern beim Knie außen: 5 cm lang, daumendick, sehr schmerzhaft. Sehr schmerzhaftes LWS-Syndrom 3./4. Wirbel, auch nachts. MRS-Therapieerfolg. "Die Oberschenkel sind wesentlich besser durchblutet, die Krampfadern auf ca. 50% der Stärke zurückgegangen, bei ca. 80% trat eine Schmerzreduzierung ein. Sie sind weich geworden, und die Berührung schmerzt nicht mehr, auch nicht bei Druck. Ich habe keine Laufbeschwerden mehr."*

Steckbrief MFT:
70-80% guter bis sehr guter Erfolg

4.8. Embolie

Blutplättchen, sog. Thrombozyten, sind neben den roten und weißen Blutkörperchen ein Hauptbestandteil des Blutes, genauer des Blutplasmas. Bei Verwundungen gerinnen die Thrombozyten, d.h. sie kleben zusammen, um die lädierte Stelle abzudichten und damit ein Verbluten zu verhindern.

So hilfreich und lebensrettend diese Blutgerinnsel auch sind, so gefährlich können sie sein, denn: Thrombozyten gerinnen (koagulieren) nicht nur bei äußeren Verletzungen, sondern auch an Stellen der Gefäßinnenwand, die durch arteriosklerotische Plaques beschädigt sind. Unter gegebenen Umständen löst sich ein Thrombozytenpfropfen (Thrombus/Blutgerinnsel) von der Gefäßwand und wandert über den Blutkreislauf in eine kleinere Arterie.
Der Thrombus kann in einem wesentlich engeren Abschnitt eines Blutgefäßes steckenbleiben und eine Embolie verursachen. Embolien werden meist durch Blutgerinnsel in den Venen ausgelöst, denn dort strömt das Blut langsamer, und daher können die Blutplättchen und die dazugehörigen Verbindungseiweiße leichter Kontakt miteinander finden und verklumpen. Thrombosen sind harmlos, wenn sie lediglich die Haut betreffen. Wandert ein Thrombus aber in die Lungen, ins Herz, ins Gehirn oder in den Darm, nimmt die Verlegung des Blutgefäßes lebensbedrohliche Ausmaße an. Die Verschließung eines zentralen Gefäßes bedeutet nicht nur plötzlichen Sauerstoffmangel (Hypoxie), sondern auch Minderversorgung der betroffenen Gewebe mit Blut (Ischämie). Die Folge ist ein völliger Funktionsausfall des betroffenen Organs, wie das z.B. beim Infarkt der Fall ist.

Man unterscheidet drei Arten von Embolien:

die "feste" Embolie (aus Gewebe, Tumorzellen, Blutklumpen),

die "flüssige" Embolie (aus Fettkügelchen oder "amniotic fluid"), die gasförmige Embolie.

Je nach Lage des Thrombus unterscheidet man zwischen der arteriellen Embolie, der gekreuzten Embolie (der Embulus entsteht in der Vene und wechselt in die Arterie über), der Lungenembolie, der Embolie des Herzkranzgefäßes und der zerebralen Embolie (im Herzen oder im Nacken in den zum Gehirn führenden Arterien). Eine Fettembolie entsteht durch eine Knochenverletzung oder einen Schaden der Fettzellen. Eine Luftembolie kann durch eine Luftinjektion oder bei einer Operation als Komplikation auftreten. Bei hohen Druckunterschieden im Wasser kann es zu einer Nitrogen-Embolie kommen.

Es gibt Medikamente, die den Embolus auflösen können, die aber Notfällen vorbehalten sind. Oft werden vom Arzt die Medikamente Heparin oder Warfarin verschrieben, die eine zusätzliche Embolusbildung verhindern. Wenn der Embolus in einer erreichbaren Arterie ist, kann er operativ entfernt werden. Ist er unerreichbar, wird in die Venen, die oberhalb und erreichbar liegen, ein "Stopper" eingesetzt, sodaß der Embolus Organe wie die Lunge oder das Herz nicht erreichen kann. Die Embolie ist eine eindeutige Notsituation, bei der unbedingt ein Arzt oder ein Krankenhaus aufgesucht werden sollte. Die Behandlung mit MFT spielt hier eine nebensächliche bzw. kaum eine Rolle.

4.9. Hämaton

Bei Gefäßverletzungen sind Blutungen unterschiedlichen Ausmaßes die unvermeidliche Folge. Bei jedem Trauma werden kleinere Blutgefäße und Kapillaren geöffnet, die sich aber rasch wieder verschließen. Sind Hauptstammgefäße betroffen, wird die periphere Blutversorgung beeinträchtigt, was lebensbedrohlich sein kann. Da lockeres Gewebe mehr Blut aufnehmen kann als straffe Geweberegionen (Handfläche), variiert auch die Blutverlusttendenz entsprechend. Beim oberflächlichen Hämatom ist die Schwellung zunächst tastbar. Später wird das angesammelte Blut durch phagozytierende Zellen aufgelöst und abgebaut. Im Rahmen der Verflüssigung sinken Anteile ab und erreichen häufig die Hautoberfläche, an der sie als bläuliche Flecken sichtbar werden. Kommt es in großen Körperhöhlen zu Blutungen, ist meist ein großer Blutverlust die Folge. Übersteigt die verlorene Blutmenge die Kompensationsmöglichkeiten des Organismus, kommt es zum Blutdruckabfall und schließlich zum hämorrhagischen Schock mit Organschäden. Blutungen lassen sich durch Kompressionen einschränken. Durchtrennte Hauptstammgefäße müssen jedoch chirurgisch zusammengenäht werden. Auch Prellungen und Dehnungen können Blutgefäße verletzen. Man spricht dann von einer stumpfen Gefäßverletzung.

Wirkung der Magnetfeldtherapie bei Häma-tomen: unterstützend, abschwellend, schmerzstillend, verbesserter Abtransport von Schlacken

Richtiger Einsatz des MRS bei Hämatomen

- Kissen oder Stab: 3-5x täglich je 24 Min. Stufe 200%, bei MRS med Stufe 400 %, lokal
- Therapieformen, die die MFT unterstützen: Enzyme
- Besondere Hinweise zur Anwendung: Hochlagerung der betroffenen Stelle!
- Dauer der Behandlung: Je nach Ausmaß und zusätzlichen Verletzungen 4-6 Wochen.
- Hinweise zur Erstreaktion: keine

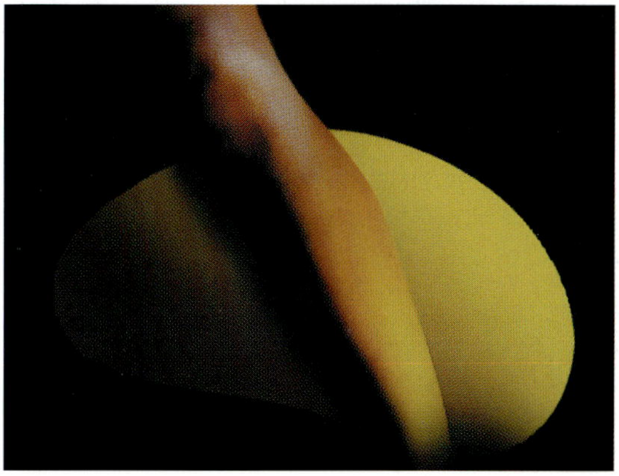

Abb.: Lokale Behandlung bei Hämatom am Unterschenkel

Wissenschaftliche Studien über die Behandlung der Hämatome mit MFT

- A.M. Begue-Simon, R.A. Drolet, "Clinical Assessment of the Rhumart System based on the Use of Pulsed Electromagentic Fields with Low Frequency", International Journal of Rehabil Research, 1993. - Die Forschungsergebnisse dieser umfangreichen Untersuchungen zeigen positive Effekte auf alle traumatischen Ereignisse im Körper.

Ärzteberichte über die Therapie von Hämatomen mit MRS

1. Dr. med univ. Sigrun Schaller, Zell am See

• *Patientin O.S., 56 a; Diagnose: Glutealhämatom links nach einem Sturz auf eine Betonkante, ausgeprägte Bewegungseinschränkung beim Treppensteigen, Sitzen ist unmöglich, auch im Liegen konnte keine schmerzfreie Position gefunden werden. Therapie mit hochdosiertem Wobenzym, Arnicaumschläge. Nach sechs Tagen zeigte sich noch keine Besserung. MRS-Therapieerfolg: Nach einem Tag waren die Schmerzen bereits soweit reduziert, daß die Nachtruhe nicht mehr gestört war. Am nächsten Tag war das Stiegensteigen im Wechselschritt möglich. Nach fünf Tagen war die Patientin geheilt und die Geschwulst nicht mehr zu tasten.*

Patientenberichte zur Behandlung mit MRS bei Hämatomen

1. Dank an Frau Zita M. Spieler

• *Patientin E.W., 82 a; Diagnose: "Ich stürzte beim Wandern auf einen Felsen, mein linker Fuß schwoll an und es bildete sich ein Hämatom vom Knie bis zum Knöchel. Das ganze war sehr schmerzhaft." MRS-Therapieerfolg: "Ich hatte keine Schmerzen mehr, die Schwellung ging zurück. Das Hämatom ging leicht zurück. Nach einer Woche löste sich das Hämatom zügig auf, die Schmerzen schwanden. Ich fühle mich allgemein sehr frisch und gut."*

2. Dank an Frau Susanne Büttner

• *Patient H.B., 41 a; Diagnose: Nach Fahrradunfall: Prellungen am rechten Oberschenkel, rechten Arm, an rechter Gesichtshälfte, Hämatom am rechten Auge. MRS-Therapieerfolg: Der Patient wurde vom Arzt zwei Tage nach dem Unfall zur Massage mit Reizstrom zu mir geschickt. Er kam stark humpelnd, mit großen Schmerzen. Als er am Nachmittag wiederkam, hatte er etwas weniger Schmerzen. Neben der MFT erhielt er eine leichte Massage des Oberschenkels. Die Beschwerden besserten sich täglich., das Hämatom am Auge war nach fünf Tagen abgeklungen. Der Patient begann wieder langsam mit dem Fahrradtraining. Nach vier Wochen fuhr er erfolgreich ein Zeitfahren in seinem Club.*

Steckbrief MFT:
80-90% guter bis sehr guter Erfolg

4.10. Hämorrhagie (Blutung)

Als Hämorrhagie bezeichnet man ein unkontrollierbares Bluten nach außen oder nach innen. Die Auswirkungen hängen vom betroffenen Körperteil und von der verlorenen Blutmenge ab und können ein Symptom für viele ernste Krankheiten oder Verletzungen sein. Eine Hämorrhagie entsteht, wenn Blutgefäße verletzt werden oder Blutungsneigung besteht. Normalerweise stoppt die Blutgerinnung eine Blutung innerhalb von Sekunden oder Minuten. Bei ernsthaften Verletzungen oder Störungen der Gerinnungsfunktion kann der Betroffene jedoch verbluten. Solche Störungen der Blutgerinnung können vorübergehend sein (bei manchen Krankheiten) oder bereits das Resultat einer anderen Krank-

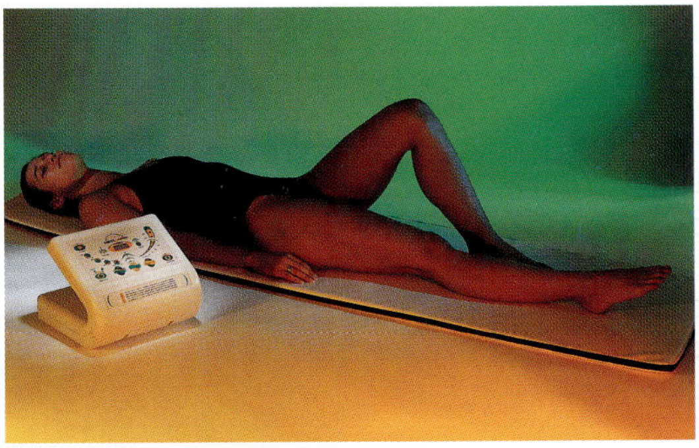

Abb.: Ganzkörperbehandlung bei Hämorrhagie

heit darstellen (Bluterkrankheit, Plättchenmangel, Magengeschwür, Krebs oder Krankheiten, die den Magen, die Niere oder die Harnorgane betreffen). Eine schwere Blutung führt zu schnellem Puls, Schwindel, Schwäche, einem Kollaps, Schock, Anstieg des Blutdrucks, Erhöhung des Herzschlags und zu blasser, kalter, schwitzender Haut. Schwarzer Teerstuhl ist typisch bei Blutungen aus dem Verdauungstrakt. Blut im Erbrochenen deutet auf Blutungen im Magen; Blut im Urin betrifft die Nieren oder Harnorgane. Bei Blut im Stuhl, im Harn oder in Erbrochenem sollte immer sofort ein Arzt aufgesucht werden.

Wirkung der Magnetfeldtherapie bei Hämorrhagie: unterstützend, entzündungshemmend, abschwellend, möglicherweise spielt die regulierende Wirkung auf das vegetative Nervensystem eine Rolle.

Richtiger Einsatz des MRS bei Hämorrhagie

- Ganzkörpermatte: 1-2x täglich je 8 Minuten Stufe 10-25%
- Hinweise zur Erstreaktion: keine

Wissenschaftliche Studien über die Behandlung der Hämorrhagie mit MFT

- V.V. Aleschenko, I.O. Pisanko, "EHF-Therapy for Hemophylic Arthropathy and Hemarthroses of the Knee Joint", Millimeter Waves in Medicine and Biology. Digest of Papers. 1995 April, Moskau. - In dieser Studie werden Bluter, welche an Gelenksblutungen leiden, mit elektromagnetischen Feldern behandelt. Sämtliche Ergebnisse deuten darauf hin, daß die Therapie mit Magnetfeldern alle anderen Behandlungsformen eindeutig positiv unterstützt.

4.11. Herzinfarkt

Der Herzinfarkt ist neben dem Schlaganfall die häufigste Todesursache. Beim Herzinfarkt ist ein Herzkranzgefäß durch arteriosklerotische Ablagerungen (Gefäßverkalkung) oder durch ein Blutgerinnsel so verlegt, daß kein Blut mehr durchfließen kann. Da durch den Gefäßverschluß die Sauerstoffversorgung in einem bestimmten Bereich des Herzmuskels nicht mehr gewährleistet ist, geht der Muskel zugrunde. Bluthochdruck, Diabetes, ein hoher Cholesteringehalt, die "Pille", Rauchen, überhöhter Streß, manche Diäten und ein Mangel an körperlicher Betätigung steigern die Gefahr eines Infarktes.

Ein Herzinfarkt kann unbemerkt bleiben oder mit den typischen heftigen Schmerzen hinter dem Brustbein auftreten. Oft strahlen diese Schmerzen bis in einen oder beide Arme aus. Dazu kommen Schwierigkeiten beim Atmen, Müdigkeit, starkes Schwitzen, Fieber und ein Vernichtungsgefühl.

Die Schmerzsymptomatik ist dieselbe wie bei der Angina Pectoris, nur wesentlich länger und heftiger. Ein Herzinfarkt kann völlig harmlos ablaufen und die Lebensqualität des Menschen nicht nachhaltig beeinflussen, er kann aber auch den sofortigen Tod herbeiführen. Die Folgen sind abhängig vom Bereich und vom Umfang des zerstörten Herzmuskels.

Das EKG mißt die Elektroimpulse, die vom Herzen ausgehen. Da die Impulse um das gestörte Gebiet herumwandern müssen, zeigt sich dies in den Aufzeichnungen. Auch der Anteil der weißen Blutkörperchen wird überprüft, da der Körper mehr weiße Blutzellen erzeugt, um die abgestorbenen Zellen abzutransportieren. Das Blut wird nach Eiweißen untersucht, die einen gestörten Herzmuskelstoffwechsel anzeigen können. Diese Diagnosen liefern aber erst 24-72 Stunden nach dem Infarkt Resultate. Es ist deshalb wichtig, bei etwaigen Symptomen sofort ein Krankenhaus aufzusuchen. Untersuchungen haben gezeigt, daß Infarktpatienten im Durchschnitt bis zu drei Stunden warten, ehe sie einen Arzt holen. Viele Todesfälle könnten vermieden werden, wenn sofort gehandelt werden würde. Ein Krankenhausaufenthalt ist im Falle eines Herzinfarkts kaum zu vermeiden.

Um das beschädigte Herz zu trainieren und die Grenzen der Belastbarkeit festzustellen, ist die Rehabilitation nach einem Infarkt enorm wichtig. Darüberhinaus werden Medikamente eingesetzt, die einen Zweitinfarkt verhindern sollten. Das wohl am häufigsten gebrauchte und bekannteste ist Nitroglyzerin, das allerdings recht unangenehme Nebenwirkungen hat, z.B. Blutdruckabfall oder den typischen Glyzerinnitratkopfschmerz. Die zweite große Medikamentengruppe bilden die Beta-Rezeptoren-Blocker, die den Sauerstoffbedarf des Herzens herabsetzen und damit einem Angina-Pectoris-Anfall entgegensteuern. Die Nebenwirkungen sind Herzverlangsamung, Krämpfe in den Bronchialmuskeln (deshalb bei Asthma nur unter Vorsicht verwenden), Übelkeit, Müdigkeit und Schlafstörungen. Zur dritten Gruppe gehören die Kalzium-Antagonisten, die ebenfalls den Sauerstoffbedarf des Herzens herabsetzen. Unerwünschte Wirkungen sind Schwellungen, Hautrötungen, Verstopfung und Kopfschmerzen. Mit Hilfe thrombolytischer Medikamente kann eine Verstopfung der Herzkranzgefäße teilweise gelöst werden. Diese Mittel müssen aber so schnell wie möglich injiziert werden, spätestens zwölf Stunden nach dem Anfall. Bei der natürlichen Behandlung steht das Reduzieren der Risikofaktoren im Vordergrund, d.h. Übergewicht abbauen, das Rauchen aufgeben, Steßsituationen und plötzlichen Temperaturwechsel vermeiden. Der Patient wird motiviert Ruhepausen einzulegen und sich an eine cholesterin- und fettarme Diät zu halten.

Wirkung der Magnetfeldtherapie bei Herzinfarkt: durchblutungsfördernd (bei noch durchlässigen Gefäßen) und damit Verbesserung der Sauerstoffversorgung im abgeschnittenen Herzmuskel, zur Vorbeugung und Rehabilitation

Richtige Anwendung des MRS: siehe "Angina Pectoris"

- Hinweise zur Erstreaktion: keine
- Therapieformen, die die MFT unterstützen: Vitamine und Mineralstoffe (Vitamin C, B-Vitamine, Vitamin E, Kalzium, Magnesium, Selen), Co-Enzym Q10, Essentielle Fettsäuren (Lachsöl, Leinsamenöl, Nachtkerzenöl, Boretschöl, Schwarzkümmelöl), Phytotherapeutika (Gingko biloba, Gotu Kola, Weißdornbeere, Ginseng, Ackerschachtelhalm, Alfalfa, Knoblauch, Traubenkernextrakt, Eichenrinde)

Wissenschaftliche Studien über die Behandlung von Herzinfarkt mit MFT

- J. Jerabek, "Pulsed Magnetotherapy in Czechoslovakia – A Review", Rev Environ Health, April-June 1994, pp. 127-34. - In diesem Artikel beschreibt der Autor den Einsatz der MFT in der Tschechoslowakei. Er beschreibt, daß die Therapie bereits seit über zehn Jahren in seinem Land bei der Behandlung von Rheuma und ischämischen Erkrankungen erfolgreich eingesetzt wird.
- C.A. Bassett, "Beneficial Effects of Electromagnetic fields", Journal of Cell Biochem, April 1993. - Dieser zusammenfassende Bericht zeigt, daß bereits über eine Viertelmillion Menschen weltweit mit chronischen, nicht heilenden Brüchen erfolgreich mit MFT behandelt wurde. Außerdem berichtet der Autor von der guten Wirksamkeit bei anderen Erkrankungen, u.a. bei Herzinfarkt und Apoplexie.
- E. I. Sorokina, et al., "Use of low-frequency magnetic field in the combined treatment of middle-aged and elderly patients with ischemic heart disease and osteochondrosis of the cervico-thoracic spine", Vopr-Kurortol-Fizioter-Lech-Fiz-Kult 1989 (2), pp. 18-22. - In dieser Studie wird der Effekt von niederfrequenten Magnetfeldern bei der koronaren Herzkrankheit aufgezeigt. Die Ergebnisse zeigen eine deutliche Verbesserung der autonomen Herzregulation und der Prävention von ischämischen Herzschäden.

Ärzteberichte über die Therapie von Herzinfarkt mit MRS

1. Dr. med. Manfred O. Eder, Anger/Bayern

- *Patient N.K., 73 a; Diagnose: In der Vorgeschichte ist ein Myocardinfarkt bekannt. Seit Jahren traten rezidivierende Beinödeme beidseits mit beginnender Elephantiasis und Erysipelschüben auf. In diesem Jahr trat auch eine tiefe Beinvenenthrombose rechts auf, und es folgten wiederholte Erysipelschübe bei wechselnden Beinödemen beidseits. MRS-Therapieerfolg: Der Patient fühlt sich wieder wohlauf und ohne weitere Beschwerden.*

2. Dr. med. W.R. Maus, Naturheilverfahren, Überlingen

- *Patientin; Diagnose: Herzinfarkt, Bypass-OP, erneute Verengung der Bypässe. MRS-Therapieerfolg: Nach drei Wochen Wohlbefinden, eine erneute Operation konnte vermieden werden.*

Patientenberichte zur Behandlung mit MRS bei Herzinfarkt

1. Dank an die Fa. vita.life

- *Patientin R.G., 59 a; Diagnose: sehr schlechtes Allgemeinbefinden, täglich Kopfschmerzen, Rückenprobleme mit Schmerzen bis zum rechten Fuß, unkontrolliertes Einknicken, psychisch nicht mehr ausgeglichen. Bewegungseinschränkung der Hände durch Rheuma. Seit 1982 grapefruit-*

große Zyste im äußeren Herzbeutel. MRS-Therapieerfolg: Die Kopfschmerzen sind seit Anwendung gänzlich weg. Die Psyche ist wieder ausgeglichen. Nach acht Monaten Behandlung hat sich die Zyste zurückgebildet. Seit der Anwendung verzichtet die Patientin auf Medikamente.

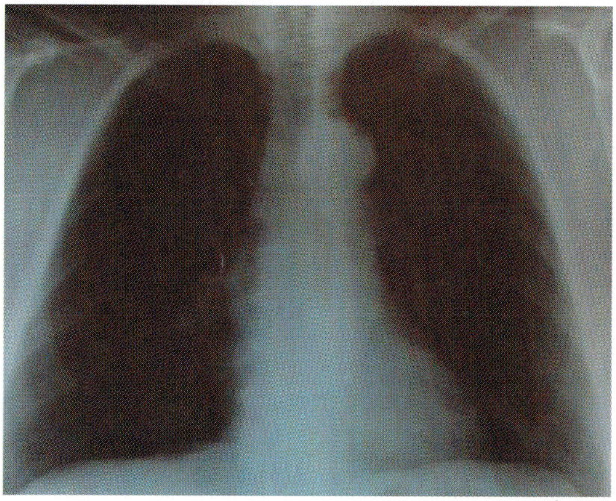

Abb.: Röntgenaufnahme mit erkennbarer Herzzyste

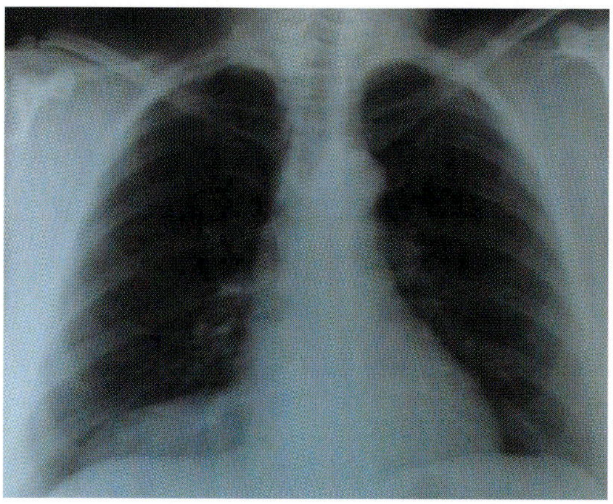

Abb.: nach 8 Monaten MRS Zyste geheilt

Steckbrief MFT:
70% guter bis sehr guter Erfolg

4.12. Herzinsuffizienz (Herzversagen)

Das menschliche Herz schlägt täglich ungefähr 90.000 mal – das sind pro Jahr mehr als 30 Millionen Herzschläge. In einem durchschnittlichen Lebensalter von 70 Jahren hat ein Herz über zwei Milliarden mal geschlagen. Wenn im Laufe des Alterungsprozesses oder durch bestimmte Erkrankungen die Leistung des Herzens nachläßt, entsteht eine Herzmuskelschwäche (Herzinsuffizienz), die die Pumpfähigkeit des Herzens extrem einschränkt. In der Folge staut sich das Blut vom Herzen in den kleinen und großen Kreislauf zurück. Um die Blutmenge zu befördern, schlägt das bereits überarbeitete Herz noch schneller und vergrößert sich. Da das Herz aufgrund seiner Muskelschwäche weniger Blut durch den Körper pumpt, wird auch die normale Tätigkeit der Nieren behindert. Die Nieren versuchen dann, zusätzlich mehr Blut zu bilden und entziehen dem Blut weniger Wasser und Salz. Um den Druck in den überfüllten Venen auszugleichen, dringt Flüssigkeit nach außen in das umliegende Gewebe. So entsteht eine Wasseransammlung, ein Ödem, das als Schwellung an den Knöcheln und über dem Kreuzbein sichtbar ist. Staut sich das Blut in der Lunge, entstehen beim Atmen Rasselgeräusche und durch den erhöhten Luftdruck in der Lunge kommt es zu Atemnot. Auch die Leber und die Milz können sich vergrößern. Typisch ist der Rückgang der Schwellung in der Nacht und häufiger Harndrang.

Herzschwäche entsteht meist aus einem Herzschaden. Ursachen für ein Herzversagen sind: koronare Herzkrankheiten, unbehandelter Bluthochdruck (Hypertension), der den Herzmuskel über Jahre hinweg schädigt, disfunktionale Herzklappen, rheumatisches Fieber, Aneurysma, Herzrhythmusstörungen oder durch Gift, Alkohol oder Viren hervorgerufene Herzmuskelerkrankungen.

Seit mehr als 200 Jahren wird die Herzinsuffizienz mit Hilfe des "roten Fingerhutes" (digitalis purpurea) wirksam behandelt. Bewegung, Gewichtsabnahme, Normalisierung des Blutdrucks, ausgewogene salzarme Ernährung, mäßige körperliche Betätigung, ausreichender Schlaf, das Vermeiden von Nikotin und Alkohol und regelmäßige Kontrolluntersuchungen können einer Herzschwäche vorbeugen und daraus resultierende Folgeschäden am Herzen verhindern.

Wirkung der Magnetfeldtherapie bei Herzinsuffizienz: unterstützend, durchblutungsfördernd, Verbesserung der Sauerstoffversorgung, beruhigend, Einfluß auf den Kalziumstoffwechsel, Stärkung des Herzmuskels

Richtige Anwendung des MRS: siehe "Angina Pectoris"

- Therapieformen, die die MFT unterstützen: Weißdorn, Gingko biloba, Co-Enzym Q10.
- Hinweise zur Erstreaktion: keine

Wissenschaftliche Studien über die Behandlung von Herzinsuffizienz mit MFT

- F. Petrossi, "The effect of combined treatment with the use of magnetotherapy on the systemic hemodynamics of patients with ischemic heart disease and spinal osteochondrosis",
Internet: Medline_HYPERLINK HTTP://www.avicenna.com/
- Z. Omura, "Basic electrical parameters for safe and effective electrotherapeutics for pain, neuromuscular skeletal problems, and circulatory disturbances", Heart Disease Research Foundation, Brooklyn, 1987.

In dieser Studie werden verschiedenste physikalische Therapiemaßnahmen in Bezug auf Herz-Kreislauf-Erkrankungen untersucht und deren Wirkung auf den Organismus beschrieben.

Ärzteberichte über die Therapie von Herzinsuffizienz mit MRS

1. Dr. med. Christoph Scherer/Dr. med. univ. Christian Thuile, Zentrum für Energiemedizin, 1080 Wien, Breitenfeldergasse 10, Tel. 0043/01/40 666 00

- *Patientin A.A., 86 a; Diagnose: Die Patientin leidet seit zehn Jahren an einer koronaren Herzkrankheit mit zunehmender Herzschwäche und starken anginösen Beschwerden sowie massiven Durchblutungsstörungen trotz intensiver medikamentöser Behandlung. Herzinsuffizienz Grad III der NYHA. Die Patientin ist außerstande, mehrere Schritte hintereinander zu gehen, kann nicht flach liegen und zeigt Atemnot in Ruhe sowie ausgeprägte Knöchelödeme und Krämpfe in den Beinen. MRS-Therapierfolg: Nach neun Wochen zusätzlicher und regelmäßiger Behandlung mit MRS ist die Patientin wieder in der Lage, sich in ihrer Wohnung frei zu bewegen. Sie kann ihre Einkäufe wieder selbständig durchführen. Die Schwellung an den Knöcheln ist deutlich zurückgegangen, die Atemnot hat sich verringert.*

Patientenberichte zur Behandlung mit MRS bei Herzinsuffizienz

1. Dank an Herrn Max Keiser und Frau Verena Singer

- *Patientin H.F.; Diagnose: Herzschwäche. MRS-Therapieerfolg: "Bereits nach einigen Wochen hatte ich wieder mehr Energie und Lebensfreude, konnte spazierengehen und bin fit wie früher."*
- *Patientin M.K., 72 a; Diagnose: Angina pectoris, Atemnot bei Anstrengung. MRS-Therapieerfolg: "Ich könnte nicht sagen, daß ich gleich Erfolg hatte, sondern es trat eine Erstverschlechterung ein, z.B. Schmerzen im Bereich der Gelenke. Sehr bald verspürte ich ein Gefühl der Erleichterung im Körper, ich bekam mehr Luft und die Arzttermine wurden seltener. Ich fühlte mich wieder so fit, daß ich mit meinem Hund Ballspiele mache."*

Steckbrief MFT: 60-70% guter bis sehr guter Erfolg

4.13. Herzrhythmusstörungen

Als Herzrhythmusstörungen werden Abweichungen vom normalen, stetigen Herzschlag bezeichnet (nicht infolge einer plötzlichen Anstrengung). Oft ist die Ursache ein vorgeschädigtes Herz (z.B. nach einem Infarkt). Auch angeborene Herzfehler, eine linke Herzschwäche, rheumatisches Fieber, Drogenmißbrauch, starkes Rauchen oder hoher Koffeinkonsum können Arrhythmien hervorrufen.

Herzrhythmusstörungen sind besonders dann gefährlich, wenn es sich um zusätzliche, von den Kammern ausgelöste Herzschläge, sog. ventrikuläre Extrasystolen, handelt. Diese elektrischen Entladungen können im ungünstigsten Fall eine Art Kurzschluß im Reizleitungssystem auslösen und, wenn sich die Herzkammern nicht mehr ordentlich zusammenziehen und zu flattern beginnen, lebensbedrohlich sein. In den schlimmsten Fällen geht dieses Flattern in ein Kammernflimmern über. Beim Flimmern ziehen sich die einzelnen Muskelzellen des Herzens unkoordiniert zusammen und führen ungeordnete Bewegungen aus, wodurch das Herz kaum oder gar nicht mehr in der Lage ist, Blut in den Kreislauf zu pumpen. Dies tritt häufig nach einem Herzinfarkt, aber auch bei Stromstößen auf.

Hin und wieder schlägt das Herz bei allen Menschen schneller. Schlägt es jedoch unregelmäßig, so können Herzrhythmusstörungen zugrunde liegen. Das normal schlagende Herz wird kaum wahrgenommen, gerät es jedoch kurzfristig aus dem Rhythmus und legt gelegentlich eine Pause oder eine Art Fehlzündung ein, spürt man dies unmittelbar. "Stolpert" das Herz öfter und über eine längere Zeit, liegt eine Störung des Herzens bei der Bildung oder Weiterleitung der Schlagimpulse vor. Ziehen sich die Herzkammern außerhalb des normalen Schlagrhythmus zusammen, spricht man von einer Extrasystole. Wenn das Herz mehr als hundertmal pro Minute schlägt, liegt eine sog. Tachykardie vor. Das Herz kann aber auch zu langsam schlagen. Schlägt es weniger als fünfzig mal pro Minute, handelt es sich um eine Bradykardie. Dies ist bei guttrainierten Sportlern völlig normal (physiologische Bradykardie). Im Krankheitsfall macht sich ein zu langsamer Herzschlag durch Müdigkeit, Konzentrationsmangel und Schwindelanfälle bemerkbar. Dem Betroffenen wird dabei schwarz vor den Augen und er fühlt sich schwach. Gefährlich wird ein Herzschlag unter 40 Schlägen pro Minute. Meist liegt einem solchen Phänomen eine Blockade im Erregungsleitungssystem zugrunde.

Die Ursachen für Herzrhythmusstörungen können mit einem EKG festgestellt werden. Der Arzt kann Rückschlüsse auf die Aktionsströme ziehen, die bei der Erregung des Herzmuskels entstehen, und damit eventuelle Herzrhythmusstörungen aufspüren. Herzrhythmusstörungen bedürfen immer einer ärztlichen Abklärung. Oft werden die Störungen mit einem Schrittmacher behandelt. Ein Schrittmacher ist ein batteriebetriebener Impulsgeber (Taktgeber), der das Herz dazu stimuliert, im richtigen Rhythmus zu schlagen und die gestörte Herzschlagfolge zu korrigieren. Dieses elektronische Gerät wird in Herznähe eingepflanzt.

Wirkung der Magnetfeldtherapie bei Herzrhythmusstörungen: unterstützend, beruhigend über das vegetative Nervensystem, Beeinflussung des Kalziumstoffwechsels, direkter Einfluß auf das Erregungssystem des Herzens (elektromagnetische Wechselwirkung)

Richtiger Einsatz des MRS
siehe "Angina Pectoris"

• Therapieformen, die die MFT unterstützen: Weißdorn

• Besondere Hinweise zur Anwendung: Einschleichen! Nur unter ärztlicher Aufsicht!

Ein Herzschrittmacher ist eine Kontraindikation für die Magnetfeldtherapie, d.h. man darf das Magnetfeld unter keinen Umständen als Behandlung einsetzen. Dies ist eine der wenigen, wirklich absoluten Kontraindikationen für die Magnetfeldtherapie. Bei schwersten Arrhythmien ist der Einsatz von wissenschaftlicher Seite her noch umstritten.

• Hinweise zur Erstreaktion: keine. Ausnahme ist eine vegetative Reaktion des Patienten. Dies bedeutet, daß manche Patienten Angst haben und dann ein "Herzpochen" verspüren (ihren normalen Herzschlag). Dies liegt meist daran, daß sie auf der Magnetfeldmatte völlig entspannt sind und plötzlich das Schlagen des eigenen Herzens bewußt registrieren. Ein Zustand, der ungewohnt ist und Angst hervorrufen kann, wenn man nicht vorher informiert wurde. Die Angst kann dann einen beschleunigten Herzschlag zur Folge haben, und das Unbehagen nimmt zu.

Wissenschaftliche Studien über die Behandlung von Herzrhythmusstörungen mit MFT

• F. Petrossi, "The effect of a low-frequency magnetic field on erythrocyte membrane function and on the prostanoid level in the blood plasma of children with parasystolic arrhythmia", Internet: medline_HYPERLINK HTTP:// www. avicenna.com/_

• L.N. Budkar, et al., "Magnetolaser Therapy in Treatment of Ischemic Heart Disease and Heart Rhythm Disorders", Doktor Lending, 4(13), 1996, pp. 10-13.

• E.M. Vasil'eva, et al., "The Effect of a Low-frequency Magnetic Field on Erythrocyte Membrane Function and on the prostanoid Level in the Blood Plasma of Children with Parasystolic Arrhythmia", Vopr Kurortol Fizioter Lech Fiz Kult (2), March-April 1994, pp. 18-20. – Die Ergebnisse dieser Studie berichten von 23 Kindern mit parasystolischer Arrhythmie, die mit MFT eine Verbesserung der humoralen und zellulären Prozesse aufweisen, die in der Regulation des Herzrhythmus miteinbezogen sind.

HERZ-KREISLAUF

Patientenberichte zur Behandlung mit MRS bei Herzrhythmusstörungen

1. Dank an Herrn Max Keiser und Frau Verena Singer

• *Patient G.H.; Diagnose: Infarkt 1969, 2 mal Herzstillstand verursacht durch Hinterwandinfarkt. Belastungs-EKG im Februar 1998 ergab Rhythmusstörungen. MFT-Therapierfolg: Die Nachuntersuchung im Juli 1998 ergab ein hervorragendes Bild: keine Rhythmusstörung mehr, das Blutbild ist normal.*

2. Dank an Herrn Felix Sachs

• *atient F.S., 54 a; Diagnose: aperiodische, medizinisch unauffällige (ohne Befund bei EKG) und nicht geklärte Herzrhythmusstörungen, die sich in einem 1-2 Sekunden dauernden scheinbaren "Anhalten" des Herzschlages äußerten. Erstes Auftreten im Alter von etwa 20 Jahren (also etwa vor 3 1/2 Jahrzehnten), Wiederholung in unregelmäßigen Abständen von 1-10 oder bis 14 Tagen zu praktisch jeder Tages- oder Nachtzeit (typische Reaktion bei chronischem Beschwerdebild). MRS-Therapieerfolg: 1. Anwendung am 20. April: "ca. 2 Stunden später (nach dem Mittagessen) begann in der Herzgegend ein eigenartiges Ziehen mit einem anschwellenden Druckgefühl, das etwa drei Stunden anhielt und langsam abschwellend wieder verschwand. Erneutes, schwächeres Auftreten an den folgenden Tagen. Die beschriebenen Herzstörungen waren damit aber noch nicht beseitigt, sondern traten während der nächsten drei Monate mit sich vergrößernden Abständen und schwächer werdend immer wieder auf; nach vier Monaten scheint nun das Phänomän verschwunden. Ein ganz seltenes Nasenbluten in der Kindheit hatte sich ca. ab dem 20. Lebensjahr allmählich zu einem chronischen Leiden entwickelt; praktisch kein Tag verging ohne zwei- bis dreimaligem leichten bis seltenen "richtigem" Nasenbluten links und rechts: "Ich hatte so ziemlich alles versucht, um es wegzukriegen. Das MRS-System schien zunächst ca. ein halbes Jahr lang keine Verbesserung bewirken zu können. Dann im Herbst begann eine deutliche Besserung: seit November hat die rechte Nasenseite kein einziges Mal mehr auch nur einen Tropfen Blut verloren, und die linke Seite ist auf dem Weg zur vollständigen Heilung!"*

3. Dank an die Fa. vita.life

• *Patient T., 48 a; Diagnose: Herzrhythmusstörungen. MRS-Therapieerfolg: In der 1. Woche heftige Reaktionen in allen Bereichen, nach drei Tagen deutliche Besserung, heute praktisch keine Herzrhythmusstörungen mehr.*

• *Patient S.M., 37 a; Diagnose: Herzrhythmusstörungen, Durchblutungsstörungen. MRS-Therapieerfolg: "Nach vier Wochen habe ich die Herzrhythmusstörungen in den Griff bekommen."*

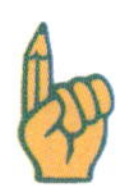

Steckbrief MFT:
50-60% guter bis sehr guter Erfolg.

4.14. Hypertonie und Hypotonie (Blutdruckprobleme)

Rund 15-20% der Bevölkerung leidet an Bluthochdruck (Hypertonie), davon 90 % an der sog. essentiellen Hypertonie. Die eigentlichen Ursachen dieser Form des Bluthochdrucks sind noch unbekannt, man nimmt jedoch an, daß erbliche Veranlagung eine große Rolle spielt. Gefördert wird die essentielle Hypertonie durch Übergewicht, zu hohen Kochsalzverbrauch, übermäßigen Alkoholkonsum, Bewegungsmangel, erhöhten Fettgehalt im Blut, Streß und Nikotin, insb. in Verbindung mit oralen Kontrazeptiva. Vom hohen Blutdruck spricht man, wenn der systolische (obere) Wert 160mm Hg bzw. der diastolische (untere) Wert 90 mm Hg übersteigen. Diese von der WHO (Weltgesundheitsorganisation) festgelegten Werte sind standardisiert.

Da bei der Hypertonie keine Symptome "sichtbar" sind, spricht man auch oft von der "stillen Krankheit." Erhöhter Bluthochdruck ist an der Schädigung der Arterien und

Gefäßwände ursächlich beteiligt und daher mitverantwortlich an der Entstehung der Arteriosklerose; dabei sind Blutgefäße im Gehirn, im Herzen und in den Nieren besonders oft betroffen. Die Mangeldurchblutung, die durch die Gefäßeinengung ensteht, kann im Gehirn einen Gehirnschlag (Apoplexie) oder im Herzen eine Herzenge (Angina Pectoris) bzw. einen Herzinfarkt vorbereiten.

Die Ergebnisse von Blutdruckmessungen können innerhalb eines kurzen Zeitraumes stark variieren. Aufregungen, z.B. beim Arztbesuch ("Weißkittelphänomen"), und die Gemütslage nehmen auf die Werte einen nicht zu unterschätzenden Einfluß. Messungen sollten deshalb öfter durchgeführt werden. Bei der Messung ist es grundsätzlich wichtig, den Arm waagrecht in Herzhöhe zu halten und nicht herabhängen zu lassen. Während der systolische Wert den Druck beim Herzschlag (bei der Kontraktion) angibt, zeigt der diastolische Wert den Druck an, der entsteht, wenn sich das Herz füllt. Der diastolische Wert ist immer niedriger als der systolische. Der normale Blutdruck eines Erwachsenen liegt (abhängig vom Lebensalter) in etwa bei 120/80mm Hg.

Durch eine Änderung der Lebensführung lassen sich leichte Fälle von Hypertonie (bis zu 140/100 mm Hg) günstig beeinflussen.

Bei schweren Fällen sollte man Medikamente in Betracht ziehen. Meist verschreibt der Arzt ein entwässerndes oder drucksenkendes Mittel, bzw. ein Medikament, das das Blutdruck-Zentrum im Gehirn positiv beeinflußt. Sollte dies nicht ausreichen, wird ein Medikament eingesetzt, das die Arterien erweitert bzw. eine Kombination verschiedener Mittel versucht. Eine Diät zum Abbau von Übergewicht und das Vermeiden von mehr als fünf Gramm Kochsalz täglich sind besonders zu beachten. Sehr viel Salz befindet sich in geräuchertem Fleisch, Würsten, Meerestieren, Nüssen und Salzstangen. Auch stark natriumhaltiges Mineralwasser sollte gemieden werden. Dagegen wirkt kaliumreiche Kost (Früchte, grünes Gemüse, Kartoffel) blutdrucksenkend.

Die **Hypotonie**, der Blutunterdruck, äußert sich bei den Betroffenen durch Müdigkeit beim Aufwachen, Schwindel beim Aufstehen und lange Anlaufzeit. Von einem niedrigen Blutdruck spricht man, wenn der systolische Wert bei der Frau unter 100mm Hg und beim Mann unter 110mm Hg liegt.

Die Hypotonie wird selten mit Medikamenten behandelt. Körperliche Bewegung (Gymnastik, Schwimmen, usw.) und eine erhöhte Flüssigkeitsaufnahme (auch koffeinhaltige Getränke) sind einfache Mittel, um dem Blutunterdruck entgegenzuwirken.

Wirkung der Magnetfeldtherapie bei Blutdruckproblemen: gefäßerweiternd (Verringerung des Widerstandes und damit Senkung des diastolischen Blutdruckwertes), Ansäuerung der Gefäßwand, regulierend auf das vegetative Nervensystem, direkte Wirkung auf die Druckrezeptoren im Bereich des Carotissinus, blutdruckstabilisierend bei niederem Blutdruck.

Richtiger Einsatz des MRS bei Blutdruckproblemen

- Ganzkörpermatte: 2-3x täglich je 8 Minuten: morgens Stufe 25%, mittags Stufe 10%, abends Stufe sensitiv
- Kissen: 2x täglich je 16 Minuten Stufe 50%, im Nackenbereich (bis zum Haaransatz)

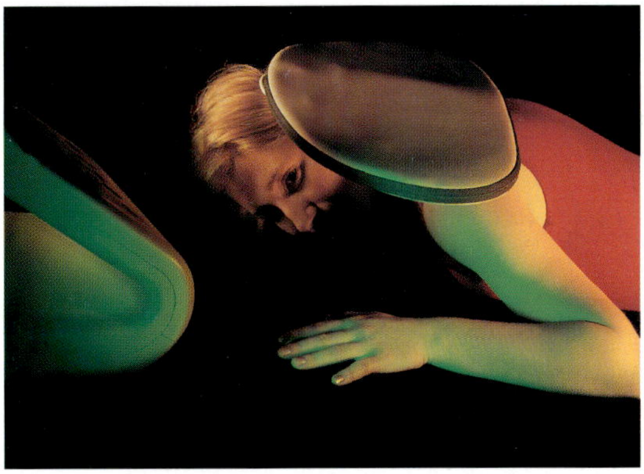

Abb.: Lokale Behandlung des Nackens mit Kissen

- Therapieformen, die die MFT unterstützen: Gewichtsreduktion, kochsalzarme Diät, Biofeedback, Qi Gong, bei Bluthochdruck: Vitamine und Mineralstoffe (Vitamin C, B-Vitamine, Vitamin E, Kalzium, Magnesium, Selen), Essentielle Fettsäuren (Lachsöl, Leinsamenöl, Nachtkerzenöl, Boretschöl, Schwarzkümmelöl), Phytotherapeutika (Weißdorn, Traubenkernextrakt)

• Besondere Hinweise zur Anwendung: Viel trinken! Bei niederem Blutdruck: Beine hochlagern (um Absacken des Blutes zu verhindern und Rücktransport zum Herzen zu fördern), Keilkissen am Fußende unter die Therapiematte legen.

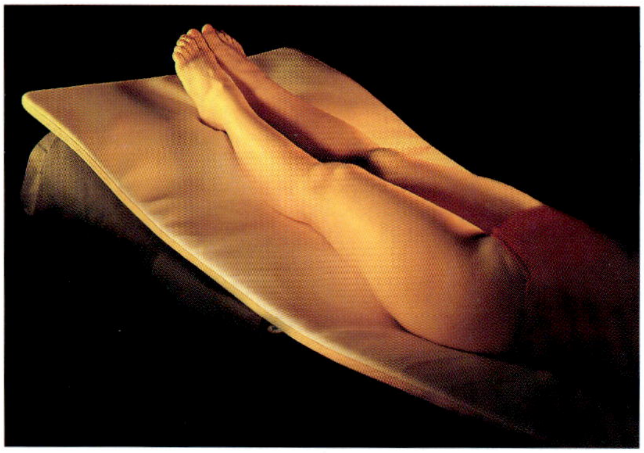

Abb.: Basisbehandlung bei Blutdruckproblemen

• Dauer der Behandlung: Der langfristige Behandlungserfolg hängt eng mit der Gewichtsreduktion bei adipösen Patienten zusammen. Blutdruckmedikamente müssen auf jeden Fall weiterhin eingenommen werden.

• Hinweise zur Erstreaktion: Am Beginn der Behandlung kann es besonders bei niederem Blutdruck zu Schwankungen kommen, die im Verlauf der Therapie verschwinden.

Wissenschaftliche Studien über die Behandlung von Blutdruckproblemen mit MFT

• G. A. Pochechueva, et al., "Effect of a running pulse magnetic field on certain humoral indicators and physical ability to work in patients with neurocirculatory hypo- and hypertension", Biofizika 1995. - Diese Studie beschäftigt sich mit dem Einfluß von pulsierenden Magnetfeldern auf Patienten mit Hyper- und Hpyotension. Die gut dokumentierten und beobachteten Effekte zeigten durchschnittlich ein Absinken des Bluthochdruckes und ein Anheben des Blutniederdruckes. Außerdem beobachtete man bei beiden Gruppen u.a. eine Verbesserung der körperlichen Belastbarkeit, des Allgemeinzustandes und der Konzentration.

• L.L. Orlov, et al., "Effect of a Running Pulse Magnetic Field on Some Humoral Indices and Physical Capacity in Patients with Neurocirculatory Hypo- and Hypertension", Biofizika 41(4), 1996, p. 944 ff. - Diese kontrollierte Studie zeigt die positiven Effekte der MFT an Patienten, die an zu niedrigem oder zu hohem Blutdruck leiden. Dabei zeigen Patienten mit erhöhtem Blutdruck eine deutliche Verbesserung von Symptomen wie Kopfschmerzen, Brustschmerzen, Taubheit der Extremitäten, des systolischen und diastolischen Blutdruckes und der Arbeitskapazität.

• T.A. Kniazeva, "The Efficacy of Low-Intensity Exposures in Hypertension", Vopr Kurortol Fizioter Lech Fiz Kult 1, 1994, p. 8-9. - Diese doppelblinde, placebokontrollierte Studie mit niederfrequenten und niederintensiven elektromagnetischen Feldern konnte zeigen, daß bei Bluthochdruck die MFT helfen konnte, den Blutdruck zu normalisieren.

• S.G. Ivanov, et al., "Use of Magnetic Fields in the Treatment of Hypertensive Disease", Vopr Kurortol Fizioter Lech Fiz Kult (3), 1993, pp. 67-69. - Diese placebokontrollierte Studie ergab einen sehr positiven Effekt bei der Behandlung von Bluthochdruck (Stufe 2) mit pulsierenden Magnetfeldern (unterstützende Wirkung bei 78%), während in der Kontrollgruppe lediglich 30% eine equivalente Verbesserung zeigten.

• N. N. Bogdanov, et al., "Optimization of the effects of physical and health resort factors in ischemic heart diseases and arterial hypertension", Ter-Arkh 1986, pp. 108-111. - Der Autor präsentiert die positiven Ergebnisse bei Anwendung der MFT in der Prävention und Rehabilitation bei 300 Patienten mit arteriellem Hochdruck.

• S.G. Ivanov, "The Comparative Efficacy of Nondrug and Drug Methods of Treating Hypertension", Ter Arkh, 65(1), 1003, p. 44f. - Diese doppelblinde, placebokontrollierte Studie konnte zeigen, daß die MFT in der Behandlung von Symptomen der Stufe 2 Bluthochdruckpatienten sehr effektiv ist (Kopfschmerzen, Schwindel u.a.).

Ärzteberichte über die Therapie von Blutdruckproblemen mit MRS

1. Dr. med Christoph Scherer/Dr. med. univ. Christian Thuile, Zentrum für Energiemedizin, 1080 Wien, Breitenfeldergasse 10, Tel.:

0043/1/40 666 00

• Patientin B.B., 48a; Diagnose: Hypotonie, leidet an Streß, Verspannungen und chronischer Müdigkeit. MRS-Therapieerfolg: Nach der zweiten Behandlung wird eine deutliche Besserung verspürt, die drei Tage anhält. Nach zwei Monaten fühlt sich die Patientin frischer, und die anfänglichen Schwindelgefühle sind völlig verschwunden. Deutliche Verbesserung der vegetativen Symptomatik.

• Patientin T.F., 56 a; Diagnose: Hypotonie; Blutdruck 90/55mm Hg, klimakterische Beschwerden und Depressionszustände. MRS-Therapieerfolg: Der Blutdruck hat sich normalisiert, keine Depression mehr.

2. Med. Rat. Dr. med. Gustav Skreiner, Praktischer Arzt, Graz

• Patient; Diagnose: Hypertonie, vegetative Dystonie, Depression, Durchblutungsstörungen, Zustand nach Schlaganfall, Erschöpfungsbeschwerden, Muskelverspannungen. MRS-Therapieerfolge: bisher gute Erfolge erzielt.

3. Prof. Dr. med. P. Schwarzfischer, Facharzt für Innere Medizin und Nuklearmedizin, Landhaussanatorium "Im Sonnenfeld", Bad Wiessee

• Patientin A.W., 48 a; Diagnose: arterielle Hypertonie, Zustand nach Operation eines Aneurysmas der A. cerebri media sowie eines Gehirntumors (OP vor 4 Wochen), Adipositas erheblichen Grades, reduzierter Allgemeinzustand. MRS-Therapieerfolg: Frau W. berichtet von einer spürbaren Besserung ihres Allgemeinbefindens.

Patientenberichte zur Behandlung mit MRS bei Blutdruckproblemen

1. Dank an Frau Sieglinde Kapun

• Patient S.K., 65 a; Diagnose: hoher Blutdruck, Durchblutungsstörungen am ganzen Körper. MRS-Therapieerfolg: Bewegung und Schlafschwierigkeiten sind nach 1 Woche sehr viel besser, der Blutdruck war nach zwei Monaten etwas niedriger, die Durchblutungsstörungen in den Füßen leichter. Allgemein trat eine Bewegungsverbesserung ein.

2. Dank an Herrn Dipl. Ing. Dietmar Hauser

• Patient P.Z., 51 a; Diagnose: Bluthochdruck, MRS-Therapieerfolg: 11.6: momentan eher zu niedriger Blutdruck (Medikamente wie bisher), Kopfschmerzen, Einschlafstörungen, Depressionen vermindert bis beseitigt. Gleichzeitige Einnahme von angesetzten Heilkräutern. 15.7: Blutdruck normalisiert bei gleichzeitiger Medikamentenreduktion, Kopfschmerzen, Schlafschwierigkeiten, Depressionen verschwinden (keine Medikamente mehr).

3. Dank an Frau Gabriele Friedrich

• Patient B.E., 29 a; Diagnose: hoher Blutdruck, nervöse Unruhe, Schlafstörungen, Kreislaufprobleme. MRS-Therapieerfolg: "Ich verspürte bereits bei der ersten Anwendung ein angenehmes Wärmegefühl und eine Entspannung, meine Kopfschmerzen waren weg. Ich fühle mich ausgeglichener und ruhiger. Meine Schlafstörungen, Kreislaufprobleme, der hohe Blutdruck haben sich normalisiert. Die Verspannungen im Nacken-Schulterbereich sind verschwunden, ebenso meine Gliederschmerzen."

4. Dank an Frau Franziska Engeli

• Patient K.K., 50 a; Diagnose: zu hoher Blutdruck (3 Tabletten), Zystenniere. MRS-Therapieerfolg: Blutdruck: Nach einem Jahr braucht der Patient nur mehr 1 Tablette täglich, er fühlt sich energetisch und ausgeglichen.

• Patientin M.K., 39 a: Diagnose: zu niedriger Blutdruck, sehr müde, keine Energie, schlapp. MRS-Therapieerfolg: Jetzt ausgeglichen, viel Energie, die Patientin kann mit großer Leistungsenergie arbeiten. Der Blutdruck ist gut. Frau K. benützt das MRS seit einem Jahr.

5. Dank an Herrn Karl Garber

• Patient J.I., 40 a; Diagnose: niedriger Blutdruck, starke Hüftschmerzen im linken Becken, manchmal Kopfschmerzen (zwei Tage im Monat). MRS-Therapieerfolg: Die starken Hüftschmerzen sind beseitigt (nach ca. zwei Wochen), der Blutdruck ist normal (nach vier Monaten).

• Patientin B.I., 37 a; Diagnose: niedriger Blutdruck, sehr starke Verdauungsprobleme, Regelprobleme, Durchblutungsstörungen, Schlafprobleme (Schweißausbrüche). MRS-Therapieerfolg: seit der ersten Anwendung keine Verdauungsprobleme mehr, die Durchblutungsstörungen haben sich gebessert, die Schlafprobleme sind weg, der Blutdruck ist normal.

6. Dank an Frau Antonia Aldrian

• Patient M.K., 34 a; Diagnose: niedriger Blutdruck. MRS-Therapieerfolg: Der Blutdruck hat sich normalisiert, die Schmerzen im Schulterbereich haben sich nach 1 Monat Anwendung stark vermindert, die Schmerzen im Leistenbereich sind verschwunden. Das Kältegefühl am Morgen ist besser.

7. Dank an Frau Maria Pfeifer

• Patientin A.W., 57 a; Diagnose: "Ich hatte Blutniederdruck, ca. 95/80 mm Hg und im Bereich der Hals- und Lendenwirbelsäule und der linken und rechten Armkugel seit ca. 25 Jahren zeitweise starke Schmerzen beim Sitzen oder in gebückter Haltung. Ich kann keine Arbeit verrichten, nichts Schweres heben, Schneeschaufeln war unmöglich. Spritzen und Tabletten halfen nicht lange, auch nach einem Kuraufenthalt kamen die Schmerzen immer wieder." MRS-Therapieerfolg: Nach drei Wochen Anwendung war ich schmerzfrei. Reaktionsschmerzen blieben aus. Jetzt habe ich das MRS 2000 bereits 2 1/2 Jahre und bin noch immer schmerzfrei. Der Blutniederdruck ist schon nach einer Woche auf 125mm Hg gestiegen und dort geblieben."

8. Dank an Herrn Wolfgang Gasteiner

• Patientin H.W., 53 a; Diagnose: Kreislauf 90/60 mm Hg – 1 Kapsel. MRS-Therapieerfolg: Durchblutung der Füße nach Erstanwendung optimal, extreme Erleichterung beim Stiegensteigen. Kreislaufstabilisierung nach den ersten Tagen – tägliches Medikament (1 Kapsel) und Medikamente für Osteoporose und Gicht nach 14 Tagen abgesetzt. Nach vier Wochen sind ein schmerzloser Zustand und körperliches Wohlbefinden eingetreten.

9. Dank an Frau Gabriele Kothmayer

• Patientin G.K., 38 a; Diagnose: Niedriger Blutdruck 90/60mm Hg, Kreislaufbeschwerden. MRS-Therapieerfolg: Wesentliche Besserung der Rückenschmerzen nach einem Monat, keine Kopfschmerzen mehr, der Nackenbereich ist viel entspannter, der Blutdruck ist relativ stabil (mehrmalige Messung 105/70mm Hg).

10. Dank an Frau Heidi Herrmann

• Patientin K.L., 50 a; Diagnose: Durch niedrigen Blutdruck kalte Füße und Hände. MRS-Therapieerfolg: "Ab 1.10.98 (nach drei Wochen Anwendung) komme ich mit weniger Schlaf aus. Der Blutdruck hat sich auf 120/80mm Hg normalisiert. Ich habe keine kalten Hände und Füße mehr. Ich bin leistungsfähiger, fühle mich voll "Power", trotz harter psychischer familiärer Belastung. Ein Kratzen im Hals (Grippe-Epidemie im Oktober) war sofort nach der Anwendung fort. Meine Krampfadern und eine rote Narbe am rechten Schulterblatt werden blasser. Von meiner Kosmetikerin wurde mir bestätigt, daß meine Haut durch die gute Durchblutung besser geworden war. Ich kann jetzt acht Stunden durchschlafen."

• Patientin C.K., 50 a; Diagnose: Bluthochdruck, Verspannung, Kreislaufstörungen, Ischiasnerv. MRS-Therapieerfolg: deutliche Verbesserung von Blutdruck und Kreislauf, weniger Verspannungen, Weglassen von Medikamenten und Injektionen, besseres Allgemeinbefinden.

Steckbrief MFT:
70% guter bis sehr guter Erfolg

4.15. Koronare Herzkrankheit (KHK)

Bei der Koronaren Herzkrankheit benötigt das Herz für die eigene Muskeldurchblutung mehr Sauerstoff, als es über die Herzkranzgefäße erhält. Dabei steht die schlechte Sauerstoffversorgung in ursächlichem Zusammenhang mit arteriosklerotischen Ablagerungen, die die Herzkranzgefäßlichtung verengen. Diese Gefäßverengungen begünstigen wiederum Wirbelbildungen im Blutstrom und damit die Entstehung von gefäßverschließenden Blutgerinnseln. Unbehandelt sind diese Verengungen die Ursache für Herzinfarkt, Herzrhythmusstörungen und Herzinsuffizienz.

In den westlichen Industrieländern ist die Koronare Herzkrankheit die häufigste Todesursache. Durch den beruflichen und sozialen Streß sind in erster Linie Männer zwischen dem 40. und 60. Lebensjahr, aber auch immer mehr Frauen betroffen.

Bei der medikamentösen Therapie stehen vier Arzneistoffgruppen zur Verfügung: Nitrate, Kalzium-Antagonisten, Beta-Rezeptoren-Blocker und Thrombozyten-Aggregationshemmer. Bei der Ballondilatation wird ein Ballonkatheter in die verengte Stelle der Herzkranzgefäße eingeführt und, damit sich die Verengung wieder weitet, mit großem Druck aufgeblasen. Liegen nicht wiederöffnungsfähige Verengungen vor, wird operativ ein Bypass (Überbrückung) gelegt. Dabei werden für die kleinen Herzkranzgefäße körpereigene Venen verwendet (vom Bein). Die Problematik eines Bypasses liegt im Fortschreiten der Grunderkrankung, denn auch verpflanzte Gefäße können sich wieder verengen. Die jährliche Verschlußrate liegt bei 2-3%. Zur Vorbeugung sind absolute Nikotinabstinenz, die Vermeidung von Übergewicht, Bluthochdruck und Stoffwechselstörungen sowie regelmäßige körperliche Betätigung anzuraten.

Wirkung der Magnetfeldtherapie bei KHK: fördert die Sauerstoffversorgung, verhindert Plaquebildung (siehe auch Angina Pectoris, Herzinsuffizienz und Rhythmusstörungen)

Richtiger Einsatz des MRS, Ärzte- und Patientenberichte

siehe Angina Pectoris, Herzinsuffizienz und Herzrhythmusstörungen

Wissenschaftliche Studien über die Behandlung der Koronarer Herzkrankheit mit MFT

- N. N. Bogdanov, et al., "Optimization of the effects of physical and health resort factors in ischemic heart diseases and arterial hypertension", Ter-Arkh 1986, p. 108-111. - Der Autor präsentiert und diskutiert die Ergebnisse der MFT in Prävention und Rehabilitation bei 280 Patienten mit Koronarer Herzkrankheit und kommt zu sehr guten Kombinationsergebnissen bei der Anwendung der MFT mit den bekannten Medikamenten.

Steckbrief MFT:
65-70% guter bis sehr guter Erfolg

4.16. Periphere Artielle Verschlußkrankheit (pAVK)

Bei der peripheren arteriellen Verschlußkrankheit handelt sich um eine kontinuierliche Abnahme der Durchgängigkeit von arteriellen Blutgefäßen. Die Risikofaktoren decken sich mit jenen der Koronaren Herzkrankheit und des Schlaganfalls. Das Rauchen spielt bei der Entstehung der pAVK eine besonders tragende Rolle.

Man unterscheidet nach Fontaine vier Stadien der Erkrankung, wobei I die leichteste, IV die schwerste Verlaufsform (Schmerzen, Gewebstod) darstellt. Im fortgeschrittenen

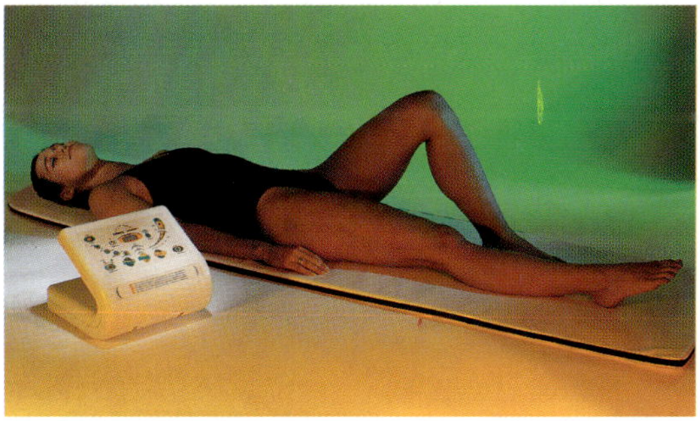

Abb.: Basisbehandlung bei pAVK

Stadium treten Gewebemangeldurchblutungen mit Verletzungsanfälligkeit, reduziertem Haarwachstum an den Beinen und Füßen sowie Ruheschmerzen auf. Als erste Therapiemaßnahme sollten die Risikofaktoren ausgeschaltet werden. Im fortgeschrittenen Stadium wird eine Tieflagerung der Beine und ein wärmendes Einpacken in Watte empfohlen. Zur Behandlung werden gefäßerweiternde Medikamente eingesetzt. Bei nekrotischer Gewebszerstörung (z.B. beim sog. Raucherbein) ist eine Amputation oft unumgehbar.

Wirkung der Magnetfeldtherapie bei peripherer Verschlußkrankheit:

durchblutungsfördernd, verbesserte Sauerstoffversorgung des Gewebes, Einschränkung von Komplikationen. Derzeit werden Untersuchungen über die mögliche Auflösung von Kalkablagerung an der Gefäßwand durchgeführt.

Richtiger Einsatz des MRS bei peripherer Verschlußkrankheit

- Ganzkörpermatte: 2-3x täglich je 8 Minuten: morgens Stufe 100%, mittags Stufe 50%, abends Stufe 25%.
- Kissen: 1x täglich 24 Minuten Stufe 150%, am Ort der Mangeldurchblutung
- Therapieformen, die die MFT unterstützen: Enzyme, Phytotherapie (Gingko biloba, Gotu Kola, Traubenkernextrakt, Eichenrinde, Ackerschachtelhalm), Vitamin C, Vitamin E, Essentielle Fettsäuren
- Hinweise zur Erstreaktion: keine

Wissenschaftliche Studien über die Behandlung der peripherer Verschlußkrankheit mit MFT

- L.G. Vassilenko, "EHF Electromagnetic Radiation in the Treatment of Obliterating Diseases of inferior Limb Vessels", Second World Congress for Electricity and Magnetism in Biology and Medicine, 8-13 June 1997, Bologna, Italy. - Diese Studie zeigt eine deutlich positive Beeinflussung der arteriosklerotisch bedingten Verengung der Gefäße und der damit zusammenhängenden Symptome.
- Weitere Studien: siehe "Durchblutungsstörungen" und im Kapitel "Erkrankungen der Haut" unter "Dekubitus"

Ärzte- und Patientenberichte
siehe "Durchblutungsstörungen"

Steckbrief MFT:
70% guter bis sehr guer Erfolg

4.17. Schaufensterkrankheit

Unter der Schaufensterkrankheit versteht man eine durch Arteriosklerose verursachte Durchblutungsstörung der Beinschlagadern. Wenn die Beinarterien verkalken, enger werden und immer weniger Blut durchfließen lassen, reicht die Blutmenge nicht mehr aus, um Beine und Füße im aktiven Bewegungszustand ausreichend mit Sauerstoff zu versorgen. Diese Sauerstoffnot entsteht bereits bei der kleinsten Anstrengung, wie z.B. beim Gehen, und verursacht starke Schmerzen. Erst wenn der Betroffene seinen Beinen etwas Ruhe gönnt und stehenbleibt, hören die Schmerzen wieder auf, da der Sauerstoffbedarf im Ruhezustand abgedeckt ist. Für den Beobachter sieht es so aus, als ob der Betroffene an bestimmten Schaufenstern stehen bliebe. Schreitet die Krankheit fort, kann der Sauerstoffbedarf auch im Ruhezustand nicht mehr gedeckt werden. Die Zehen können absterben und brandig werden. Abhilfe schafft heute die Bypassoperation, bei der eine verpflanzte Ader das Blut über die verengte Stelle hinwegleiten kann.

Wirkung des Magnetfeldtherapie bei Schaufensterkrankheit: durchblutungsfördernd, siehe auch Durchblutungsstörungen

Richtiger Einsatz des MRS, Studien, Ärzte- und Patientenberichte
siehe Durchblutungsstörungen

Steckbrief MFT:
70-80% guter bis sehr guter Erfolg

4.18. Schwindel

siehe Kapitel "Erkrankungen des Nervensystems"

4.19. Thrombophlebitis

siehe "Venenerkrankungen"

4.20. Venenerkrankungen

Krampfadern, Hämorrhoiden, Thrombophlebitis und andere Venenprobleme

4.20.1 Krampfadern

Die Venen sind jene Blutgefäße, die das Blut aus den verschiedenen Organen zurück zum Herzen transportieren. Sie besitzen im Inneren Klappen, die sich herzwärts öffnen und ein Zurückfließen des Blutstromes verhindern. Bei einer Erkrankung, z.B. einer Aussackung der Venen, können die Venenklappen ihre Schließfähigkeit verlieren - das Blut pendelt dann im Venenabschnitt hin und her und versackt. Da das Gewebe in der Umgebung der beschädigten Vene nicht mehr ausreichend mit Nährstoffen versorgt wird, bilden sich auf der Haut bräunliche Pigmentflecken, schließlich kann sich ein "offenes Bein"daraus entwickeln. Befindet sich ein derartiges Geschwür an den Unterschenkeln, bezeichnet man dieses als Ulcus cruris.

Bei Krampfadern sind die Venen so angeschwollen, daß die Venenklappen nicht mehr richtig dichten. In der Folge sammelt sich immer mehr Blut an, was die Vene noch mehr erweitert. Diese Blutstauungen sind als blaue Linien auf der Haut sichtbar. Solange die Varizen nicht entzündet sind, tun sie nicht weh und verursachen auch keine Krämpfe. Mit viel Bewegung, speziellen Gymnastikübungen und kalten Abduschungen kann man ein Fortschreiten der Erkrankung aufhalten.

Schmerzhaft und auch gefährlich werden Krampfadern jedoch dann, wenn sie Venenentzündungen, Unterschenkelgeschwüre oder Thrombosen verursachen. Bei der Venenentzündung schwillt das Bein schmerzhaft an, die Haut färbt sich bläulich und stülpt sich nach außen, die Beine fühlen sich müde an (besonders am Ende eines Tages) und die Haut juckt an den betroffenen Stellen. Dazu kommt ein allgemeines Krankheitsgefühl. Manchmal schwellen die Knöchel an, und nachts entwickeln sich Krämpfe. Ein Venenleiden bedarf immer sofortiger ärztlicher Hilfe. Bei entzündeten Krampfadern lindern Salben mit Roßkastanienextrakt die lästigen Stauungsbeschwerden.

Die Entstehung von Krampfadern liegt oft in einer angeborenen Venenschwäche. Entsprechende Belastungen, z.B. Bewegungsmangel, ein stehender Beruf, langes Sitzen, besonders mit überkreuzten Beinen, kann die Venenwände erweitern. Dünne und geschädigte Venenwände und ein infolge der Ausweitung verlangsamter Blutfluß begünstigen sowohl die Entzündung als auch die Bildung von Blutgerinnseln innerhalb der Venen.

Die eigentliche Gefahr liegt in einer Embolie, bei der ein Gerinnsel mit dem Blutstrom bis in die Lunge verschleppt wird. Dieser Verschluß einer Lungenvene kann zu einem akut lebensbedrohlichen Ereignis werden.

Das Veröden ist heutzutage bei Krampfadern eine kosmetisch zufriedenstellende Lösung. Dabei wird ein Medikament in die Krampfader injiziert, das die Gefäßinnenwand verklebt und die Ader stillegt. Eine Vene kann auch gestrippt werden, d.h. der kranke, ausgeweitete Abschnitt des Gefäßes wird durch einen kleinen Einschnitt in der Haut herausgezogen. Kompressionen sind eine weitere Möglichkeit, erweiterte Venen zu behandeln. Leider wird diese einfache und erfolgreiche Methode in 50 % der Fälle nicht gewissenhaft durchgeführt bzw. vorzeitig abgebrochen. Der Grund hierfür liegt darin, daß ein Kompressionsverband bzw. Kompressionsstrumpf dauernd getragen werden muß.

Allgemein gilt für die Behandlung von Krampfadern die Formulierung des Venenspezialisten Robert Mayer: "Nicht SS (stehen und sitzen) sondern LL (Laufen und Liegen)" sind der Schlüssel zum Erfolg. Das Entlasten der Venen geschieht am besten, indem man die Beine über der Herzhöhe lagert. Patienten mit Krampfadern sollen keinesfalls heiß baden, da Temperaturen über 28°C zu einer weiteren Dehnung der Venen führen. Die Magnetfeldtherapie kann die Stauungsbeschwerden lindern und sollte als unterstützende Therapie eingesetzt werden. Bereits fixierte Krampfadern kann auch die Magnetfeldtherapie nicht zum Verschwinden bringen.

4.20.2. Hämorrhoiden

Bei Hämorrhoiden handelt es sich um Aussackungen kleinerer oberflächlicher Venen im oder außerhalb des Analkanals. Eine Ernährung mit hohen Anteilen an raffiniertem Essen, wie weißem Mehl und Zucker, fördert die Bildung von Hämmorrhoiden. Andere Gründe sind: ein hoher Venendruck, Leber- oder Herzerkrankungen oder ein Tumor. Oft entstehen Hämmorhoiden aufgrund eines Verzögerns der Darmentleerung. Wenn sich erweiterte Venen entzünden, verursacht das heftige Schmerzen. Ist der Stuhl trocken und hart, reizt er die entzündeten Venen noch mehr. Hämorrhoiden entwickeln sich meist langsam. Typisch ist der begleitende Juckreiz, das Brennen oder Nässen am After, eventuelle Schwellungen, Schmerzen bei der Stuhlentleerung sowie unter Umständen hellrotes Blut auf dem Kot. Bei großer Anstrengung beim Stuhlgang ist es möglich, daß sich ein Teil des Analkanals nach außen stülpt, aber aufgrund der Elastizität wieder nach innen rutscht und so dem Betroffenen gar nicht auffällt. Menschen, die eine sitzende Tätigkeit ausüben, sich ballaststoffarm ernähren und zusätzlich eine ererbte Gefäßwandschwäche haben, leiden besonders oft an Hämorrhoiden.

Man unterscheidet bei hämorrhoidalen Beschwerden vier Stadien. Beim ersten Grad spürt man meist noch keine Schmerzen, beim zweiten Grad treten vor allem beim Pressen Schmerzen auf. Die Hämorrhoiden bilden sich aber meist wieder von selbst zurück und bluten nur gelegentlich. Eine Behandlung mit Salben und Zäpfchen ist in dieser Phase noch sinnvoll, allerdings ist keine ursächliche Behandlung mehr möglich, d.h. man kann zwar die Symptome lindern, aber nicht mehr endgültig heilen. Hämorrhoiden dritten und vierten Grades ziehen sich nicht mehr zurück und fallen in den Analkanal vor. Sie müssen unbedingt ärztlich behandelt werden. Man kann sie veröden und operieren. Es gibt auch die Möglichkeit einer Injektion, die die Vene zum Schrumpfen bringt, oder den Einsatz eines elastischen Bandes, das die Hämorrhoiden festhält. Eine Schmerzbehandlung mit der Magnetfeldtherapie ist in jedem Stadium möglich, die größten Erfolge zeigen sich bei den Stadien 1 und 2.

4.20.3. Thrombophlebitis

Die Thrombophlebitis bezeichnet eine Entzündung der Venenwand mit der Ausbildung eines Blutgerinnsels. Schwellungen, Schmerzen, ein Gefühl der Schwere im Bein oder im betroffenen Gebiet, ein oftmals gerötetes, heißes Hautareal und extreme Berührungsempfindlichkeit kennzeichnen diese Form der Venenentzündung. Besonders oft findet man diese Beschwerden bei tiefliegenden Beinvenen, aber auch im Becken und in den Armen. Ist ein Bein betroffen, verstärken sich die Schmerzen beim Gehen oder beim Vor- und Zurückbewegen des Fußes. Es gibt verschiedene Faktoren, die diese Erkrankung fördern können: u.a. lange Bettruhe, Inaktivität, Herzfehler, Verletzungen, die Einnahme der "Pille", Schwangerschaft, langes Stehen oder Sitzen, Fettleibigkeit, hohes Alter oder chronische Infektionen.

Bei der oberflächlichen Thrombophlebitis werden entzündungshemmende Schmerzmittel und ein elastischer Strumpf für die Beine verwendet. Eine tiefliegende Thrombophlebitis kann leicht zu einer Lungenembolie führen. Ein Spitalsaufenthalt bzw. Bettruhe mit hochgelagerten Beinen sind daher notwendig. Ein Antikoagulans (ein Mittel, das die Blutgerinnung verhindert) wird intravenös verabreicht.

Wirkung der Magnetfeldtherapie bei Venenproblemen: Krampfadern und Hämorrhoiden: regulierende Wirkung über das vegetative Nervensystem, Einfluß (Stärkung) auf das Bindegewebe der Venen, Verbesserung der Fließeigenschaften des Blutes. Einmal ausgesackte Venen können nicht zurückgebildet werden. (Vorbeugung)

Thrombophlebitis: entzündungshemmend, abschwellend

Richtiger Einsatz des MRS bei Venenproblemen

- Ganzkörpermatte: 3x täglich je 16 Minuten: morgens Stufe 100% (einschleichend von 10%), mittags Stufe 50%, abends 10%
- Therapieformen, die die MFT unterstützen: Enzyme, Stützstrümpfe, Phytotherapeutika (Eichenrinde, Traubenkernextrakt, Gotu Kola, Gingko biloba), Haifischknorpelextrakt, Essentielle Fettsäuren (Nachtkerzenöl, Boretschöl, Leinsamenöl, Lachsöl), Vitamin C, Vitamin E.

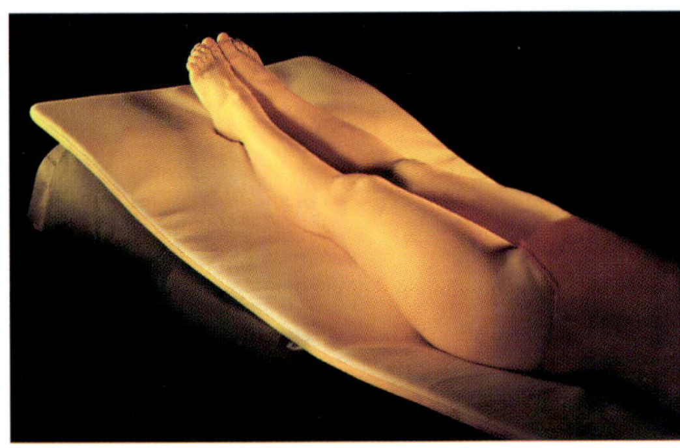

Abb.: Ganzkörperbehandlung bei Venenproblemen

- Besondere Hinweise zur Anwendung: Hochlagerung der Beine (Keilkissen am Fußende der Matte)
- Thrombophlebitis: MFT nicht in der Akutphase anwenden, erst nach abgeklungener Entzündung.
- Hinweise zur Erstreaktion: keine

Wissenschaftliche Studien über die Behandlung der Venenerkrankungen mit MFT

In Zusammenhang mit der venösen Insuffizienz läuft zur Zeit an der Universitätsklinik in Fünfkirchen unter der Leitung von Dr. med. Halmos eine Studie mit MRS. Die vorläufigen Ergebnisse waren signifikant positiv.

- A.P. Dovganiuk, "Balneologic and Physical Therapy of Chronic Venous Insufficiency of

Extremities", Vopr Kurortol fizioter Lech iz Kult, 2, 1995, pp. 48-49. - Diese Arbeit berichtet, daß die MFT in einer Vielzahl von Erkrankungen, v.a. in der Behandlung von chronischer venöser Insuffizienz, mit Erfolg eingesetzt worden ist.

- E.I. Pasynkov, et al., "Therapeutic Use of Alternating Magnetic Field in the Treatment of Patients with Chronic Diseases of the Veins of the Lower Limbs", Vopr Kurortol Fizioter Lech Fiz Kult, 5.- Diese Studie an 271 Patienten mit chronisch venöser Insuffizienz zeigt an 236 Patienten gute Ergebnisse nach der Therapie.
- Weitere Studien: siehe "Dekubitus" im Kapitel "Erkrankungen der Haut"

Patientenberichte zur Behandlung mit MRS bei Venenerkrankungen

1. Dank an Frau Maria Pfeiffer

• *Patientin J.S., 75 a; Diagnose: "Ich habe seit meinem 50. Lebensjahr Krampfadern und trage seither täglich Stützstrümpfe. Nachts wurde ich von starken Krämpfen in den Füßen geweckt. Seit 1990 hatte ich einen starken Bronchial-Reizhusten, konnte nicht schlafen und versuchte vergeblich viele Medikamente. Seit Jahren hatte ich Bluthochdruck." MRS-Therapieerfolg: "Nach ca. zwei Wochen hat sich mein Bluthochdruck stabilisiert, der Reizhusten ist fast ganz weg. Die Krämpfe in den Füßen haben aufgehört, die kleinen Flecken auf den Füßen sind verschwunden. Mit den Krampfadern habe ich keine Beschwerden mehr."*

2. Dank an Herrn Max Keiser und Frau Verena Singer

• *Patientin V.S., 51 a; Diagnose: 1986 Krampfadern durch Schnitt in der Leiste teilweise entfernt, Hämorrhoiden. MRS-Therapieerfolg: "Nach einer Woche spürte ich, daß das Magnetfeld in meinem Körper etwas bewirkt. Nach kurzer Zeit zeigte sich eine Verbesserung meiner ca. 10-jährigen Nackenprobleme. Die Hämorrhoiden mußte ich schon mit 24 aufschneiden und mit Laser behandeln lassen. Sie waren trotzdem noch da und bereiteten mir Schmerzen. Anschließend wurden sie mit Gummi zurückgeschafft, was eine kurzfristige Lösung darstellte. Ich hatte immer wieder Beschwerden. Seit der Magnetfeld-Therapie war ich wegen der Hämorrhoiden nie mehr in ärztlicher Behandlung. Eine Krampfader hat sich nach der Operation wieder neu gebildet. Nach der Anwendung wurde sie flacher und bereitet keine Schmerzen mehr."*

Steckbrief MFT:
65-75% guter bis sehr guter Erfolg

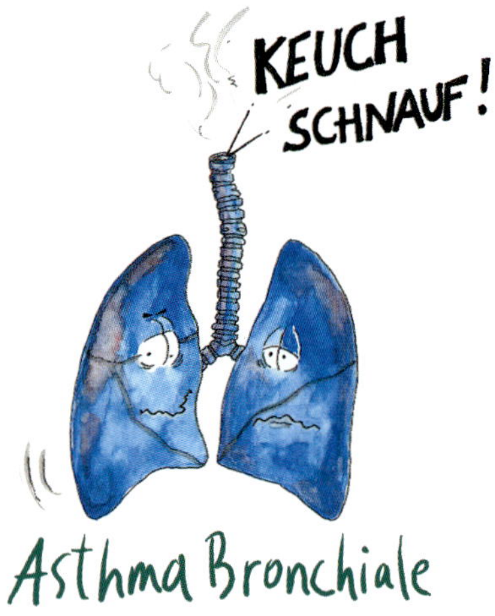

5. Erkrankungen der Atemwege

Zu den Organen des Atmungssystems gehören die Nase, der Rachen, der Kehlkopf (Larynx), die Luftröhre (Trachea), die Bronchien und die Lungen. Beim Einatmen strömt die Luft, die in den Nasenhöhlen angefeuchtet, gewärmt und gefiltert wird, über den Rachen in die Luftröhre. Die Trachea teilt sich in zwei Bronchialäste, die in die Lunge führen. In der Lunge verzweigen sich die Bronchien (25 mal) in immer enger werdende Bronchialröhren (Bronchiolen), bis sie in traubenförmigen Säcken, den Lungenbläschen (Alveolen), enden. Jedes Lungenbläschen ist netzartig mit einer Vielzahl von kleinen Blutgefäßen (Kapillaren) umgeben. An den Wänden dieser Kapillare findet der Gasaustausch statt, d.h. Sauerstoff wird in das Blut aufgenommen (welches den Sauerstoff zu den einzelnen Zellen transportiert) und Kohlendioxid wird über die Lungenbläschen in die Lunge abgegeben und verläßt durch das Ausatmen den Körper.

Beim Einatmen weiten sich die Lungen, beim Ausatmen ziehen sie sich zusammen. Dabei werden die Lungen von den Rippenmuskeln und vom Zwerchfell bewegt: Während der Einatmung spannt sich das Zwerchfell an und sinkt nach unten, sodaß sich die Lunge erweitern kann und Luft ansaugt. Bei der Ausatmung entspannt sich das Zwerchfell und die Lunge wird wieder zusammengedrückt. Das Brustfell, eine dünne, feuchte Membran, die die Lungenflügel bedeckt und den Brustkorb umgibt, gleicht die dabei entstehende Reibung aus und verhindert auf diese Weise, daß sich die Lungen während der Atembewegung an den Rippen verletzen.

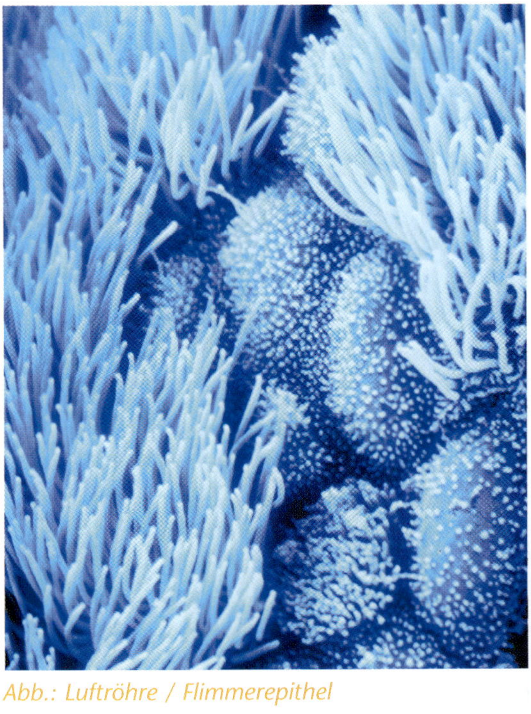

Abb.: Luftröhre / Flimmerepithel

Wirkung der Magnetfeldtherapie bei Erkrankungen der Atemwege: harmonisierend auf das vegetative Nervensystem, entspannend auf Zwischenrippenmuskulatur und Zwerchfell: ermöglicht eine tiefe Bauchatmung; in Einzelfällen: bronchienerweiternd, schleimlösend

Richtiger Einsatz des MRS bei Erkrankungen der Atemwege

• Ganzkörpermatte: 2-3x täglich je 16 Minuten: morgens Stufe 150% (einschleichend von 10%), mittags Stufe 100% (einschleichend von 10%), abends Stufe 25%
• Kissen: 1x täglich 24 Minuten Stufe 100%, im Bereich der Brustwirbelsäule (Ganzkörperanwendung von 16 auf 8 Minuten reduzieren)

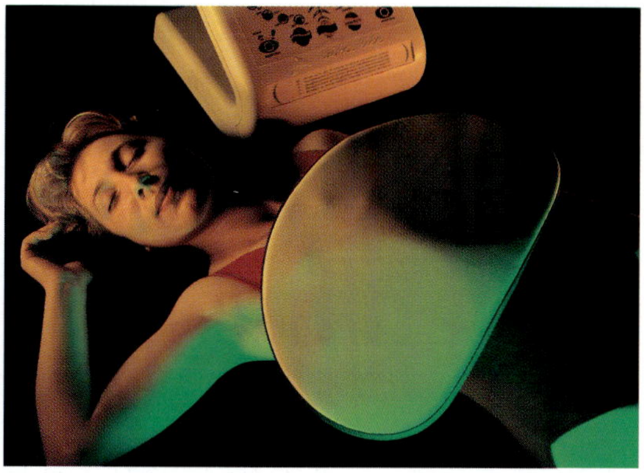

Abb.: Lokale Behandlung der Lungen mit Kissen

• Therapieformen, die die MFT unterstützen: Bronchovaxom, Ayurveda, Bioresonanz, NLP, Qi Gong, TCM, Akupunktur, Aromatherapie, Kneipp-Kur, Phytotherapie allgemein (Königskerze, Thymian, Huflattich, Eibischwurzel, Ingwer, Süßholzwurzel, Vogelmiere, Traubenkernextrakt)

• Besondere Hinweise zur Anwendung: während der Behandlung Atemübungen durchführen, nicht einschlafen (Atmung wird zu flach)!

• Hinweise zur Erstreaktion: keine

Studien, Ärzte- und Patientenberichte

siehe Kapitelende

5.1. Asthma

Beim Asthma unterscheidet man zwischen einer allergischen und nicht-allergischen Krankheitsform. Die Symptome des allergischen Asthmas werden durch einen oder auch mehrere bestimmte Stoffe aus der Umwelt ausgelöst. Die häufigsten Allergene (Stoffe, die den Asthmaanfall hervorrufen) sind Blütenpollen, Hausstaub, Tierhaare und Schimmelsporen. Auch chemische Substanzen können an der Entstehung eines allergischen Asthmas ursächlich beteiligt sein. Das nicht-allergische Asthma kann durch eine Ohr-, Nasen- oder Racheninfektion (Rhino-Virus), kalte Atemluft oder emotionalen Streß verursacht werden. Kinder, bei denen beide Eltern an Asthma leiden, haben ein 50 % höheres Risiko, selbst an Asthma zu erkranken. Bei 30% der Patienten beginnt die Krankheit während der ersten fünf Lebensjahre. Erste Anzeichen sind Müdigkeit und Unaufmerksamkeit während des Tages. Asthmatische Kinder haben oft Schlafprobleme.

Charakteristisch für beide Formen von Asthma sind die unvorhersehbaren Anfälle, bei denen die Atemwege anschwellen und sich verkrampfen. Das Einatmen wird dadurch erschwert, daß die Lunge beim Ausatmen nicht völlig geleert ist und somit nicht genug frische Luft ansaugen kann. Durch die akute Atemnot glaubt der Betroffene zu ersticken. Die Anfälle können regelmäßig oder auch nur alle paar Jahre auftreten, zu jeder Tages- und jeder Nachtzeit, sie können harmlos oder sehr heftig, ja lebensgefährlich sein. Typische Zeichen für einen Asthmatiker sind neben dem Engegefühl in der Brust und dem Husten das pfeifende Ausatmen, das entsteht, wenn der Luftstrom durch die verengten Bronchien strömt. Die gestörte Ausatmung macht es einem Asthmatiker unmöglich, ein Kerzenlicht auszublasen oder zu sprechen. Angst, schneller Puls und kalter Schweiß sind typische Begleitsymptome. Erst nach dem Anfall kann der Kranke den zähen Schleim, der die verkrampften Bronchien verstopft, abhusten. Die reduzierte Versorgung der Lunge mit Luft verursacht oft gefährliche Entzündungen, unter Umständen mit Abszeßbildung. Ein langes unbehandeltes Asthmaleiden ist darüberhinaus eine enorm hohe Belastung für das Herz.

Es gibt für Asthma keine Heilung, aber verschiedene Möglichkeiten, es unter Kontrolle

LUNGE

zu bringen. Zur Linderung der Beschwerden sind Atemübungen sehr wichtig. Primär sollten jene Stoffe gemieden werden, die den

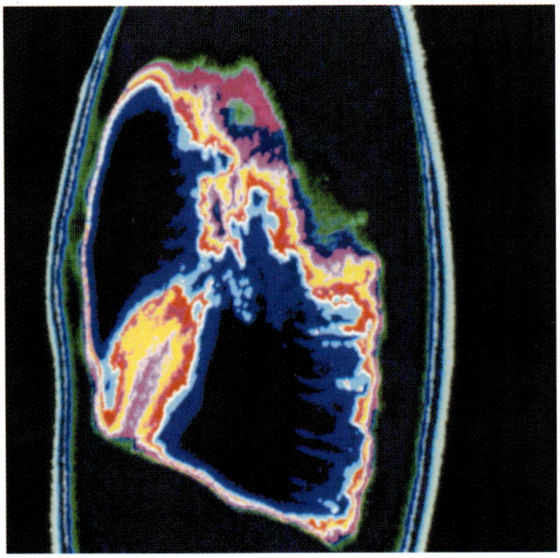

Abb.: Bronchialasthma

Anfall auslösen. Durch entsprechende Tests ist der schädliche allergene Stoff feststellbar.

Die medizinisch interessanteste und zur Zeit aktuellste Therapieform ist die sog. Desensibilisierung. Dabei wird dem Allergiker der schädliche Stoff anfangs in sehr niedrigen, dann in steigenden Dosen gespritzt, um im Körper eine Art Gewöhnung hervorzurufen. Es wird auch versucht, die Entzündung und Schwellung durch Medikamente zu stoppen, um einen Anfall von vornherein zu verhindern. Solche Mittel werden meist inhaliert, z.B. Corticosteroide. Der Inhalator ermöglicht das Einatmen der Medikamente in Form feiner Mikrotröpfchen. Bei starken Anfällen müssen zusätzlich Tabletten eingenommen werden. Diese sind zwar für kurze Zeit wirksam, bringen jedoch über längere Zeit nicht unbedenkliche Nebenwirkungen mit sich.

Hilfreiche Alternativen bieten auch Präparate und Therapieformen aus der Naturheilkunde.

Das Magnetfeld wirkt in erster Linie unterstützend auf die Regulation der Atemmechanik. Darüber hinaus kann es das Atemzeitvolumen und über die direkte Beeinflussung des vegetativen Nervensystems die Vitalkapazität des Patienten erhöhen. Auch der Sauerstoff wird optimal genutzt. Die MFT spielt ebenso als prophylaktische Maßnahme eine wichtige Rolle.

Wirkung und Anwendung der MFT finden Sie am Beginn dieses Kapitels, Studienergebnisse sowie Ärzte- und Patientenberichte schließen dieses Kapitel ab.

5.2. Bronchitis

Die Bronchitis ist eine Entzündung der zuführenden Atemwege, die anschwellen und vermehrt Schleim produzieren. Damit die Bronchien durchlässig bleiben, muß der Schleim abgehustet werden. Man spricht in diesem Fall von der akuten Bronchitis. Unter der chronischen Bronchitis versteht man nach einer Definition der WHO (Weltgesundheitsorganisation) einen Krankheitszustand, bei dem Husten und Auswurf länger als drei Monate im Jahr anhalten, wobei sich dieses Ereignis in zwei aufeinanderfolgenden Jahren wiederholen muß.

Die Hauptursache für die Entstehung von Bronchitis ist das Rauchen (75% der Betroffenen sind Raucher), aber auch immer wiederkehrende Infektionen, Umweltbelastungen, Luftverunreinigungen sowie Witterungseinflüsse stellen schädliche Komponenten dar. Staub und Bakterien, die über die Luft in den Organismus eindringen wollen, werden normalerweise durch die Zilien, feine Härchen an den Atemschleimhäuten, am Vordringen in die Bronchien gehindert. Beim Rauchen werden diese Zilien von Teerstoffen überdeckt, und die Krankheitserreger können ungehindert eindringen und eine Entzündung hervorrufen.

Die Bronchien werden durch die wiederholten Infektionen narbig und steif und die Lungenbläschen weiten sich sackförmig aus, was die Oberfläche der Lunge verringert. Dies verkleinert zugleich die Fläche für den Gasaustausch. Die Folge: das rechte Herz muß seine Arbeitsleistung erhöhen, bis es überfordert ist und versagt.

An Bronchitis Erkrankte sollen viel Wasser und heiße Flüssigkeit trinken. Auch ein Zerstäuber, mit dem warme, angefeuchtete Luft eingeatmet wird, und Inhalationen sind hilfreich. Die akute Bronchitis bedarf in der Regel eines antibiotischen Medikaments. Nicht zu rauchen, ist in jedem Fall der beste Schutz.

Wirkung und Anwendung der MFT **finden Sie am Beginn dieses Kapitels,** Studienergebnisse **sowie** Ärzte- und Patientenberichte **schließen dieses Großkapitel ab.**

5.3. Emphysem

Ein Emphysem ist eine chronisch-fortschreitende Krankheit, die ein Aufblähen der Lungen verursacht. Es entsteht dann, wenn die engen Luftwege zu den Lungenbläschen überdehnt und die Wände, die die Bläschen unterteilen, verletzt oder zerstört sind. Die kugelförmigen Aussackungen, die sich in der Folge bilden, verringern die Oberfläche zum Gasaustausch, und das Lungengewebe wird in diesem Bereich unbrauchbar. Kurzatmigkeit ist das Hauptmerkmal des Emphysems, ein schmerzhafter Husten mit Schleimauswurf eine häufige Begleiterscheinung. Das erschwerte Atmen (es muß öfter geatmet werden, um die gleiche Menge an Luft einzusaugen wie mit einem normalen Atemzug) führt zu einem äußerst hohen Energieverbrauch. Erkrankte ermüden deshalb sehr schnell und brauchen mehr Kalorien, um ihr Gewicht zu halten. Manche Patienten entwickeln aufgrund der erweiterten Lunge einen Faßthorax, einen vergrößerten, gerundeten Brustkorb mit überentwickelten Brustmuskeln. Lippen, Ohrläppchen, Haut und Fingernägel können sich aufgrund des Sauerstoffmangels im Blut bläulich verfärben.

Das Emphysem tritt oft in Verbindung mit der chronischen Bronchitis auf. Wenn die Krankheit fortschreitet, kommt es zu vielen komplexen Veränderungen im Körper. So wird beispielsweise der Sauerstoffgehalt im Blut geringer, während der Kohlendioxid-Anteil steigt. Darüber hinaus verliert das Lungengewebe an Elastizität. Veränderungen finden sich auch an den Blutgefäßen der Lunge. Die rechte Herzhälfte, die das sauerstoffarme Blut der Venen zur Lunge pumpt, muß viel intensiver arbeiten. Wird die rechte Herzhälfte durch diesen Leistungsdruck langfristig zu sehr belastet, wird das Herz schwach, bis es versagt. Mit der Herzschwäche kommt weniger Blut zu den Zellen, was starke Schwellungen an den Füßen, Knöcheln und Beinen zur Folge hat. Ein Emphysema wurde bislang hauptsächlich an Männern über dem 50. Lebensjahr beobachtet. Da in den letzen Jahren die Anzahl der Raucherinnen stark zugenommen hat, findet sich diese Erkrankung auch immer mehr bei Frauen.

Es gibt keine Behandlung gegen Emphysema. Irritierende Substanzen, in erster Linie Zigarettenrauch, sollten gemieden werden. Eine reichliche Flüssigkeitsaufnahme hilft, den Schleim in der Lunge zu verdünnen. Auch spezielle Diäten und bestimmte Atemübungen (Einsatz von Brust- und Darmmuskeln zur Erleichterung der Atmung) werden unterstützend empfohlen. Klimaanlagen und Luftbefeuchter sollen die Luft reinigen. Medikamente dienen hauptsächlich der Schleimverdünnung sowie der Entspannung und Erweiterung der Luftpassagen. Antibiotika bekämpfen Infektionen.

Wirkung und Anwendung der MFT **finden Sie am Beginn dieses Kapitels,** Studienergebnisse **sowie** Ärzte- und Patientenberichte **schließen dieses Großkapitel ab.**

5.4. Lungenentzündung

Bei der Lungenentzündung, der sog. Pneumonie, entzünden sich die kleinen Lungenbläschen in einem oder mehreren Bereichen der Lunge. Die Alveolen füllen sich mit Flüssigkeit und weißen Blutkörperchen, die die Infektion zu bekämpfen versuchen. Die Lungenentzündung ist sehr gefährlich, besonders für sehr junge und für alte Menschen.

Eine Lungenentzündung befällt meist Personen, deren Abwehrkräfte durch eine Erkältung, eine Grippe oder durch eine Langzeit-Erkrankung, wie z.B. eine chronische Bronchitis, ein Emphysem, Asthma, Diabetes, Krebs oder die Sichelzellanämie geschwächt sind. Viren, Bakterien, Pilze oder andere pathogene Mikroorganismen können die Lungenentzündung verursachen. Aber auch Chemikalien, Speisen, Erbrochenes oder Fremdkörper, die statt in die Speiseröhre in die Luftröhre gelangen, können die Ursache sein. Rauchen, exzessives Trinken, lange Bettruhe, eine Anästhesie, Beruhigungsmittel und bestimmte Medikamente erhöhen die Anfälligkeit gegenüber der Pneumonie. Die Lungenentzündung tritt sehr oft im Zuge von Grippe- und Erkältungsepedimien auf, besonders im Winter, wenn sich die Menschen mehr in ihren Häusern und Wohnungen aufhalten, wo Bakterien und Viren leichter übertragen werden.

Die vier Hauptsymptome der Lungenentzündung sind Brustschmerzen, ein schneller Anstieg der Körpertemperatur, Husten und erschwertes Atmen. Die bakterielle Pneumonie tritt plötzlich auf, verbunden mit Schüttelfrost, einem schnellen Temperaturanstieg, einer flachen Atmung und einem Husten mit blutigem, dunkelgelbem oder rostfarbigem Auswurf. Der Sauerstoffmangel, der oft mit einer bakteriellen Lungenentzündung einhergeht, verursacht Kopfschmerzen, Übelkeit und Blausucht (Blaufärbung von Lippen und Fingerspitzen). Die virale Lungenentzündung ist weniger ernst als die bakterielle. Die Viren verursachen Husten und andere Erkältungssymptome sowie generelle Müdigkeit, Fieber, Brustschmerzen und ein erschwertes Atmen.

Eine Viral-Pneumonie wird üblicherweise mit Bettruhe, reichlicher Flüssigkeitsaufnahme, leichter Diät und Schmerzmitteln behandelt. Die bakterielle Lungenentzündung benötigt Antibiotika (wie Penicillin), Bettruhe und in schweren Fällen einen Spitalsaufenthalt.

Wirkung und Anwendung des MRS finden Sie am Beginn dieses Kapitels.

Wissenschaftliche Studien über die Behandlung von Erkrankungen der Atemwege mit MFT

- Khomenko, et al., "Use of Millimeter-Rage Electromagnetic Radiation in Complex Therapy for Pulmonary Tuberculosis", Millimetrovie Volni v Biologii I Meditcine (3), 1994, pp. 53-61. - Diese Studie zeigt den unterstützenden Effekt der MFT in der Behandlung von Patienten, die an Lungentuberkulose leiden und die übliche medikamentöse Therapie verabreicht bekamen. Dabei zeigte sich kein Effekt auf das Bakterium selbst, aber eine schnellere Regeneration des Patienten in der Genesungsphase.
- L.V. Iashchenko, "Low-Frequency Magnetic Fields in the Combined Therapy of Inflammatory Lung Diseases", Probl Tuberk, 3, 1988, pp 53-56. - Diese Studie zeigt den positiven Effekt der niederfrequenten MFT kombiniert mit konventionellen Therapiemaßnahmen bei Ratten mit verschiedenen entzündlichen Lungenerkrankungen. Eine Gruppe von 165 Menschen mit denselben Erkrankungen erhielten dieselbe Behandlung und zeigten eine deutliche Reduktion des Risikos von Komplikationen, wie z.B. einem Lungenabszeß.
- G.A. Mozhaev, et al., "The prevention and treatment of suppurative-inflammatory complications in the bronchopulmonary system during prolonged artificial ventilation", Anesteziol-Reanimatol., 1992 (4). - Diese Studie zeigt die positiven Resultate bei der Anwendung der MFT in Kombination mit erhöhter Lungenventilation bei eitrigen Entzündungen der Atemwege. Eine verbesserte Schleimproduktion, eine optimierte Arbeitsweise der Freßzellen sowie eine verbesserte Immunabwehr konnten nachgewiesen werden.
- V.M. Iurlov, et al., "The Efficacy of the Use of Low-Frequency Electromagnetic Fields in Chronic Bronchitis", Voen Med Th, 3, 1989, pp. 35-36. - Die Ergebnisse dieser doppelblinden, placebokontrollierten Studie zeigen, daß die Therapie mit elektromagnetischen Feldern eine sehr gute Wirkung bei Patienten zeigt, die unter chronischer Bronchitis leiden. Die Behandlung mit den üblichen Medikamenten wurde während der Studie fortgeführt.
- E.A. Gaidashev, et al., "An Evaluation of the Effect of Magneticlaser Therapy on External Respiratory Function in Complicated Forms of Acute Pneumonia in Children", Vopr Kurortol Fizioter Lech Fiz Kult. - Die Ergebnisse dieser Studie dokumentieren, daß die MFT in Kombination mit Laser bei akuten Entzündungen der Atemwege das Risiko von schweren Komplikationen bei Kindern im Alter von 1-12 Jahren deutlich herabsetzen kann.
- V.M. Bogoliubov, L.A. Skurikhina, "Therapeutic Application of Constant and Low-Frequency Magnetic Fields", Vopr Kurortol Fizioter Lech Fiz Kult (2). - Dieser Artikel bietet einen Überblick über die Möglichkeiten einer

niederfrequenten Magnetfeldtherapie in der Behandlung einer Vielzahl verschiedener Erkrankungen. Bei der Behandlung des Bronchialasthma wurden positive Ergebnisse verzeichnet.

Ärzteberichte über die Therapie von Erkrankungen der Atemwege mit MRS

1. Dr. med. Birgit Kleber, Prakt. Ärztin, Rottach Egern

• *Patient S.S., 8 a; Diagnose: Asthma bronchiale: seit Wochen erhöhter Medikamentenbedarf, der Patient kann keine Nacht durchschlafen, hat bereits beim Treppensteigen Atemnot und kann am Schulsport nicht teilnehmen. MRS-Therapieerfolg: Schon nach der ersten Behandlung mit MRS schlief der Junge das erste Mal seit langem durch. Nach drei Anwendungen brauchte er überhaupt keine Medikamente mehr. Er kommt jetzt nur noch 1 mal pro Woche und ist stabil.*

2. Dr. med. Christoph Scherer/Dr. med. univ. Christian Thuile, Zentrum für Energiemedizin, 1080 Wien, Breitenfeldergasse 10, Tel. 0043/01/40 666 00

• *Patient E.F.J., 23 a, Leichtathlet; Diagnose: Anspannungsasthma: starke Einschränkung vor allem bei internationalen Wettkämpfen. MRS-Therapieerfolg: Bereits nach der ersten Behandlung verbesserten sich die klinischen Parameter der Spirometrie. Der Sportler ist heute nahezu beschwerdefrei und bringt Topleistungen.*

• *Patient M.K., 10 a; Diagnose: seit vier Jahren starkes Asthma (Blütenpollen). MRS-Therapieerfolg: Nach einem Jahr Behandlung ist der Bub frei von Beschwerden und benötigt keine Medikamente mehr. Er schläft wieder seelenruhig.*

Patientenberichte zur Behandlung mit MRS bei Erkrankungen der Atemwege

1. Dank an Herrn Siegfried Müller

• *Patient M.R., 9 a; Diagnose: Asthma, Neurodermitis, Allergie. Im Alter von einem halben Jahr Neurodermitis, durch falsche Behandlung (Cortison) verstärkt; mit sechs Jahren Asthmaanfälle, falsches Atmen – Hochziehen der Schultern. Allergien: besonders Tierhaare, Heuschnupfen, Blütenpollenallergie – ständiges Kratzen. MRS-Therapieerfolg: ruhiger Schlaf, die Atmung fällt leichter – auch bei Erkältung, kein Pfeifen mehr. Tierhaarallergie: kein Kratzen mehr, keine Rötung, keine typischen Allergiereaktionen mehr bei Pferden.*

2. Dank an Frau Giovanna Fakin

• *Patientin G.F.; Diagnose: Über elf Jahre ständig wiederkehrender Heuschnupfen, Asthmaanfälle. In der Nacht waren die Anfälle besonders heftig. MRS-Therapieerfolg: "Nach dreiwöchiger Anwendung habe ich keinerlei Beschwerden mehr, die verschiedenen Medikamente konnte ich absetzten. Meinen körperlichen Gesamtzustand bezeichne ich als besonders gut."*

3. Dank an Herrn Reinhard Schlag

• *Patientin C., 3 a; Diagnose: chronischer bronchialer Husten. C. legte sich zusammen mit ihrer Oma auf die Matte. MRS-Therapieerfolg: Es erfolgte eine deutliche Verbesserung. Am dritten Tag nach der Behandlung rief Fr. K. an und berichtete, ihre Enkeltochter hätte auf dem Nachhauseweg leichte Kopfschmerzen verspürt und sei eingeschlafen. Beim Aufwachen hätte sie sich übergeben und es erfolgte ein heftiger einmaliger Schleimauswurf. C. hatte seitdem keinen Hustenreiz mehr. Auch hat sie sich verändert, sie ist nicht mehr so ängstlich, viel ausgeglichener und aufgeschlossener.*

• *Patientin S., 38 a; Diagnose: schweres Asthma, starke Rücken- und Schulterbeschwerden, Schlafstörungen, Magen- und Darmprobleme sowie psychische Probleme. MRS-Therapieerfolg: Nach zwei Behandlungen Erstverschlechterung des Asthma. Nach einer Woche deutliche Besserung sämtlicher Symptome. Die Patientin kann jetzt wieder gut schlafen. Die Rücken- und Schulterschmerzen bessern sich täglich, der Stuhlgang hat sich normalisiert. Seit der zweiten Behandlungswoche wurden die Medikamente abgesetzt, außerdem ist sie ruhiger und ausgeglichener geworden.*

4. Dank an die Fa. vita.life

• *Patientin D.; Diagnose: Asthma bronchiale und starker Heuschnupfen, Einnahme von gefäßerweiternden Medikamenten sowie saisonal Antihistamin, Augen- und Nasentropfen, Aerosolspray und Cortison. MRS-Therapieerfolg: Besserung nach der zweiten Behandlung, nach sechs Behandlungen Absetzen der Medikamente.*

5. Dank an Frau Verena Singer und Herrn Max Keiser

• *Patient E.D., 72 a; Diagnose: Asthma bronchiale, Durchblutungsstörungen, Krampfadern, Schulterschmerzen, Hüftprobleme, Erkältungskrankheiten. MRS-Therapieerfolg: Die Durchblutungsstörungen haben sich verbessert, die Schulterschmerzen treten nur noch selten auf, die Hüftschmerzen haben sich verbessert, die Erkältungskrankheiten (Schnupfen, Nebenhöhlenkatarrh) sind weg. Diverse Medikamente können weggelassen werden. Die Lungentätigkeit verbesserte sich.*

• *Patientin A.H., 61 a; Diagnose: Seit Jahren Atemnot durch Narben in der Lunge. MRS-Therapieerfolg: Leichtere Atemtätigkeit, Bandscheibenprobleme: seit fünf Monaten schmerzfrei. Allgemeines und psychisches Wohlbefinden hat sich stark verbessert.*

6. Dank an Frau Manuela Hörner

• *Patientin R.S., 66 a; Diagnose: "Seit Jahrzehnten leide ich unter chronischer Bronchitis: anfangs hatte ich nur morgens einen starken Husten, zuletzt bis zu 3-4 Hustenanfälle - auch in der Nacht; dazu kam eine immer stärkere und zähere Verschleimung mit Atemnot. Medikamente brachten keinen Erfolg." MRS-Therapieerfolg: "Ich verspürte schon bald eine wesentliche Erleichterung. Die Atmung hatte sich verbessert, die Hustenanfälle traten seltener auf. Die starke Verschleimung kann ich meist ohne Mühe herausbekommen. Glücklich macht mich die ungestörte Nachtruhe. Die Schleimhäute im Hals und Rachen haben sich verändert. Medikamente und Sprays nehme ich nicht mehr."*

7. Dank an Frau Ursula Lange

• *Patientin, 59 a; Diagnose: Seit ca. 1983 belegte und verschleimte Atemwege. "Ich habe viel dagegen getan: Sport, Tees, frische Luft, Bewegung, Yoga, Tai Chi, usw." MRS-Therapieerfolg: Nach 14 Tagen Schleim- und Sekretlösung (eitrig), danach freie Atemwege, bis heute. "Ich trage wieder Schuhe mit höheren Absätzen, tanze, mache Fitneßtraining, wandere viel und habe warme, gut durchblutete Extremitäten."*

8. Dank an Frau Beate Martina

• *Patientin T.H., 71 a; Diagnose: Atemprobleme. MRS-Therapieerfolg: "Nach der ersten Behandlung mit dem Kissen ging die Atmung bereits leichter. Ich habe wieder ein Gefühl in den Fingerspitzen und warme, durchblutete Beine nach nur drei Tagen. Ich schlafe besser."*

9. Dank an Frau Maria Pfeifer

• *Patient K., 67 a; Diagnose: sechs Monate Husten, hoher Blutdruck, LWS-BWS-Schmerzen. MRS-Therapieerfolg: Nach 14 Tagen war der langwierige (trotz mehrfacher Facharztbehandlung) Husten weg. Die Wirbelsäulenschmerzen haben aufgehört, der Blutdruck kann als normalisiert bezeichnet werden (Medikamente und MFT).*

• *Patient J.S., 75 a; Diagnose: "Seit acht Jahren leide ich an Bronchialem Reizhusten: Ich konnte nicht schlafen, kein Medikament half. Seit Jahren hatte ich Bluthochdruck - Tabletten brachten keinen Erfolg." MRS-Therapieerfolg: "Nach ca. zwei Wochen hat sich mein Bluthochdruck stabilisiert. Der Reizhusten ist fast weg."*

• *Patientin J., 8 a; Diagnose: J. litt schon als Kleinkind unter starkem bronchialem Hustenreiz, der ständig akut war. Den ganzen Tag und auch in der Nacht wurde J. durch den andauernden Husten geplagt. Medikamente, Salben und sonstige Einreibemittel konnten ihr keine Linderung bringen. MRS-Therapieerfolg: Am Abend nach der ersten Behandlung bekam sie einen extrem starken Hustenanfall mit erheblichem Schleimauswurf. Seitdem hat J. - bis heute - keinen Hustenreiz mehr gehabt.*

Steckbrief MFT
70% guter bis sehr guter Erfolg

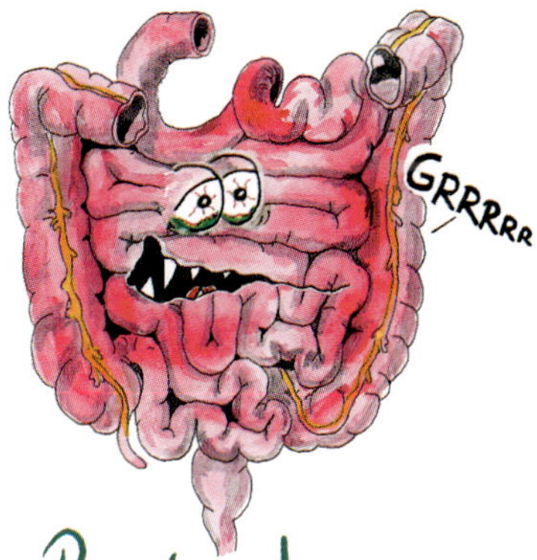

Reizdarm

6. Erkrankungen der Verdauungsorgane

Zum Verdauungstrakt gehören der Mund, die Speiseröhre, der Magen, der Dünndarm und der Dickdarm (das Colon). Die Muskeln der einzelnen Verdauungsorgane befördern die Speisen vorwärts. Jedes dieser Hohlorgane erfüllt während des Verdauungsprozesses eine wichtige Aufgabe. Im Mund werden die Nahrungsmittel mit Hilfe der Zähne zerkleinert und eingespeichelt. Der Speichel erleichtert das Gleiten der Nahrung und enthält Enzyme (spezielle Eiweiße), die die Verdauung einleiten. Über den Rachen und die Speiseröhre gelangt der Speisebrei weiter in den Magensack, wo die Magensäure und die Verdauungssäfte der Magendrüsen die Nahrung weiter aufbereiten. Der Schleim, der in der Magenschleimhaut produziert wird, schützt den Magen vor Schädigungen durch diese ätzenden Substanzen. Im Zwölffingerdarm (Duodenum) wird der Speisebrei mit Hilfe von Säften aus der Bauchspeicheldrüse und der Leber (Gallensaft) weiter zerlegt. Die Leber produziert die Galle, die für die Verdauung von Fetten im Dünndarm notwendig ist. Sie ist auch für die Reinigung des Blutes zuständig, bildet Glucose und verarbeitet Drogen, Arzneimittel und Gifte. Die Leber, die Gallenblase und das Pankreas (Bauchspeicheldrüse) unterstützen die Verdauung.

Die Nahrungsbestandteile gelangen in flüssiger Form in den Dünndarm, wo sie in kleinste chemische Bestandteile zerlegt werden (Bausteine von Zucker, Eiweiße und Fette) und über die Dünndarmwand in den Blutstrom gelangen. Das Blut trägt die Nährstoffe in die einzelnen Zellen, tauscht sie gegen deren Stoffwechselprodukte aus und transportiert diese zu den Ausscheidungsorganen. Die Gallenblase befindet sich an der Unterseite der Leber und ist ein Organ ohne direkte Verdauungsfunktion. Sie speichert die Galle, die von der Leber im Überschuß produziert wird. Zieht sich die Gallenblase bei üppigen Fettmahlzeiten zusammen, wird Gallensaft in den Dünndarm ausgeschüttet. Die Bauchspeicheldrüse befindet sich unterhalb des Magens. Ihre Verdauungssäfte sorgen für die Zerkleinerung von Eiweißen, Fetten und Kohlenhydraten. Neben den Verdauungssäften sondert sie Insulin für die Zuckerverwertung ab. Jene Substanzen und Stoffe, die nicht ins Blut aufgenommen wurden, gehen weiter in den Dickdarm. Dort werden den Rückständen aus dem Dünndarm Elektrolyte und Wasser entzogen, um den Flüssigkeitshaushalt im Körper zu sichern.

Ist ein Abschnitt des Verdauungssystem gestört, kann sich das auf alle anderen Verdauungsorgane gesundheitsschädigend auswirken. Bedenkt man die Anzahl der vielen Schadstoffe, die den Magen-Darm-Kanal täglich passieren, darf es nicht überraschen, daß Magen- und Darmstörungen zu den häufigsten Erkrankungen gehören.

6.1. Blinddarmentzündung

Der Wurmfortsatz (= Appendix) wird umgangssprachlich oft als "Blinddarm" bezeichnet. Er ist ein kleiner, wurmähnlicher Fortsatz des Darms am Übergang vom Dünndarm zum Dickdarm und gehört eigentlich zum Immunsystem. Trotz seiner angeblich geringen Bedeutung ist eine Entzündung des Wurmfortsatzes nicht unproblematisch. Sie ist meist die Folge einer Infektion und entsteht, wenn Gift- und Schlackenstoffe, Darmwürmer oder bakterielle Eindringlinge eine Reizung verursachen. Im Anfangsstadium verursacht die Blinddarmentzündung einen dumpfen oder scharfen Schmerz im Bereich des Nabels. Jede Bewegung, Husten oder Schneuzen verstärken den Schmerz. Übelkeit, die Unfähigkeit zu Essen und Verstopfung sind weitere Begleiterscheinungen. 10% der Betroffenen leiden an Durchfall. Erwachsene haben bis zu 39°C Fieber, Kinder noch höheres. Der Puls erhöht sich auf bis zu 100 Schläge pro Minute. Innerhalb von Stunden wird der Schmerz intensiver. Da die Lage des Wurmfortsatzes im Bauchbereich individuell variiert, kann der Schmerz im Rücken, seitlich, im Becken oder sogar auf der gegenüberliegenden Seite auftreten. Der gesamte Umgebungsbereich wird besonders empfindlich, weil sich die umgebenden Muskeln zusammenziehen. Wenn das Fieber höher wird und die Schmerzen zunehmen, steigt die Gefahr eines Durchbruches. In diesem Fall ist der Wurmfortsatz stark geschwollen und so sehr mit Eiter und Bakterien gefüllt, daß er platzen kann und die Infektion auf die umgebenden Organe übergreift. Die Infektion kann sich dann so rasch ausbreiten, daß es innerhalb von Stunden nach den ersten Symptomen zur gefürchteten Bauchfellentzündung kommen kann. Jedes Fieber in Verbindung mit Übelkeit und Bauchschmerzen sollte vom Arzt untersucht werden. Der Blinddarmdurchbruch ist ein medizinischer Notfall. Er kann bei jedem auftreten, ist aber bei Menschen zwischen dem 10. und 30. Lebensjahr am häufigsten. Eine sofortige Diagnose ermöglicht eine effektive Behandlung. Wenn Verdacht auf Blinddarmentzündung besteht, sollte der Betroffene, bis der Arzt eintrifft, nichts essen oder trinken und keine Schmerztabletten nehmen. Essen oder Trinken stimuliert die Tätigkeit des Darms und kann daher zu Komplikationen führen.

Die Magnetfeldtherapie hat bei der Blinddarmentzündung ihren Platz postoperativ, also in der Phase der Rehabilitation.

6.2. Colitis Ulcerosa

siehe "Dickdarmerkrankungen", Kapitel 6.4

6.3. Diabetes (Zuckerkrankheit)

siehe Kapitel "Stoffwechselerkrankungen", Kapitel 6.5

6.4. Dickdarmerkrankungen

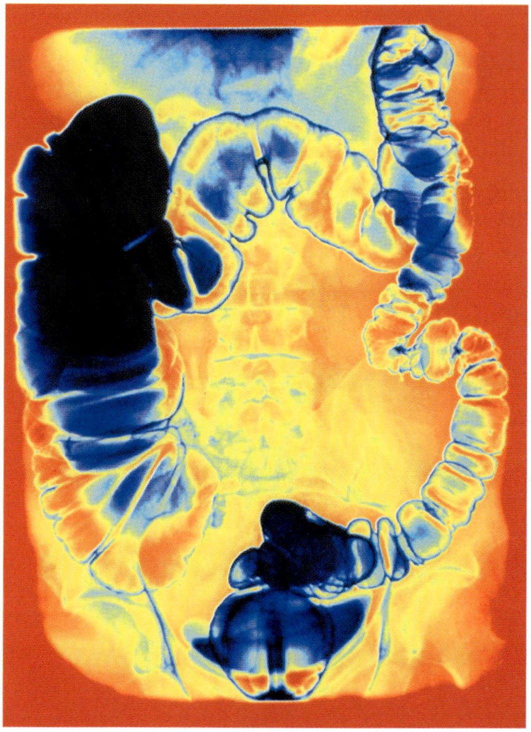

Abb.: Röntgenaufnahme Dickdarm

6.4.1. Dickdarmentzündung (Kolitis) und Reizdarm

Die Kolitis ist eine Entzündung des Dickdarms, während beim Reizdarm keine Entzündungszeichen im Darm vorliegen. Die Ursache für den Reizdarm liegt in einem gestörten Gleichgewicht des vegetativen Nervensystems, und nicht im Darm selbst. Ungefähr 70% aller Arztbesuche wegen Bauchschmerzen sind auf einen Reizdarm zurückzuführen. Die Symptome, die durch eine intensive Muskelaktivität des Unterbauches verursacht werden, reichen von Durchfall, Verstopfung, Kopfschmerzen und Krämpfen bis hin zu leicht erhöhter Temperatur, manchmal ist Schleim und Blut im Stuhl.

Der Reizdarm ist eine sog. Ausschlußdiagnose, d.h. er wird diagnostiziert, indem alle anderen möglichen Erkrankungen vorher ausgeschlossen werden. Die Magnetfeldtherapie zeigt besonders beim Reizdarm beste Erfolgsaussichten.

Bei der Kolitis handelt es sich um eine eindeutige Entzündung des Darms: die bakterielle Entzündung, die Colitis ulcerosa (Dickdarmentzündung) und der Morbus Crohn sind die häufigsten Ursachen. Eine Kolitis beginnt meist mit einer Darmverstimmung, leichtem Durchfall oder Verstopfung und einem allgemeinen Unwohlsein. Wenn die Situation ernster wird, kommen Bauchschmerzen oder Blutungen des Darms hinzu. Tritt die Krankheit plötzlich auf, ist sie mit Fieber, blutigem Durchfall, Appetit- und Gewichtsverlust verbunden. Bei der Colitis ulcerosa handelt es sich nicht um eine Infektion mit Bakterien, sondern um eine Erkrankung des Dickdarms, deren Ursache man nicht kennt und bei der es zu Geschwüren an der Darmschleimhaut kommen kann.

Meist ist die Erkrankung sehr schmerzhaft, tritt in Schüben auf und hängt mit Streßsituationen zusammen. Zur Abklärung werden die Darmwände mit Hilfe eines Koloskopes untersucht. Dabei wird eine beleuchtete Sonde in den Darm eingeführt, wenn nötig eine Gewebeprobe entnommen und unter dem Mikroskop untersucht. Patienten mit einer leichten Kolitis kann mit einer normalen Diät geholfen werden.

Ernstere Fälle müssen im Spital behandelt werden, denn das Wasser und die lebensnotwendigen Elektrolyte, die durch den Durchfall oder die Blutungen verloren gegangen sind, müssen sofort ersetzt werden. Medikamente, wie Antibiotika und Cortison, werden bei chronischen Darmentzündungen eingesetzt. Manchmal muß eine Operation vorgenommen werden, um den entzündeten Bereich des Darmes zu entfernen.

6.4.2. Divertikultitis

Bei der Divertikulitis sind kleine Ausstülpungen in der Darmschleimhaut entzündet. Ein Drittel der über 60-jährigen leidet an dieser Erkrankung, wobei das Auftreten von Komplikationen mit dem Alter zunimmt. Man vermutet, daß der durch abnormale Darmbewegungen entstehende Druck Gefäßmuskellücken bildet und diese Ausstülpungen verursacht. Viele Menschen mit Divertikulitis zeigen keine Symptome – nur ein Viertel der Betroffenen klagt über Beschwerden. Liegen die Ausstülpungen in der Nähe eines Blutgefäßes, können sie zu eitern und zu bluten beginnen und über den After austreten. Sammelt sich in den Ausstülpungen verhärteter Kot, drückt dieser gegen die dünnen Wände und vermindert die Durchblutung. Der Bereich wird dadurch für bakterielle Infektionen anfälliger.

Eine Entzündung der Divertikel kann zu einem Durchbruch, zu einem Abszeß (einem geschlossenen Sack mit Eiter um die Perforation) oder zu einer Peritonitis (Bauchfellentzündung) führen. Verstopfung kann sich mit Durchfall abwechseln. Symptome sind starke Krämpfe und Druckempfindlichkeit, besonders im unteren, linken Darmbereich. Nicht selten breitet sich die Infektion weiter in die Harnblase oder in die Vagina aus. Schmerzen beim Harnlassen deuten auf eine Entzündung der Harnblase, Fäkalien im Urin weisen auf eine abnormale Verbindung zwischen Darm und Blase (Fistel). Bei akuten Entzündungen der Ausstülpungen tritt Fieber hinzu. Aufgrund der Symptomatik wird eine Verdachtsdiagnose gestellt. Eine ärztliche Untersuchung gibt Aufschluß über die Masse im linken unteren Darmbereich. Eine Röntgenaufnahme, Computertomographie oder Darmspiegelung können Hinweise auf Komplikationen und die Lage der Ausstülpungen geben. In ernsten Fällen ist ein Spitalsaufenthalt mit intravenöser Ernährung notwendig. Bei Fieber oder anderen Anzeichen einer Infektion werden meist Antibiotika verschrieben. Kommt eine Bauchfellentzündung hinzu, muß in jedem Fall operiert werden. Dabei wird der befallene Darmabschnitt entfernt und durch End-zu-End-Anastomose wieder verbunden, oder es wird überhaupt ein künstlicher Darmausgang geschaffen, bis die Entzündung und die Infektion abgeklungen sind. Eine ballaststoffreiche Kost scheint der beste Weg zu sein, Divertikulitis zu vermeiden.

Wirkung der Magnetfeldtherapie bei Darmerkrankungen: beruhigend auf das vegetative Nervensystem (Plexus myentericus), durchblutungsfördernd, schützt die Schleimhäute.

Reizdarm: beste Erfolgaussichten innerhalb der Magen-Darm-Erkrankungen

Richtiger Einsatz des MRS bei Darmerkrankungen

- Ganzkörpermatte: 2-3x täglich je 8 Minuten: morgens Stufe 50%, mittags Stufe 25%, abends Stufe 10%

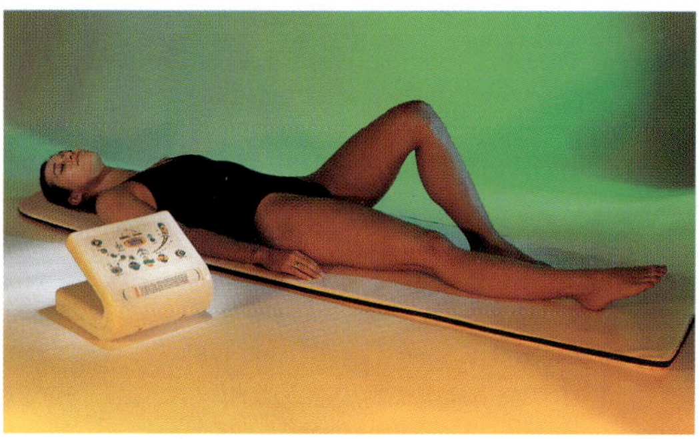

Abb.: Basisbehandlung bei Darmerkrankungen

- Kissen: 2x täglich je 16 Minuten: 8 Minuten im Kreuzbereich mit angewinkelten Beinen Stufe 100%

8 Minuten unterhalb des Rippenbogens am Bauch Stufe 25%

- Therapieformen, die die MFT unterstützen: Symbioselenkung, Enzyme, Akupunktur, Homöopathika, NLP, Osteopathie, Qi Gong, Shiatsu, Phythotherapie (Indischer Flohsamen Plantago Psyllium, Leinsamenöl, Ingwer, Knoblauch, Orangewurzel, Kamille), Verdauungsenzyme, Vitamine (B-Komplex), Supplementierung von Acidophilus- und Bifidusbakterien zur Regeneration der Darmflora

- Besondere Hinweise zur Anwendung: Viel trinken!

- Hinweise zur Erstreaktion: Bei 3% können am Therapiebeginn Darmreizungen bzw. leichte Krämpfe auftreten.

Wissenschaftliche Studien über die Behandlung von Darmerkrankungen mit MFT

- B. Bulent-Mentes, et al., "Influence of pulsed electromagnetic fields on healing of experimental colonic anastomosis", Department of Surgery, Gazi University Medical School et al., Diseases of the colon and rectum, 1996. - Diese Studie untersuchte den Einfluß von pulsierenden elektromagnetischen Feldern auf die mechanische Stärke und den Kollagengehalt (Bindegewebsfaser) von unkomplizierten Anastomosen (Nahtverbindung von zwei durch Operation getrennte Darmstücke) im Darm von Ratten. Dabei konnte nachgewiesen werden, daß das Bindegewebe unter MFT stabiler und die Naht besser haltbar gemacht werden konnte.

- L. Navratil, et al., "Possible Therapeutic Applications of Pulsed Magnetic Fields", Cas Lek Cesk, 132(19), 11 October 1993, pp. 590-594. - Die Ergebnisse dieser Studie zeigen Therapieerfolge der MFT bei der Behandlung entzündlicher Störungen im Bereich des Magen-Darm-Traktes.

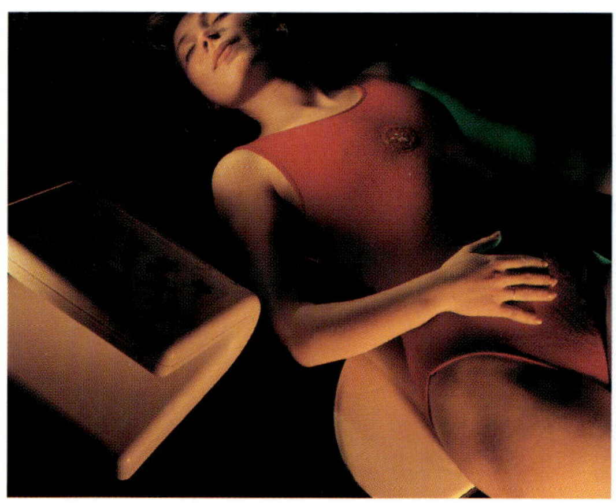

Abb.: Lokale Behandlung bei Darmerkrankungen

- A.M. Begue-Simon, R.A. Drolet, "Clinical Assessment of the Rhumart System based on the Use of Pulsed Electromagnetic Fields with Low Frequency", International Journal of

Rehabil Research, 16(4), 1993, pp. 323-327. - In dieser Studie werden die Effekte der MFT bei verschiedenen Erkrankungen näher erläutert, u.a. werden gastroenterologische Probleme besprochen. Verschiedene Untersuchungen zeigen positive Wirkungen, gerade bei streßbezogenen Erkrankungen des Magen-Darm-Traktes.

• R.A. Drolet, "Rhumart Therapy: A Non-invasive Cell Regeneration Ion and Anti-Inflammatory Therapy Using LF-EM Fields", Bioelectromagnetics Society, 4th Annual Meeting, Los Angeles. Dieser Artikel beschreibt den Effekt einer niederfrequenten, elektromagnetischen Therapie bei einer Vielzahl von Anwendungen. Besonders hervorgehoben wird neben der Schmerzreduktion vor allem der beruhigende und entzündungshemmende Effekt.

Ärzteberichte über die Therapie von Darmerkrankungen mit MF

1. Dr. med. Sepp Fegerl, Praktischer Arzt, Salzburg

• *Patient G.E., 66a; Diagnose: durch Geburtstrauma halbseitig spastisch, Verschlechterung durch Streß, dadurch seit 1994 berufsunfähig, 1995 Colon-Ca. operiert, Enteropathiesyndrom. MRS-Therapieerfolg: Die Energie hat sich wesentlich gebessert, die Beweglichkeit und Spastik ebenfalls.*

• *Patient R.I., 62 a; Diagnose: seit 1954 Multiple Sklerose, Enteropathiesyndrom. MRS-Therapieerfolg: Anfangs bestand im Anschluß an die Behandlung eine starke Müdigkeit. Nach einer Dosisumstellung ging es dem Patienten gut, die sonst immer kalten Hände und Füße wurden warm. Das Enteropathiesyndrom reagierte mit Rumoren im Bauch und Stuhlgang nach jeder Behandlung.*

2. Dr. med. Christoph Scherer/Dr. med. univ. Christian Thuile, Zentrum für Energiemedizin, 1080 Wien, Breitenfeldergasse 10, Tel. 0043/1/40 666 00

• *Patient R.G., 43 a; Diagnose: Colitis Ulcerosa seit sechs Jahren. Zustand nach Operation: Der Patient klagt über starke Schmerzen und Krämpfe im Darm. MRS-Therapieerfolg: Nach dreieinhalb Monaten Behandlung deutliche Verbesserung der Schmerzsymptomatik, keine krampfartigen Entleerungen mehr, gesteigertes Wohlbefinden und bessere Lebensqualität.*

Patientenberichte zur Behandlung mit MRS bei Darmerkrankungen

1. Dank an die Fa. vita.life

• *Patientin G.S., 52 a; Diagnose: Darmträgheit, Verstopfung, Antriebslosigkeit. MRS-Therapieerfolg: "Nach vier Wochen Behandlung brauchte ich kein Abführmittel mehr."*

• *Patientin K.K., 50 a; Diagnose: Verdauungsstörungen, Darmträgheit, Hämorrhoiden, ständige Müdigkeit, Mattheit und Antriebslosigkeit. MRS-Therapieerfolg: "Die Darmschleimhautentzündung verschwand nach dreimonatiger Anwendung. Die Durchblutung der Haut wurde besser, ich spüre keine Schmerzen mehr."*

Steckbrief MFT :
75-80% guter bis sehr guter Erfolg

6.5. Durchfallerkrankungen (Diarrhoe)

siehe "Verdauungsstörungen"

6.6. Fettleber

siehe "Lebererkrankungen"

6.7. Fettleibigkeit

siehe "Adipositas" im Kapitel "Stoffwechselerkrankungen"

6.8. Gallensteine

siehe "Lebererkrankungen"

6.9. Gastritis, Gastroenteritis und Magengeschwüre

6.9.1. Gastritis

Bei der Gastritis ist die Schleimhaut des Magens entzündet. Eine falsche Ernährung mit scharfen, gebratenen, kohlehydratreichen Speisen sowie zu viel Alkohol und Kaffee können den Magen "verderben". Übelkeit, ein Völlegefühl, Aufstoßen und Sodbrennen sind die charakteristischen Zeichen eines verdorbenen Magens. Bei einer Gastritis kann eine geeignete Diät große Erleichterung verschaffen. Bei allen Magen- und Zwölffingerdarmleiden wird zunächst festgestellt, ob ein Befall eines bestimmten Bakteriums, des sog. Helicobakter Pylori, vorliegt, das gegebenenfalls mit Antibiotika und unter Blockierung der Salzsäure zerstört wird. Relativ häufig tritt die nervöse Gastritis auf, die auch zum Bereich der psychosomatischen Krankheiten zählt, weil sie in erster Linie durch Streß und Nervosität ausgelöst wird. Die Magnetfeldtherapie ist auf diesem Gebiet besonders durch ihre beruhigende und krampflösende Wirkung (Hyperpolarisation) erfolgreich.

6.9.2. Gastroenteritis

Die Gastroenteritis ist eine Entzündung der Magen- und Darmschleimhaut, die durch Viren und Bakterien, allergische Reaktionen auf bestimmte Speisen oder Getränke, Infektionskrankheiten, wie z.B. Grippe, eine Lebensmittelvergiftung oder bestimmte Drogen, verursacht werden kann. Es treten Kopfschmerzen, Übelkeit, Erbrechen, Durchfall und Schmerzen im Magen-Darm-Bereich auf.

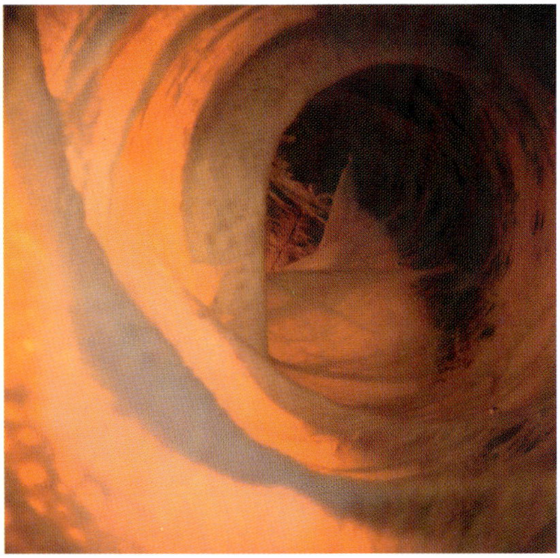

Abb.: Dünndarm-Endoskopaufnahme

Normalerweise vergeht die Gastroenteritis innerhalb einiger Tage von selbst, der Durchfall kann jedoch bis zu zehn Tage dauern. Ist dann noch keine Besserung eingetreten, ist ein Arztbesuch anzuraten. Die größte Gefahr bei dieser Erkrankung besteht im Flüssigkeitsverlust, besonders bei alten Menschen und bei Kindern. Es soll daher über den Tag verteilt viel in kleinen Mengen getrunken werden. Besonders wichtig ist absolute Hygiene im Bereich der Küche. Mögliche auslösende Allergien sollten festgestellt und Alkohol nur in geringen Mengen konsumiert werden.

6.9.3. Magengeschwür

Ein Magengeschwür (Ulcus ventriculi) bzw. ein Zwölffingerdarmgeschwür (Ulcus duodeni) entsteht häufig durch eine Übersäuerung (Hyperazidität) des Magens, wobei die Übersäuerung auch eine Entzündung der unteren Speiseröhre (Oesophagitis) hervorrufen kann. Männer sind vom Zwölffingerdarmgeschwür zehnmal häufiger betroffen als Frauen. Ungefähr jeder Zehnte in Mitteleuropa leidet an einem Geschwür, ungefähr jeder Dritte an einer Grundkrankheit mit starkem Sodbrennen.

Ein Geschwür ist eine Schädigung in der Schleimhaut, eine Art Krater, den die Magensäure in die Schleimhaut gegraben hat. Obwohl die genauen Ursachen von Geschwüren im Verdauungsbereich nicht bekannt sind, vermutet man einen Überschuß an aggressiven Verdauungssäften. Ein Magengeschwür kann aber auch aufgrund einer angeborenen Schwäche der Magenwand oder einer zu geringen Schutzfunktion der Schleimhaut entstehen. Neue Studien zeigen, daß auch hier das Bakterium Helicobacter Pylori mitbeteiligt sein kann. Streß ist in vielen Fällen der Auslöser eines Geschwüres. Auch die erbliche Veranlagung, die Blutgruppe 0, Lebererkrankungen, eine rheumatische Arthritis und Blähungen erhöhen das Risiko einer Geschwürserkrankung. Das häufigste Symptom ist ein Brennen im Bauch, oberhalb des Nabels, das sich wie ein Hungerschmerz anfühlt. Beim Magengeschwür treten die Schmerzen 30-120 Minuten nach dem Essen auf, während sie beim Zwölffingerdarmgeschwür meist mitten in der Nacht als typischer Nüchternschmerz spürbar sind. Zu den Komplikationen zählen gefährliche innere Blutungen. Anzeichen dafür sind Blut im Stuhl oder im Erbrochenen, ein Schwächegefühl und ein sehr starker Durst. Bei einem Durchbruch des Geschwürkraters durch die Darmwand kann es zu schlimmen Infektionen kommen.

Magen-bzw. Zwölffingerdarmgeschwüre können immer wieder aufflammen und letztlich zu steifen, hinderlichen Narben im Darmbereich führen. Während früher die entsprechenden Untersuchungen mit Hilfe von Röntgenstrahlen vorgenommen wurden (der Patient mußte eine Flüssigkeit trinken, die den Verdauungsbereich sichtbar machte), bevorzugt man heute die Gastroskopie. Dabei wird über den Mund ein Schlauchsystem eingeführt, durch das der Magen von innen genau betrachtet werden kann. Zusätzlich ist durch eine Biopsie die Anwesenheit von Bakterien feststellbar.

Bei der Behandlung von Magengeschwüren wird in erster Linie eine Ausschaltung der Salzsäure und eine Verstärkung des Schleimschutzes angestrebt. Streßsituationen, eine häufige Ursache von Rezidiven (Wiederausbruch der Krankheit), können mit Hilfe von autogenem Training sehr gut bewältigt werden. Speisen, die Schmerzen auslösen, sollte man meiden. Milch wirkt auf den Magen beruhigend (Milch im Kaffee reduziert die Reizwirkung auf den Magen). Die meisten Geschwüre heilen vier bis sechs Wochen nach Behandlungsbeginn. Kaffee, Zigaretten und Alkohol sollten in Zukunft vermieden werden. Helfen Diät und Medikamente nicht, gibt es noch immer die Möglichkeit einer Operation.

Wirkung der Magnetfeldtherapie bei Verletzungen der Magenschleimhaut:

beruhigend auf das Vegetativum, durchblutungsfördernd, verbessert die Schleimbildung zum Schutz vor der aggressiven Magensäure, schmerzstillend, zur Prophylaxe von Rezidiven

Richtiger Einsatz des MRS bei Verletzungen der Magenschleimhaut

- Ganzkörpermatte: 3x täglich je 16 Minuten: morgens Stufe 25%, mittags Stufe 10%, abends Stufe sensitiv
- Kissen: 1x täglich 16 Minuten Stufe 50%, im Oberbauchbereich

- Therapieformen, die die MFT unterstützen: Rollkur mit Kamillenextrakten, Basenpulver und Säurebinder, Phytotherapie (Süßholzwurzel, Orangenwurzel, Mädesüß, Cayenne, Ingwer, Baldrian)

- Besondere Hinweise zur Anwendung: Die ideale Therapiezeit ist mittags und allgemein nach dem Essen.

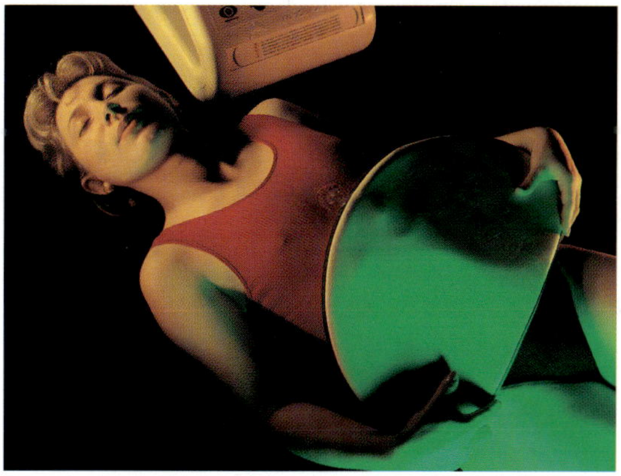

Abb.: Lokale Behandlung des Magens mit Kissen

- Dauer der Behandlung: 3-5 Wochen bei akuten Geschwüren, bei chronischen Entzündungen entsprechend länger
- Hinweise zur Erstreaktion: keine

Wissenschaftliche Studien über die Behandlung von Verletzungen der Magenschleimhaut mit MFT

- M.V. Poslavsky, et al., "Experience with Application of Millimeter-Rage Radiation for Treatment and Porphylaxis of Stomach and Duodenal Ulcer", Vopr Kurortol Fizioter Lech Fiz Kult (4), 1998, pp. 31-36. - In dieser Studie wird der Effekt von Magnetfeldern an 317 Patienten, die an Magen- und Zwölffingerdarmgeschwüren leiden, getestet. In 95% wurde ein völliger Verschluß der Schleimhautwunde erreicht, im Gegensatz zu 78% bei der Kontrollgruppe. Die Untersuchungen nach einem Jahr zeigten, daß in 54% der Fälle die Patienten noch ohne Rückfall waren (in der Kontrollgruppe deutlich weniger).
- O.V. Bukanovich, et al., "Sinusoidally-Modulated Currents in the Therapy of Chronic Gastroduodenitis in Children", Vopr Durortol Fizioter Lech Fiz Kult, 2, 1996, pp. 22-26. - Diese kontrollierte Studie untersucht die Effekte elektromagnetischer Felder bei Kindern, die an chronischer Gastroduodenitis leiden. Die Ergebnisse zeigen, daß nach der Behandlung in 72% der Fälle die Entzündungszeichen in der Magenschleimhaut zurückgingen.

• T. Krantzova, et al., "Efficacy of Magnetic Puncture Treatment of Patients with Duodenal Ulcers", Doktor Lending, 4(13), 1996, pp. 22-24.- In diesem Überblick wurden 2642 Patienten mit Zwölffingerdarmgeschwüren untersucht, wobei bei 80 % ein völliger Verschluß der Schleimhautwunde feststellbar war, in fast 100 % kamen die Schmerzen zum Stillstand.

• T. Kravtsova, et al., "The Use of Magnetic Puncture in Patients with Duodenal Peptic Ulcer", Vopr Kurortol Fizioter Lech Fiz Kult (1), 1994, pp. 22-24. - Diese Studie berichtet von eindeutig positiven Erfahrungen bei der unterstützenden Behandlung von Magen- und Zwölffingerdarmgeschwüren mit MFT.

• S. Comorosan, et al., "The Effect of Diapulse Therapy on the Healing of Decubitus Ulcer", Romanian Journal of Physiology, 1993, pp 41-45. - Diese Studie unterstreicht die raschere Genesung bei Patienten mit chronischem Ulcus duodeni (Zwölffingerdarmgeschwür).

• M.V. Teppone, et al., "Extremely-High Frequency Therapy of Duodenal Ulcer", Klein Med, 1991, pp. 74-77. - Diese kontrollierte Studie zeigt einen extrem positiven Effekt in der MF-Behandlung von Gastroduodenal-Geschwüren.

• Weitere Studien: siehe "Wundheilung" im "Kapitel Hautkrankheiten"

Ärzteberichte über die Therapie von Verletzungen der Magenschleimhaut mit MRS

1. Dr. med. Werner Raufelder, Arzt für Allgemeinmedizin, Sozialmedizin, Badearzt, Bad Endorf

• Patient G.B., 59 a; Diagnose: Rezidivierende Gastritis, Cervicalsyndrom, u.a.m. MRS-Therapieerfolg: Nach der ersten Sitzung hat sich der Schlaf gebessert, nach der siebten Sitzung die HWS, beschwerdefreier Magen, verbesserte Beweglichkeit, geringe bis mäßige Restbeschwerden.

2. Dr. med. Ira Mayrhöfer

• Patientin W.K., 52 a; Diagnose: Ausgeprägter streßinduzierter Erschöpfungszustand (seit drei Monaten Dauerstreß mit 18-20 Arbeitsstunden/Tag), häufiger Spannungskopfschmerz, seit vier Wochen zunehmende Isomnie, Inappetenz, postprandialer (nach dem Essen) epigastrischer Schmerz, Konzentrationsstörungen, schubweise Phasen ausgeprägter Müdigkeit mit lagerungsbedingter Drehschwindelsymptomatik, rezidivierende Schwäche- und Erschöpfungszustände. MRS-Therapieerfolg: 1. Therapiewoche: rasche Besserung der Kopfschmerz- und Schwindelsymptomatik, zunehmende Konzentrations- und Belastungsfähigkeit, kaum noch Durchschlafstörungen, abendliche Temperaturerhöhungen auf Werte um 37.6-37,8°C, kein Hinweis auf infektiöse Geschehen. 2. Therapiewoche: Subjektiver Energieschub, hohe Leistungsbereitschaft und -fähigkeit, normalisierter Appetit, gute Flüssigkeitszufuhr. Die Drehschwindelattacken haben sich minimalisiert (also eher vertebragener Ursache), Reduktion der Myogelosen im HWS-Bereich, demzufolge auch Reduktion der rezidivierende Cephalgie in Intensität und Frequenz. Therapeutische Einschätzung: "Die Energie und Leistungsfähigkeit wurde mit der MFT schon in der 1. Behandlungswoche fast vollständig wiederhergestellt. Dieser offensichtliche therapeutische Erfolg ist uneingeschränkt dem MRS 2000 zuzuschreiben und als wirklich dramatisch einzuschätzen, da sich die äußeren Anforderungen in dieser Zeit weder zum Vorteil der Patientin veränderten noch eine kurze Pause zur Rekonvaleszenz zuließen. Dieser Energieschub war so beeindruckend, daß sogar spekuliert wurde, ob Frau K. andere (chemische) Leistungsstimulantien einnehme; auch wurde ihr nach dieser Arbeitsausbeute der sichere Zusammenbruch prophezeit."

3. Christine Wolf, Heilpraktikerin Überlingen

• Patientin B.E., 45 a; Diagnose: Unklare Unterbauchbeschwerden. MRS-Therapieerfolg: Bereits nach der 3. Behandlung trat eine leichte Besserung ein, der Zustand stabilisierte sich zusehends. Seit der 8. Behandlung ist die Patientin beschwerdefrei.

4. Dr. med. Manfred O. Eder, Anger/Bayern

• Patientin H.K., 48 a; Diagnose: seit Jahren chronische Beschwerden der gesamten Wirbelsäule, beginnende Osteoporose, wiederholte Magenulcera bei Mallory-Weiß-Syndrom, schwankende, depressive Stimmungslagen. In den letzten Monaten klagte die Patienten über Gewichtszunahme und morgendliche Lidödeme. MRS-Therapieerfolg: Die morgendlichen Lidödeme sind verschwunden, ebenso die

Parästhesien im Bereich der Finger und die Drehschwindelattacken. Auch die diffusen Knochenschmerzen sind nicht mehr vorhanden. Die Stimmung der Patientin hellt sich zusehends auf. Die gastritische Symptomatik ist verschwunden, die Magenschmerzen sind nicht mehr aufgetreten. Eine wiederholt aufgetretene, auch psychisch bedingte Urtikaria ist nicht mehr vorhanden.

5. OA Dr. med. Franz Reinisch, St. Radegund

• *Patientin, 64 a; Diagnose: Oberbauchkolik, frischer Ulcus duodeni (Zwölffingerdarmgeschwür). MRS-Therapieerfolg: Bereits nach einer Behandlung verschwand die Kolik. Die Behandlung wurde in Serie fortgesetzt; der frische Ulcus duodeni vernarbte nach zwei Wochen glatt.*

Patientenberichte zur Behandlung mit MRS bei Verletzungen der Magenschleimhaut

1. Dank an die Fa. vita.life

• *Patient G.M., 42 a; Diagnose: "Ich hatte seit Februar 1997 extreme Beschwerden im Magenbereich, Verkrampfungen und ständige Schmerzen. Ende Juli erklärte mir ein Arzt nach ergebnislosen Magen- und Darmspiegelungen, daß es Situationen gibt, mit denen man sich abfinden müsse". MRS-Therapieerfolg: "Nach den ersten drei Behandlungen spürte ich keine Verbesserung, doch nach weiteren fünf Anwendungen sind meine Magenschmerzen komplett zurückgegangen. Zusätzlich fühle ich mich vitaler und zufriedener. Der Stoffwechsel funktioniert jetzt ohne Beanstandung."*

• *Patientin S.B., 36 a; Diagnose: seit zwölf Jahren Eisenmangelanämie, ausgelöst durch eine Makrohämaturie. Auf die Einnahme von Eisenpräparaten reagierte die Patientin im Laufe der Jahre mit starker Übelkeit, Durchfällen und Magenschmerzen. MRS-Therapieerfolg: Die Kopfschmerzen verschwanden fast jedesmal spontan. Eisenpräparate müssen nur mehr selten eingenommen werden, da die Blutwerte weniger drastisch sinken; sie werden auch besser vertragen.*

2. Dank an Herrn Walter Ruprechter

• *Patient J.A., 24 a; Diagnose: Magenbeschwerden, Müdigkeit, Appetitlosigkeit. MRS-Therapieerfolg: Besserung in fast allen Bereichen: der Appetit wurde angeregt, die Magenbeschwerden sind weg, die Müdigkeit ist besser.*

Steckbrief MFT:
70-80% guter bis sehr guter Erfolg

6.10. Gastroenteritis

siehe "Gastritis"

6.11. Gelbsucht

siehe "Lebererkrankungen"

6.12. Hämorrhoiden

siehe "Venenerkrankungen" im Kapitel "Erkrankungen des Kreislaufsystems".

6.13. Hepatitis

siehe "Lebererkrankungen"

6.14. Lebererkrankungen

6.14.1. Fettleber

Diese häufigste Lebererkrankung der Mitteleuropäer entsteht durch Fetteinlagerungen im Lebergewebe, die zu einer Funktionbehinderung der Leber führen. Meist liegen dieser Krankheit eine allgemeine Fettsucht oder ein übermäßiger Alkoholkonsum zugrunde. Eine Fettleber kann ohne rechtzeitige und wirkungsvolle Behandlung in eine Leberzirrhose übergehen. Erkrankungen der Leber bereiten nur sehr selten Schmerzen. Ein Hauptsymptom ist Müdigkeit.

Unter Beachtung aller Vorsichtsmaßnahmen kann die Leberverfettung in vielen Fällen zum Stillstand gebracht werden. Die Leberfunktion bleibt lange erhalten, da für den Menschen nur 10% der Leber zum Überleben notwendig sind. Die Vermeidung von Alkohol, Süßigkeiten, (tierischen) Fetten, Cholesterin und erhöhter Eiweißzufuhr ist ein wesentlicher Teil der Behandlung. Bisher gibt es noch kein Medikament, das einen eindeutigen Erfolg aufweisen könnte.

6.14.2. Gallensteine

Gallensteine findet man in unseren Regionen sehr häufig: ungefähr jeder Zehnte leidet daran, besonders Frauen über dem 40.

Lebensjahr, die noch nicht in der Menopause sind und sich fettreich ernähren. Die Steine selbst bestehen zu 80-90% aus Cholesterin und nur zu 10-20% aus dem Gallenfarbstoff Bilirubin. Wenn die Gallenflüssigkeit zuviel Cholesterin enthält, fällt der nicht benötigte Teil aus und bildet zusammen mit der Gallenflüssigkeit, Gallensalzen und anderen Bestandteilen Steine.

Der Cholesterinspiegel in der Galle kann nicht gemessen werden, da kein Zusammenhang zwischen dem Cholesterin im Blut und dem in der Galle besteht. Begünstigt werden Gallensteine durch zu fettes Essen, Infektionen, Lebererkrankungen und diverse Formen von Anämien (z.B. der Sichelzellanämie).

Menschen mit Übergewicht, die ständig ab- und zunehmen, Frauen, die zwei oder mehr Kinder geboren haben, sowie Diabetiker tragen ein erhöhtes Risiko. Mehr als die Hälfte aller Gallensteine verursacht keine Symptome, andere wiederum führen zu Entzündungen der Gallenblase (Cholecystitis) oder zu Gallenkoliken, die Gelbsucht verursachen können.

Eine Gallenkolik entsteht dann, wenn ein Stein in einen Gallengang rutscht und diesen verlegt. Die Kolik beginnt mit einem stechenden Schmerz auf der rechten Seite, der sich über den Rücken bis zur rechten Schulter ziehen kann. Meist tritt der Anfall nach einem üppigen Essen auf und führt zu starker Übelkeit. Die Haut und das Weiße der Augen färben sich nach einiger Zeit gelb.

Durch die ständige Reibung können die Steine in der Gallenblase chronische Entzündungen bewirken, die sich schlimmstenfalls zu einem Gallenblasenkrebs entwickeln können. Deshalb empfehlen viele Chirurgen eine frühzeitige operative Entfernung der Gallenblase (durch die Technik der Bauchspiegelung wird die Gallenblase mittels eines kleinen Schnittes in der Bauchdecke entfernt). Gallensteine sind auf dem Röntgenbild deutlich erkennbar. Um die Steine zu zerstören, werden technisch sehr intensive Ultraschallwellen eingesetzt.

6.14.3. Gelbsucht

Gelbsucht wird durch eine abnormale Abgabe von Gallenpigmenten (Bilirubin) an das Blut verursacht, wodurch sich die Haut, die Schleimhäute oder andere Gewebeteile gelb färben. Bilirubin entsteht aus abgebauten roten Blutkörperchen und wird in der Galle hergestellt. Die Galle (nicht zu verwechseln mit der Gallenblase) ist eine gelbgrüne Flüssigkeit, die für die Verdauung von Fett benötigt wird. Sie wird von der Leber produziert, in der Gallenblase zwischengelagert und bei Bedarf an den Darm weitergegeben. Über 50% der Neugeborenen und 80% der Frühgeburten weisen Anzeichen einer Gelbsucht auf, die jedoch in wenigen Wochen wieder verschwinden.

In vielen Krankheitsfällen entsteht Gelbsucht durch eine Verlegung des Ganges von der Gallenblase zum Darm. Gallensteine, ein Tumor oder Parasiten können den Gang verstopfen. Die Gelbsucht ist auch eine Begleiterscheinung von Hepatitis, bei der die Leber aufgrund einer Entzündung oder eines Leberschadens nicht in der Lage ist, das Bilirubin zu verarbeiten. Weiters tritt die Gelbsucht zusammen mit anderen Lebererkrankungen auf, wie z.B. bei Krebs und gewissen Infektionen, die durch Viren oder Parasiten verursacht werden. Die Leber ist dann vergrößert und funktioniert nur mehr eingeschränkt, der Stuhl nimmt eine lehmige Färbung an, der Urin färbt sich hellgelb bis braungrün, die Hautfärbung reicht von limonengelb bis zu einem dunklen olivgrün. Ein Bluttest kann die Ursache der Gelbsucht feststellen. Auch ein Ultraschall oder ein Röntgen der Gallenröhre sind aufschlußreich. Wird eine Verlegung der Gallenröhre diagnostiziert, muß diese beseitigt werden.

6.14.4. Hepatitis

Bei der Hepatitis handelt es sich um eine virale Infektion der Leber. Ein erstes Anzeichen ist die Gelbsucht, bei der sich die Haut und das Weiße der Augen gelb verfärben. Die Krankheit kann durch verschiedene Viren ausgelöst werden, vorwiegend durch Hepatitis A und Hepatitis B. Hepatitis C ist der häufigste Erreger bei Bluttransfusionen. Alle Virenarten dringen als winzige Organismen in den Körper ein und greifen die Leberzellen an. Der Hepatitis A-Virus wandert durch den Verdauungstrakt und wird durch infizierte Lebensmittel und Wasser oder Stuhl übertragen. Die Erkrankung tritt oft seuchenartig auf, besonders in Gebieten, wo die sanitären Einrichtungen und die Kanalisation dürftig sind. Die Inkubationszeit beträgt zwischen 14 und 40 Tagen. Manche Patienten zeigen trotz der Infektion keine Krankheitssymptome, können die Krankheit aber dennoch übertragen. Hepatitis B wird über das Blut (durch Bluttransfusionen, Drogensüchtige) und über andere Körperflüssigkeiten übertragen.

Die Symptome dieses Virus äußern sich oft erst nach 40 bis 180 Tagen. Weil der Hepatitis-B-Virus in beinahe allen Körperflüssigkeiten überlebt (im Speichel, im Sperma, im Urin, in Tränen), kann er durch Sexualkontakt, die Verwendung der gleichen Zahnbürste, der gleichen Rasierklinge usw. übertragen werden. Erste Anzeichen der Hepatitis sind Müdigkeit, Gelenks- und Muskelschmerzen, Appetitlosigkeit, Übelkeit, Erbrechen, Durchfall oder Verstopfung sowie leichtes Fieber. Beim Auftreten von Hepatitis vergrößert sich die Leber und wird druckempfindlich. Schüttelfrost, Gewichtsverlust und die charakteristische Gelbsucht kommen dazu. Plötzliche Fieberanfälle, extreme Schläfrigkeit oder starke Schmerzen bedürfen unbedingt ärztlicher Hilfe, vor allem um Leberschäden zu vermeiden. Die chronische Hepatitis kann zu irreversiblen Leberschäden und zur Zirrhose führen, tritt aber nie als Folge einer Infektion mit dem Hepatitis A-Virus auf.

Da Hepatitis von einem Virus verursacht wird, gibt es kein Mittel zur Heilung; sogar die Behandlung bei akuter Hepatitis ist eingeschränkt. Heilung kann nur das Abwehrsystem des Körpers selbst herbeiführen. Körperliche Aktivitäten müssen während der Erkrankung eingestellt werden, Bettruhe wird verordnet. In ernsten Fällen ist ein Spitalsaufenthalt nötig, um die Ruhestellung des Körpers zu gewährleisten. Für Hepatitis-Kranke gilt absolutes Alkoholverbot. Die Gefahr einer Infektion kann durch eine Impfung vermindert werden. Impfstoffe gegen Hepatitis A (für Urlauber in gefährdeten Ländern) und B (medizinisches Personal, Masseure etc.) regen im Körper die Produktion von Antikörpern an.

6.14.5. Zirrhose – Schrumpfleber

Die Leber ist nicht nur die größte Drüse des Körpers, sie ist mit ihrem Gewicht von ungefähr 1,5 kg auch das schwerste Organ. Pro Stunde fließen ungefähr 1 – 2 Liter Blut durch die Leber und werden dort gereinigt. Die Leber ist ein äußerst robustes Organ. Erst Entzündungen, z.B. eine Hepatitis oder eine chronische Schädigung des Leberaufbaus, können ihre Funktion beeinträchtigen. Im Zuge einer Zirrhose wird das Lebergewebe zerstört und verändert (Knötchenbildung). Das Gewebe verhärtet und das Organ schrumpft (Schrumpfleber). Ist der Blut- und Lymphfluß gestört, kann die Leber versagen.

Bei der Entstehung einer Zirrhose spielen zwei Ursachen die Hauptrolle: Starker Alkoholkonsum und die Infektion mit einem Hepatitis B- + C-Virus. Alkoholismus ist die häufigste Ursache. Die Virusinfektion kann sich als chronisch aktive Hepatitis über Monate oder Jahre hinweg still und unbemerkt entwickeln. Sehr schwere Medikamente, angeborene Störungen im Ablauf physikalischer oder chemischer Körperprozesse, Syphillis oder ein schwaches Herz können eine Zirrhose verursachen. Die Zirrhose macht sich durch allgemeine Müdigkeit, Unwohlsein, Appetitlosigkeit, Gewichtsverlust oder Teilnahmslosigkeit, durch Impotenz und Brustwachstum (Östrogen kann nicht mehr abgebaut werden) bemerkbar. Übelkeit, Verstopfung, Durchfall und ein dumpfer Bauchschmerz sind typische Begleiterscheinungen. Durch den Eiweißmangel dringt Wasser in den freien Bauchraum, im Gesicht bilden sich sogenannte "Spinnenvenen" und an der Bauchdecke ausgedehnte Krampfadern, die durch die Umleitung des Blutes aus der Leber entstehen. Brusthaare und Schamhaare können ausfallen, die Hoden können sich verkleinern und oft tritt ein typischer Juckreiz an den Händen und Füßen auf. Mögliche innere Blutungen und die eingeschränkte (Entgiftungs-)Funktion der Leber können lebensbedrohend sein. Eine Gefahr liegt in der starken Dehnung von Gefäßen, in denen sich Blut staut. Die Gefäße werden in der Folge dünn und können leicht platzen oder reißen.

Bei einer Leberzirrhose muß zuerst die Ursache der Krankheit behandelt werden. Ist zum Beispiel der Alkohol das Grundproblem, muß der Patient abstinent werden. Zusätzlich wird eine proteinreiche Diät verschrieben, ebenso größere Vitaminsupplementierungen (besonders Vitamin A, B, D und K, die in der kranken Leber nicht gespeichert werden können). Um die Flüssigkeit im Körper zu reduzieren, werden harntreibende Medikamente empfohlen.

Um die Leber nicht zu überlasten, sollten kleine, dafür aber mehrere Mahlzeiten über den Tag verteilt eingenommen werden.

Die Magnetfeldtherapie stellt bei Leberproblemen eine adjuvante Therapieform dar, die auch symptomatisch eingesetzt werden kann. Die beste Methode diese Krankheit zu vermeiden ist, viel zu trinken – aber keinen Alkohol!

Wirkung der Magnetfeldtherapie bei Lebererkrankungen: anregend auf die einzelnen Leberzellen, durchblutungsfördernd und damit besser entgiftend, krampflösend bei Koliken. Die genauen Wirkungsmechanismen sind noch nicht geklärt.

Richtiger Einsatz des MRS bei Lebererkrankungen

- Ganzkörpermatte: 1-2x täglich je 8 Minuten: morgens Stufe 100%, abends Stufe 10%
- Kissen oder Stab: 2x täglich je 16 Minuten Stufe 150%, am rechten Oberbauch
- Therapieformen, die die MFT unterstützen: fett- und alkoholfreie Diät, Vitamine (A, B, D, K), Phytotherapeutika (Mariendistel, Artischocken, Gelbwurz, Rote Beete, Löwenzahn, Orangenwurzel, Süßholzwurzel, Spirulina und Chlorella)
- Hinweise zur Erstreaktion: keine

Wissenschaftliche Studien über die Behandlung der Lebererkrankungen mit MFT

- A. Bellossi, et al., "The effect of a pulsed magnetic field and that of methyl-silane triol on galactosamine induced hepatitis among rats", Laboratoire de Biophysique, Faculté de Medicine, Rennes, Panminerva-Med. 1996 September, 38(3). - Diese Studie wurde an Ratten durchgeführt. Es konnte gezeigt werden, daß es aufgrund der Kalziumstoffwechselbeeinflussung (intrazellulär) zu einer protektiven Wirkung des Magnetfeldes auf die Leberzellen kommt.

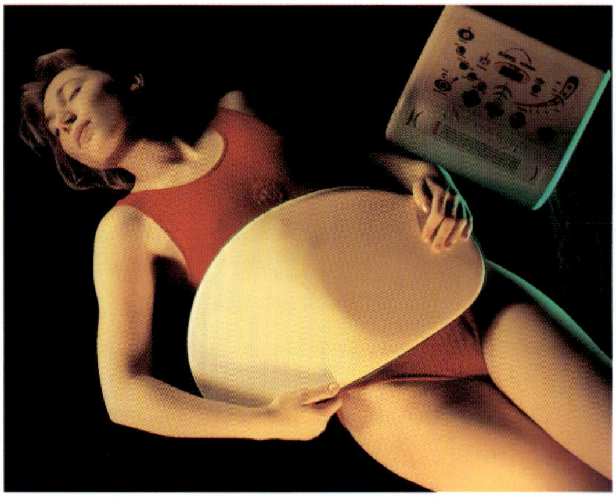

Abb.: Lokale Behandlung der Leber mit Kissen

- A.A. Shul'diakov, et al., "Electromagnetic Radiation of Millimeter Range in Treatment of Children with Acute Viral Hepatitis", Millimeter Waves in Medicine and Biology, April 1995, Moscow. - Diese doppelblinde, placebokontrollierte Studie untersuchte die Effekte der MFT in Kombination mit konventionellen Methoden bei der Behandlung von viraler Hepatitis bei Kindern. Die Ergebnisse zeigen einen verbesserten Erfolg der kombinierten Therapie gegenüber der alleinigen konventionellen Therapie. Kennzeichnend ist eine schnelle Wiederherstellung der Leberfunktionen.

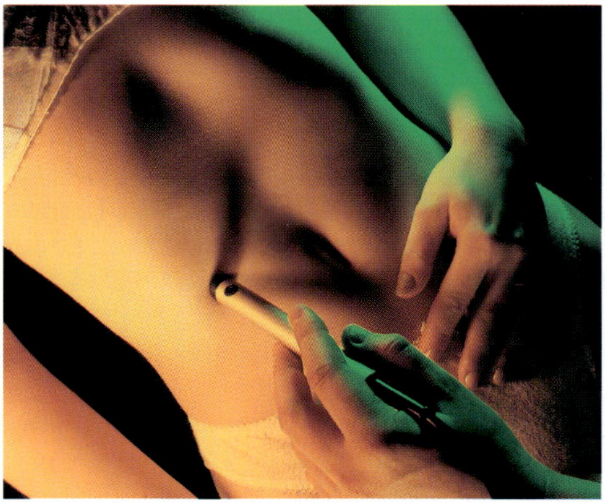

Abb.: Lokale Behandlung der Leber mit Stab

- A.D. Deineka, A.M. Pozdniakov, "Magnetolaser Therapy of Constitutional hyperbilrubinemia", Fiz Med, 4(1-2), 1994, pp. 104-105. - Diese Studie zeigt eine unterstützende Wirkung bei einer Vielzahl von Patienten mit Hyperbilirubinämie.

• V.V. Kransnov, A.I. Shilenok, "Magnetotherapy of Hepatitis A and B in Children", Pediatriia 10, 1991, pp. 54-57. - Diese Studie untersuchte den Effekt der MFT bei Kindern, die an veschiedenen Formen der viralen Hepatitis litten. Die Ergebnisse zeigen einen positiven Effekt der MFT: die Leberfunktionen erholten sich schneller, die Kinder konnten komplikationsfreier genesen.

Ärzteberichte bei der Behandlung von Lebererkrankungen mit MRS

1. Dr. med. Christoph Scherer/Dr. med. univ. Christian Thuile, Zentrum für Energiemedizin, 1080 Wien, Breitenfeldergasse 10, Tel. 0043/1/40 666 00

• *Patientin A.A., 45 a; Diagnose: seit mehreren Jahren chronische Gallenblasenentzündung. Die bisherige Therapie blieb ohne Erfolg. Die Patientin ist übergewichtig und nimmt die Pille. MRS-Therapieerfolg: Nach acht Monaten Steinabgang in den Darm, direkt im Anschluß an die Behandlung mit kurzfristigen kollikartigen Schmerzen. Seither hält die Patientin Diät und benutzt die MFT. Der aktuelle Ultraschallbefund liegt in der Norm. Die Patientin hat keine Schmerzen mehr.*

Patientenberichte zur Behandlung mit MRS bei Lebererkrankungen

1. Dank an Frau Maria Pfeifer

• *Patient G.A., 33 a; Diagnose: schwerer Reitunfall: acht gebrochene Rippen, Leberquetschung, Leberblutung, Platzwunde am Kopf, alle Wirbeln und fast alle Knochen waren sehr stark geprellt. Lt. Arztbefund: schmerzfrei in frühestens 8-9 Wochen. MRS-Therapieerfolg: "Nach vier Wochen Therapie war ich wieder arbeitsfähig, alle Rippen sind einwandfrei zusammengewachsen, ich habe keinen Bewegungsschmerz mehr. Die Leber ist vollkommen in Ordnung. Fünf Wochen nach dem Unfall konnte ich wieder reiten, in der sechsten Woche Schifahren und ich spiele auch wieder Tennis."*

• *Patientin J.M.; Diagnose: Gallenprobleme, Kreuzschmerzen. MRS-Therapieerfolg: "Nach drei Wochen regelmäßiger Anwendung kann ich bereits eine wesentliche Verbesserung meiner bis dahin regelmäßig auftretenden Kreuzschmerzen feststellen. Auch meine zeitweise auftretenden Gallenprobleme sind fast völlig verschwunden. Obwohl ich mich schon seit Jahren mit Gesundheit, Gesundheitsvorsorge und ausgewogener, vitaminreicher Ernährung beschäftige, haben sich mein Gesamtbefinden und die Vitalität seit Anwendung dieses Gerätes noch wesentlich verbessert."*

2. Dank an die Fa. Medline

• *Patient M.K; Diagnose: "Seit fast 20 Jahren hatte ich immer erhöhte Leberwerte. Seit September 1994 verwende ich das MRS-System regelmäßig". MRS-Therapieerfolg: "Die Leberwerte haben sich normalisiert. Mein Arzt war überrascht und mit dem Ergebnis sehr zufrieden. Heute bin ich schmerzfrei, mein Allgemeinbefinden ist um ein Vielfaches besser, sodaß ich mir ein Leben ohne MFT-Gerät nicht mehr vorstellen könnte."*

3. Dank Frau Beate Martina

• *Patient M.P., 83 a; Diagnose: Immunsystemschwäche, Hepatitis B. MRS-Therapieerfolg: "Nach acht Jahren zeigte sich zum ersten Mal ein Stillstand, die Leberwerte im Blut sind deutlich verbessert. Ich fühle mich gesunder und schlafe besser."*

Steckbrief MFT: **60-70% guter bis sehr guter Erfolg, abhängig von der Krankheitsursache**

6.15. Morbus Crohn

siehe "Dickdarmentzündungen"

6.16. Operationen – Einsatz der MFT vor und nach Operationen

Nach Operationen kann die Magnetfeldtherapie die Wundheilung verbessern und die Regeneration fördern. Wissenschaftliche Studien deuten darauf hin, daß sich Menschen, die mit Magnetfeldern behandelt wurden, schneller erholen. Der Einsatz der MFT sollte allerdings nicht unmittelbar nach der Operation erfolgen, sondern erst nach einem bestimmten, zeitlichen Intervall, der von der Größe des chirurgischen Eingriffes abhängt. Je schwerwiegender die Operation und je größer der Blutverlust, desto länger sollte man sich mit dem Einsatz der MFT Zeit lassen. Es wird empfohlen, ungefähr eine Woche mit dem Einsatz der Magnetfeldtherapie zu warten, wobei es natürlich auch davon abhängt, ob der Patient wieder in die häusliche Pflege entlassen wurde.

Der positive Effekt der MFT wird von vielen Ärzten dokumentiert, und Patienten berichten von den guten Erfahrungen, die sie durch den Einsatz des Magnetfeldes nach Operationen erfuhren.

Wirkung der MFT vor und nach Operationen: durchblutungsfördernd, damit Verbesserung der Sauerstoffversorgung und raschere Heilung der Operationswunde; Anregung der Bindegewebszellen (bessere Narbenbildung)

Richtiger Einsatz des MRS vor und nach Operationen:

- Postoperativ: Ganzkörpermatte: 2x täglich je 8 Minuten: morgens Stufe 25%, abends Stufe 10%
- Kissen oder Stab: 2x täglich 16 Minuten Stufe 100% (einschleichend von 10%), direkt auf Narbe
- Präoperativ: Ganzkörpermatte: 2x täglich je 8 Minuten: morgens Stufe 100%, abends Stufe 25%

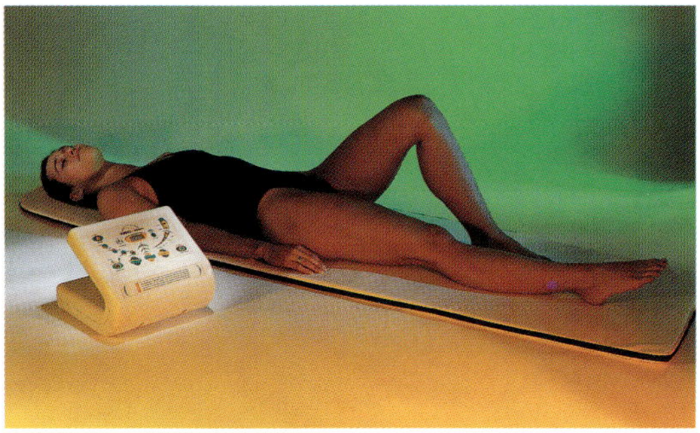

Abb.: Basisbehandlung

Besondere Hinweise zur Anwendung: Am besten sollte man einen Monat vor der Operation beginnen.

Nach der Operation sollte auf die Größe des chirurgischen Eingriffes Rücksicht genommen werden. Der ideale Zeitpunkt deckt sich meist mit der Entlassung des Patienten aus dem Krankenhaus.

- Therapieformen, die die MFT unterstützen: zur Wundheilung: Haifischknorpelextrakt, Vitamine (E, B-Komplex), Phytotherapeutika (Aloe Vera, Nachtkerzenöl, Goto Kola); zur Leberentgiftung nach Anästhesie: Mariendistel

Wissenschaftliche Studien über die Behandlung vor und nach Operationen mit MFT

- V.A. Lebennikov, et al., "First Experience in Using a Whole-Body Magnetic Field Exposure in Treating Cancer Patients", Vopr Onkol, 41(2), 1005, pp. 140-141. - Diese Studie untersucht die Effekte einer Ganzkörperbehandlung mit MFT bei Patienten, die an Krebs leiden und operiert werden müssen. Es zeigten sich deutliche Verbesserungen im Immunsystem wie auch in der postoperativen Erholungsphase.
- D.V. Miasoedov, et al., "Experience with the Use of Resonance Therapy as a Modifying Factor in Oncological Therapy", Abstracts of the First All-Union Symposium with International Participation, 10-13 May 1989. - Diese Studie untersucht die Effekte der Magnetresonanztherapie bei Patienten, die vor und nach der Operation mit MFT behandelt wurden. Dabei zeigt sich, daß 87% der Patienten, die vor der Operation bereits mit dem Magnetfeld behandelt wurden, davon profitierten, während postoperativ immerhin noch 68% positive Erfahrungen machten.

Patientenberichte über die Behandlung von Operationswunden mit der MFT

1. Dank an die Fa. vita.life

- *Patientin C.G., 60 a; Diagnose: 1950 Blinddarm-Operation; 1960 Fehlgeburt; 1961 Mandeloperation, fünf Unterleibsoperationen, drei Blasenoperationen, zwei Darmverschlüsse, künstliche Gallengänge, an beiden Beinen Venenoperationen, an beiden Füßen Halux, mehrmals Nierenbeckenentzündung, drei Knieoperationen, Thrombose im linken Bein mit anschließender Prothese, 1995 Blasentumor, zehn Jahre Depressionen, am 12.2.98 Bruchoperation am Bauch, am 19.3.98 operative Entfernung einer Druckstelle am Zeh, operative Entfernung einer Dornwarze am Zeh, Bandscheibenschaden, niedriger Blutdruck, Pilzinfektionen, zwei schwere Schwangerschaften mit normaler Geburt, Schilddrüsenunterfunktion, Rheuma,*

Weizenallergie, Heuschnupfen, Asthma; Herpes, Nichtraucherin, Antialkoholikerin. MRS-Therapieerfolg: "Seit 1.1.97 benutze ich das

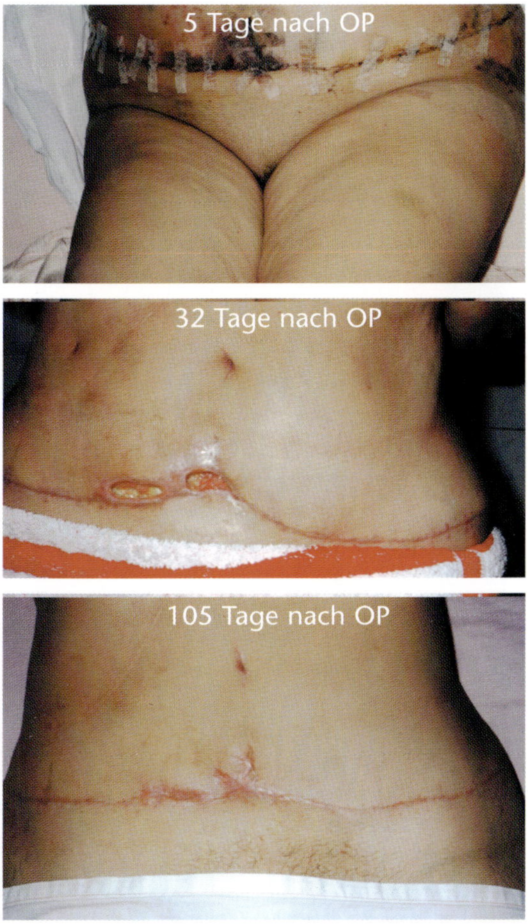

Abb.: Heilung der Narbe bei MRS-Behandlung

Magnetfeld. Zunächst ging es mir um vieles schlechter, manche Krankheiten kamen wieder zum Vorschein. In den nächsten 1 1/2 Jahren hat sich einiges geändert: ich brauche keine Schlafmittel mehr und nur mehr eine halbe Tablette für die Schilddrüsenunterfunktion, die Weizenallergie ist weg, das Rheuma hat zu 80 % nachgelassen. Das Magnetfeld hat sich mit Sicherheit positiv auf den Heilungsprozeß nach der Operation am Bauch (12.2.98) ausgewirkt. Nach vier Monaten war alles gut verheilt - wie auf den Bildern ersichtlich."

Steckbrief MFT: 80-90% guter bis sehr guter Erfolg, optimale Wundheilung, bereits vor der Operation beginnen

6.17. Pankreasentzündung (akut)

Die Entzündung des Pankreas tritt meist in Verbindung mit anderen krankhaften Veränderungen der Leber, der Gallenblase oder des Magen-Darm-Kanals auf. Diätfehler, besonders fettreiche Mahlzeiten und Alkohol sind oft mitverantwortlich bzw. die Ursache. Eine schwere Entzündung beginnt mit heftigen Schmerzen in der Mitte des Oberbauches und einer Ausstrahlung nach links, dem Rippenbogen folgend oder fächerförmig über die ganze linke Bauchhälfte.

Es kommt zu Störungen des Allgemeinbefindens, Übelkeit, Erbrechen, Durchfall, Verstopfung mit starken Blähungen, manchmal zu erhöhter Temperatur. Die Symptome bilden sich oft kurzfristig zurück oder gehen in eine chronische Verlaufsform über. Eine leichte Form wird oft als Magenverstimmung gedeutet. Schmerzlindernde Medikamente, Enzyme, um die gestörte Fettverdauung zu regulieren, Sitz- und Halbbäder, heiße Heusäcke, Leibkompressionen und Lendenwickel werden therapeutisch eingesetzt.

Wirkung der Magnetfeldtherapie bei Pankreasentzündung: entzündungshemmend, schmerzstillend, krampflösend, beruhigend, positiver Einfluß auf das autonome Nervensystem

Richtiger Einsatz des MRS bei Pankreasentzündung

- Ganzkörpermatte: 2x täglich je 8 Minuten: morgens Stufe 25%, abends Stufe 10%
- Kissen: 2x täglich 16-24 Minuten Stufe 100% (einschleichend von 25%), am Oberbauch
- Therapieformen, die die MFT unterstützen: fettarme Diät, Verdauungsenzyme (Pancreatin, Papain)
- Hinweise zur Erstreaktion: keine

Wissenschaftliche Studien über die Behandlung der Pankreasentzündung mit MFT

- O.G. Savina, et al., "A Low-Frequency Pulsed Current and a Low-Intensity Laser Radiation in the Treatment of Acute Pancreatitis", Vopr Kurortol Fizioter Lech Fiz Kult (2), 1995.

- Diese kontrollierte Studie untersucht die Effekte von pulsierenden, elektromagnetischen Feldern in der Kombination mit konventionellen Behandlungsmethoden. Die Ergebnisse zeigen einen überlegenen Vorteil der Kombinationsmethode gegenüber den Einzelmethoden.

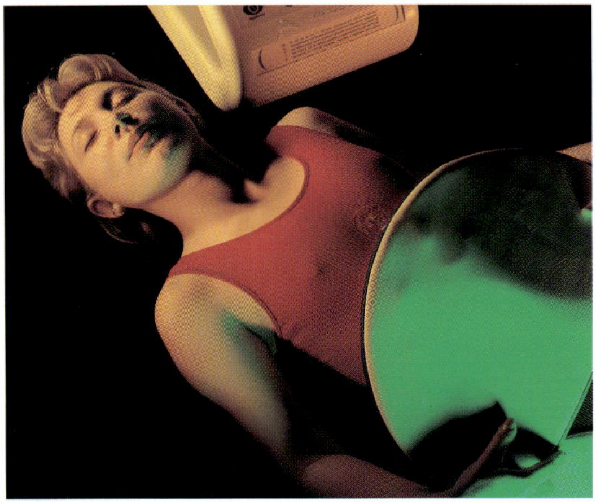

Abb.: Lokale Behandlung des Pankreas mit Kissen

- V.V. Kents, et al., "The Efficacy of the Combined Use of 5-fluorouracil Electrophoresis and Magnetotherapy in Experimental Pancreatitis", Vopr Kurortol Fizioter Lech Fiz Kult (3), 1994. - Diese Studie dokumentiert die positiven Effekte der MFT bei Patienten mit chronischer Pankreatitis.
- Z.M. Sigal, et al., "Organic hemodynamics in modelled acute pancreatitis", Vestn-Khir 1981 October. - Während dieser Studie wurde mit einem komplizierten Verfahren der Druck im Pankreas gemessen. Dabei wurde die Effektivität der Anwendung eines permanenten Magnetfeldes im Bezug auf die hämodynamsichen, pankreasbezogenen Krankheiten bewiesen.

Patientenberichte zur Behandlung mit MRS bei Pankreasentzündung

1. Dank an Herrn Ludwig Müller

• *Patientin K.J., 58 a; Diagnose: "Vor sechs Jahren bekam ich eine Bauchspeicheldrüsenentzündung und wurde acht Wochen künstlich ernährt. Nach dem Spitalsaufenthalt erlitt ich öfters Rückfälle (leichte Entzündungen)". MRS-Therapieerfolg: "Seit Beginn der Therapie hatte ich keinen Rückfall der Entzündung und auch keine Verdauungsprobleme mehr. Ich kann alles essen, sogar Schweinefett. Alkohol meide ich. Heute ist mein Allgemeinzustand sehr gut und ich kann wieder alle Arbeiten verrichten."*

Steckbrief MFT:
60% guter bis sehr guter Erfolg

6.18. Refluxkrankheit – Sodbrennen

Unter der Refluxkrankheit versteht man einen gehäuften oder verlängerten Rückfluß (Reflux) von saurem Mageninhalt in die Speiseröhre. Ist mit dem Reflux eine Entzündung verbunden, handelt es sich um eine sog. Refluxösophagitis.

Die Ursache der Refluxkrankheit liegt in einem gestörten Verschlußmechanismus zwischen Speiseröhre und Magen, meist durch eine Hiatushernie bedingt (dem Vorfall oberer Magenanteile durch das Zwerchfell in den Brustkorb). Andere Gründe, wie Störungen im Bewegungsablauf der Speiseröhre während des Schluckvorgangs oder eine Magenentleerungsstörung, sind seltener. Hauptsymptome sind Sodbrennen und Schmerzen hinter dem Brustbein, insbesondere beim Liegen und nach den Mahlzeiten. Weiters kommt es zu schmerzhaften Schluckbeschwerden, zum Rückfließen aufgenommener Speisen in die Speiseröhre oder in den Mund, zu Übelkeit und Erbrechen. Bei einer bereits vorhandenen Entzündung schafft die Ösophagogastroduodenoskopie Klarheit.

Die Therapie beginnt mit Allgemeinmaßnahmen: Gewichtsnormalisierung, mehrere kleine Mahlzeiten, Vermeiden säurebildender Speisen. Der Einsatz von Medikamenten hängt vom Stadium der Erkrankung ab. Leider kommt es nach dem Absetzen der Medikamente oft zu einem Rückfall. Ist die Krankheit bereits so weit fortgeschritten, daß die untere Speiseröhre mit Magenschleimhaut ausgekleidet ist (Barett-Ösophagus), sind regelmäßige endoskopisch-bioptische Kontrollen notwendig, um sicherzugehen, daß sich kein Ösophagus-Karzinom entwickelt. Tritt bei der Behandlung keine Besserung ein, wird ein chirurgischer Eingriff vorgenommen (Funduplicatio), bei dem der Übergang im Zwerchfellschlitz freigelegt und der Magenfundus manschettenförmig um die Speiseröhre herumgelegt wird. Dadurch entsteht ein Ventilmechanismus bei der Magenfüllung. Eventuell kann der Magen an das Zwerchfell angenäht werden (Gastropexie). Die Prognose ist bei konsequenter Therapie gut.

Wirkung der Magnetfeldtherapie bei Refluxkrankheit: unterstützend, beruhigend auf die gereizte Schleimhaut, stärkt den Verschlußmuskel des Magens (siehe auch Gastritis).

Richtiger Einsatz des MRS bei Refluxkrankheit

- Ganzkörpermatte: 3-4x täglich je 16 Minuten: morgens Stufe 25%, mittags Stufe 25%, nachmittags Stufe 10%, abends Stufe sensitive
- Therapieformen, die die MFT unterstützen: Diätkost
- Besondere Hinweise zur Anwendung: Es ist sehr wichtig, das Kopfende der Matte um ca. 30° anzuheben – z.B. mit Holzklötzen, die man unter die Bettfüße am Kopfende legt.
- Hinweise zur Erstreaktion: keine

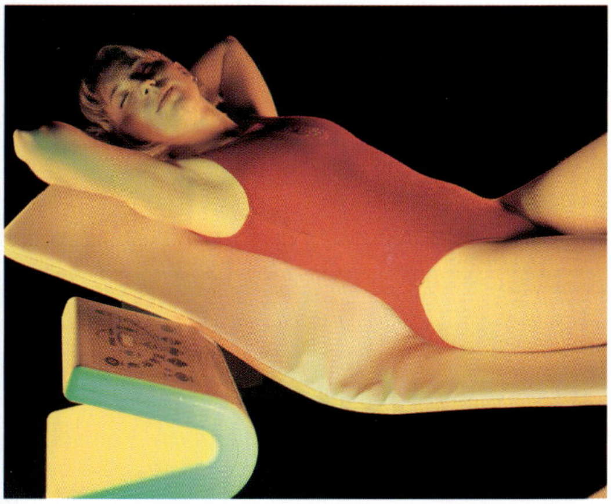

Abb.: Ganzkörperbehandlung bei Refluxkrankheit

Wissenschaftliche Studien über die Behandlung der Refluxkrankheit mit MFT

- O.V. Bukanovich, et al., "Sinusoidally-Modulated Currents in the Therapy of Chronic Gastroduodenitis in Children", Vopr Durortol Fizioler Lech Fiz Kult, 2, 1996, pp. 22-26. - Diese kontrollierte Studie untersucht die Effekte elektromagnetischer Felder bei Kindern, die an chronischer Gastroduodenitis leiden. Die Ergebnisse zeigen, daß nach der Behandlung in 72% der Fälle die Entzündungszeichen in der Magenschleimhaut zurückgegangen sind und in 77% der Rückfluß in die Speiseröhre bzw. der Rückfluß vom Zwölffingerdarm in den Magen eliminiert wurde; in der Kontrollgruppe war dies lediglich bei 29% der Kinder der Fall.
- Weitere Studien: siehe "Gastritis, Gastroenteritis und Magengeschwür"

Ärzteberichte über die Therapie der Refluxkrankheit mit MRS

- *Patient A.F., 60 a; Diagnose: Lumboischialgie, Stoffwechselstörungen, Kreuzschmerzen und Übelkeit seit Mitte September - deswegen arbeitsunfähig, der Patient kann sich kaum bücken, Skoliose, Übergewicht, Hypertonus, Sodbrennen und Obstipation, Struma nodosum I-II, Osteoporose, Erhöhung der Transaminasen, Harnweginfekt. Parallele Behandlung: L-Thyroxin 80ug Tbl. Calcium-Glukonat Drg. (3x1), Salbei-Tee, Tinctura taraxace (2-15). MRS-Therapieerfolg: weitgehend beschwerdefrei, arbeitsfähig. EAP-Ergebnis (Prognos): bis auf Pankreas-Restbefund zeigt sich eine erhebliche Besserung.*

Patientenberichte zur Behandlung mit MRS bei Refluxkrankheit

1. Dank an die Fa. vita.life

- *Patientin H.Z., 34 a; Diagnose: "Ich leide unter chronischem sauren Aufstoßen. Besonders nachts wache ich - trotz vieler Medikamente - immer wieder mit heftigen Schmerzen auf". MRS-Therapieerfolg: "Nach vier Monaten sind meine Beschwerden deutlich geringer geworden. Ich schlafe wieder durch und verspüre das Sodbrennen nur mehr, wenn ich ungesund esse."*

Steckbrief MFT:
60-70% guter bis sehr guter Erfolg

6.19. Reizdarm

(Colon Irritabile oder Irritable Bowel Syndrom, IBS): siehe "Dickdarmerkrankungen"

6.20. Sodbrennen

siehe "Refluxkrankheit"

6.21. Übelkeit und Erbrechen

Mit Erbrechen reagiert der Körper, wenn er giftige Substanzen schnell loswerden will. Es können auch Gründe vorliegen, die mit dem Magen nichts zu tun haben. Dem Erbrechen geht meist ein Gefühl der Übelkeit voraus. Das Erbrechen selbst wird vom Brechzentrum im Gehirn gesteuert. Es erhält vom Verdauungstrakt, vom Blut oder von anderen Teilen des Körpers Informationen und reagiert dementsprechend. Übelkeit, Schwitzen, Speichelabsonderung, Blässe und Schwindel sind die Folge. Übelkeit führt nicht immer zum Erbrechen. Manchmal hilft frische Luft oder ein Schluck Wasser. Beim Erbrechen bewegt sich der Muskel zwischen Magen und Lunge schnell nach unten, der Schließmuskel des Magens entspannt sich und sein Inhalt kann nach oben gelangen. Ein Zuviel an fettem Essen, übermäßiger Alkoholkonsum oder ein durch Bakterien oder Chemikalien vergiftetes Essen können zu mehr oder minder heftiger Übelkeit führen. Geschwüre im Verdauungstrakt, Gallensteine, Hepatitis, ein Tumor oder schlicht hormonelle Umstellungen während der Schwangerschaft (6.–14. Woche) sind weitere Ursachen. Eine Bewegungs-Übelkeit, die sog. Reisekrankheit, entsteht dann, wenn das Gleichgewichtsorgan im Innenohr durch Bewegung stimuliert wird.

Bei allen Formen von Übelkeit und Erbrechen hilft Akupunktur. In schweren Fällen, z.B. infolge einer Bestrahlungstherapie, werden Medikamente eingesetzt. Normalerweise ist das Erbrechen harmlos, man soll deshalb dem natürlichen Drang des Körpers nachgeben.

Wirkung und richtiger Einsatz des MRS, sowie Studien und Ärzteberichte: siehe "Verdauungsstörungen"

Therapieformen, die die MFT unterstützen: Ingwerextrakt

Patientenberichte zur Behandlung mit MRS bei Übelkeit und Erbrechen

1. Dank an die Fa. vita.life

• *Patient M.B., 10 Monate; Diagnose: (Mutter schreibt): "Als ich drei Wochen alt war, hatte ich einen Magenausgangsverengung, mein Magen konnte sich füllen, aber dann warf er alles wieder heraus. Im Kinderspital wurde ich künstlich ernährt, und die Ärzte wollten mir Antibiotika geben, da ich zu klein und zu schwach für eine Operation war. Meine Eltern aber nahmen mich sofort nach Hause und halfen mir mit verschiedenen Therapien. Nach weiteren sieben Monaten lernten sie das MRS-System kennen. Zweimal täglich durfte ich mich darauflegen, und bereits eine Woche später konnte ich Brei essen, ohne zu erbrechen. Heute geht es mir sehr gut: ich kann alles essen was auf den Tisch kommt. Meine Eltern und ich sind überglücklich. Übrigens: Mein Arzt sagte mir bei der letzten Kontrolle, daß mit meinem Magen alles in Ordnung ist."*

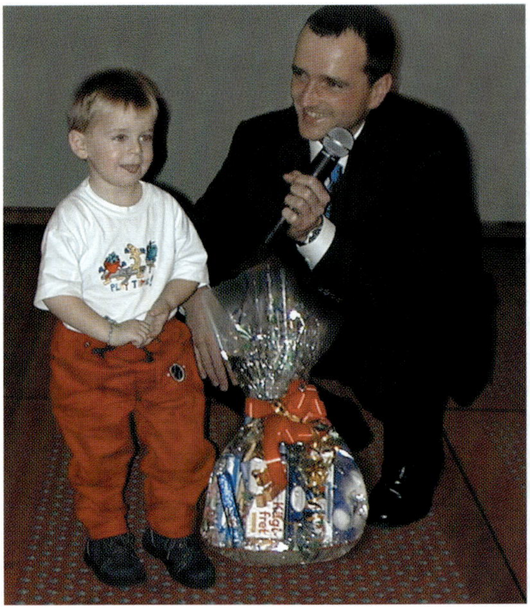

Abb.: Der kleine Marco

• *Patient H.K., 42 a; Diagnose: starke Einschlaf- und Durchschlafprobleme, Kopfschmerzen, Übelkeit. Der Patient kommt mit der Arbeit nicht mehr zurecht. MRS-Therapieerfolg: "Ich habe keine Kopfschmerzen mehr und verspüre keine Übelkeit. Der Schlaf ist fast wieder normal und erfrischend."*

2. Dank an Herrn Rudolf Frauenberger

• *Patientin H.H., 61 a; Diagnose: Schwaches Immunsystem, Übelkeit. MRS-Therapieerfolg: "Auf allen Ebenen ist eine deutliche Besserung eingetreten. Ich kann mich wieder schmerzfrei bewegen. Bei Unpäßlichkeiten hilft mir die MRS-Matte in kurzer Zeit, z.B. bei einer Infektion."*

Steckbrief MRS:
70-75% guter bis sehr guter Erfolg

6.22. Verdauungsstörungen, Durchfallerkrankung und Verstopfung

6.22.1. Verdauungsstörungen

Verdauungsstörungen treten auf, wenn zu schnell, zu viel, zu fett oder zu würzig gegessen oder ein zu großer Druck auf den Magen ausgeübt wird (bei Übergewicht oder Schwangerschaft). Ein Geschwür, Gastritis oder eine Hiatus-Hernie können ebenfalls die Ursache sein. Meist kommt es zu einem Gefühl der Überfüllung im oberen Magenbereich, zu Blähungen (auch gleich nach dem Essen) und zu Aufstoßen und Sodbrennen. Rauchen, zuviel Alkohol, Streß oder Angstzustände können die Symptome verstärken. Die Verdauungsstörung kann von einigen Stunden bis zu einigen Tagen anhalten. Sollte trotz Medikamenteneinnahme keine Besserung eintreten und die Störung mehr als zwei Wochen andauern, ist ein Arztbesuch anzuraten.

Die Betroffenen sollen öfters am Tag kleine Portionen an Nahrung zu sich nehmen und vor allem langsam essen. Fette und würzige Speisen sind zu vermeiden, ebenso Kaffee, Nikotin und Alkohol.

6.22.2. Durchfallerkrankungen (Diarrhoe)

Die meisten Durchfälle sind kurzfristig und harmlos. Sollten zusätzlich Fieber, Appetitverlust oder eine andere Erkrankung auftreten, benötigt der Betroffene medizinische Hilfe, da eine "Entwässerung" droht. Bei älteren Kindern oder Erwachsenen vergeht das Leiden meist innerhalb von wenigen Tagen und sie brauchen keine Behandlung. Durchfall kann zurückzuführen sein auf eine unverträgliche Nahrung, eine Darminfektion (Gastroenteritis), Angstzustände oder die Folgen einer Antibiotikagabe. Bei Darminfektionen wird dem Darm nicht genügend Flüssigkeit entzogen. Angst und Infektionen verursachen ein zu schnelles Durchwandern durch den Darm, sodaß zuwenig Flüssigkeit an das Blut abgegeben wird. Infektionen, die durch Organismen wie Escherichia coli, Salmonellen oder Giardia lamblia verursacht werden, können durch mangelnde Hygiene übertragen werden (deshalb immer Hände vor dem Kochen und Essen waschen!). In diesem Fall handelt es sich um ernsthaftere Formen der Diarrhoe. Auch Lebensmittelallergien können Schuld an einer Durchfallerkrankung sein, bei Babys häufig aufgrund von Milchzucker. Die Ursache ist selten in einer Entzündung des Verdauungssystems zu finden.

Hohe Flüssigkeitsaufnahme und sorgfältige Hygiene helfen bei der Bekämpfung. Medikamente sollten nur dann eingesetzt werden, wenn keine Toilette in Reichweite ist. Hält der Durchfall über längere Zeit an, sollte ein Arzt konsultiert werden.

6.22.3. Verstopfung (Obstipation)

Fast die Hälfte der Mitteleuropäer leidet an Verstopfung. Um dem Darm eine regelmäßige Entleerung zu ermöglichen, ist ein koordinierter Ablauf der Verdauungsvorgänge erforderlich. Eine chronische Verstopfung entsteht meist durch Ernährungsfehler, die zu einer Überdehnung des Darms, Entzündungen und Vergiftungen der Darmschleimhaut, einer verkrampften Darmmuskulatur, verminderter Produktion von Verdauungssäften sowie einer gestörten Darmflora führen. Die Aufnahme von genügend Flüssigkeit ist die Grundvoraussetzung für einen normalen Stuhlgang; täglich 2-3 Liter Flüssigkeit sind ideal. Leider wird oft auf das Trinken vergessen. Der Reflex der Stuhlentleerung wird häufig unterdrückt oder ignoriert. Unsere hektische Lebensweise erlaubt es nicht immer, dem Stuhldrang nachzugeben. Auch Medikamentenmißbrauch, Leber- und Gallenerkrankungen, Bewegungsmangel, Tumore, Schwangerschaften und seelische Probleme führen zur Verstopfung. Man sollte auf keinen Fall regelmäßig Abführmittel einnehmen, da sich der Darm schnell daran gewöhnt und immer höhere Dosierungen erforderlich werden. Auch Sennablätter (ein natürliches Produkt) können den Darm reizen und auf Dauer schädlich wirken. Ein Glas lauwarmes Wasser vor dem Frühstück und regelmäßige, ballaststoffreiche Mahlzeiten können einer Obstipation wirksam entgegensteuern. Gelegentliche Fasttage, nach Möglichkeit einmal in der Woche, und eine Sanierung der Darmflora sollten angestrebt werden.

Wirkung der Magnetfeldtherapie bei Verdauungsstörungen: ausgleichend, harmonisierend auf das vegetative Nervensystem, folglich beruhigend, regulierend im Bauchbereich (Solar-Plexus und Plexus-Myentericus), normalisiert Peristaltik (Beweglichkeit des Darms).

Richtiger Einsatz des MRS bei Verdauungsstörungen

- Ganzkörpermatte: 3x täglich je 16 Minuten: morgens Stufe 25%, mittags Stufe 25%, abends Stufe 10%
- Kissen oder Stab: 2x täglich je 8 Minuten Stufe 50%: am Unterrand des Rippenbogens (epigastrischer Winkel)

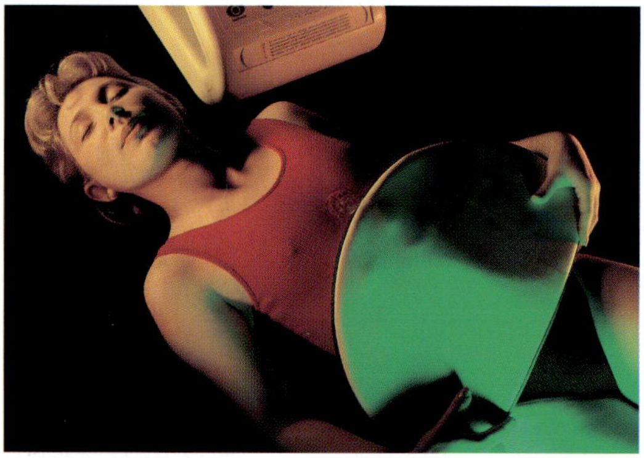

Abb.: Lokale Behandlung des Darms mit Kissen

- Therapieformen, die die MFT unterstützen: Symbiosenlenkung (Darmflora regulierende Maßnahme), Aromatherapie, Ayurveda, Biofeedback, Phytotherapie bei Obstipation (Indischer Flohsamen Plantago Psyllium, Leinsamenöl, Aloe vera, Kreuzdornrinde, Rhabarberwurzel, Himbeerblätter); zur Regeneration der Darmflora: Supplementierung mit Acidophilus- und Bifidusbakterien
- Besondere Hinweise zur Anwendung: Viel trinken! (3 Liter pro Tag)
- Hinweise zur Erstreaktion: Bei ca. 5% kommt es zu leichten Blähungen.

Wissenschaftliche Studien über die Behandlung von Verdauungsstörungen mit MFT

- C.A. Bassett, "Beneficial Effects of Electromagnetic Fields", Journal of Cell Biochem., April 1993. - In diesem Artikel, der verschiedene Studien über die MFT zusammenfaßt, werden neben den bekannten Erkrankungen des Bewegungsapparates die Nervenregeneration und die positive Beeinflussung im Bereich des Gastrointestinaltraktes hervorgehoben.
- A.M. Begue-Simon, R.A. Drolet, "Clinical Assessment of the Rhumart System based on the Use of Pulsed Electromagnetic Fields with Low Frequency", International Journal of Rehabil Research, 1993.
- Smirnova, et al., "The possible role of the hypothalamus in the pathogenesis of vegetative disturbances during a brief exposure to the constant magnetic field", Patologiceskaja Fiziologija i Eksperimental Naja Terapija, 23-7. - Diese Studie belegt den beruhigenden und regulierenden Einfluß des Magnetfeldes auf das vegetative Nervensystem.

Weitere Studien: siehe "Vegetative Dystonien" im Kapitel "Erkrankungen des Nervensystems"

Ärzteberichte über die Therapie von Verdauungsstörungen mit MRS

1. Dr. med. Battré, Sanatorium Großgmainerhof

- *Patientin, 72 a; Diagnose: Meteoristisches Abdomen mit Druck auf den Magen. MRS-Therapieerfolg: sehr guter Abgang von Blähungen.*

2. Dr. med. Ursula Miggitsch, Arzt für Allgemeinmedizin, Graz

- *Patient H.J., 48 a; Diagnose: Chronische Obstipation; Schlafstörungen wegen der Schmerzen. MRS-Therapieerfolg: "Die Schmerzen haben sich gebessert, ich habe keine Schlafstörungen mehr. Die Verdauung ist ohne Hilfsmittel regelmäßig."*

3. Thomas Drach, Heilpraktiker

- *Patientin D.B., 52a; Diagnose: chronische Erschöpfungszustände seit vielen Jahren, morgendliche Müdigkeit, Benommenheit, Unwohlsein, Übelkeit; seit 30 Jahren Pickel im Gesicht (psychische Belastung); rezidivierende, schmerz-*

hafte Magenschleimhautentzündung mit gestörtem Gallenfluß, ständige Verstopfung. MRS-Therapiererfolg: "Ich spüre eine Harmonisierung meiner inneren Organe, fühle mich ausgeglichen, ruhig und nehme Dinge gelassener. Die Haut wurde weich und Pickel sind keine mehr aufgetreten. Die morgendlichen Beschwerden treten nur noch selten auf und sind nach der Behandlung schnell vorüber. Ich gewinne täglich ein großes Stück an Lebensqualität."

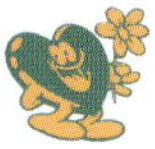

Patientenberichte zur Behandlung mit MRS bei Verdauungsstörungen

1. Dank an Frau Beate Martina

• *Patient M.D.; Diagnose: Neigung zu Blähbauch. MRS-Therapieerfolg: "Ich habe keine Bauchkrämpfe und Blähungen mehr, ich kann wieder essen was ich will."*

• *Patientin G.M., 85 a; Diagnose: Verdauungsprobleme und daraus resultierende Stuhlgangsprobleme, Diabetes mellitus, schlechte Durchblutung, Schlafstörungen. MRS-Therapieerfolg: Nach zwei Wochen wesentliche Verbesserung der Durchblutung, die Patientin schläft besser, hat keine Verdauungsprobleme mehr und nimmt nur noch 1 Medikament gegen Diabetes.*

2. Dank an Herrn Karl Garber

• *Patientin B.I., 37 a; Diagnose: sehr starke Verdauungsprobleme, Regelprobleme. MRS-Therapieerfolg: "Seit der ersten Anwendung habe ich keine Verdauungsprobleme mehr, die Durchblutungsstörungen haben sich gebessert, die Schlafprobleme sind weg."*

• *Patientin; 25 a; Diagnose: Verdauungsprobleme, Verspannungen im Nacken, Schlafprobleme. MRS-Therapieerfolg: "Nach drei Tagen verschwanden die Nackenverspannungen, die Verdauungsprobleme verbesserten sich und ich wache leichter auf."*

3. Dank an Herrn Reinhard Schlag

• *Patientin S., 38 a; Diagnose: Magen- und Darmprobleme, schweres Asthma, starke Rücken- und Schulterbeschwerden, Schlafstörungen sowie psychische Probleme. MRS-Therapieerfolg: Nach einer Woche deutliche Besserung sämtlicher Symptome, die Patientin kann wieder gut schlafen, die Rücken- und Schulterschmerzen besserten sich täglich, der Stuhlgang normalisierte sich. In der zweiten Behandlungswoche wurden die Medikamente abgesetzt. Außerdem ist die Patientin ruhiger und ausgeglichener.*

4. Dank an Frau Verena Zwahlen

• *Patientin L.G., 55 a; Diagnose: Autounfall am 6. 9. 1998 mit vielen Komplikationen, schlechte Verdauung. MRS-Therapieerfolg: Die Verdauung hat sich normalisiert. Die Patientin fühlt sich allgemein viel wohler und freut sich nach dieser kurzen Anwendung über die so großen Erfolge.*

• *Patientin H.H., 47 a; Diagnose: Schlafstörungen, starke Verdauungsprobleme seit 25 Jahren. MRS-Therapieerfolg: "Die Schlafstörungen waren sofort beseitigt, die Kreuzschmerzen gelindert. Beide Hände sind wieder voll beweglich und schmerzfrei. Nach ca. drei Monaten waren die Verdauungsschmerzen beseitigt und der Kreislauf stabilisiert."*

5. Dank an Frau Beatrice Studer

• *Patientin, 61 a; Diagnose: mit 57 Jahren: Colon-Sigma Karzinom: 50 cm Darmentfernung; mit 58 Jahren: Bandscheibenauflösung, es folgte keine Operation. MRS-Therpieerfolg: stabiler Kreislauf, nach drei Monaten keine Migräne-Anfälle mehr, nach 4 1/2 Monaten guter Stuhlgang, Herzbeschwerden erst ab 150 Puls anstelle von 90 Puls. Die Rückenschmerzen sind nach sechs Monaten ganz verschwunden, auch die Rheumabeschwerden sind seither weg. Die Osteoporosemessung (Knochendichte) nach einem Jahr hat neben dem Krankheitsstillstand sogar eine Knochenverbesserung gezeigt.*

6. Dank an die Fa. vita.life

• *Patient C.G.; Diagnose: Darmträgheit mit chronischer Verstopfung. MRS-Therapieerfolg: Die Beschwerden konnten in zwei Monaten beseitigt werden.*

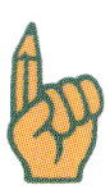

Steckbrief MFT:
70-80% guter bis sehr guter Erfolg.

6.23. Zirrhose

siehe "Lebererkrankungen"

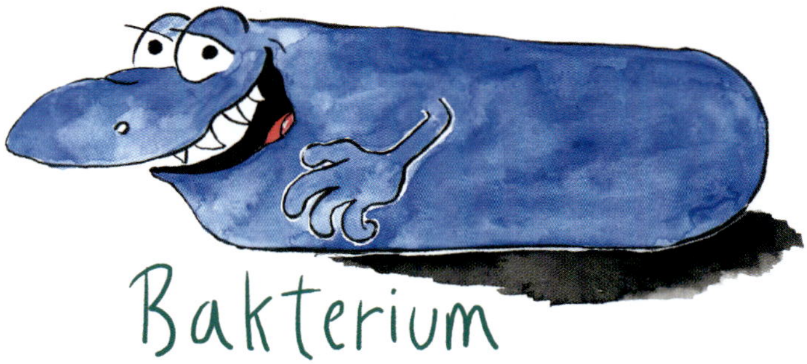

7. Infektionskrankheiten

Der menschliche Körper ist von Billionen lebender Mikroorganismen besiedelt. Viele davon sind harmlos und für den Menschen lebensnotwendig, wie z.B. die Bakterien der gesunden Darmflora. Wenn körperfremde Keime in den Körper eindringen, verursachen sie Infektionskrankheiten, die ansteckend sind. Sie können durch Hautkontakt, Blut und Sekret, kontaminierte Speisen und Getränke, auf dem Luftweg oder durch Tiere und Insektenbisse übertragen werden. Die zwei bekanntesten Krankheitserreger sind Viren und Bakterien. Bakterien sind einzellige Organismen, die im Körper zu Milliarden existieren, aber auch außerhalb des Körpers leben können. Ihre Reproduktion erfolgt durch eine Spaltung in zwei Teile. Die meisten Bakterien sind harmlos, wie jene im Verdauungstrakt. Es gibt jedoch auch solche, die Krankheiten verursachen, indem sie den Körper entweder direkt attackieren oder eine giftige Substanz (Toxin) absondern. Bakterielle Infektionen können mit Antibiotika bekämpft oder durch Vorsorgeimpfungen vermieden werden.

Viren sind die kleinsten bekannten Mikroorganismen. Sie sind die häufigste Ursache für Infektionskrankheiten und meist relativ harmlos. Viren können sich nur in lebenden Zellen vermehren. Der Mensch ist Wirt für viele Viren. Weil die Viren in Zellen leben, gibt es kein wirksames Medikament für ihre Bekämpfung. Würde man virustötende Substanzen einsetzen, würden die Zellen ebenfalls Schaden nehmen. Deshalb können bei Viruserkrankungen lediglich die Symptome bekämpft und die Ausbreitung der Infektion gehemmt werden.

Der menschliche Körper ist gegen pathogene Eindringlinge nicht hilflos. Die Abwehr von Krankheitskeimen verläuft in drei Schritten: Die Haut ist die erste Barriere, die überwunden werden muß, wobei der Schweiß, der antiseptische Stoffe enthält, zusätzlichen Schutz bietet. Dringen trotzdem pathogene Erreger in den Körper ein, werden sie attackiert und kampfunfähig gemacht. Da viele Arten von Mikroorganismen bei höheren Temperaturen nicht überleben können, wird die Temperaturerhöhung aktiviert - man bekommt Fieber. Wo natürliche Öffnungen sind, gibt es auch Verteidigungssysteme; beispielsweise ist das Auge durch die Tränenflüssigkeit geschützt, die bakterienbekämpfende Substanzen enthält. Viele Öffnungen im Körper wie auch interne Passagen sind mit Schleimhäuten ausgekleidet. Dringt ein Fremdkörper ein, wird Schleim produziert und der Eindringling gebunden. Besondere Körperorgane, wie die Milz und die Leber, sind ebenfalls für die Infektionsbekämpfung zuständig. Sie filtern gefährliche Substanzen aus dem Blut und spülen sie aus.

Die Schleimhaut des Magens produziert Salzsäure, die die Keime im Speisebrei vernichtet. Das Lymphsystem und das Blut sind mit weißen Blutkörperchen ausgerüstet, die eindringende Organismen attakieren und töten. Das Lymphsystem ist ein Netzwerk aus Gefäßen, das die Lymphflüssigkeit durch den Körper leitet. Lymphdrainagen reinigen das Körpergewebe von Abfallprodukten, indem sie in den Lymphknoten die Giftstoffe herausfiltert. Neben den Giften werden Krankheitserreger eingeschlossen, attakiert und von weißen Blutkörperchen zerstört. Dies ist die erfolgreichste und erste Linie unseres Verteidigungssystemes.

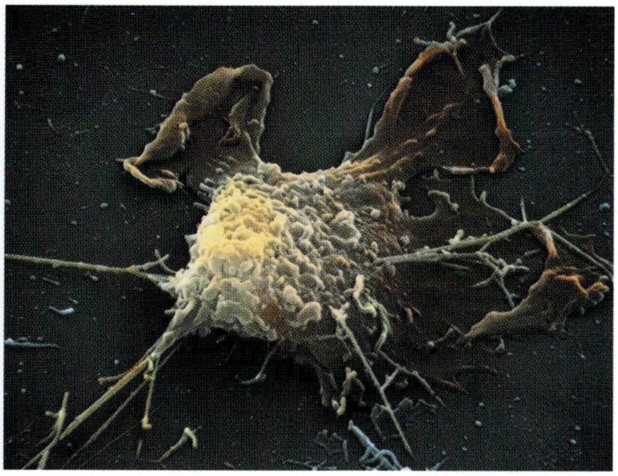

Abb.: Freßzelle in Aktion

Das Lymphsystem produziert außerdem Antikörper, die die Fremdkörper kampfunfähig machen. Antikörper und Antitoxine machen die Gifte der Bakterien unschädlich. Diese automatisch stattfindende Immunreaktion leistet Widerstand gegen jede Invasion von Viren oder Bakterien. Wurden einmal Antikörper gegen eine bestimmte Krankheit gebildet, befällt den Betroffenen diese Krankheit kein zweites Mal. Man spricht von Immunisierung. Immunität kann durch Impfungen künstlich erzeugt werden. Der Impfstoff besteht aus einer abgeschwächten Form des Erregers und stimuliert den Körper zur Produktion von Antikörpern, die oft ein Leben lang im Körper bleiben und ihn schützen. Neben der Impfung gibt es noch andere Möglichkeiten den Körper in seiner natürlichen Abwehr zu unterstützen. Bakterielle Infektionen werden mit Antibiotika behandelt. Antibiotika werden aus lebenden Pilzen (z.B. Penicillin) hergestellt. Penicillin, Trimethoprim, Tetracyclin und Erythromycin sind die am meisten eingesetzten Antibiotika. Jedes von ihnen ist bei bestimmten Krankheiten erfolgreich. Sie zerstören Bakterien und hindern sie an ihrer Reproduktion.

7.1. Grippe

Die echte Grippe muß vom grippalen Infekt (der gewöhnlichen Erkältung) insofern unterschieden werden, als sie nur von einem Virusstamm ausgelöst werden kann. Charakteristisch für ein Grippevirus ist, daß es sein Aussehen ständig verändert, und der Mensch somit keine bleibenden Abwehrkräfte entwickeln kann. Viren werden durch die Luft übertragen, aber auch durch Tröpfchen beim Sprechen, Niesen und Küssen. Niedere Temperaturen sind für das Grippevirus optimal.

Eine Grippe beginnt mit Schnupfen, Halsschmerzen und Husten oder Niesen und ähnelt zunächst in allen Symptomen der einfachen Erkältungskrankheit. Zusätzlich treten häufig Gliederschmerzen und brennende Augen auf. Das Fieber kann auf über 38°C steigen. In manchen Fällen kommt eine Darminfektion hinzu (Darmgrippe). Eine Grippe dauert genauso lange wie eine Erkältung (7-9 Tage), aber die Erholungsphase dauert länger, d.h. der Körper braucht mindestens zwei Wochen Ruhe und muß während dieser Zeit besonders vor schädlichen Einflüssen und Überanstrengungen geschützt werden; andernfalls kann eine Grippe lebensbedrohlich werden, wie die Vogelgrippe in Japan 1998. Haben Patienten Atmungsschwierigkeiten, Blut im gehusteten Schleim, eine bläuliche Haut oder einen starken Husten, sollte sofort ein Arzt konsultiert werden. Wie gegen die Erkältung gibt es auch gegen die Grippe kein wirksames Medikament, jedoch eine vorbeugende Impfung (gegen bestimmte Viren), die vor allem älteren und immunschwachen Patienten zu empfehlen ist. Bei Fieber ist Bettruhe geboten. Wer die Grippe unterschätzt, muß mit schweren Komplikationen rechnen, z.B. mit einer Lungenentzündung.

Wirkung der Magnetfeldtherapie bei Grippe: unterstützend, schmerzstillend, entzündungshemmend, immunstärkend, vorbeugend, regenerierend. Die MFT hat keine direkte keimtötende Wirkung, d.h. sie kann die Viren nicht direkt bekämpfen, aber es erfolgt durch die stimulierte Produktion der Abwehrzellen gegen das Virus ein besserer Schutz.

Richtiger Einsatz des MRS bei Grippe

• Ganzkörpermatte: 4-6x täglich je 8 Minuten: morgens Stufe 150%, mittags Stufe 100%, nachmittags Stufe 50%, abends Stufe 10%

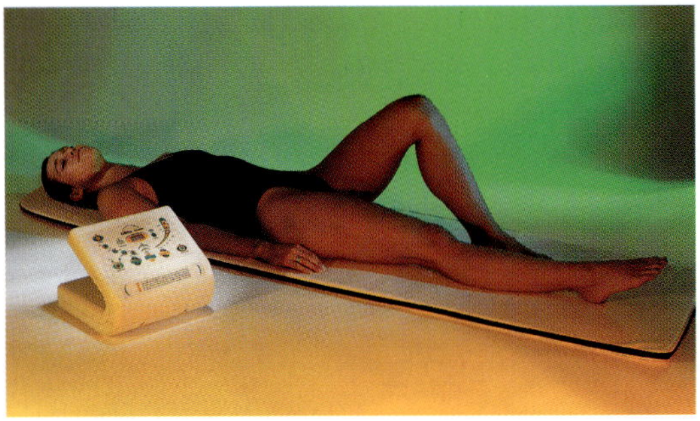

Abb.: Ganzkörperbehandlung bei Grippe

• Therapieformen, die die MFT unterstützen: Feuchte Essigwickel um die Waden, Aromatherapie, Homöopathie, Osteopathie, TCM, Urintherapie, hohe Dosen Vitamin C, Zink, Phytotherapie (Echinacea, Astragaluswurzel, Blütenpollen, Ginseng)

• Besondere Hinweise zur Anwendung: Matte ins Bett legen! Viel trinken!

• Hinweise zur Erstreaktion: Bei ca. 25% nimmt in der akuten Phase der Schnupfen zu. Bei 8% steigt anfangs die Temperatur (daher bei älteren Personen besser die fieberfreie Phase abwarten).

Wissenschaftliche Studien über die Behandlung von Grippe mit MFT

Es gibt zahlreiche wissenschaftliche Studien zum Thema MFT mit viralen Infektionen bzw. Studien zur immunstimulierenden Wirkung des MF. Als Beispiel sei hier die 1991 veröffentlichte Studie von M. B. Mirtskhulava et al. (ISSN: 0042-8787) genannt. Hier wird die antivirale Wirkung von magnetischen Wechselfeldern für die Zelle thematisiert.

Ärzteberichte über die Therapie von Grippe mit MRS

1. Dr. med. Manfred O. Eder, Anger

• *Patient W.H., 7 a; Diagnose: In den letzten Monaten hatte der junge Patient immer wieder Anginen - sie wurde mit Antibiotika (Erythromycin) behandelt - und wies auch eine unklare abdominelle Symptomatik auf. Er hatte seit einigen Wochen rezidivierende fieberhafte, grippale Infekte, jeden Abend febrile Temperaturen und Schwächegefühl. Er hatte ein fahl-blasses Hautkolorit. Bei der laborchemischen Blutanalyse zeigte sich eine deutliche Erniedrigung der Lymphozyten, ohne Anstieg der Leukozyten. MRS-Therapieerfolg: "Das Kind war anschließend beschwerdefrei, die febrilen Temperaturen waren verschwunden. Auffällig war ein rosiges Hautkolorit nach der ersten Anwendung. Er ist derzeit wohlauf und deutlich vigilanter als früher."*

Patientenberichte zur Behandlung mit MRS bei Grippe

1. Dank an die Fa. vita.life

• *Patient H.R., 40 a; Diagnose: Müdigkeit und Muskelkater bei körperlicher Überanstrengung, Herpes Labialis und Genitalis, Stirnhöhleneiterung – Verhärtung. MRS-Therapieerfolg: "Ich habe kaum mehr Muskelkater, bin leistungsfähiger, der Herpesausbruch im Lippen- und Genitalbereich ist eingedämmt. Ich bin den zweiten Winter ohne grippale Infekte und ohne Stirnhöhlenprobleme."*

2. Dank an Fa. Medline

• *Patient K.H., 32 a; Diagnose: öfter Darmgrippe. MRS-Therapieerfolg: "Ich setzte die Therapie vorbeugend ein und bin nun weniger anfällig. Vor etwa einem Monat hatte ich wieder einmal eine Darmgrippe. Doch mein gestärktes Immunsystem wurde mit der Krankheit wesentlich besser fertig und nach 3-4 Krankheitstagen war ich wieder arbeitsfähig. Ich fühle mich sehr wohl. Nach einem schweren Arbeitstag oder einer schweren Belastung wende ich das Gerät an und fühle mich dann am nächsten Tag nicht mehr so k.o. wie früher, sondern bin fit fürs Leben. Auch mein Stoffwechsel hat sich wesentlich verbessert. Ich fühle mich richtig gesund und vital."*

Steckbrief MFT:
90-100% guter bis sehr guter Erfolg

7.2. Gürtelrose – Herpes zoster

Bei der Gürtelrose handelt es sich um eine schmerzhafte Zweitinfektion mit dem Virus der Windpocken, die von einem oder mehreren Nerven ausgehen kann. Die Infektion verursacht einen blasigen, juckenden Hautausschlag über dem betroffenen Nerv, begleitet von rasenden Schmerzen entlang dieses Nervs. Der Ausschlag auf der Haut ähnelt den Blasen der (verwandten) Windpocken. Eine Erkrankung an Windpocken ist immer Voraussetzung für ein Ausbrechen der Gürtelrose.

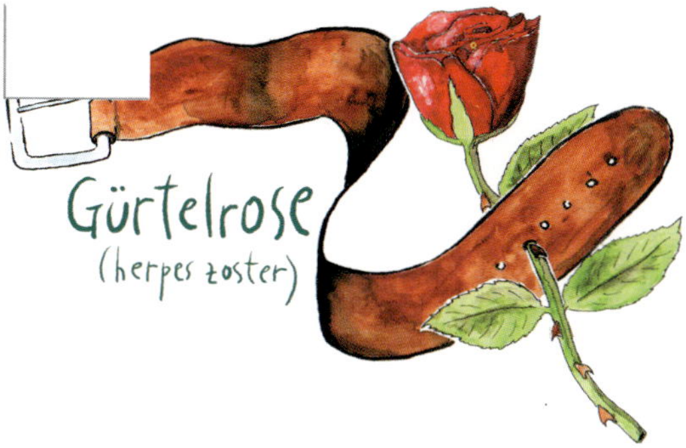

Das heißt aber nicht, daß die Gürtelrose bindend nach den Windpocken ausbrechen muß. Man vermutet, daß das Virus im Körper bleibt und erst dann reaktiviert wird, wenn die betroffene Stelle verletzt oder der Betroffene einem extremen emotionalen oder physischen Streß ausgesetzt ist. Von der Gürtelrose sind eher ältere Personen betroffen. Sie tritt selten bei Personen unter dem 15. Lebensjahr auf. Mehr als 50% der Erkrankten sind über 45 Jahre alt. Bei der Gürtelrose dauert der Heilungsprozeß länger als bei den Windpocken, und es ist nur die Zone über dem entzündeten Nerv betroffen. Die Gürtelrose greift bevorzugt Nerven des Nackens, Rückens, der Brust, Arme oder Beine, aber auch Nerven im Gesicht an. Der Ausschlag erscheint als Band oder Streifen und folgt dem Verlauf des betroffenen Nervs – üblicherweise nur auf einer Körperseite. Erst nach zwei bis drei Wochen bildet sich der Ausschlages zurück, die Schmerzen halten aber noch eine Woche an, manchmal sogar bis zu einem Monat oder noch länger. Die häufigste Komplikation ist eine Infektion mit Bakterien. Dies kann zur Narbenbildung und zu schweren Entstellungen führen. Sind Gesichtsnerven betroffen, sind Augenkrankheiten oder eine einseitige Fazialisparese als Folgeerscheinungen nicht auszuschließen. In allen betroffenen Bereichen können kurzzeitige aber auch längerfristige (Jahre) Beeinträchtigungen vorkommen. Therapeutisch können nur die Symptome gelindert bzw. die Vermehrung der Viren eingeschränkt werden. Schmerzmittel vermindern das Brennen, älteren Personen werden entzündungshemmende Medikamente verschrieben. Bäder mit warmem Wasser zur Sauberhaltung der Haut sind wichtig, um Infektionen zu vermeiden. Kratzen sollte verhindert werden (bei starkem Juckreiz sollten die Fingernägel geschnitten und nachts Kleidung getragen werden, um das Aufkratzen zu verringern).

Wirkung der Magnetfeldtherapie bei der Gürtelrose: schmerzlindernd, entzündungshemmend, streßlindernd, immunstärkend, die Bläschenbildung wird rascher überwunden, fördert die (Wund)Heilung, die Komplikationsrate wird deutlich reduziert, die Krankheitsdauer vermindert.

Richtiger Einsatz des MRS bei Gürtelrose

- Ganzkörpermatte: 2-3x täglich je 8 Minuten: morgens Stufe 50%, mittags Stufe 25%, abends Stufe 10%
- Kissen: 4x täglich je 24 Minuten Stufe 150-200%, abwechselnd an Wirbelsäule (an der Stelle des Nervaustrittes) und der betroffenen Hautpartie

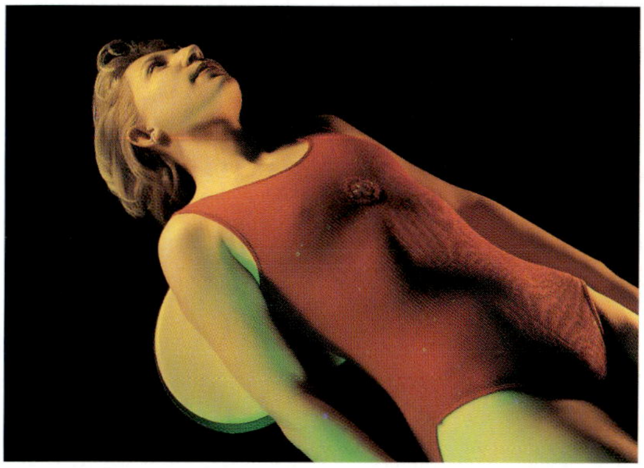

Abb.: Lokale Behandlung BWS mit Kissen

INFEKTIONEN

• Therapieformen, die die MFT unterstützen: TENS, Vitamine und Spurenelemente, Phythotherapeutika (Traubenkernextrakt, Grapefruitkern, Echinacea)

• Dauer der Behandlung: Nach 4-6 Wochen zeigt sich der gewünschte Erfolg, eine Nachbehandlung wird empfohlen.

• Hinweise zur Erstreaktion: In 5% der Fälle kann es für drei Tage zu einer leichten Schmerzzunahme kommen.

Wissenschaftliche Studien über die Behandlung von Gürtelrose mit MFT

Uns liegen vier Studien mit durchwegs positiven Resultaten, besonders die rasche Wundheilung betreffend, vor.

• B. Jankovic et al., "Peripheral Nerve Regeneration Stimulated by Pulsating Electromagnetic Field (PEMF) and Laser", 2. Weltkongreß für Elektromagnetismus in Biologie und Medizin (8.- 13. Juni 1997 in Bologna). - Diese Studie beschreibt den Erfolg der MFT in der Behandlung (alleine oder in Kombination mit Laser) von Nervenverletzungen und -entzündungen sowie den günstigen Verlauf der Wundheilung auf der Haut gegenüber einer nicht behandelten Kontrollgruppe.

Ärzteberichte über die Therapie der Gürtelrose mit MRS

1. Dr. med. Christoph Scherer/Dr. med. univ. Christian Thuile, Zentrum für Energiemedizin, 1080 Wien, Breitenfeldergasse 10, Tel. 0043/1/40 666 00

• *Patientin, 45 a; Diagnose: Gürtelrose mit heftigsten Schmerzen und typischen Hauterscheinungen im Segment L1-L2 rechts, ausschließliche Therapie mit MRS. MRS-Therapieerfolg: Nach vier Tagen ist der Juckreiz gestillt, nach zehn Tagen ist die Patientin schmerzfrei, nach zwölf Tagen frei von Hautbläschen, keine Komplikationen.*

Patientenberichte zur Behandlung mit MRS bei Gürtelrose

1. Dank an die Fa. vita.life

• *Frau L.R., 54 a; Diagnose: Gürtelrose. "Ich leide seit drei Monaten an heftigen Kreuzbeschwerden und habe Schmerzen, die bis an die Oberschenkelinnenseite ausstrahlen. Ich kann nicht mehr zur Arbeit und mein Schlaf ist gestört, da ich mehrmals (bis 10 mal) vor Schmerzen in der Nacht wach werde". MRS-Therapieerfolg: "Nach sechs Wochen Behandlung sind die Beschwerden völlig verschwunden, der Schlaf hat sich normalisiert, die Narben von den Bläschen sind wieder glatt (sie waren erhaben und unästhetisch), die Kreuzschmerzen sind wie weggeblasen."*

Steckbrief MFT:
75% guter bis sehr guter Erfolg

7.3. Herpes labialis

Herpes simplex-Virusinfektionen sind weltweit sehr verbreitet. Mehr als 90% der Bevölkerung in unseren Breiten sind mit dem Virus angesteckt, die meisten Infizierten zeigen jedoch keine klinischen Symptome. Nur 10-30% erkranken mit Bläschenbildung an der Lippe, am Naseneingang, an der Mundschleimhaut, an der Hornhaut des Auges, im Genitalbereich oder am After. Die Viren dringen bei Erstkontakt über kleinste Haut- und Schleimhautverletzungen ein, vermehren sich

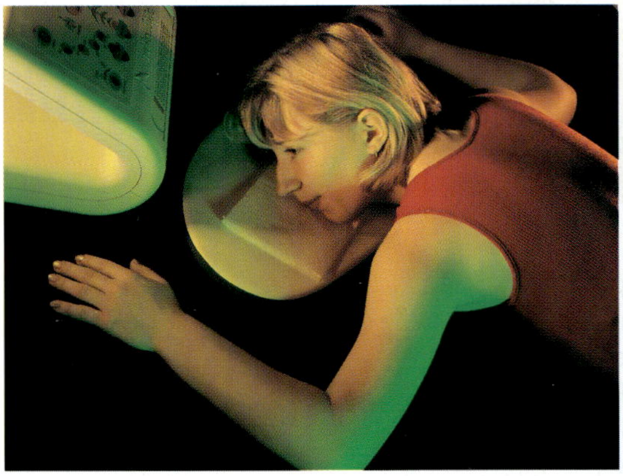

Abb.: Lokale Behandlung bei Herpes labialis

und wandern entlang der Nervenbahnen zu den entsprechenden Ganglien (Nervenzellanhäufung), wo sie lebenslang versteckt bleiben können. Es gibt verschiedene Gruppen von Herpesviren, die durch bestimmte innere und äußere Umstände (UV-Strahlung, Fieber, Menstruation, Streß usw.) aktiviert werden. Die Übertragung kann durch Tröpfchen- und Schmierinfektion erfolgen. Eine Erstinfektion mit Herpes Simplex Virus 1 (HSV1) erfolgt meist im Kindesalter, mit HSV2 erst in der sexuell aktiven Phase. Als Folge von HSV2-Infektionen können Krankheiten der Harn- und Geschlechtsorgane auftreten. Bei HSV1 kommt es nach einer Inkubationszeit von 3-7 Tagen zum Befall der Haut und Schleimhaut im Gesicht-Mund-Bereich. Nur wenige Betroffene haben mehr als zwei Fieberblasen im Jahr; ihre Häufigkeit und Dauer nimmt mit dem Alter ab.

Eine Fieberblase ist immer ein Signal kürzer zu treten, da einen das Virus normalerweise nur befällt, wenn man gestreßt und das Abwehrsystem geschwächt ist. Ein erstes Anzeichen ist ein Jucken im betroffenen Gebiet. Danach folgt eine Rötung mit anschließender Blasenbildung. Das umgebende Gebiet entzündet sich, die Blase juckt, brennt oder fühlt sich taub an. Innerhalb von ein

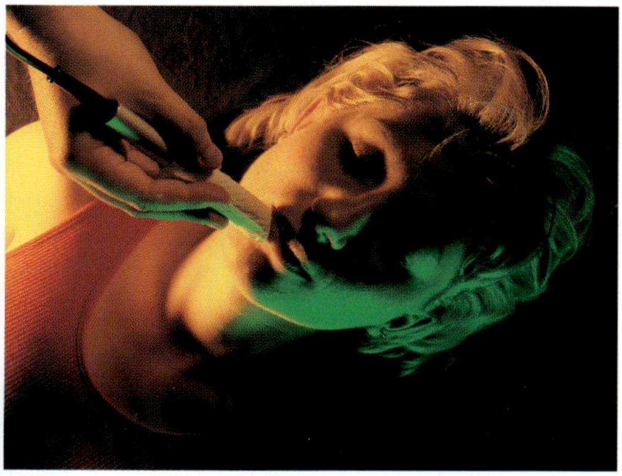

Abb.: Lokale Behandlung bei Herpes labialis

paar Tagen vergrößert sie sich, springt auf und trocknet anschließend aus, wobei sie eine Kruste bildet. Bei stark ausgebreiteten Fieberblasen verschreibt der Arzt ein antivirales Medikament, das die Vermehrung des Virus einschränken soll. Eispackungen reduzieren den Juckreiz. Bei manchen Menschen lösen Wind oder Sonne Fieberblasen aus (deshalb Sonnenblocker verwenden). Um andere Personen nicht zu gefährden, muß darauf geachtet werden, daß z.B. das Handtuch des Infizierten von anderen nicht verwendet wird und auch Gläser gründlich gespült werden.

Wirkung der Magnetfeldtherapie bei Herpes: antiviral, entzündungshemmend, immunisierend, vegetativ ausgleichend, positiver Einfluß auf die Wundheilung

Richtiger Einsatz des MRS bei Herpes

- Ganzkörpermatte: 2-3x täglich je 8 Minuten: morgens Stufe 100%, mittags Stufe 50%, abends Stufe 10-25%, unterstützend kann das Sound and Light Relax System eingesetzt werden
- Kissen (bei jeder Behandlung mit frischem Handtuch bedecken): 2x täglich je 24 Minuten Stufe 150%
- Stab: 2-3x täglich je 16 Minuten Stufe 200-400% (kurzfristig)
- Besondere Hinweise zur Anwendung: Therapie nicht nach 20.00 Uhr, am erfolgreichsten im Juckstadium!
- Therapieformen, die die MFT unterstützen: Aromatherapie, hohe Dosen an Vitamin C und Spurenelementen (Zink und Selen), Phytotherapeutika (Echinacea, Johanniskraut), Lysin (essentielle Aminosäure)
- Hinweise zur Erstreaktion: In 1-2% der Fälle kann es zu einer kurzfristigen Intensivierung der Bläschenbildung kommen.

Wissenschaftliche Studien über die Behandlung von Herpeserkrankungen mit MFT

- C. Kusaka, et al., "Pulse Magnetic Treatment and Whole-Body, Alternating Current Magnetic Treatment for Post Herpetic Neuralgia", Journal of Japanese Biomagnetism Bioelectromagnetics Society, 8(2), 1995, pp. 29-38. - Diese Studie zeigt, daß pulsierende MF sehr effektiv in der Behandlung der posttherapeutischen Neuralgie bei älteren Patienten eingesetzt werden können.
- E.N. Grebnev, A.V. Shumskii, "Immunocorrective Therapy in the Treatment of Chronic Herpetic Stomatitis Using Magnetic Autohemotherapy", Stomatologiia (Mosk), 74(2), 1995, pp. 37-39.

Ärzteberichte über die Behandlung von Herpes mit MRS

1. Dr. med. Christoph Scherer/Dr. med. univ. Christian Thuile, Zentrum für Energiemedizin, Breitenfeldergasse 10, Tel. 0043/1/40 666 00

• *Patientin, 22 a; Diagnose: bei Prüfungsstreß monatliche Eruptionen des Herpes labialis mit heftiger Krustenbildung. MRS-Therapieerfolg: "Die regelmäßige Behandlung zeigte eine rasche Abheilung; nach drei Monaten hatte ich keine Fieberblasen mehr - trotz Prüfungsstreß. Seit 9 1/2 Monaten bin ich rezidivfrei."*

2. Dr. med. E. Liebau, Kreuth/Tegernsee

• *Patientin, 55 a; Diagnose: Herpes Zoster, anhaltende starke Schmerzen und Mißempfindungen. Die Patientin bekam spezielle Infusionen. MRS-Therapieerfolg: "Am Behandlungstag gingen die Schmerzen bis zum Abend weg. Jetzt tritt der Herpes Zoster in nicht mehr so starker Intensität auf."*

Patientenberichte zur Behandlung mit MRS bei Herpes

1. Dank an die Fa. vita.life

• *Patient H.R., 40 a; Diagnose: Müdigkeit bei körperlicher Überanstrengung, Herpes labialis und genitalis. MRS-Therapieerfolg: "Ich bin leistungsfähiger, der Herpesausbruch ist im Lippen- und Genitalbereich eingedämmt."*

7.4. Infektionskrankheiten im Kindes- und Jugendalter

7.4.1. Infektiöse Mononukleose oder Pfeiffer-Drüsenfieber

Das Drüsenfieber ist eine ansteckende Viruserkrankung, die die Lymphdrüsen in Nacken und Rachen befällt. Typisch Symptome sind Halsschmerzen, geschwollene Mandeln und deutlich vergrößerte Halslymphknoten (umgangssprachlich oft als "Drüsen" bezeichnet), begleitet von Fieber. Die Mononukleose wird durch das Epstein-Barr-Virus verursacht. Es dringt in die Lymphknoten ein und attackiert die Lymphozyten, die für die Produktion der weißen Blutkörperchen zuständig sind. Kommen die Viren mit den weißen Blutkörperchen in Kontakt, verändern sie ihre Gestalt und vermehren sich. Anfangs treten noch keine Beschwerden auf, da es einige Wochen dauert, bis genug veränderte Zellen vorhanden sind, um klinische Krankheitszeichen entstehen zu lassen. Zuerst treten leichte Rachenschmerzen, Trägheit und Fieber auf. Nach einem Abwehrkampf von sechs bis acht Wochen verschwinden die Symptome. Drüsenfieber wird durch Tröpfchen der Speichelflüssigkeit, durch Küssen, Trinken aus demselben Glas, dem Verwenden einer gemeinsamen Zahnbürste oder durch das Berühren von mundnahen Gegenständen übertragen. Teenager und junge Erwachsene sind am häufigsten betroffen, kaum jemand über dem 35. Lebensjahr. Drüsenfieber verläuft normalerweise unkompliziert. Manchmal breitet sich die Infektion auf andere Körperteile, wie beispielsweise die Leber oder die Milz, aus. Antibiotika sind wirkungslos, da das Virus auf sie nicht anspricht. Solange keine Komplikationen auftreten, ist es am besten, im Bett zu bleiben und viel Flüssigkeit aufzunehmen, bis das Fieber sinkt.

7.4.2. Masern

An Masern erkranken hauptsächlich Kinder im Schulalter. Das Virus greift das Atmungssystem, die Haut und die Augen an. Masern zählten einmal zu den gefürchtetsten Kinderkrankheiten, da sie mit gefährlichen Komplikationen verbunden sein können. Inzwischen gibt es eine Schutzimpfung. Das Virus dringt über die Atmungssysteme (Tröpfcheninfektion) in den Körper ein und infiziert die Zellen. Die Krankheit kann bereits vier Tage vor ihrem Ausbruch und noch sechs Tage nach Verschwinden des Hautausschlags übertragen werden. Die Inkubationszeit liegt zwischen acht und zwölf Tagen.

Masern beginnen üblicherweise wie ein Schnupfen mit rinnender oder verstopfter Nase, Niesen, einem trockenen Husten und Fieber zwischen 39° und 40°C. Nach drei bis vier Tagen werden die Augen lichtempfindlich, rot und schwellen an. Zu diesem Zeitpunkt erscheinen im Mund rote Punkte mit einem weißen Zentrum. Am vierten oder fünften Tag steigt das Fieber nochmals an und der Ausschlag beginnt sich über Gesicht, Nacken, hinter die Ohren und schließlich am ganzen Körper auszubreiten. Die Flecken werden größer, vervielfachen sich und fließen ineinander. Anfangs werden sie dunkelrot, dann braun. Ab der dritten Woche zerfallen sie in einzelne Schuppen. Die gefürchteten Komplikationen reichen von einer Lungenentzündung bis hin zur Gehirnhautentzündung. Besonders bei jungen Patienten tritt gelegentlich eine Ohr- bzw. Bronchienentzündung erschwerend hinzu. Um die Symptome zu lindern, sollte die Luft befeuchtet werden. Warme Kompressionen (gegen die Entzündung) sowie schwaches Licht mildern den Krankheitsverlauf. Beim Waschen sollte man Seife vermeiden, um die Haut nicht zu irritieren. Backpulver im Badewasser oder eine beruhigende Lotion helfen gegen den Juckreiz. Heutzutage werden Kinder zwischen dem 12. und 15. Monat vorbeugend gegen Masern geimpft.

7.4.3. Mumps

Mumps ist eine sehr ansteckende Kinderkrankheit. 85% der Erkrankten sind jünger als 15 Jahre. Das Virus attackiert die Speicheldrüsen, meist die Ohrspeicheldrüse, und verursacht eine schmerzhafte Anschwellung des Gesichtes im Bereich des Ohres und entlang des Kiefers. Die Krankheit wird durch Tröpfcheninfektion übertragen - auch von Personen, bei denen Mumps nicht ausgebrochen ist. Die Infektion kann während des ganzen Jahres auftreten, bevorzugt allerdings in den Frühlingsmonaten. Die Symptome können so leicht sein, daß sie kaum erkannt werden, oder sehr heftig ausgeprägt. Fieber (38,5°-39,5°C), Kopfschmerzen, Appetitlosigkeit und Ohrenschmerzen sind mögliche Begleiterscheinungen. Die Schwellung beginnt meist auf einer Seite; innerhalb der nächsten Tage kann auch die andere Seite befallen werden. Die Entzündung verursacht Schwierigkeiten beim Essen und Schlucken und greift manchmal auf andere Drüsen (z.B. Geschlechtsdrüsen) über. Schwellungen an den Hoden sind sehr schmerzhaft. Bei Mädchen können sich die Eierstöcke entzünden.

Das Virus ermöglicht nur eine Symptombekämpfung. Bettruhe ist nicht unbedingt erforderlich. Weiches Essen und Flüssigkeiten erleichtern das Schlucken. Fruchtsäfte, mit hohem Säuregehalt, wie Orangen oder Grapefruits, brennen beim Schlucken, deshalb sollte man sie meiden. Wärme oder kalte Kompressionen mit Eisfüllung lindern die Schmerzen. Die meisten Symptome verschwinden innerhalb von zehn Tagen. Die Schutzimpfung verhindert in 95% der Fälle den Ausbruch der Krankheit. Sie wird zwischen dem 12. und 15. Lebensmonat zusammen mit einem Impfstoff für Masern und Röteln verabreicht.

7.4.4. Röteln

Bei Röteln handelt es sich um eine Virusinfektion verbunden mit erkältungsähnlichen Symptomen und einem kurzlebigen Ausschlag. Die Krankheit ist ansteckend, aber ungefährlich; außer während einer Schwangerschaft, in der das ungeborene Kind durch eine Rötel-Infektion ernste Langzeit-Schäden davontragen kann. Besonders gefährlich ist eine Erkrankung während der ersten drei Schwangerschaftsmonate, da sich in dieser Phase der Fötus formt: Herzdefekte, Hör- oder Sehstörungen, Blutkrankheiten, geistige Zurückgebliebenheit oder andere Hirnschäden können die Folge einer Rötel-Erkrankung der Mutter sein. Seit es einen Impfstoff gibt, sind Röteln seltener geworden. Die Krankheit wird durch Tröpfcheninfektion übertragen. Dies ist bereits eine Woche vor dem Ausbruch bis fünf Tage nach Abklingen des Ausschlages möglich. Obwohl es Fälle gibt, wo Röteln ein zweites Mal auftreten, ist dies sehr selten. Röteln beginnen mit einer rinnenden Nase, geschwollenen Halslymphdrüsen und niedrigem Fieber (bis 38,5°C). Zwei Tage später beginnt ein Ausschlag mit kleinen roten oder pinkfarbigen Tupfen an Gesicht und Hals. Wenn die ersten Flecken abklingen, bilden sich andere und bedecken den ganzen Körper. Der Ausschlag ist in drei Tagen vorüber, aber die Drüsen können bis zu einer Woche geschwollen bleiben. Danach verschwinden alle Symptome. Bei älteren Patienten treten öfter Gelenkschmerzen auf, die eine weitere Woche brauchen, bis sie abklingen. Die Inkubationszeit beträgt 14-21 Tage. Meist ist keine medikamentöse Behandlung nötig. Da Kinder meistens im 12.-15. Monat - gemeinsam mit Masern und Mumps - gegen Röteln geimpft werden, tritt die Erkrankung nur noch selten auf. Sollten Mädchen nicht geimpft worden sein, wird die Rötel-Impfung im 12. Lebensjahr nachgeholt, damit die

Erkrankung in keinem Fall während einer Schwangerschaft ausbrechen kann.

7.4.5. Windpocken

Windpocken sind extrem ansteckend und durch einen Pustelausschlag gekennzeichnet. Meist trifft es Kinder zwischen dem 5. und 8. Lebensjahr. Windpocken sind so leicht übertragbar, daß meist ganze Gruppen befallen werden. Die Krankheit wird durch das Varicella-Zoster-Virus übertragen. Die Symptome variieren in ihrer Stärke je nach dem Alter des Betroffenen. Um sich anzustecken, kann es ausreichen, einen infizierten Gegenstand zu berühren. Windpocken sind so lange ansteckend, bis alle Pusteln ausgetrocknet sind.

Die Inkubationszeit liegt bei 10 bis 21 Tagen. Im Anfangsstadium treten Pusteln auf, die sehr stark jucken. Sie beginnen als schmale, rote Flecken am Rumpf und werden innerhalb von Stunden größer und wassergefüllt. Anschließend breiten sie sich über Gesicht, Kopfhaut, Arme und Beine aus. Während der nächsten Tage füllen sie sich mit Eiter, platzen auf und verkrusten. Neue Pusteln erscheinen während der nächsten 2-6 Tage. Fallweise treten sie auch auf den Fußsohlen und dem Handteller auf. Auch Augen, Mund, Rachen, die Vagina und der Mastdarm können betroffen sein. Ein weiteres Symptom ist leichtes Fieber, das entsprechend der Intensität des Ausschlags steigt und fällt. Erwachsene haben meist höheres Fieber, einen stärkeren Ausschlag, Kopf- und Muskelschmerzen und brauchen länger, um sich zu erholen. Alle Symptome zusammen dauern zwischen 10 und 14 Tagen. Eine beruhigende Creme lindert den Juckreiz. Ein warmes (nicht heißes) Bad hält die Haut sauber und reduziert somit das Risiko einer Infektion. Außerdem wird das Virus im Wasser zerstört. Ist der Juckreiz sehr stark, ist anzuraten, die Fingernägel kurz zu schneiden und nachts bekleidet zu schlafen, um das Risiko des Aufkratzens zu verringern.

Wirkung der Magnetfeldtherapie bei Infektionskrankheiten im Kindes- und Jugendalter: immunstimulierend, Juckreiz stillend, schmerzlindernd, entzündungshemmend, beruhigend

Richtiger Einsatz des MRS bei Infektionskrankheiten im Kindes- und Jugendalter

- Ganzkörpermatte: 3x täglich je 8 Minuten: morgens Stufe 50%, mittags Stufe 25%, abends Stufe 10%

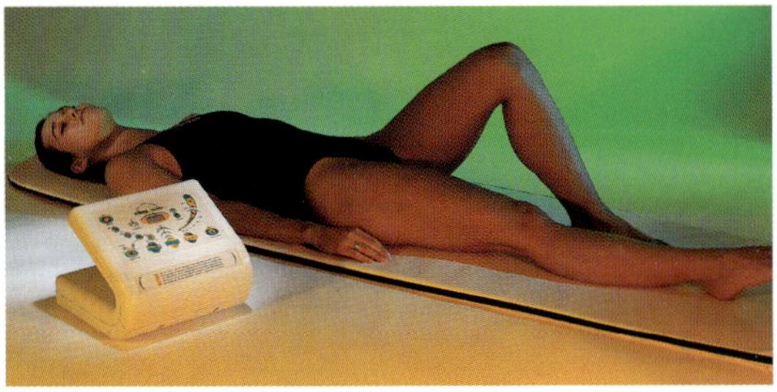

Abb.: Ganzkörperbehandlung bei Windpocken

Wissenschaftliche Studien

siehe andere Infektionskrankheiten

Patientenberichte über die Wirkung von MRS bei Infektionskrankheiten im Kindes- und Jugendalter

1. Dank an die Fa. vita.life

- *Patientin C.T., 17 a; Diagnose: Mononukleose: Fieber, geschwollene Lymphknoten, vergrößerte Milz und Leber, Rachenentzündung. Nach irrtümlicher Antibiotikagabe des Arztes: Allergie mit Ausschlag auf ganzem Körper, starker Juckreiz. MRS-Therapieerfolg: Nach drei Tagen sind Juckreiz und Ausschlag verschwunden, allgemeine Besserung und rasche Erholung.*

Steckbrief MFT:

70% guter bis sehr guter Erfolg

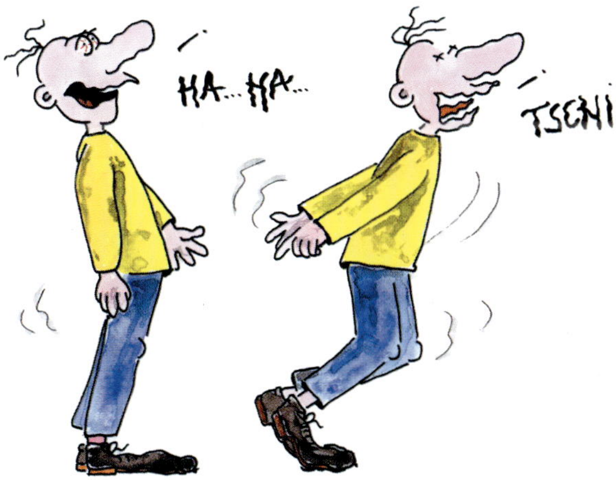

8. Allergien und andere Erkrankungen des Immunsystems

Das Immunsystem hat die wichtige Aufgabe, den Körper gegen körperfremde Eindringlinge zu schützen und zu verteidigen. Die Haut und die Schleimhaut bilden an den Körperöffnungen die erste Barriere, um Krankheitskeime aufzuhalten. Das Lymphsystem, das aus einem Netzwerk von Gefäßen und Lymphknoten besteht, führt einen Teil der Lymphflüssigkeit zurück in den Blutkreislauf, wobei in den Lymphknoten unerwünschte Organismen abgefangen und von den weißen Blutkörperchen, den sog. Lymphozyten, zerstört werden. Die Lymphozyten bilden Antikörper (spezielle Eiweiße), die der Körper bei Bedarf produziert, um Krankheitserreger unschädlich zu machen. Die Oberfläche eines Krankheitskeimes ist von arttypischen Merkmalen, sog. Antigenen, besetzt. Antikörper passen haargenau auf dieses markante Antigen. So wird den Freßzellen des Körpers das Zeichen gegeben, die Erreger zu vernichten. Da Antikörper in den Lymphknoten produziert werden, vergrößern sich diese bei Infektionen und werden druckempfindlich.

Von einer Immunreaktion spricht man, wenn der Körper aufgrund von eingedrungenen oder eingeimpften Organismen Antikörper und weiße Blutkörperchen produziert. Sind einmal Antikörper erzeugt, kann der Erreger dem Körper nichts mehr anhaben. Das ist der Grund, warum man ein und dieselbe Krankheit nur selten ein zweites Mal bekommt. Die Immunabwehr wird ganz entscheidend von der körperlichen und seelischen Allgemeinverfassung beeinflußt. Streß hat, wie wir wissen, erhebliche Auswirkungen und bildet oft die Grundlage für eine Erkrankung. Reagiert das Immunsystem auf harmlose Reize zu heftig, spricht man von einer Allergie. Läuft es "amok" und richtet sich gegen körpereigene Organe, so liegt eine sog. Autoimmunerkrankung vor.

8.1. AIDS

Bei Aids ist das natürliche Verteidigungssystem des Körpers durch eine Virusinfektion an den Abwehrzellen geschwächt und kann sich gegen einfachste Krankheitserreger nicht mehr wehren. Der Betroffene ist Entzündungskrankheiten völlig ausgesetzt. Der Verursacher von AIDS ist das HI-Virus (HI-human immunodeficiency). Zu den Risikogruppen zählen Drogenabhängige, Menschen die von Bluttransfusionen abhängig sind und männliche Homosexuelle, wobei heute die Krankheit durchaus beide Geschlechter betrifft und keineswegs auf diese Risikogruppen beschränkt bleibt. Niedriges Fieber, geschwollene Lymphdrüsen, Gewichtsverlust, Ermüdungserscheinungen, nächtliche Schweißausbrüche, lange andauernde Durchfälle und ein allgemeines Unwohlsein sind Symptome der Krankheit. Fast ein Drittel der Betroffenen leidet an einer seltenen Krebsart, dem Kaposi Sarkom, das dunkle Flecken auf der Haut verursacht. Gefährlich ist auch die Anfälligkeit auf Lungenentzündung. Das größte Problem dieser Erkrankung ist die Unfähigkeit des Körpers, gegen Krankheiten anzukämpfen. HIV-Infizierte haben eine reduzierte Anzahl von Lymphozyten, also jener spezialisierten weißen Blutkörperchen, die durch Tuberkulose, Pilze oder Viren ausgelöste Infektionskrankheiten bekämpfen. In der Abwehr gegen Infektionen sind zwei Lymphozytenarten involviert: T-Zellen und B-Zellen. Die T-Zellen bekämpfen die Eindringlinge direkt, während B-Zellen Antikörper bilden. Bei AIDS spielen die sog. "T-Helferzellen" die entscheidende Rolle.

Zur unterstützenden Behandlung von AIDS zählen Antibiotika, Operationen, Chemotherapien und Medikamente, die die Abwehrkraft des Körpers stärken sollen. Vorsorge ist immer noch der beste Schutz. Für Drogenabhängige ist es wichtig, Einwegnadeln zu verwenden. Kondome helfen die Ausbreitung von AIDS einzuschränken.

Wirkung der Magnetfeldtherapie bei AIDS: immunstimulierend, entzündungshemmend, unterstützend, Stärkung v.a. des unspezifischen Abwehrsystems (Schutz gegen Viren)

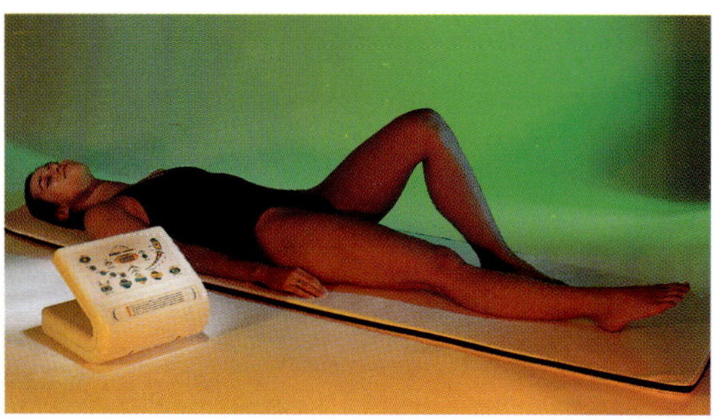

Abb.: Ganzkörperbehandlung bei AIDS

Richtiger Einsatz des MRS bei AIDS

- Ganzkörpermatte: 3-4x täglich je 8 Minuten: morgens Stufe 100% (einschleichend von 10%), mittags Stufe 50%, nachmittags Stufe 25%, abends Stufe 10%
- Therapieformen, die die MFT unterstützen: allgemeine immunstimulierende Maßnahmen, Phytotherapie (Johanniskrautextrakt, Astragaluswurzel, Süßholzwurzel), Selen, Zink, Alpha-Liponsäure
- Besondere Hinweise zur Anwendung: Schwankungen im Behandlungserfolg sind möglich
- Hinweise zur Erstreaktion: keine

Wissenschaftliche Studien über die Behandlung von Aids mit MFT

- C. Wallach, "Electromagnetic Therapy – A new Medical Discipline", California Institutional Review Board, Canoga Park, California, 1998.- In dieser Arbeit wird ein Überblick über die durch Studien belegten Einsatzgebiete der MFT gegeben, wobei neben den klassischen Indikationsgebieten aus dem Bereich des Bewegungsapparates vor allem neue Möglichkeiten, wie die unterstützende Behandlung im Bereich der Immunologie und von AIDS, besprochen werden.
- M.R. Cho et al., "Regulation of Electric Field-Induces Macrophage Migration by Extracellular Matrix", Harvard Medical School and Brigham & Women's Hospital, Boston. University of Chicago School of Medicine, Chicago. 1998. - In dieser Studie konnte gezeigt werden, daß die Freßzellen durch pulsierende, elektromagnetische Felder deutlich mehr zur Tätigkeit angeregt werden, als dies in einer Kontrollgruppe ohne MFT der Fall war.
- I. Rodin, et al., "Use of Low-Intensity Eddy Magnetic Field in the Treatment of Patients with Skin Lymphomas", Voen Med Zh, 317(12), 1996, pp. 32-34.
- A. Cossarizza, et al., "Effects of PEMF on the proliferation of lymphocytes from AIDS-patients, HIV sero-positive subjects, and seronegative drugusers", Department of Disease, University of Modena, Italy, J. Bioelectrics (USA) 1989. - Untersucht wird die Wirkung von PEMF auf die Vermehrung von mitogenstimulierten Lymphozyten bei AIDS-Patienten und einer Kontrollgruppe. Es zeigt sich, daß in der Gruppe der Gesunden die Zellteilung unverändert bleibt. In der Gruppe der AIDS-

Patienten wurde eine Zunahme der aktiven T-Lymphozyten beobachtet.

- Weitere Studien: siehe "Infektionskrankheiten"

Patientenberichte zur Behandlung mit MRS bei AIDS

1. Dank an die Fa. vita.life

- *Patient K.M., 54 a; Diagnose: "Vor neun Jahren wurde bei mir HIV diagnostiziert. Vor drei Jahren wurde ich auffällig oft krank und war mehrmals im Jahr im Krankenhaus, um meine Lungenentzündungen auszukurieren. Mein Blutbild war zwar nicht ganz so schlecht, aber die Anzahl der T-Helferzellen war deutlich verringert." MRS-Therapieerfolg: "Seit zwei Jahren verwende ich das MRS-System und mein aktueller Blutbefund vom Februar 1999 zeigt ein ausgewogenes Verhältnis bei den T-Helferzellen. Unabhängig vom Blutbefund kann ich berichten, daß ich bisher im Winter ohne Impfung, ohne Medikamente und ohne jegliche Erkältung geblieben bin, und mich total fit fühle."*

8.2. Allergie

Unter einer Allergie versteht man eine außergewöhnliche Reaktion oder Sensibilität des Immunsystems gegenüber einem bestimmen Stoff aus der Umwelt. Dringt dieser an sich harmlose Fremdstoff in den Körper ein, bilden sich Antikörper, die über diesen Stoff in heftiger, unangemessener Reaktion herfallen. Die Antikörper stimulieren spezialisierte Zellen, das Hormon Histamin auszuschütten, einen Stoff, der die Gefäße erweitert. Die Muskeln ziehen sich in der Folge zusammen, und es entwickelt sich eine Nesselsucht. Eine allergische Reaktion kann jederzeit verschwinden und in jedem Alter wieder auftreten. Bei einer Erstberührung kommt es deshalb zu keiner allergischen Reaktion, da der Körper erst Antikörper erzeugen muß. Der zweite Kontakt mit dem bestimmten Stoff löst dann die Allergie aus.

Allergien werden oft vererbt. Menschen die zu einer Allergie tendieren, nennt man atopisch. Eine Allergie kann so leicht sein, daß sie kaum wahrgenommen wird, oder so stark, daß sie das Leben des Betroffenen gefährdet. Übliche Symptome sind juckende, wässrige Augen, eine rinnende Nase, eine juckende oder entzündete Haut, ein geschwollener Mund oder Rachen. Manchmal kommen Kopfschmerzen, eine Dumpfheit in den Nebenhöhlen (sinus stuffiness), eine reduzierte Geruchs- oder Geschmackswahrnehmung oder Atemprobleme hinzu. Ist die Reaktion extrem ausgeprägt, spricht man von einem allergischen Schock. Er ist gekennzeichnet durch Atembeschwerden (verursacht durch einen angeschwollenen Rachen, Kehlkopf oder eine Verengung der Bronchialröhre), juckende Haut, Nesselsucht mit Blutgefäßkollaps sowie Übelkeit, Durchfall und Krämpfe. Eine Allergie kann durch Inhalation, Berührung, Aufnahme oder Injektion hervorgerufen werden.

Beim ersten Typ (Inhalation) wird das Allergen eingeatmet. Es handelt sich um Staub, Pollen, Federn oder Tierhautschuppen. Beim meist saisonal bedingten Heuschnupfen reizt das Allergen, meist Pollen, die Schleimhäute und verursacht ein Jucken in Nase, Augen oder Gaumen, Niesen, Kopfschmerzen und tränende Augen.

Bei der Kontaktallergie werden durch Berührung des Allergens Reaktionen ausgelöst. Es kann sich um Substanzen wie giftigen Efeu, Kosmetika, Reinigunsmittel, Schmuck, Medikamente oder Farbstoffe handeln. Die Haut entzündet sich, brennt und juckt an den mit dem Allergen in Berührung gekommenen Stellen.

Aufgenommene Allergene werden getrunken oder gegessen. Eine Lebensmittelallergie kommt häufig bei Kindern vor, z.B. gegen Milch, Eier, gewisse Fischarten, Erdnüsse, Schokolade, Erdbeeren und Zitrusfrüchte. Symptome sind Darmkrämpfe, Übelkeit, Erbrechen, Durchfall. Zusätzlich können noch Nesselsucht, Ausschläge, Kopfschmerzen, eine Nasenverstopfung bis hin zum lebensbedrohlichen analphylaktischen Schock auftreten.

Injektionsallergene sind Substanzen, die die Haut über Insektenstiche (Bienen) oder injizierte Drogen reizen. Kurzatmigkeit, schneller Herzschlag, Husten, Keuchen oder Benommenheit sind übliche Symptome. Die Einstichstellen schwellen an, werden empfindlich oder taub, in schlimmen Fällen kommt es zum Allergieschock.

Die allergieauslösenden Stoffe können auf verschiedene Arten festgestellt werden: Hauttests (kleine Mengen von vermuteten Allergenen werden in die Hautritzer eingetropft) und Allergietests (das Allergen wird injiziert) helfen bei der Entdeckung der genauen Substanz. Sobald das Allergen gefunden ist, ist der halbe Kampf gewonnen, denn Allergene lassen sich oftmals vermeiden. Naturfasern können durch synthetische Stoffe ersetzt werden, gegen Heuschnupfen können Luftfilter eingebaut werden, wer gegen Insektenbisse oder –stiche allergisch ist, eine schützende Kleidung tragen oder Insektenschutzmittel verwenden. Läßt sich der allergene Stoff nicht umgehen gibt es zwei Therapiemöglichkeiten: Medikamente (wie Cortisonpräparate und Antihistaminika) oder die Hyposensibilisierung, ein Vorgang bei dem das Allergen in geringsten Mengen verabreicht wird, um den Körper mit der Zeit an höhere Dosen des Allergens zu gewöhnen. Babies, die erblich vorbelastet sind, sollten möglichst lange mit der Muttermilch gestillt werden, um einer Kuhmilch-Allergie vorzubeugen.

Wirkung der Magnetfeldtherapie bei Allergien: beruhigend auf das vegetative Nervensystem und damit indirekt auf das Immunsystem. Resonanzwirkungen sind für den Erfolg der Therapie verantwortlich.

Richtiger Einsatz des MRS bei Allergien

• Ganzkörpermatte: 3-4x täglich je 16 Minuten: morgens Stufe 100% (einschleichend von 10%), mittags Stufe 50%, nachmittags Stufe 25%, abends Stufe 10%

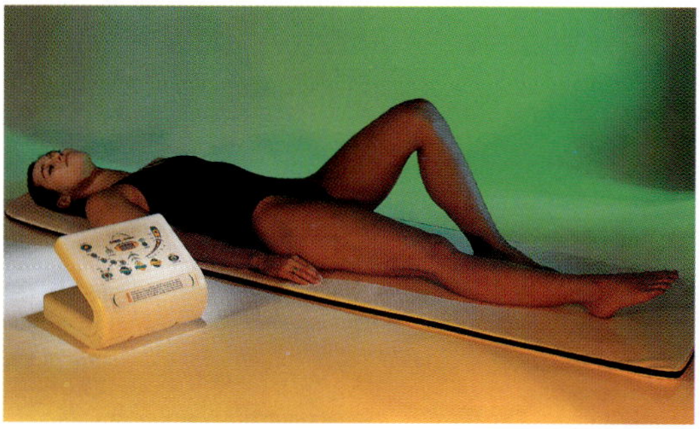

Abb.: Ganzkörperbehandlung bei Allergien

• Therapieformen, die die MFT unterstützen: Bioresonanz, Homöopathika, Kinesiologie, NLP, TCM, Urintherapie, Bachblütentherapie, Essentielle Fettsäuren (Nachtkerzenöl, Schwarzkümmelöl, Leinsamenöl, Boretschöl), Vitamin C.

• Besondere Hinweise zur Anwendung: Je saurer der Säure-Basen-Haushalt, desto schlechter ist die Reaktionsfähigkeit des Körpers.

• Hinweise zur Erstreaktion: In ca. 10% der Fälle kann eine Verstärkung der Hautreaktionen auftreten. Dosisanpassung!

Wissenschaftliche Studien über die Behandlung von Allergien mit MFT

• V.I. Kovalchuk, et al., "Use of Extremely Low Frequency Magnetic Fields in Clinical Practice", Fizicheskaia Meditzina, 4(1-2), 1994, p. 87. - In dieser Studie werden neben der schmerzstillenden Wirkung besonders die entzündungshemmenden Effekte der MFT hervorgehoben.

Ärzteberichte über die Therapie von Allergie mit MRS

1. Dr. med. Hilde Mily, Hautärztin, München

• *Patientin H.A., 49 a; Diagnose: Hautquaddeln am ganzen Körper, Schwellung an den Gelenken. MRS-Therapieerfolg: 1. Woche: endlos Quaddeln, am Ende der 1. Woche: leichte Abnahme der Neubildung von Quaddeln. Ab dem 10. Tag werden die Quaddeln täglich weniger.*

• *Patientin G.F., 36 a; Diagnose: Seit elf Jahren allergische Rhinitis, Heuschnupfen, Asthmaanfälle, Schlafstörungen, Schilddrüsenfunktionsstörungen und extremer Weichteilrheumatismus. Die Patientin konnte ihren Lebensalltag nicht mehr normal bewältigen. MRS-Therapieerfolg: Nach drei Wochen Therapie ist die Patientin völlig beschwerdefrei. Sie konnte verschiedene Medikamente absetzen und erfreut sich eines guten Allgemeinzustandes.*

Patientenberichte zur Behandlung mit MRS bei Allergie

1. Dank an Frau Susanne Büttner

• *Patientin S.B., 36 a; Diagnose: "Ich hatte eine 13 Jahre bestehende Pollenallergie auf Gräser und Roggen, die mir jährlich von ca. Mai bis*

August Beschwerden machte: heftiges Jucken von Augen, Nase und Gaumen sowie eine tagsüber ständig laufende Nase, die nachts verstopft war, sodaß ich nur durch den Mund atmen konnte. Trotz Desensibilisierung, homöopathischer Mittel und Bioresonanztherapie wurden die Beschwerden von Jahr zu Jahr schlimmer. Zusätzlich bestand seit der Pubertät eine Hypotonie. Ich hatte ca. einmal monatlich zyklusbedingte Kopfschmerzen und unregelmäßige Zyklen". MRS-Therapieerfolg: "Die Kopfschmerzen verschwanden fast jedesmal spontan. Die Allergiebeschwerden traten in diesem Jahr lediglich an zwei Tagen sehr schwach auf. Ich setzte die Matte weiterhin regelmäßig ein und nahm zusätzlich Vitamin C. Daraufhin traten keine weiteren Allergiezeichen auf. Zur Zeit habe ich keinerlei Schmerzen."

• Patient P.F., 41 a; Diagnose: Kontaktallergie auf Latex, besonders auf Gummihandschuhe: schon nach kurzem Kontakt juckende Bläschenbildung im Bereich der Hände. MRS-Therapieerfolg: "Bereits nach einmaliger Behandlung mit MRS 2000 kam es zu einer deutlichen Herabsetzung der Empfindlichkeit gegenüber Latex: nur mehr geringe Bläschenbildung und geringfügiger Juckreiz. Nach zwei weiteren Behandlungen verschwanden die Symptome völlig. Nach ca. 1 Woche ohne Behandlung kehrten sie wieder, doch mit einer einmaligen Behandlung pro Woche läßt sich die Allergie unter Kontrolle halten."

2. Dank an Herrn Siegfried Müller

• Patient R.M., 9 a; Diagnose: Im Alter von 1 Jahr trat Neurodermitis auf, die durch eine falsche Behandlung (Cortison) verstärkt wurde. Mit sechs Jahren kamen Asthmaanfälle hinzu, Allergien auf Tierhaare, Heuschnupfen und Blütenpollen – ständiges Kratzen. MRS-Therapieerfolg: Ruhiger Schlaf, die Atmung fällt leichter – auch bei Erkältung tritt kein Pfeifen auf; kein Juckreiz und keine Rötung mehr. Die Allergie auf Tierhaare, besonders Pferde- und Katzenhaare ist verschwunden.

3. Dank an Frau Beatrice Studer

• Patientin, 36 a; Diagnose: Starke Stauballergie seit 1986. "Ein einigermaßen normales Atmen war mir nur unter ständiger Medikamenteneinnahme möglich. Im Winter war es immer schlimmer als im Sommer. Ich befand mich ständig an der Grenze zu manisch-depressiven Gemütszuständen und war energielos". MRS-Therapieerfolg: "Ich habe keine Erkältung mehr und bin frei von Medikamenten, ausgeglichen, belastbar und habe mehr Ausdauer."

4. Dank an Herrn Max Keiser und Frau Verena Singer

• Patientin B., 70 a; Diagnose: Allergie, Heuschnupfen, Ekzeme. "Das Befinden war hoffnungslos, ich konnte kaum mehr gehen, die Kraft fehlte und ich befürchtete, daß ich mich in absehbarer Zeit mit dem Rollstuhl fortbewegen müßte. Viele Therapieformen waren absolut erfolglos." MRS-Therapieerfolg: "Nach ca. vier Monaten war der Gesundheitszustand wieder soweit aufgebaut, daß die Lebensqualität wie vor ca. zehn Jahren war. Die Ekzeme sind abgeklungen, der Heuschnupfen macht keine Probleme mehr."

• Patientin D.; Diagnose: Asthma bronchiale und starker Heuschnupfen: Einnahme von gefäßerweiternden Medikamenten sowie saisonal Antihistamin, Augen- und Nasentropfen, Aerosolspray und Cortison. MRS-Therapieerfolg: "Besserung nach zwei Behandlungen, nach sechsmaliger Anwendung konnte ich die Medikamente absetzen. Ich bin beschwerdefrei."

• Patient W.H., 36 a; Diagnose: Heuschnupfen (Haselnuß, Birke, Buche, Erle): seit ca. zehn Jahren heftige Reaktionen, wie Niesen, rote, tränende, schmerzende Augen und erschwerte Atmung. Behandlung mit schleimlösenden Mitteln, Medikamenten und Aerosol-Spray. MRS-Therapieerfolg: "Nach ca. vier Wochen verschwand meine Allergie langsam. Ich bekomme wieder gut Luft und fühle mich im Brustkorb so frei, wie schon lange nicht mehr. Nach sechs Wochen überzeugte mich zusätzlich ein Test: Ich wühlte ca. 1 Stunde im Heuboden und verspürte keinerlei negative Reaktionen."

5. Dank an Frau Giovanna Fakin

• Patientin G.F. Diagnose: Seit elf Jahren ständig wiederkehrender Heuschnupfen, Asthmaanfälle, erhöhte Schilddrüsenfunktion, Schlafstörungen, extremer Weichteilrheumatismus, besonders heftige Asthmaanfälle in der Nacht, starker Eisenmangel. MRS-Therapieerfolg: "Nach einer dreiwöchigen Anwendung habe ich keinerlei Beschwerden mehr. Die verschiedenen Medikamente konnte ich *absetzten. Meinen körperlichen Gesamtzustand bezeichne ich als besonders gut."*

• *Patientin M.T.; Diagnose: "Seit 40 Jahren leide ich unter Heuschnupfen. Am schlimmsten war die Zeit von März bis Oktober. Ich mußte sehr viele Medikamente einnehmen, zuletzt über 20 Tabletten pro Tag und zusätzlich Asthmaspray. Oft litt ich unter starker Atemnot und Durchblutungsstörungen: meine Fersen waren über ein halbes Jahr ohne Gefühl." MRS-Therapieerfolg: "Nach dreiwöchiger Anwendung verbesserte sich der Zustand immens. Es trat keine Atemnot mehr auf, ich kann jetzt tief durchatmen, was ich früher nie konnte, bin völlig beschwerdefrei und wende keine Medikamente mehr gegen Heuschnupfen an. Bereits nach zwei Wochen Anwendung kam das Gefühl in den Fersen wieder, und nach einem Monat waren die Symptome völlig verschwunden."*

• *Patientin I.M., 53 a; Diagnose: Seit 30 Jahren Allergie, vor allem an den Händen; beidseitige Achillessehnenentzündung. MRS-Therapieerfolg: Nach zwei Behandlungsmonaten hatte ich keine Allergie mehr, die Achillessehnenentzündung war weg, ebenso die Schulter- und Nackenprobleme.*

• *Patientin M.M., 37 a; Diagnose: "Ich hatte an beiden Händen seit ca. zehn Jahren eine Art Hautallergie."MRS-Therapieerfolg: "Der Zustand meiner Hände hat sich zusehends verbessert."*

• *Patient K.K., 27 a; Diagnose: seit 1991 chronischer Ganzjahresschnupfen (Pharma-Produkte halfen nicht) und extreme Müdigkeitserscheinungen am späteren Nachmittag und speziell am späteren Abend (Augenbrennen, Schwerwerden der Lider und Konzentrationsschwierigkeiten). MRS-Therapieerfolg: Nach vier Wochen deutliche Besserung des Schnupfens, keine Müdigkeitsanfälle mehr, die Konzentrationsschwäche ist behoben. "Nach der sechsten Woche ist der chronische Schnupfen besiegt, ich habe keine Beschwerden mehr. Es zeigten sich keine Negativerscheinungen."*

Steckbrief MFT:
70-80% guter bis sehr guter Erfolg

8.3. Autoimmunerkrankungen

Bei Autoimmunkrankheiten greift ein irregeleitetes Immunsystem eigenes Körpergewebe an und zerstört es. Die Ursachen für diese Fehlreaktion des Abwehrsystems sind noch unklar; möglicherweise ist eine Viruserkrankung der Auslöser. Die Selbstzerstörung des Gewebes kann verschiedene Organe betreffen: die Schilddrüse (Hashimoto), den Magen (perniziöse Anämie), die Muskeln (Myositis), die Haut (Sklerodermie, Lupus erythematodes, Pemphigoid), die Augen (Sjögren-Syndrom) oder die Bauchspeicheldrüse (Diabetes). Autoimmunerkrankungen sind sehr komplex und deshalb auch sehr schwierig in den Griff zu bekommen.

Das Magnetfeld kann die Schmerzen lindern und über das vegetative Nervensystem die Aggressivität der Abwehrzellen herabsetzen.

Wirkung und richtiger Einsatz des MRS: siehe "Allergie"

8.4. Pilzerkrankungen

Pilze machen ein Drittel der Pflanzenwelt aus. Den größten Teil nehmen die niederen Pilze ein, die im biologischen Kreislauf der Erde insofern eine wichtige Rolle spielen, als sie Tier- und Pflanzenleichen zersetzen. Pilze werden auch zur chemischen Synthese mancher Medikamente, z.B. von Antibiotika (Penicillin), verwendet. Der Hefepilz dürfte jedem Biertrinker und Koch (Backen) bekannt sein, auch im Käse und im Joghurt kennt man Pilzkulturen. Manche Pilze (Schimmelpilze) verursachen jedoch Vergiftungen. Das Aflatoxin, ein Giftstoff des Schimmelpilzes, kann sogar Krebs erzeugen.

Als Krankheitserreger erlangen die Pilze immer größere Bedeutung. Pilze befallen die Haut, die Schleimhaut und auch die inneren Organe, besonders bei immungeschwächten Patienten, und können zu lebensgefährlichen Krankheiten führen. Für das Pilzwachstum förderlich ist Feuchtigkeit (Schweiß in den Hautfalten, Zehenzwischenräumen, Achselhöhlen und in der Genitalregion), aber auch Durchblutungsstörungen, Übergewicht, eine überreiche Zuckerzufuhr, Diabetes sowie Medikamente und Mittel, die die natürliche Abwehr schwächen. Infektionsquellen gibt es überall. Gefährlich ist besonders der Hefepilz aus der Gattung Candida. Er äußert sich durch weiße Stippchen auf der Wangeninnenseite oder der Mundschleimhaut. Candida-Pilze können sich lebensbedrohlich in den inneren Organen ausbreiten. Prinzipiell gibt es keine harmlose Pilzinfektion. Jede Pilzkrankheit sollte intensiv behandelt werden, um ein Übergreifen auf innere Organe zu verhindern. In erster Linie muß Pilzen der Nährboden entzogen werden. Geschieht dies nicht, nützt selbst die Behandlung mit den besten Medikamenten nichts. Eine Diät, in der vor allem Zucker vermieden wird, ist unumgänglich.

Wirkung der Magnetfeldtherapie bei Pilzerkrankungen: entzündungshemmend

Richtiger Einsatz des MRS bei Pilzerkrankungen

- Ganzkörpermatte: 2-3x täglich je 8 Minuten: morgens Stufe 50%, mittags Stufe 25%, abends Stufe 10%
- Besondere Hinweise zur Anwendung: Klinische Bedenken aus früheren Jahren haben sich weitgehend als unrichtig herausgestellt. Die verbreitete Meinung, Pilzbesatz im Darm sei pathologisch und wäre deshalb eine Kontraindikation für die MFT, stimmt nicht. 50-60% aller Menschen haben Candida-Kulturen im Darm, ohne deswegen krank zu werden. Die entzündungshemmende Wirkung des Magnetfeldes bei Pilzinfektionen wurde inzwischen genau erforscht. Der Candidanachweis im Darm oder der Haut stellt somit keine Kontraindikation für die MFT dar. Der Einsatz der MFT bei Pilzinfektionen der inneren Organen sollte jedoch erst nach medikamentöser Kontrolle erfolgen.

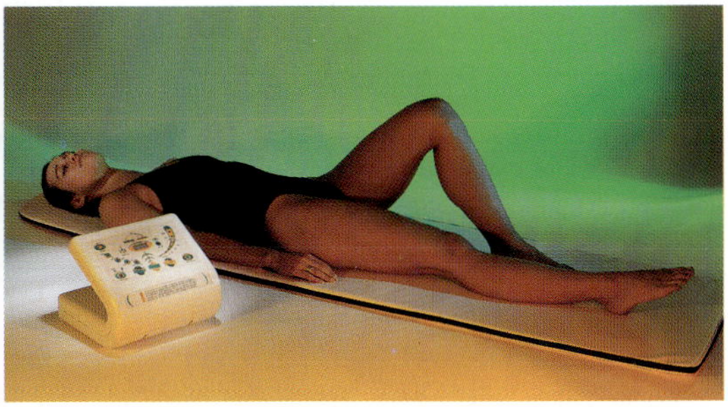

Abb.: Ganzkörperbehandlung bei Pilzerkrankungen

- Therapieformen, die die MFT unterstützen: zuckerarme Diät, Ayurveda, Bioresonanz, Kochsalztherapie, TCM, Phytotherapeutika (Grapefruitkernextrakt, Lapacho, Orangenwurzel, Echinacea, Knoblauch, Bärentraube, Schwarzkümmelöl)
- Hinweise zur Erstreaktion: keine

Wissenschaftliche Studien über die Behandlung von Pilzerkrankungen mit MFT

- Y. Mizushima, et al., "Effects of Magnetic Fields on Inflammation", Department of Medicine and Physical Therapy, Faculty of Medicine, University of Tokyo. JAMA, Vol. 248, no. 5, p. 921. - Bei dieser Untersuchung zeigt sich, daß elektromagnetische Felder imstande sind, Entzündungen zu beeinflussen und ihnen entgegenzuwirken. Dies fand man auch bei begleitenden Pilzinfektionen (Candida).

Patientenberichte zur Behandlung mit MRS bei Pilzerkrankungen

1. Dank an die Fa. vita.life

- *Frau I.T.E., 59 a; Diagnose: "Ich bin Diabetikerin und leide seit zehn Jahren an chronischer Pilzinfektion im Darm und an den Fußnägeln." MRS-Therapieerfolg: "Nach 14 Monaten bin ich pilzfrei und habe keine Beschwerden mehr. Zusätzlich hielt ich mich an eine entsprechende Diät."*

HARNWEGE

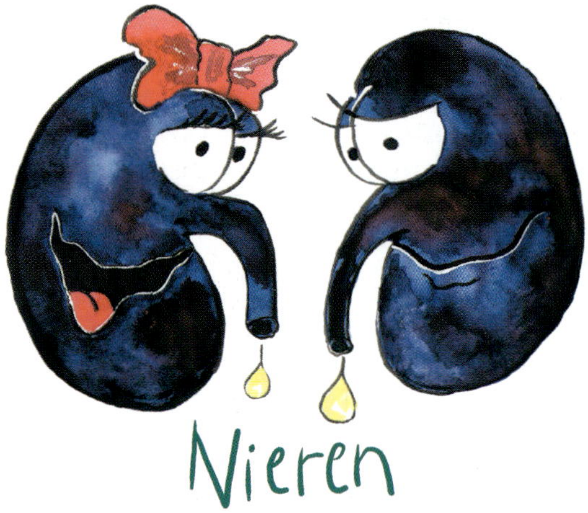

9. Erkrankungen der Harnwege und der männlichen Geschlechtsorgane

9.1. Erkrankungen der Harnblase und abführenden Harnwege

9.1.1. Blasenentleerungsstörungen und Restharn

Als Restharn bezeichnet man jenen Harn, der nach dem Urinieren in der Harnblase zurückbleibt. Bei der Frau ist die häufigste Ursache einer Harnabflußbehinderung eine Operation im Bereich der Geschlechtsorgane, beim Mann eine gutartige Prostatavergrößerung. Auch neurogene Ursachen können einer Blasenentleerungsstörung zugrundeliegen.

Wegen der hohen Infektionsgefahr ist ein Harnrückfluß in den Harnleiter eine gefürchtete Komplikation.

9.1.2. Harnröhrenentzündung (Urethritis)

Verschiedene Krankheitserreger oder eine bereits vorliegende Blasenentzündung können eine Entzündung der Harnröhre verursachen, unter Umständen auch übermäßiger Genuß von kaltem Bier. Es kommt zu schleimigem Ausfluß aus der Harnröhre, der im Zweifelsfall, um Gonorrhöe auszuschließen, nach Erregern untersucht werden muß. Zur sicheren Abklärung ist immer eine Urinuntersuchung mit einer Bakteriendiagnostik notwendig. Die Behandlung der Urethritis richtet sich nach dem Erreger und wird von einem Facharzt durchgeführt.

9.1.3. Inkontinenz

Unter Inkontinenz versteht man das Unvermögen, den Harn willkürlich in der Blase zurückzuhalten. Der permanente Harndrang und die Geruchsbelästigung haben erhebliche Auswirkungen auf die persönliche Lebensqualität, die Psyche und die soziale Umgebung: Oft ziehen sich die Betroffenen ganz zurück.

Man unterscheidet verschiedene Formen von Inkontinenz. Die Dranginkontinenz betrifft hauptsächlich ältere Menschen. Es kommt zum plötzlichen Harndrang mit nicht unterdrückbarer Miktion (einige Tropfen bis hin zur kompletten Blasenentleerung). Die Behandlung erfolgt mit Antibiotika, Spasmolytika, Toilettentraining, Einmaleinlagen und Urinalen. Bei der Streßinkontinenz gehen kleine Urinmengen bei Erhöhung des Bauchdrucks (Lachen, Niesen, Heben von Lasten) ab. Eine Therapie besteht aus Beckenbodengymnastik, Pessaren, Einmaleinlagen oder chirurgischem Eingriff. Von der Überlaufinkontinenz sind meist Männer mit tröpfelndem Urinabgang (Nachtröpfeln) betroffen. Die funktionelle Inkontinenz kommt bei körperlich oder geistig Behinderten vor, wobei die Blase in unangemessenen Situationen entleert wird. Toilettentraining kann helfen. Auch hier werden Einmaleinlagen und Urinale verwendet. Bei Querschnittslähmung, Neuropathie (diabetisch) oder Schädel-Hirn-Trauma kommt es in kurzen Abständen unwillkürlich zur Miktion, man nennt dies neurogene Inkontinenz.

9.1.4. Reizblase

Die Reizblase gehört in den Bereich der funktionellen Störungen, die durch ein Ungleichgewicht im Bereich des vegetativen Nervensystems zustande kommt. Kennzeichnend ist der häufige Harndrang und kleine Harnmengen beim Urinieren. Streßabbau ist die beste Therapie.

Wirkung der Magnetfeldtherapie bei Störun-gen der Harnwege: ausgleichend, regulierend über das vegetative Nervensystem (v.a. bei Reizblasen), durchblutungsfördernd, Stärkung des Immunsystems, bei Unterbauchkoliken krampflösend

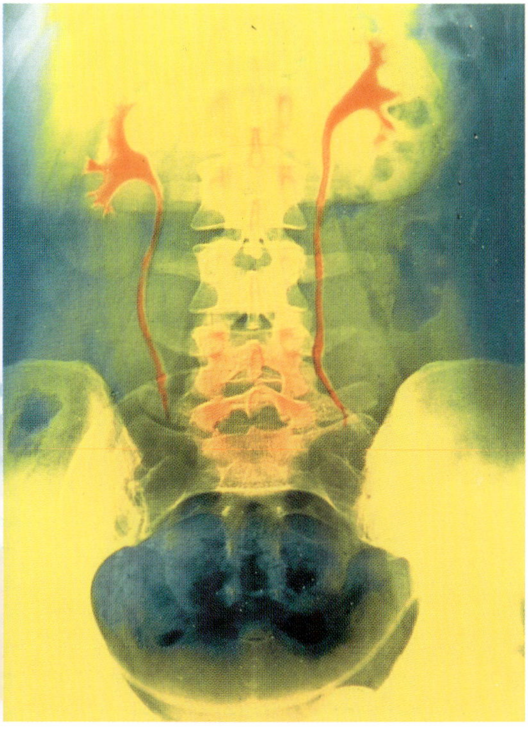

Abb.: Röntgen Harnwege

Richtiger Einsatz des MRS bei Störungen der Harnwege

- Ganzkörpermatte: 3x täglich je 8 Minuten: morgens Stufe 100%, mittags Stufe 25%, abends Stufe 10%
- Kissen: 2x täglich je 16 Minuten Stufe 150% (einschleichend), jeweils 8 Minuten am Scham- und am Kreuzbein

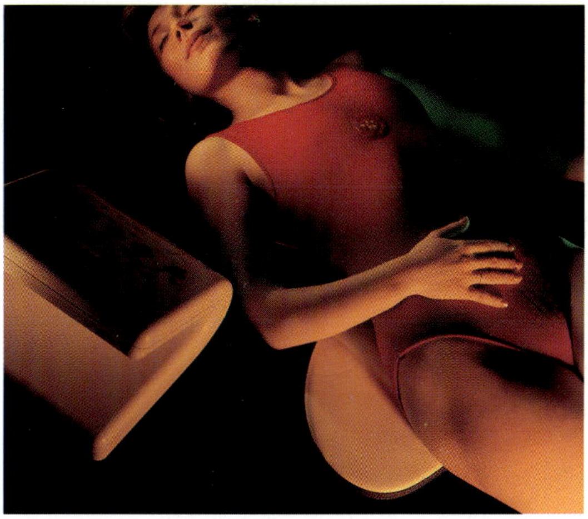

Abb.: Lokale Behandlung der Reizblase mit Kissen

- Therapieformen, die die MFT unterstützen: Solidago, Akupunktur, Homöopathika, TCM, Phytotherapie (Bärentraube, Ackerschachtelhalm, Damiana, Gotu Kola, Königskerze, Orangewurzel, Preiselbeerkonzentrat, Silberweidenrinde, Wacholderbeeren, Petersilie, Johanniskraut)
- Besondere Hinweise zur Anwendung: Viel trinken (mindestens 3 Liter Wasser pro Tag)!
- Hinweise zur Erstreaktion: keine

Wissenschaftliche Studien über die Behandlung von Störungen der Harnwege mit MFT

- M.K. Sheriff, et al., "Neuromodulation of Detrusor Hyperreflexia Functional Magnetic Stimulation of the Sacral Roots", British Journal of Urology, 78(1), July 1996, pp. 39-46. - In dieser sehr guten Studie werden die Effekte der Stimulation mit Magnetfeldern bei der Behandlung von Rückenmarksverletzungen und den Folgen einer Blasenentleerungsstörung an sieben Männern untersucht. Die Ergebnisse zeigen, daß die MFT eine effektive, nicht invasive Behandlungsmethode darstellt.

• V.A. Lebedev, "Treatment of Neurogenic Dysfunction of the Bladder and Enuresis in Children", Vorp Kurortol Fizioter Lech Fiz Kult (4), 1995, pp. 25-26. - Diese Untersuchung zeigt eine positive Wirkung der MFT auf Blasenentleerungsstörungen und das Bettnässen bei Kindern.

Ärzteberichte über die Therapie von Störungen der Harnwege mit MRS

1. Dr. med. Christoph Scherer/Dr. med. univ. Christian Thuile, Zentrum für Energiemedizin, 1080 Wien, Breitenfeldergasse 10, Tel. 0043/1/40 666 00

• Patientin S.C., 45 a; Diagnose: Nierensteine und Koliken. MRS-Therapieerfolg: Nach der dritten Behandlung keine Schmerzen mehr, nach der vierten Behandlung Abgang von zwei Kalziumsteinen.

Patientenberichte zur Behandlung mit MRS bei Störungen der Harnwege

HARNWEGE

1. Dank an Frau Beate Martina

• Patient G.M., 85 a; Diagnose: Diabetes mellitus, Prostata-Problem, Harndrang: 7 mal pro Nacht auf WC, Verdauungsprobleme, daraus resultierende Stuhlgangprobleme. Entzündung der Blase, Prostata-Opertation 1997 führte zu Problemen beim Wasserlassen. MRS-Therapieerfolg: Nach zwei Wochen wesentliche Verbesserung der Durchblutung, der Patient schläft besser, die Verdauung hat sich verbessert, er muß nur noch 3 mal pro Nacht zum WC. Nach fünf Monaten stabile Zuckerwerte, der Patient muß nicht mehr in der Nacht aufstehen, die Wundheilung hat sich enorm verbessert.

• Patientin H.S., 86 a; Diagnose: Inkontinenz, starke Wassereinlagerungen, Schmerzen in Armen, Beinen und Schultern (Bewegungsunfähigkeit), Schuppenflechte, Diabetes mellitus, hoher Blutdruck, kein Gefühl in den großen Zehen, Hustenanfälle. MRS-Therapieerfolg: Die Inkontinenz ist so gut wie behoben, auch in allen anderen Bereichen kam es zu einer Verbesserung der Beschwerden.

2. Dank an Frau Gertrude Schweighart

• Patient S.G., 36 a; Diagnose: Multiple Sklerose der unteren Extremitäten (stark eingeschränkt), phasenweise saß der Patient im Rollstuhl. Inkontinenz, ständiges Schlafbedürfnis, geistig unaktiv. MRS-Therapieerfolg: "Nach einer Woche ging es mir viel schlechter. Zwei Wochen später trat eine Besserung des Allgemeinzustandes ein. Jetzt, nach fünfmonatiger Anwendung, bin ich bereits in der Lage (bei guter Verfassung) Kurzstrecken ohne Gehhilfe zu bewältigen. Ich fühle mich geistig viel reger, das Schlafbedürfnis hat sich auf ein Normalmaß von 8-10 Stunden reduziert. Die Inkontinenz hat sich ein wenig gebessert."

3. Dank an Herrn Siegfried Muhry

• Patientin E.G., 40 a; Diagnose: "Ich konnte nach der Schwangerschaft den Harn nicht halten (dies könne laut Auskunft der Frauenärztin bis zu einem Jahr dauern). Seit Jahren hatte ich Schlafprobleme". MRS-Therapieerfolg: "Ich begann zwei Wochen nach der Geburt mit der Therapie. Ich merkte von Anfang an eine Besserung und nach ca. 3 Monaten war mein Blasenproblem behoben. Meine Schlafprobleme sind zu 100% behoben."

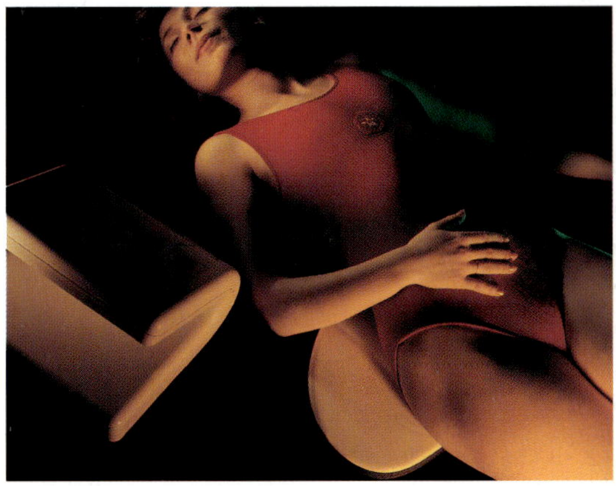

Abb.: Lokale Behandlung der Harnwege mit Kissen

• Patient L.O., 52 a; Diagnose: Gehirntumor, Inkontinenz (höchste Pflegestufe), Gleichgewichtsstörungen, schwerste Depressionen, epileptische Anfälle, Konzentrationsstörungen, Wortfindungsstörungen, Steifheit in den Beinen, Druck und Schmerz im Kopf, keine Kontrolle mehr über den Körper. MRS-Therapieerfolg: In den ersten vier Wochen Verschlechterung in vielen Bereichen, danach stetige Besserung in allen oben genannten Bereichen, Verringerung der Medikamente. Im Jänner 1997 Kernspintomographie: Der Tumor ist nicht mehr gewachsen.

Steckbrief MFT:
70-75% guter bis sehr guter Erfolg

9.2. Impotenz

Unter Impotenz versteht man Erektionsstörungen, die durch eine internistische Erkrankung (z.B. Diabetes), Testosteronmangel oder durch Medikamente, Alkohol bzw. Nikotin entstehen können. Die Ursache kann auch psychogener Natur sein.

Wirkung der Magnetfeldtherapie bei Impotenz: vegetativ, durchblutungsfördernd

Richtiger Einsatz des MRS bei Impotenz

- Ganzkörpermatte: 2x täglich je 8 Minuten: morgens Stufe 100%, abends Stufe 25%
- Kissen: 2x täglich je 16 Minuten Stufe 150%, jeweils 8 Minuten im Kreuzbereich und am Schambein
- Dauer der Behandlung: Manchmal bedürfen erste Therapieergebnisse bis zu sechs Monaten intensiver Behandlung.
- Hinweise zur Erstreaktion: keine
- Therapieformen, die die MFT unterstützen: Phytotherapeutika (Damiana)

Wissenschaftliche Studien über die Behandlung der Impotenz mit MFT

- F. Petrossi, "The local vacuum magnetotherapy of patients with impotence", Internet: medline HYPERLINK HTTP://www.avicenna.com/
- I.V. Karpukhin & V.A. Bogomol'nii, "Local Vacuum-Magnetotherapy of Impotency Patients", Vopr Kurortol Lech Fiz Kult (2), 1996, pp. 38-40. - Diese Studie untersucht den Effekt einer Kombination zwischen MFT und Vacuumtherapie in der Behandlung von Impotenz. Bei gleichzeitigem Einsatz beider Therapien zeigte sich in über 80% der Patienten eine Verbesserung der Sexualstörung, nur in 17% gab es keine Veränderung. In der Kontrollgruppe, die nur Vacuum erhielt, erfuhren nur knapp über 50% eine Verbesserung.
- I.I. Gorpinchenko, "The Use of Magnetic Divices in Treating Sexual Disorders in Men", Lik Sprava (3-4), March-April 1995, pp. 95-97. - Diese doppelblinde, placebokontrollierte Studie zeigt, daß die MFT positive Effekte auf den Blutfluß im Glied des Mannes mit sexuellen Störungen hat. 38% der Patienten wurden von ihrer Impotenz geheilt, bei 42% gab es eine deutliche Verbesserung.

Ärzteberichte über die Therapie von Impotenz mit MRS

1. Dr. med. Christoph Scherer/Dr. med. univ. Christian Thuile, Zentrum für Energiemedizin, 1080 Wien, Breitenfeldergasse 10, Tel. 0043/1/40 666 00

- *Patient L.M., 59 a; Diagnose: Seit acht Jahren Potenzprobleme, seit drei Jahren impotent. MRS-Therapieerfolg: Nach sechs Monaten zeigten sich erste Erfolge, nach neun Monaten war der Patient wieder voll potent und nützt seine wiedergewonnenen Freuden voll aus (Erklärung der Frau).*

Patientenberichte zur Behandlung mit MRS bei Impotenz

1. Dank an die Fa. vita.life

- *Patient S.M., 56 a; Diagnose: "Ich habe einen sehr streßigen Beruf und aufgrund meiner Potenzprobleme seit vier Jahren praktisch kein Sexualleben mehr." MRS-Therapieerfolg: "Nach vier Monaten ist meine Manneskraft wieder erwacht und ich erfreue mich - besser denn je – an einer glücklichen und erfüllten Partnerschaft."*

Steckbrief MFT:
Erfolg hängt von der Usache ab

9.3. Inkontinenz

siehe "Erkrankungen der Harnblase und ableitenden Harnwege"

9.4. Nierenkrankheiten – Steine

Das Nierensystem ist die Filterstation des Körpers. Die Nieren reinigen das gesamte Blut, das alle 5-7 Minuten durch die Nieren fließt (pro Tag sind das 1500 Liter!). Sie befreien das Blut von den Schlacken, die durch die Verbrennungsvorgänge im Zuge des Stoffwechsels entstanden sind. Rund zwei Millionen Nierenkörperchen (Glomeruli), die sich in der Nierenrinde befinden, übernehmen diese wichtige Aufgabe der Blutwäsche. Die Glomeruli, die Filter der Niere, sind winzige Gefäßknäuel, die jedes für sich ein zuführen-

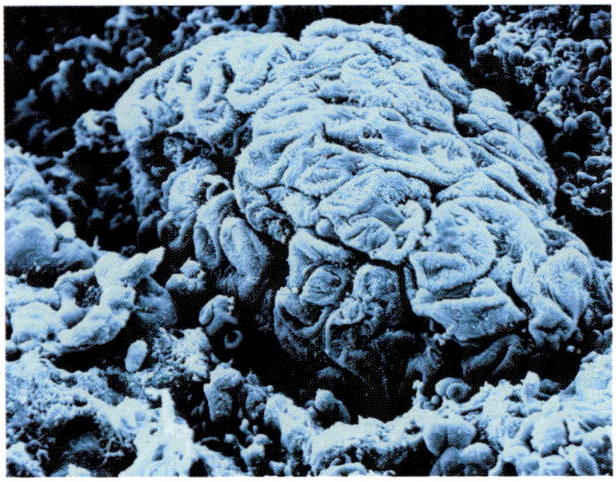

Abb.: Niere/ Nierenkörperchen

des und ein abführendes Blutgefäß besitzen. Wie ein feinporiges Sieb entziehen sie dem Blut Wasser, Zucker sowie Salze und andere Mineralien, die dem Blutkreislauf später wieder zugeführt werden. Das von den Nierenkörperchen hergestellte Filtrat, der sog. Primär- oder Vorharn, macht täglich bis zu 180 Liter aus. Er wird in den Sammelrohren noch einmal konzentriert, sodaß am Ende nur 1-2 Liter Harn pro Tag ausgeschieden werden.

Nierensteinleiden betreffen 1-3% der Bevölkerung. Ein Stein entsteht, wenn Salze aus dem Harn ausfallen und Konkremente bilden. Ein erhöhter Verzehr von Eiweißen, zu wenig körperliche Bewegung und eine Gewichtszunahme bedingen das Steinleiden. Die Steine bestehen in ihrer Zusammensetzung aus einem Teil Harnsäure, Zystein, Eiweiß, Oxalat, Phosphor und Kalzium. Nicht alle Steine verursachen Beschwerden, viele Steinleiden verlaufen unbemerkt. Während kleinere Konkremente mit dem Urin ausgeschwemmt werden, bleiben andere im Nierenbecken liegen und füllen den Hohlraum korallenförmig aus, ohne daß der Betroffene zunächst etwas bemerkt. Eine Nierenkolik wird ausgelöst, wenn ein Stein in den Harnleiter rutscht und sich dort festsetzt. Beim Versuch, den Stein auszupressen entstehen anfallsweise Krämpfe mit quälenden Schmerzen von der Nierengegend bis in den Bauch, die bis in den Oberschenkel ausstrahlen können. Die Schmerzen sind oft von Übelkeit, Erbrechen und sogar Fieber begleitet. Trotzdem ist eine Nierenkolik niemals lebensbedrohlich.

Während einer Kolik helfen gewöhnliche Schmerzmittel nicht. Damit die Gefahr eines Harnstaus mit Entzündungen ausgeschlossen wird, muß der Stein das Harnleitsystem wieder verlassen. Ungefähr zwei Drittel aller Harnleitersteine gehen von selbst ab. Um die Harnleiter regelmäßig durchzuspülen, sollte man viel trinken; viel Flüssigkeit verdünnt den Urin, wodurch auch weniger leicht Salze ausfallen. Auch körperliche Bewegung sorgt für einen guten Abfluß. Bei Kalziumsteinen ist eine Diät mit Verzicht auf Milch und Milchprodukte zu empfehlen. Bei Phospatsteinen muß der Urin angesäuert werden, z.B. mit Mixtura salvans, obwohl man damit nur eine weitere Vergrößerung und Neubildung verhindern kann. Erfolgreich ist die Lithotrypsie mit extrakorporalen Stoßwellen, bei der der Stein von außen mit Ultraschallwellen zerstört wird.

Wirkung der Magnetfeldtherapie bei Nierenerkrankungen: krampflösend, kann den Steinabgang erleichtern, durchblutungsfördernd, stärkt das Immunsystem, fördert das Löslichkeitsprodukt für Kalzium im Blut und Harn (=weniger Steine), schmerzstillend

Richtiger Einsatz des MRS bei Nierenerkrankungen

• Ganzkörpermatte: 3x täglich je 8 Minuten: morgens Stufe 100%, mittags Stufe 25%, abends Stufe 10%

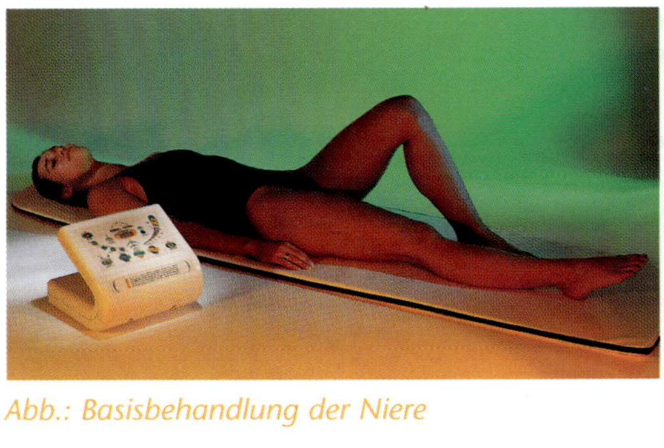

Abb.: Basisbehandlung der Niere

• Kissen: 2x täglich je 16 Minuten Stufe 150% (einschleichend), an den Flanken (Niere)

• Therapieformen, die die MFT unterstützen: Akupunktur, Homöopathika, TCM, Phytotherapeutika (Königskerze, Wacholderbeeren, Preiselbeerkonzentrat, Ackerschachtelhalm, Vogelmiere, Astragaluswurzel, Petersilie; Diuretika: Löwenzahn, Brennessel, Königskerze)

• Besondere Hinweise zur Anwendung: Viel trinken!

• Hinweise zur Erstreaktion: keine

Wissenschaftliche Studien über die Behandlung von Nierenerkrankungen mit MFT

• V.Y. Kiyatkin, "Pulsed Magnetic Field in Therapy of Patients with Secondary Chronic Pyelonephritis", Second World Congress for Electricity and Magnetism in Biology and Medicine, 1997, Bologna Italy. - Dieser Artikel führt die MFT mit positiven Resultaten bei der Behandlung der sekundären chronischen Pyelonephritis (Nierenbeckenentzündung) an. Als Grundlage dienen zahlreiche doppelblinde, kontrollierte Studien, die in diesem Artikel angeführt werden.

• A.A. Li, et al., "The Use of an Impulse Magnetic Field in the Combined Therapy of Patients with Stone Fragments in the Upper Urinary Tract", Vopr Kurortol Fizioter Lech Fiz Kult (3), 1994. - In dieser Studie wird die MFT als unterstützende Behandlungsmaßnahme bei Nierensteinen erforscht. Die Ergebnisse zeigen eine deutlich positive Wirkung des Magnetfeldes. Der Steinabgang bzw. der Abgang der Fragmente erfolgte wesentlich unkomplizierter und mit weniger Schmerzen.

V.E. Rodoman, et al., "The Effect of Magnetic and Laser Therapy in the Course of an Experimental Inflammatory Process in th Kidneys", Urol Nefrol (Mosk) (2), March-April 1993, pp. 17-20. - Der erfolgreiche Einsatz der MFT bei entzündlichen Erkrankungen der Nieren zeigte sich insbesondere im komplikationsloseren Verlauf der Grunderkrankung.

Patientenberichte zur Behandlung mit MRS bei Nierenerkrankungen

1. Dank an Herrn Max Keiser/ Frau Verena Singer

• Patient A.M., geb.1946; Diagnose: Spitalsaufenthalt infolge eines Schlaganfalls am 21.1.1996. Durch zu starke Medikamentierung folgte ein Nierenversagen. Ab März 1997 Dialyse, die versagte, drei Bauchfellentzündungen innerhalb eines Jahres. MRS-Therapieerfolg: Verbesserung des Allgemeinzustandes. Der Patient besitzt mehr Kraft, kann wieder auf normalem Weg Wasser lassen. Gewichtsabnahme (8-10 kg) auf das Normalgewicht. Der Blutdruck hat sich normalisiert. Der Patient kann jetzt ohne Gehhilfe, nur mit Spazierstock, 2 km über Berg und Tal gehen, was vorher nicht möglich war. Er trinkt viel mehr (3 Liter pro Tag). Trinkvorgabe vom Spital: 7 dl pro Tag. Er ißt alle Obstsorten.

2. Dank an Herrn Dieter Frey

• Patient H.R, 72 a; Diagnose: Morbus Bechterew, Nierenzysten. MRS-Therapieerfolg: "Nach Beginn der Anwendung (mehrmals täglich) verstärkten sich die Schmerzen. Einige Wochen später kam eine leichte Besserung, die sich kontinuierlich fortsetzte. Nach längerer Therapie konnte ich mich besser bewegen. Ich brauche nur noch selten ein Schmerzmittel. Meine Zysten in den Nieren haben sich verkleinert und sind teilweise verschwunden."

Steckbrief MFT:
70-75% guter bis sehr guter Erfolg

9.5. Prostatahypertrophie

Jeder zweite bis dritte Mann ab dem 60. Lebensjahr leidet unter einer Prostatavergrößerung. Die Prostata (Vorsteherdrüse) umgreift die Harnröhre am Abgang der Blase wie einen Kragen und drückt dabei die Lichtung der Harnröhre mehr und mehr zusammen. Die Blase kann nicht mehr vollkommen entleert werden und das Harnlassen wird für den Betroffenen immer schwieriger und schmerzhafter. Eine Gefahr liegt vor allem in der Infizierung der Blase durch den Restharn. Ist die Vergrößerung zu weit fortgeschritten, muß ein operativer Eingriff vorgenommen werden. Im Anfangsstadium können natürliche Mittel die Beschwerden sehr gut mindern. Kürbiskerne, ein Extrakt der Sägezahnpalme und Betasitosterin, ein Extrakt aus einer afrikanischen Wurzelknolle, können helfen. Es ist wichtig, jede Unterkühlung und kalte Füße zu vermeiden.

Wirkung der Magnetfeldtherapie bei Prostatahypertrophie: schmerzstillend, abschwellend, entzündungshemmend, immunstärkend, entkrampfend (bessere Blasenentleerung)

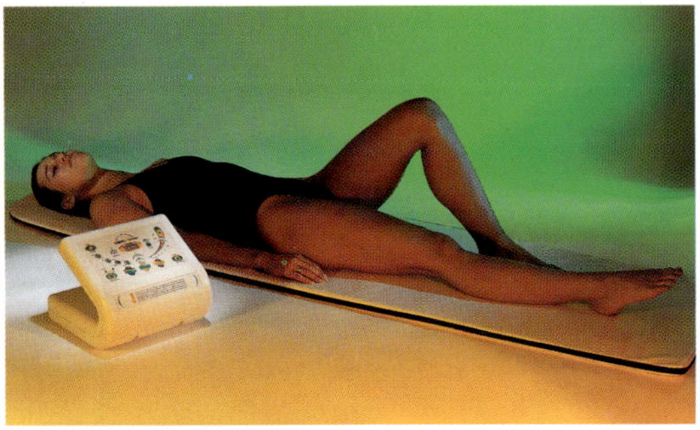

Abb.: Basisbehandlung der Prostata

Richtiger Einsatz des MRS bei Prostatahypertrophie

- Ganzkörpermatte: 2x täglich je 8 Minuten: morgens Stufe 100%, abends Stufe 25%
- Kissen: 2x täglich je 16 Minuten Stufe 150%, am Schambein
- Therapieformen, die die MFT unterstützen: Zink, Phytotherapie (Sägezahnpalme, Kürbiskerne)
- Besondere Hinweise zur Anwendung: Die MFT kann den Tumor in der Prostata, auch wenn er gutartig ist, nicht direkt beeinflussen.
- Hinweise zur Erstreaktion: keine

Wissenschaftliche Studien über die Behandlung Prostataerkrankungen mit MFT

- S.P. Seregin & A.V. Panov, "The Correction of Prostatic Hemodynamics in Chronic Prostatitis", Vopr Kurortol Fizioter Lech Fiz Kult (2), March-April 1997, pp. 20-21. - Diese Studie zeigt den positiven Einfluß der Durchblutung der Prostata bei chronischer Prostatitis und bestätigt einen guten Erfolg bei der unterstützenden Behandlung dieser Erkrankung.

Patientenberichte zur Behandlung mit MRS bei Prostataerkrankungen

1. Dank an Herrn Reinhard Schlag

- *Patient B., 64 a; Diagnose: Primäre Arthrose, Prostatavergrößerung. MRS-Therapieerfolg: Es erfolgte schon nach drei Behandlungen eine deutliche Verbesserung in allen Bereichen. Herr B. sagte mir, daß auch die Schmerzen im Rücken und Schulterbereich nicht mehr vorhanden seien, außerdem habe er absolut keine Prostataprobleme mehr.*
- *Patient R., 71a; Diagnose: Arthrose, Prostataprobleme. MRS-Therapieerfolg: Nach drei Behandlungen verbesserten sich alle Beschwerden. Nach zweiwöchiger Anwendung ist Hr. R. völlig beschwerdefrei. Er kann jetzt schmerzfrei gehen, Schulter- und Rückenschmerzen sind verschwunden. Er schläft sehr gut und hat auch keine Prostatabeschwerden mehr. Die Taubheitsgefühle in den Armen sind gänzlich weg.*

Patient G.K., 70 a; Diagnose: Vergrößerte Prostata. MRS-Therapieerfolg: Erleichterung beim Wasserlassen, das allgemeine Befinden hat sich verbessert.

Steckbrief MFT:
75% guter bis sehr guter Erfolg

9.6. Reizblase

siehe "Erkrankungen der Harnblase und ableitenden Harnwege"

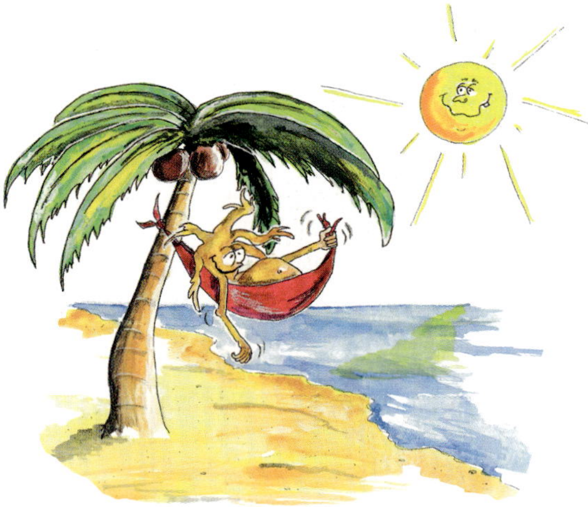

10. Erkrankungen des Nervensystems

10.1. Altersvergeßlichkeit

Im Zuge des Alterungsprozesses nehmen naturgemäß auch die mentalen Leistungsfähigkeiten des Menschen ab. Das Kurzzeitgedächtnis wird lückenhafter, man erinnert sich nur mehr an längst Vergangenes wirklich gut. Um auch im Alter noch geistige Höchstleistungen erbringen zu können, ist eine konsequente geistige Aktivität besonders wichtig. Nur wenn der Geist aktiv ist, erhalten die Milliarden Nervenzellen im Gehirn ständig neue Anreize und Impulse. Es gibt viele Möglichkeiten, das Gehirn zu trainieren, z.B. Gedichte oder Telefonnummern auswendig lernen, Kreuzworträtsel lösen, das große Einmaleins üben, eine Fremdsprache erlernen und vieles mehr.

Trotz allen Trainings verliert jedoch das Gehirn ab dem 50. Lebensjahr alle zehn Jahre ca. 2 % an Masse. Je geistig untätiger ein Mensch ist, desto mehr Dendriten, das sind die Verästelungen der Nervenzellen, bilden sich zurück, und die Altersvergeßlichkeit nimmt ihren Lauf.

Wirkung und richtiger Einsatz des MRS, Studien sowie Ärzte- und Patientenberichte: siehe "Alzheimer"

10.2. Alzheimer

Bei der pathologischen Vergeßlichkeit (Altersverwirrtheit) handelt es sich um einen krankheitsbedingten Verlust mentaler und kognitiver Fähigkeiten. Die häufigsten Erscheinungsformen sind der Morbus Alzheimer sowie arteriosklerotische Blutgefäßerkrankungen.

Alzheimer betrifft in der Regel Menschen nach dem 50. Lebensjahr. Charakteristisch für diese Krankheit ist der nicht zu stoppende, ständig fortschreitende Untergang der Nervenzellen. Die geschädigten Gehirnnervenzellen zeigen unter dem Mikroskop Ablagerungen eines abnormalen Proteins (Beta-Amyloid), das den gesunden Nerv zerstört hat. In ungefähr der Hälfte der Krankheitsfälle ist das Gen Apolipoprotein E4 (Apo E4) anwesend.

Die Symptome der Alzheimer-Krankheit steigern sich langsam, sodaß keine sprunghafte Änderung im sozialen Verhalten des Erkrankten bemerkbar ist. Die Betroffenen wiederholen sich oft beim Sprechen, da sie vergessen, das Gesagte bereits erwähnt zu haben. Je weiter die Krankheit fortschreitet, desto größer wird der Gedächtnisverlust. Die Patienten haben Schwierigkeiten, sich zeitlich und örtlich zu orientieren, schließlich, sich zu waschen, zu kleiden und zu essen.Typischerweise versucht der Alzheimer-Kranke, sein Fehlverhalten zu kaschieren, was meist auch sehr gut gelingt. Eine Krankheits-einsicht ist nicht gegeben. Alzheimer bringt starke soziale Belastungen mit sich, vor allem im Bereich der engeren Familie. Nicht selten kommt es

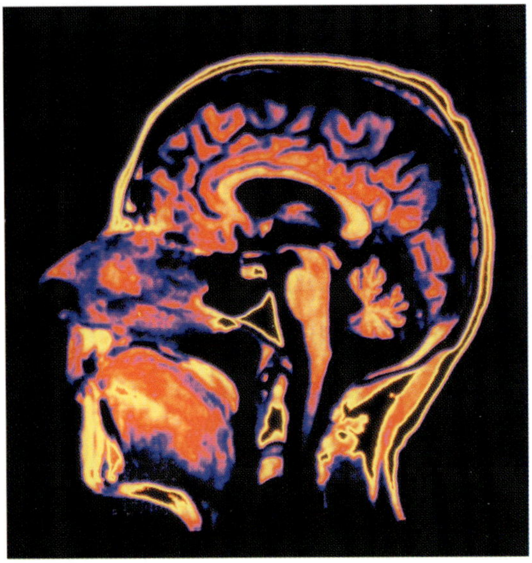

Abb.: Hirnschwund

vor, daß Patienten ihre eigenen Familienmitglieder nicht mehr erkennen, sie grundlos beschimpfen, plötzlich weglaufen und nicht mehr zurückfinden, unruhig sind und aufgrund der geistigen Mängel und der Unsicherheit völlig verwahrlosen. Die Pflege eines Alzheimerkranken fordert viel Geduld und Liebe.

Wirkung der Magnetfeldtherapie bei Morbus Alzheimer und Altersvergeßlichkeit: Da bei Alzheimer die Nervenzellen im Gehirn in großer Anzahl absterben, darf man nicht erwarten, daß das Magnetfeld dieses Geschehen stoppen kann. Wenn die MFT auch tote Nervenzellen nicht wiederbeleben kann, so kann dennoch eine Verlangsamung erreicht werden, denn: Die bessere Sauerstoffnutzung, auch für die Hirnnervenzellen, bringt Zellen mit eingeschränkter Funktion wieder in Schwung. Das erklärt die kurzfristige Besserung bei der Anwendung der MFT bei Alzheimer-Kranken. Längerfristig hat die MFT einen beruhigenden Effekt.

Richtiger Einsatz des MRS bei Morbus Alzheimer und Altersvergeßlichkeit

- Ganzkörpermatte: 3x täglich je 8 Minuten: morgens Stufe 100%, mittags Stufe 50%, abends Stufe 10%
- Kissen: 1x täglich 8 Minuten Stufe 100% (einschleichend), im Nackenbereich
- Therapieformen, die die MFT unterstützen: Phythotherapie (Gingko biloba, Gotu Kola, Suma-brasilianisches Ginseng)
- Besondere Hinweise zur Anwendung: Unruhige Patienten können Schwierigkeiten haben, sich auf die Matte zu legen. In diesem Fall muß man warten, bis die volle Kooperationsbereitschaft gegeben ist.
- Hinweise zur Erstreaktion: keine

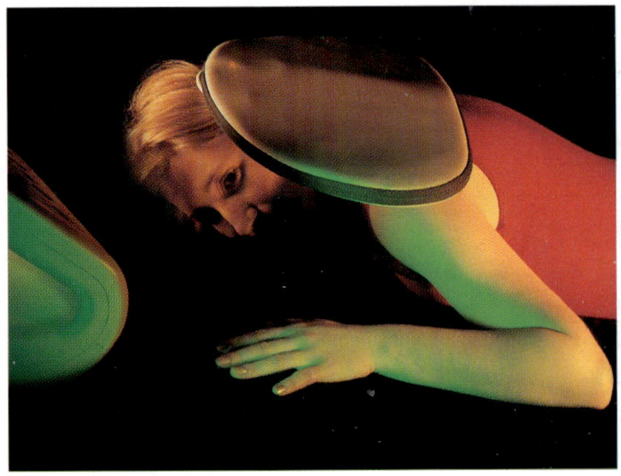

Abb.: Lokale Behandlung bei Morbus Alzheimer

Wissenschaftliche Studien über die Behandlung der Morbus Alzheimer mit MFT

- R. Sandyk, "Alzheimer's Disease: Improvement of Visual Memory and Visuoconstructive Performance by Treatment with Picotesla Range Magnetic Fields", International Journal of Neurosci, 76(3-4), June 1994, pp. 185ff. - In diesem Artikel beschreibt der Autor zwei Alzheimer-Patienten, die nach Anwendung der MFT eine deutliche Verbesserung, v.a. im Bereich des visuellen Gedächtnisses, aber auch in ihren Zeichenfähigkeiten, zeigten. Auch bei den anderen kognitiven Funktionen, inklusive der Orientierungfähigkeit im Raum, des Gemütszustandes, der sozialen Kontaktfähigkeit und im Kurzzeitgedächtnis, traten Verbesserungen auf.
- R. Sandyk, et al., "Age-related Disruption of Circadian Rhythms: Possible Relationship to Memory Impairment and Implications for Therapy with Magnetic Fields", International

Journal of Neurosci, 59(4), August 1991, pp. 259-262. - Der Tagesrhythmus, die sogenannte biologische Uhr oder zirkadianischer Rhythmus, scheint ursächlich mit dem Gedächtnisabbau bei älteren Menschen und möglicherweise auch mit der Alzheimer-Erkrankung in Zusammenhang zu stehen. Dieser Artikel argumentiert, daß Magnetfelder die Gedächtnisleistungen bei älteren Patienten wahrscheinlich durch eine Reinchronisation der biologischen Uhr verbessern können.

Ärzteberichte über die Therapie von Morbus Alzheimer mit MRS

1. Dr. med. Christoph Scherer/Dr. med. univ. Christian Thuile, Zentrum für Energiemedizin, 1080 Wien, Breitenfeldergasse 10, Tel. 0043/1/40 666 00

• *Patient G.B., 68 a; Diagnose: Vor drei Jahren Alzheimer diagnostiziert, rapider Gedächtnisverlust, v.a. im Kurzgedächtnis und der zeitlichen und räumlichen Orientierung. Der Patient ist unfähig, sich selbständig im Alltagsleben zu bewegen. Verschiedene Medikamentenansätze zeigten keinen Erfolg. MRS-Therapieerfolg: Nach sechs Monaten berichtet die Ehefrau von der verbesserten Wachheit und aktiveren Teilnahme ihres Mannes am sozialen Leben der Familie. Auffallend ist eine leichte Verbesserung im räumlichen Orientierungsvermögen, der Patient findet wieder allein zur Toilette. Der Mini-Mental-State-Test zeigt bei Wiederholung eine Zunahme von 14 auf 16 Punkte.*

Patientenberichte zur Behandlung mit MRS bei Morbus Alzheimer

1. Dank an die Fa. vita.life

• *Frau M.S., 49 a; Diagnose: "Seit meinem Wechsel leide ich an schweren Konzentrationsstörungen und kann mir Namen von Menschen, die mir gerade vorgestellt worden sind, nicht mehr merken, obwohl ich als Lehrerin tätig bin und ständig geistiges Training durch das Lesen von Büchern erfahre." MRS-Therapieerfolg: "Seit eineinhalb Jahren verwende ich nun die Magnetfeldmatte und verspürte bereits nach wenigen Wochen eine deutliche Besserung, sodaß ich heute sagen kann, daß meine Konzentration wieder so ist, wie sie früher war und mein Kurzzeitgedächtnis und meine Aufmerksamkeit wieder deutlich zugenommen haben, ohne Medikamente und ohne Nebenwirkungen."*

10.3. Amyotrophe Lateralsklerose (ALS)

Bei der amyotrophen Lateralsklerose handelt es sich um eine sehr schwere Erkrankung des zentralen Nervensystems. Es kommt dabei zu einem kontinuierlichen Untergang von motorischen Nervenzellen im Bereich des Rückenmarkes, was eine Unterbrechung im Informationsfluß vom Gehirn zu den Muskeln zur Folge hat. Die Muskeln können mit der Zeit nicht mehr stimuliert werden. Die Ursache für die Erkrankung ist unklar. Sie tritt meist zwischen dem 40. und 65. Lebensjahr in Form von unsymmetrischen Lähmungen der Muskulatur auf. Eine Gefahr besteht in einer möglichen Beteiligung der Atemmuskulatur. Leider schreitet diese Erkrankung sehr rasch voran und besitzt keine gute Prognose.

Wirkung der Magnetfeldtherapie bei der Amyotrophen Lateralsklerose:

Der Wirkungsmechanismus ist hier noch weitgehend ungeklärt. Möglicherweise spielen der stimulierende Einfluß auf die motorischen Nervenzellen und die schmerzstillende Wirkung eine Rolle.

Richtiger Einsatz des MRS bei der Amyotrophen Lateralsklerose

• Ganzkörpermatte: 3x täglich je16 Minuten: morgens Stufe 150% (einschleichend von 10%), mittags 100%, abends sensitiv

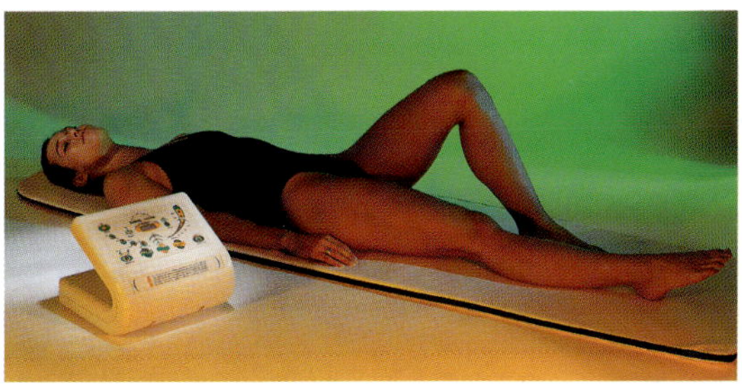

Abb.: Ganzkörperbehandlung bei ALS

• Therapieformen, die die MFT unterstützen: Vitamine und Mineralstoffe (Vitamin B-Komplex, Kalzium)

• Hinweise zur Erstreaktion: keine

Wissenschaftliche Studien über die Behandlung der Amyotrophen Lateralsklerose mit MFT

• Bellosei, R. Berget, "Pulsed Magnetic Fields: A Glimmer of Hope for Patients Suffering from Amyothrophic Lateral Sclerosis", Second World Congress for Electricity and Magnetism in Biology and Medicine, 8-13 June 1997, Bologna, Italy. - Diese Untersuchung berichtet von drei Patienten mit Amyotropher Lateralsklerose, die positive Erfahrungen mit der Behandlung durch Magnetfelder erfuhren. Deutliche klinische und subjektive Besserungen waren bei diesen Patienten zu beobachten.

Patientenberichte zur Behandlung mit MRS bei der Amyotrophen Lateralsklerose

1. Dank an Frau Ute Gschneider

• *Patient E.G., 59 a; Diagnose: Amyotrophe Lateralsklerose. Beginn vor fünf Jahren, starke Schmerzen in der Hüfte und im Knie rechts. Der Patient konnte sich ohne Gehhilfe nicht fortbewegen, hatte taube Füße, Atem- und Schluckbeschwerden, Luftprobleme, die Muskeln sind beidseitig geschwunden, Lymphknotenschwellung im Nacken. MRS-Therapieerfolg: Bereits nach der 1. Anwendung am Knie und an Hüfte schmerzfrei, nach einigen Tagen Besserung beim Atmen und Schlucken. Die Durchblutung in den Füßen ist besser, der Patient spürt die Zehen wieder, geht ohne Stock und hat seine Lebensfreude zurückgewonnen. Die Lymphknoten sind kaum tastbar. Schmerztabletten sind nicht mehr notwendig.*

10.4. Epilepsie

Bei der Epilepsie, dem Anfallsleiden, kommt es zu plötzlichen, unerwarteten Neutronen-Entladungen im Gehirn mit den charakteristischen Krampfanfällen. Die Ursachen für die Epilepsie sind oft nicht bekannt, vor allem dann, wenn die Anfälle vor dem 20. Lebensjahr auftreten. Statistisch gesehen leidet eine (1) von zweihundert Personen an Epilepsie, davon haben 70 % ihren ersten Anfall vor dem 20. Lebensjahr. Die Intensität und Häufigkeit von epileptischen Anfällen können sich dann im Alter reduzieren. Mindestens 5 % aller Menschen haben im Leben mindestens einen Gelegenheitsanfall. Bei Kindern unter fünf Jahren kann Fieber einen kurzen Anfall auslösen, dabei handelt es sich aber nicht um eine echte Epilepsie.

Es gibt symptomatische Epilepsien im Zusammenhang mit Hirnschädigungen, Tumoren, Blutgerinnseln, Abszessen, Gefäßmißbildungen (Aneurysma), Entzündungen des Hirngewebes, Stoffwechselkrankheiten, Schlaganfällen oder Alkoholmißbrauch. Bei bestimmten Personen können Schlafstörungen, übermäßiger Alkoholkonsum, emotio-naler Streß, Lichtflimmern (z.B.Videospiele, Sonnenlicht, das durch Bäume gefiltert wird) und Fieber einen Anfall auslösen. Die generalisierten Anfälle, die sog. Grand Mal, beginnen oft mit einem Schrei (Initialschrei), einem Sturz meist nach hinten mit offen bleibenden Augen. Dem folgt eine ca. 30 Sekunden lange Phase, in der die Beine durchgestreckt und die Arme krampfartig gebeugt werden. Auch die Atemmuskulatur kann sich verkrampfen, sodaß schwerste Atemnot entsteht. Nach dieser "tonischen Phase" folgt die "klonische Phase", die bis zu fünf Minuten dauern kann. In diesem Stadium äußert sich der Anfall in rhythmischen Zuckungen von Armen und Beinen (unter Umständen beißt sich der Betroffene in die Zunge), Schaum kommt aus dem Mund, und Urin kann unkontrolliert abgehen. Der sog. Terminalschlag bezeichnet den für die Endphase des Anfalls typischen Muskelkater sowie eine Amnesie, d.h. der Betroffene kann sich an den Anfall nicht mehr erinnern.

Zur Diagnose der Epilepsie wird das Elektroencephalogramm eingesetzt, das die Gehirnströme mißt. Die Prognose dieser Krankheit ist eigentlich relativ günstig, denn 50-80 % aller Patienten mit Grand-Mal-Anfällen werden unter einer guten medizinisch-medikamentösen Einstellung bereits im ersten Jahr der Behandlung anfallsfrei. Es ist allerdings wichtig, daß die Medikamente konsequent eingenommen werden. Günstige Lebensumstände, ausreichend Schlaf, Streßmanagement, eine gesunde Ernährung und eine Reduzierung des Alkoholkonsums können helfen, einen Anfall zu vermeiden.

Wirkung der Magnetfeldtherapie bei Epilepsie: Die MFT beeinflußt möglicherweise die Reizschwelle im Gehirn und bewirkt dadurch ein verändertes Profil der Epilepsie. Die Epilepsie darf nur unter der Begleitung eines erfahrenen Arztes mit MFS behandelt werden!

Richtiger Einsatz des MRS bei Epilepsie

• Ganzkörpermatte: 2x täglich je 8 Minuten: morgens Stufe 50%, abends Stufe 10%

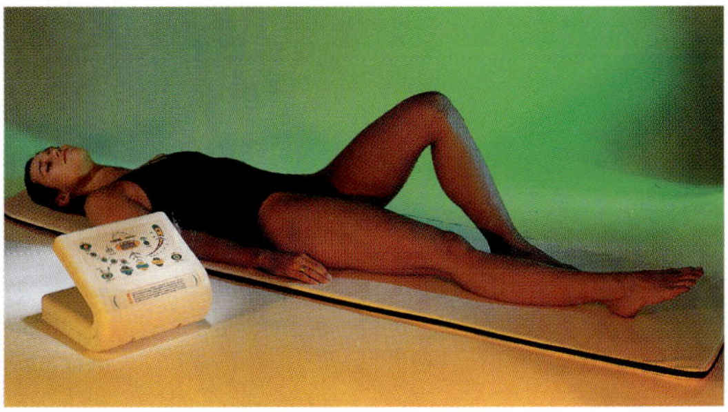

Abb.: Basisbehandlung bei Epilepsie

• Kissen: 2x täglich je 16 Minuten Stufe 100-200%, im Kopfbereich (unbedingt Einschleichen!).

• Besondere Hinweise zur Anwendung: Wir möchten darauf hinweisen, daß die Epilepsie von verschiedenen Herstellern der MFT-Geräte als Kontraindikation geführt wird. Daher sollte bei der Behandlung auf jeden Fall ärztlicher Rat eingeholt werden. Die unten angeführten Studien sollen dem Arzt bei der Entscheidung helfen.

• Dauer der Behandlung: Therapieerfolge sollten sich innerhalb der ersten sechs Behandlungsmonate zeigen.

• Hinweise zur Erstreaktion: In 20% der Fälle verspürt der Betroffene ein unangenehmes Gefühl. Anfälle können bei 0,5% sogar provoziert werden. Einschleichen ist unbedingt notwendig!

Wissenschaftliche Studien über die Behandlung der Epilepsie mit MFT

• M.A. McLean, et al., "Therapeutic Efficacy of a Static Magnetic Device in Three Animal Seizure Models: Summary of Experience", Second World Congress for Electricity and Magnetism in Biology and Medicine, 8-13 June 1997, Bologna, Italy. - Dieser Artikel zitiert eine Studie, die zeigt, daß die MFT experimentell hervorgerufene epileptische Anfälle bei Mäusen ganz entscheidend verlangsamen konnte.

• R. Sandyk, P.A. Anninos, "Artenuation of Epilepsy with Application of External Magnetic Fields: A Case Report", International Journal of Neurosci, 66(1-2), September 1992, pp. 75-85. - Dieser Artikel berichtet von einem Patienten mit schwerster Epilepsie mit schwersten Verhaltensstörungen. Die Anfälle konnten auch medikamentös nicht unter Kontrolle gebracht werden. Durch die MFT hat der Patient eine deutliche Erleichterung seines Leidens erfahren.

• S. Pavlakis, "Epilepsy "cure"", Department of Neurology, Cornell University Medical College, New York, Science 246/4932 (874) 1989. - Diese Studie beschreibt die Behandlung von verschiedenen Formen der Epilepsie unter Zuhilfenahme von elekromagnetischen Feldern.

• G. D. Antimonii, et al., "Action of a modulated electromagnetic field on experimentally induced epilepticform brain activity in rats", Biull-Eksp-Biol-Med. - In dieser Arbeit an Ratten werden die epileptischen Potentiale vor und nach der MFT gemessen. In 41% der Fälle kann die MFT die epileptische Aktivität völlig stoppen, in 23% nimmt sie ab, in 25% bleibt die Aktivität in ursprünglicher Form erhalten, in 10% nimmt sie leicht zu.

Ärzteberichte über die Therapie von Epilepsie mit MRS

1. Dr. med. Christoph Scherer/Dr. med. univ. Christian Thuile, Zentrum für Energiemedizin, 1080 Wien, Breitenfeldergasse 10, Tel. 0043/1/40 666 00

• *Patientin A.K., 34 a; Diagnose: Epilepsie seit der Kindheit, mit Medikamenten einen Anfall pro Monat (Absence). MRS-Therapieerfolg: Nach sechs Monaten Behandlung gibt die Patientin an, seit Beginn der Behandlung keinen Anfall mehr gehabt zu haben.*

Patientenberichte zur Behandlung mit MRS bei Epilepsie

1. Dank an die Fa. vita.life

• *Patient L.O., 52 a; Diagnose: Epileptische Anfälle bei Gehirntumor, Gleichgewichtsstörungen, schwerste Depressionen, Konzentrations-*

störungen, Wortfindungsstörungen, Steifheit in den Beinen, Druck und Schmerz im Kopf, keine Kontrolle über den Körper, Inkontinenz (höchste Pflegestufe). MRS-Therapieerfolg: in den ersten vier Wochen Verschlechterung in vielen Bereichen, danach stetige Besserung in allen oben genannten Bereichen, keine epileptischen Anfälle mehr, Verringerung der Medikamente. Im Jänner 1997 Kernspintomographie: der Tumor ist nicht mehr gewachsen.

10.5. Lähmungen

Unter Lähmungen versteht man die Minderung (Parese) oder den Ausfall (Paralyse) der Bewegungsfunktionen durch Störungen im Bereich von Muskeln und Nerven.

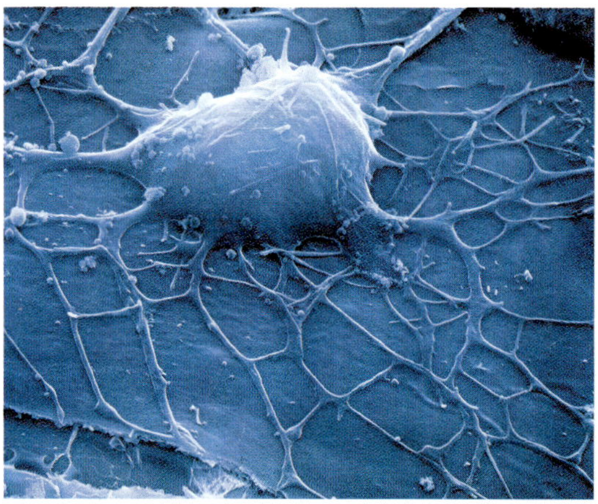

Abb.: Nervenzelle

Von einer zentralen Lähmung spricht man, wenn ganze Muskelgruppen betroffen sind. Charakteristisch für diese Form der Lähmung ist ein erhöhter Spannungszustand in den Muskeln, den man als Spastik bezeichnet. Ursachen sind Mangeldurchblutungserscheinungen im Bereich des Großhirns, Hirnblutungen oder ein Gehirntumor. Die periphere Lähmung wird durch eine Störung der peripheren Muskelinnervation hervorgerufen. Als Ursache kommen Neuropathien (Erkrankungen einzelner Nerven), Wurzelkompressionen (z.B. durch Bandscheiben) oder Systemerkrankungen (z.B. die amyotrophe Lateralsklerose) in Frage. Typisch ist eine Herabsetzung der Muskelspannung, das Verschwinden der Reflexe und die Atrophie der Muskeln (Muskelschwund), d.h. die Muskeln nehmen in ihrem Umfang ab und werden immer schwächer. Den myopathischen Typ der Lähmung findet man bei entzündlichen Erkrankungen der Muskulatur, wie z.B. bei der sogenannte Polymyositis, aber auch im Zusammenhang mit Stoffwechselerkrankungen, beispielsweise bei einer Schilddrüsenüberfunktion oder beim sog. Cushing-Syndrom, bei dem zuviel Cortison ausgeschüttet wird. Medikamente, Störungen im Kaliumhaushalt, Kälte oder übermäßiger Streß können diese Lähmungen hervorrufen. Bei der Myasthenie äußern sich die Lähmungen durch eine frühzeitige Ermüdbarkeit der Muskeln, meist an den kleinen Haltemuskeln, z.B. den Lidhebern, den Augenmuskeln und den Nackenmuskeln. Ursache für die Myasthenia gravis ist eine Störung des Überträgerbotenstoffs am Übergang zwischen Nerv und Muskel. Die Lähmungen betreffen meist die Extremitäten, und zwar beidseitig und gleichmäßig, wobei die Spannung der Muskulatur stark geschwächt ist. Die Form der psychogenen Lähmung kann als Begleiterscheinung der Hysterie auftreten.

Wirkung der Magnetfeldtherapie bei Lähmungen: Sie bewirkt ähnlich einem Strom-impuls eine Anregung der Nervenzelle und trägt zu einer schnelleren und verbesserten Regeneration der Nerven bei. Sie verhindert die anterograde Degeneration und stimuliert, wie die aktuellste Studie belegt, den Nervenwachstumsfaktor (NGF).

Richtiger Einsatz des MRS bei Lähmungen

- Ganzkörpermatte: 2-4x täglich je 8 Minuten: morgens Stufe 150% (einschleichend von 10%), mittags Stufe 100%, nachmittags 50%, abends 10%
- Kissen: 2x täglich je 16-24 Minuten Stufe 150-200%, am Ort der Verletzung
- Therapieformen, die die MFT unterstützen: Vitamin B-Komplex, Physiotherapie
- Besondere Hinweise zur Anwendung: Je früher man mit der Behandlung beginnt, desto besser sind die Erfolgsaussichten.
- Hinweise zur Erstreaktion: In ca. 1-3% kann es zu einem Schmerzreiz kommen, der einige Tage bis Wochen anhält. (Einschleichen!)

Wissenschaftliche Studien über die Behandlung von Lähmungen mit MFT

- F. M. Longo, et al., "Electromagnetic Fields influence NGF activity and levels following sciatic nerve transaction", Journal of Neuroscience Research, 55, pp. 230-237, 1999. - Diese Studie zeigt, daß unter dem Einfluß der MFT der Nervenwachstumsfaktor (NGF) stimuliert wird und es dadurch zu einem Nervenwachstum kommt.

- B. Greenbaum, et al., "Effects of pulsed magnetic fields on neurite outgrowth from chick embryo dorsal root ganglia", Biomedical Research Institute, University of Wisconsin-Parkside, Bioelectromagnetics. 1996, 17(4): 293:302. - Diese Studie zeigt an Hühnerembryonen, daß das Nervenwachstum deutlich stimuliert werden kann, wenn elektromagnetische Felder pulsierend auf die Küken einwirken.

- B. F. Sisken, et al., "Acute treatment with pulsed electromagnetic fields and its effect on fast axonal transport in normal and regenerating nerve", Center for Biomedical Engineering, University of Kentucky. J-Neurosce-Res. 42/5, 1995. - In dieser Studie wurde untersucht, wie niederfrequente elektromagnetische Felder das Wachstum und die Regeneration von peripheren Nerven nach einer schweren Verletzung stimulieren können. Dabei fand man an Versuchen mit Ratten, daß nach einer Durchtrennung des Ischiasnerves eine schnellere Regeneration stattfand, wobei der Grund hierfür nicht in einem beschleunigten axonalen Transport liegt.

- J. Walker, et al., "Enhancement of functional recovery following a crush lesion to the rat sciatic nerve by exposure to pulsed electromagnetic fields", Division of Orthopaedic Surgery, University of Kentucky College of Medicine, Shriners Hospitals for Crippled Children, Lexington. Exp-Neurol, 1994 February, 125(2): 302:5. - Diese Untersuchung zeigt, daß pulsierende elektromagnetische Felder imstande sind, die Regeneration des Axons beim Nerven um 22% zu verbessern. Die Studie bestätigt, daß die MFT zur funktionellen Erholung nach einer Nervenverletzung eine sinnvolle Methode darstellt.

- M. Kanje, et al., "Pretreatment of rats with pulsed electromagnetic fields enhances regeneration of the sciatic nerve", Department of Animal Physiology, University of Lund. Bioelectromagnetics, 1993. - In dieser Studie wurde die Regeneration eines verletzten Ischiasnerven bei Ratten unter dem Einfluß von elektromagnetischen Feldern untersucht. Mit verschiedenen Tests wurde dabei die Regeneration der Axone des Ischiasnerves beurteilt. Es zeigte sich, daß sich Nervenzellen unter pulsierenden elektromagnetischen Feldern deutlich rascher und besser regenerieren.

- R. A. Zienowicz, et al., "A multivariate approach to the treatment of peripheral nerve transection injury: the role of electromagnetic field therapy", University of Massachusetts Medical School, Berkshire Medical Center, Pittsfield, Plast Reconstr. Surg 1991 January, 87(1): 122-9. - In dieser Studie wurden verschiedene Kombinationen mit MFT untersucht. Die Ergebnisse waren so beeindruckend, daß der Autor forderte, die MFT in das fixe Behandlungsschema nach Nervenverletzungen bzw. Operationen aufzunehmen.

Ärzteberichte über die Therapie von Lähmungen mit MRS

1. Dr. med. Sepp Fegerl, Praktischer Arzt, Salzburg

- *Patient G.E.,66 a;. Diagnose: Durch Geburtstrauma halbseitige spastische Lähmung, Verschlechterung durch Streß, dadurch seit 1994 berufsunfähig. MRS-Therapieerfolg: Die Energie hat sich wesentlich gebessert, Beweglichkeit und Spastik sind ebenfalls besser.*

2. Dr. med. Reinhard Ascher, Arzt für Allgemeinmedizin, Kundl

- *Patient A.A., 48 a; Diagnose: Schädel-Hirn-Trauma 1995 mit Hemiparese rechts, motorische Schwäche und hirnorganischem Psychosyndrom. MRS-Therapieerfolg: Durch die MFT subjektive Besserung der Beweglichkeit. Objektiv ist aufgrund des langsamen Fortschrittes der allgemeinen Besserung keine eindeutige Wiederherstellung der Motorik festzustellen. Die psychische Situation des Patienten (Wahrnehmung, Vitalität) hat sich verbessert.*

3. Dr. med. Christoph Scherer/Dr. med. univ. Christian Thuile, Zentrum für Energiemedizin, 1080 Wien, Breitenfeldergasse 10, Tel. 0043/1/40 666 00

• *Patientin R.M. 22 a ; Diagnose: Die Patientin stürzte am 29.9.97 aus dem 3. Stock, verletzte sich dabei schwer und wurde mit den Diagnosen: Hämatopneumothorax, Lux frac. corp. vert. TH VII et VIII et paraplegia extremitas, Fract. Arcus corp.Vert. TH V et TH VI, Fract scap. Sin. und Man. Sin. im Krankenhaus Meidling stationär aufgenommen. Operative Stabilisierung mit dem Isola-System. Postoperativ Aufenthalt auf der IBST, wegen Instabilität war eine neuerliche Operation an der Wirbelsäule notwendig, dabei Wechsel des Osteosynthesematerials. Nach Besserung der klinischen Parameter Transferierung auf die Normalabteilung und Beginn der Physiotherapie. Die Patientin erhielt zunächst Physio- und Ergoeinzelbehandlungen sowie Massagen und wurde langsam in den Rollstuhl mobilisiert. Eine limitierende Komponente war aber immer die Persistenz der Schmerzen über der mittleren Brustwirbelsäule, die sowohl infiltriert als auch medikamentös behandelt wurde. MRS-Therapieerfolg: Das TENS-Gerät und die Magnetfeldmatte brachten eine Linderung der Beschwerden.*

Patientenberichte zur Behandlung mit MRS bei Lähmungen

1. Dank an Herrn Harald Pretschuh

• *Patient R., 8 a; Diagnose: Frühgeburt, Spastische Diplegie über sieben Jahre, 1–2 mal wöchentlich Bewegungstherapie – leichte Besserung. Der junge Patient hat sechs Jahre mit Nachtliegeschalen geschlafen. 1995 waren seine Füße zwei Wochen in Stellungsgips. Dehnungsübungen zu Hause mit nachgebauten Geräten. MRS-Therapieerfolg: Seit Juni 1996 wird nur noch das MRS verwendet. In den ersten zwei Wochen trat eine leichte Verschlechterung ein, danach eine Besserung. Die Untersuchung im Dezember 1996 zeigte eine deutliche Verbesserung der Fußstellung. Seit Jänner 1997 macht der Patient Dehnungsübungen während der MFT. Der Zustand hat sich nochmals gebessert.*

2. Dank an Herrn Dieter Frey

• *Patient D.B., 56 a; Diagnose: Zustand nach spinaler Kinderlähmung mit Lähmungen an den beiden unterer Extremitäten. Folge: ständig kalte Füße, Gefühlslosigkeit, rechter Oberschenkel mit arteriellem Verschluß. Seit sechs Jahren Diabetes mellitus mit Müdigkeit und Unwohlsein und diabetesbedingter Polyneuropathie. Die rechte Großzehe ist schon dunkelbraun verfärbt. MRS-Therapieerfolg: "Bei erstmaliger Anwendung mit der Matte verspürte ich im Bein ein Wärmegefühl. Jetzt habe ich ständig warme Füße. Ich fühle keine Müdigkeit mehr, bin sehr aktiv, wobei meine Beine noch nicht Schritt halten können, was aber sicher mit zunehmender Bewegung besser wird. Manchmal spüre ich Rückenschmerzen, die nach mehrmaligen Behandlungen mit dem Kissen schlagartig verschwinden. Die Zehe ist schon besser."*

• *Patient N.F. 49 a; Diagnose: Bandscheibenvorfall mit leichter Fußlähmung. MRS-Therapieerfolg: Nach zweiwöchiger Anwendung keine Schlafstörungen mehr. Die linke Fußlähmung ist verschwunden, und die Ischiasschmerzen sind immer seltener zu spüren. Die Schmerzen im Bandscheiben-, Lendenwirbel- und Schulterbereich treten immer seltener auf. Die Medikamente konnten nach einem Monat MFT abgesetzt werden.*

3. Dank an Frau Helga Detlefsen

• *Patient O., 3 1/2 a; Diagnose: Der kleine Patient wurde im achten Schwangerschaftsmonat von einem Stromstoß, den seine Mutter erlitt, so in Mitleidenschaft gezogen, daß das Kind linksseitig gelähmt war. Die Ärzte stellten keine Veränderung für das weitere Leben in Aussicht. "In Costa Rica konnten einige Heiler das Beinchen wieder in Bewegung bekommen. Der linke Arm hingegen konnte nicht bewegungsfähig gemacht werden. Er hielt ihn zusammengeklappt gegen die Schulter, hielt immer eine Faust. Auch die Therapeuten im Spezialkindergarten konnten kaum eine Veränderung erzielen." MRS-Therapieerfolg: "Am ersten Tag der Anwendung lag der Junge auf seiner Mutter obenauf. Nach etwa zwei Minuten fing der Junge an zu kichern und bewegte sich auf seiner Mutter, als ob ihn jemand durchkitzeln würde. Auf die Frage, warum er das mache, antwortete er, daß es mal hier mal dort tüchtig kitzeln würde, aber eigentlich überall. Diese Art von Behandlung machten wir an zwei Tagen, wobei das ganz große Kitzeln etwas weniger wurde. Später legte er sich alleine auf die Matte und fand das auch sehr schön. Wenn ich ihn fragte, ob es wieder gekitzelt hätte, bejahte er dies, und zeigte auf seinen Oberkopf, aber am meisten hätte er es "hier an der Seite und drin" gekitzelt (er zeigte auf den Kopf). Ich machte mit ihm viele Handübungen. Jeden Tag wurde es etwas besser. Er läuft jetzt Schubkarre, nach 4 mal knickt der schwache Arm ein. Er kann sich auch alleine mit beiden Händen an einem Mauervorsprung halten, ohne daß sein Körper gleich einknickt."*

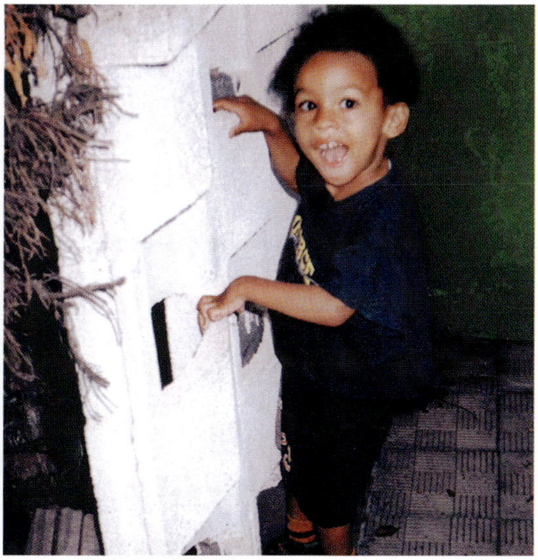

Abb.: O., 3 1/2 Jahre

Steckbrief MFT: 70-75% guter bis sehr guter Erfolg bei frühem Einsatz

10.6. Multiple Sklerose (MS)

Bei der Multiplen Sklerose handelt es sich um eine chronische Erkrankung des Zentralnervensystems. Es kommt zur Entmarkung (Plaques) in der weißen Substanz (Nervenhüllen), aus denen sich im weiteren Verlauf Narben bilden (Sklerosen). Die Erkrankung beginnt zwischen dem 20. und 40. Lebensjahr, wobei Frauen ungefähr doppelt so oft betroffen sind wie Männer. Die Prävalenz, d.h. das Vorkommen der Krankheit, liegt bei 50 bis 60 Fällen je 100.000 Einwohner, wobei in den nördlichen Breiten wesentlich mehr MS-Fälle auftreten als in Äquatornähe. Ungefähr 80 % dieser Erkrankungen verlaufen schubartig, nur 20 % chronisch progredient, d.h. stetig zunehmend. Die Ursachen der Multiplen Sklerose sind bis heute nicht bekannt.

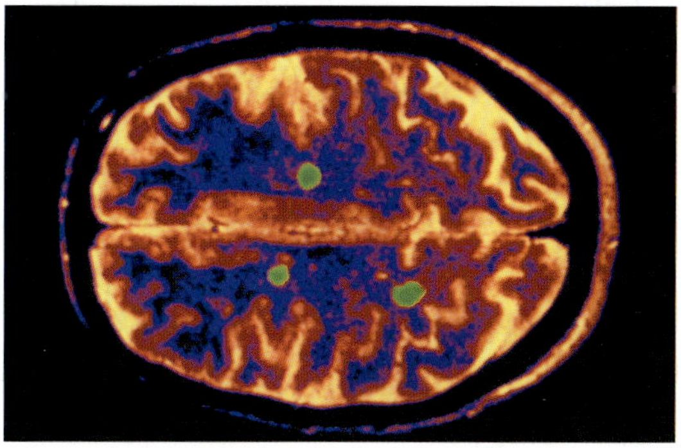

Abb.: MS-Herde im Gehirn

In der Anfangsphase treten nur lokale Zeichen auf, wie z.B. eine Entzündung des Sehnervs mit einem Ausfall, der sich wieder bessert, abgegrenzte Empfindungsstörungen oder Beinschwächen. Im Laufe der Krankheit können (spastische) Lähmungen auftreten, Empfindungsstörungen, Ausfälle im Bereich des Sehnerves, Gleichgewichtsstörungen, Augenmuskelstörungen, Blasen- und Mastdarmentleerungsstörungen sowie vor allem psychische Symptome. Fünf Jahre nach Krankheitsbeginn sind trotz körperlicher Einschränkungen noch immer 70%, nach 20 Jahren noch 35% der Patienten berufstätig.

Wirkung der Magnetfeldtherapie bei Multipler Sklerose: unterstützend, entzündungshemmend, nervenregenerierend, abschwellend, wichtig für die Rehabilitation und die Behandlung im schubfreien Intervall.

Richtiger Einsatz des MRS bei Multipler Sklerose

- Ganzkörpermatte: 3x täglich je 8-16 Minuten: morgens Stufe 100% (einschleichend von 10%), mittags Stufe 25%, abends Stufe 10%
- Spastik: zusätzlich Kissen: 2x täglich 16-24 Minuten Stufe 100%, örtlich
- Therapieformen, die die MFT unterstützen: Bewegungs- und Physiotherapie, Phythotherapie (Nachtkerzenöl), Pancreatin
- Besondere Hinweise zur Anwendung: MS-Patienten sind meist sehr sensibel und gut

informiert. Da sie über ihre Krankheit gut Bescheid wissen, sollte man keine falschen oder übertriebenen Hoffnungen wecken, sondern die realistischen Möglichkeiten dieser unterstützenden Therapiemaßnahme aufzeigen.

• Hinweise zur Erstreaktion: In 3-4% der Fälle tritt ein Unbehagen auf, das nach ein paar Wochen wieder verschwindet. Schübe können bei einer richtigen Anwendung nicht ausgelöst werden.

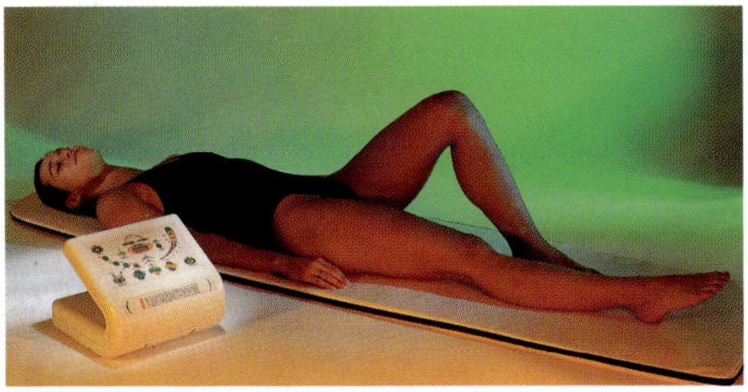

Abb.: Basisbehandlung bei MS

Wissenschaftliche Studien über die Behandlung der Multiplen Sklerose mit MFT

• Sieron, et al., "The Variable Magnetic Fields in the Complex Treatment of Neurological Diseases", European Bioelectromagnetics Association, 3rd International Congress, 29 February – 3 March 1996, Nancy, France. – Die Ergebnisse dieser doppelblinden, placebokontrollierten Studie zeigen, daß bei Patienten mit Multiple Sklerose eine Behandlung mit elektromagnetischen Feldern positive klinische Effekte aufweist.

• R. Sandyk, "Treatment with Electromagnetic Field Alters the Clinical Cours of Chronic Progressive Multiper Sklerosis – A Case Report", International Journal of Neurosci, 88(1-2), November 1996. In diesem Artikel berichtet der Autor über den Fall eines 36-jährigen Mannes mit ernsten Teillähmungen und Koordinationsproblemen bei progressiver Multipler Sklerose. Die MFT über ein Jahr brachte eine Reihe von Verbesserungen, die sich v.a. im Bereich des Gleichgewichtes, der Darm- und Blasenkontrolle, des Schlafes, des Sehens und des Gemütszustandes äußerten. Es wurde kein Fortschreiten der mit der Multiplen Sklerose kombinierten Symptome der Erkrankung festgestellt.

• R. Sandyk, "Rapid Normalization of Visual Evoked Potentials picoTesla Range Magnetic Fields in Chronic Progressive Multiple Sclerosis", International Journal of Neurosci, 77(3-4), August 1994. - Dieser Artikel berichtet über den Fall einer 55-jährigen Frau mit chronischer progressiver Multipler Sklerose. Die Behandlung mit MFT führte rasch zu einer Verbesserung in verschiedenen Bereichen, wie z.B. Schlaf, Blasenfunktion, Bewegung, Sprache und Gemütszustand.

• In weiteren Publikationen zwischen 1994 und 1997 berichtet R. Sandyk über die Behandlung verschiedenster Beschwerdebilder im Zusammenhang mit Multipler Sklerose: So wurden z.B. die Sprach- und Sprechstörungen, die Lesestörungen, die chronische Ataxie (Bewegungsstörungen), das akute Parkinson Syndrom, das Zittern, der Wortfluß, das visuelle Gedächtnis, die Sensibilitäts- und Motorikstörungen sowie auch der Zusammenhang mit der Menstruation bei der Frau in Fallberichten dokumentiert und in der bekannten Fachzeitschrift International Journal of Neurosci veröffentlicht. In allen diesen Bereichen hat der Einsatz von niederfrequent pulsierenden Magnetfeldern mit niedrigsten Intensitäten (picoTesla-Bereich) zu deutlichen Verbesserungen geführt.

• E. Mix , et al., "Effect of pulsating electromagnetic field therapy on cell volume and phagocytosis activity in multiple sclerosis and migraine", Neurologische Abteilung, Universität Rostock. Psychiatr Neurol Med Psychol (Leipz) 1990 August. - Diese Studie untersucht an zehn Patienten mit Multipler Sklerose die Wirkung pulsierender elekromagnetischer Felder auf die Aktivität der Makrophagen.

• A. Guseo, "Double-Blind Treatments with Pulsating Electromagnetic Field in Multiple Sclerosis" Hungarian Symposium on Magnetotherapy, 2nd Symposiom, 16-17 May 1987, Szekesfehervar, Hungary. - Die Ergebnisse dieser doppelblinden, placebokontrollierten Studie zeigen, daß elektromagnetisch pulsierende Felder in einer täglichen Anwendung über 15 Tage eine positive Behandlungsform zur Reduzierung der Spastik und Inkontinenz in Zusammenhang mit Multipler Sklerose darstellen. (Wir danken Herrn Prof. Guseo für das Übermitteln seiner Daten)

Ärzteberichte über die Therapie von Multipler Sklerose mit MRS

1. Dr. med. Sepp Fegerl, Praktischer Arzt, Salzburg

• *Patientin R.I., 62 a; Diagnose: Seit 1954 Multiple Sklerose. MRS-Therapieerfolg: Die sonst immer kalten Hände und Füße werden warm. Die Therapie erfolgte acht Wochen lang, die Patientin fühlt sich gut, die Durchblutung wird positiv beeinflußt und die Beweglichkeit scheint besser zu sein.*

Patientenberichte zur Behandlung mit MRS bei Multipler Sklerose

1. Dank an die Fa. vita.life

• *Patient S.G., 36 a; Diagnose: MS, die unteren Extremitäten sind stark eingeschränkt – "phasenweise saß ich im Rollstuhl." Harn-Inkontinenz, ständiges Schlafbedürfnis – "geistig war ich überhaupt nicht mehr aktiv." MRS-Therapieerfolg: "Nach einer Woche ging es mir viel schlechter. Zwei Wochen später trat eine Besserung des Allgemeinzustandes ein. Jetzt, nach fünfmonatiger Anwendung, bin ich bereits in der Lage (bei guter Verfassung) Kurzstrecken ohne Gehhilfe zu bewältigen. Ich fühle mich geistig viel reger, das Schlafbedürfnis hat sich auf ein Normalmaß von 8-10 Stunden reduziert."*

2. Dank an Herrn Reinhard Schlag

• *Patientin L., 42 a; Diagnose: Seit dem 20. Lebensjahr MS, die in schleichender Form auftritt. Symptome: Schwächeanfälle, leichter Schwindel, Sehstörungen, Depression. Diese Auffälligkeiten nahmen im Laufe der Jahre ständig zu und manifestierten sich in Stuhlträgheit, Schmerzen in Händen und Beinen, Hörsturz, Geruchsirritationen, schweren Depressionen bis zu suizidalen Gedanken. Die erste Diagnose erfolgte 1993 per Kernspintomographie, eine Läsion wurde nachgewiesen. Herkömmliche schulmedizinische Behandlungsmethoden erwiesen sich als genauso wirkungslos wie die Cortison-Kuren. Die Folge: eine radikale Reduktion des Autoimmunsystems. MRS-Therapieerfolg: Nach vier Wochen erhebliche Verbesserung des Geruch- und Gehörsinnes, Sehverbesserung des linken Auges, erhebliche Zunahme des Aktionsradius, weniger Depressionen, bessere Durchblutung. Abführen erweist sich jetzt als weniger problematisch, leichte Festigung des Zahnfleisches und weniger Haarausfall. Nebeneffekte: leichte Schwindelanfälle von kurzer Dauer, brennende Haut, zeitweise auftretende Unruhe.*

3. Dank an Herrn Walter Bieberbaumer

• *Patientin H.A., 62 a; Diagnose: MS-Erkrankung vor zehn Jahren. Zustand: mittel bis schlecht, jedes Jahr 5% schlechter, Rollstuhl, Taubheitsgefühl, Schwäche in den Beinen, Lustlosigkeit. MRS-Therapieerfolg: "In den ersten zwei Wochen tat sich etwas in meinem Körper, ich fühlte mich agiler. In der vierten Woche verspürte ich mehr Lebensfreude, und eine größere Beweglichkeit beim Aufstehen. In der 19. Woche lief ich bereits mit dem Stock, mein Kopf ist wieder voller Ideen und Aktivitäten. Der Körper hinkt noch hinterher. Mit einem Wort: viel Lebenslust und Aktivität." Eindruck des Ehemannes: "Bei meiner Frau ist eine 10-15%-ige Besserung der Beweglichkeit eingetreten."*

4. Dank an die Fa. Medline.

• *Patient P.; Diagnose: "Ich bin an Multiple Sklerose erkrankt." MRS-Therapieerfolg: "Meine Wetterfühligkeit ist kaum mehr spürbar, Kopfschmerzen habe ich nur mehr in größeren Abständen. Auch meine früheren Rückenschmerzen, Seheinschränkungen und Schmerzen beim Gehen haben sich deutlich verbessert. Ich kann jetzt sogar wieder längere Spaziergänge ohne Beschwerden unternehmen."*

Steckbrief MFT:
70% guter bis sehr guter Erfolg

10.7. Nervenschädigungen

10.7.1. Nervenentzündungen

Schwere Nervenentzündungen bezeichnet man als Neuritis, leichte Formen als Neuralgie. Im Verlauf von Typhus, Malaria, Ruhr, Tuberkulose, Syphilis und anderen Infektionskrankheiten kann es zu Nervenentzündungen kommen. Auch Raumeinengungen der Nervenwurzeln, wie sie bei einem Bandscheibenvorfall vorliegen, können einen Nerv entzünden. Alkohol und andere Gifte (Quecksilber, Blei, Arsen) sind weitere schädigende Einflüsse, genauso wie ein Mangel an B-Vitaminen. Für Nervenentzündungen charakteristisch sind meist anfallsweise auftretende Schmerzen im Bereich des befallenen peripheren Nervs, Gefühlsstörungen, Bewegungseinschränkungen sowie Mangelerscheinungen mit Rückbildung der Muskulatur. Dem Nervenverlauf entsprechend können Beschwerden am ganzen Körper auftreten. Befällt die Entzündung verschiedene Nervenstämme, spricht man von Polyneuritis. Dabei kann es zu Taubheitsgefühlen, Empfindungsstörungen, Kribbeln, Wadenkrämpfen und zum Schwinden von Reflexen kommen.

Bestrahlungen, Bäder, schmerzlindernde Medikamente, Einreibungen und Vitamin-B-Präparate zählen zu den häufigsten therapeutischen Maßnahmen. In chronischen Fällen werden Bewegungsübungen und Massagen angewendet. Wärme wirkt schmerzlindernd, daher werden gern heiße Bäder, Schwitzkuren, Sauna oder heiße Heusäcke verwendet.

10.7.2. Nervenschmerzen (Neuralgien)

Bei Neuralgien handelt es sich um Erkrankungen bestimmter Empfindungsnerven. Zwischen schmerzfreien Perioden variieren die Schmerzen in ihrer Heftigkeit. Der Schmerz ist fast immer akut. Am häufigsten treten Neuralgien im mittleren Lebensalter auf, Kinder sind so gut wie nie betroffen. Die bekannteste Neuralgie ist die des Trigeminus Gesichtsnervs, bei der neben den typischen Schmerzen im Ober- und Unterkieferbereich auch die Stirn, das Auge und die Tränendrüse mitbetroffen sind. Jede Berührung kann schlagartig zu unerträglichen Schmerzen führen.

Für Neuralgien empfänglich sind besonders nervöse Menschen, die schon an anderen Nervenkrankheiten gelitten haben oder in deren Familie bereits nervöse Erkrankungen vorgekommen sind. Geistige Überanstrengungen, seelische Erregungen, Erschöpfungszustände sowie eine exzessive Lebensweise begünstigen das Entstehen von Neuralgien. Liegt eine Anfälligkeit vor, können Temperaturschwankungen, Erkältungen, Wind, Nässe und Zugluft die Erkrankung auslösen. In diesen Fällen spricht man von rheumatischen Neuralgien. Auch mechanische Einwirkungen, Quetschungen von Nerven, entzündliche Prozesse, fieberhafte Erkrankungen und Vergiftungen (v.a. Nikotin, Alkohol, Quecksilber, Arsen und Blei) können die Krankheit initiieren. Die Behandlung hängt vom Grundleiden ab. Eine gründliche Regulierung des Stoffwechsels, eine Umstimmung des gesamten Organismus und die Ausschaltung aller Reizgifte - zumindest während der Behandlung - sind in jedem Fall sinnvoll.

Wirkung der Magnetfeldtherapie bei Nervenschädigungen: schmerzlindernd, krampflösend, verhindert den Untergang der Nervenzelle, fördert ihr Wachstum nachVerletzungen (NGF)

Richtiger Einsatz des MRS bei Nervenschädigungen

- Ganzkörpermatte: 3x täglich je 8 Minuten: morgens Stufe 25%, mittags Stufe 10%, abends Stufe sensitiv
- Kissen: 2x täglich je 8 Minuten Stufe 50%, örtliche Anwendung
- Stab: 2x täglich je 8 Minuten Stufe 100%, örtlich, bei Neuralgien im Gesichtsbereich drucklos arbeiten!
- Besondere Hinweise zur Anwendung: Bei Neuralgien soll kein Druckpunkt durch den Applikator (v.a. Stab) entstehen.
- Therapieformen, die die MFT unterstützen: Akupunktur, Kinesiologie, Kochsalztherapie, Neuraltherapie, TCM, TENS, B-Vitamin-Therapie
- Hinweise zur Erstreaktion: In 3-5% der Fälle kann es bei unsachgemäßer Anwendung zu einer kurzfristigen Schmerzintensivierung kommen.

Wissenschaftliche Studien über die Behandlung von Nervenschädigungen mit MFT

- F. M. Longo, et al., "Electromagnetic Fields influence NGF activity and levels following sciatic nerve transcation", Journal of Neuroscience Research, 55, pp. 230-237, 1999. - Diese Studie zeigt, daß durch die MFT der Nervenwachstumsfaktor (NGF) stimuliert wird und es dadurch zu einem Nervenwachstum kommt.

- O. Vassilenko, N.F. Vassilenko, "Use of Extremely High Frequency Electromagnetic Radiation for treating Peripheral Neuritis", Second World Congress for Electricity and Magnetism in Biology and Medicine, 8-13 June 1997, Bologna, Italy. - In dieser Studie werden Patienten, die an peripherer Neuritis leiden, einer elektromagnetischen Therapie unterzogen (Akupunkturpunkte). In 87% zeigt diese Behandlung eine vollkommene Wiederherstellung der Patienten.
- H. Ito, C.A. Bassett, "Effect of Weak, Pulsing Electromagnetic Fields on neural Regeneration in the Rat", Clin Orthop (181), December 1983, pp. 283-290. - Diese kontrollierte Studie demonstriert, daß unter pulsierenden elektromagnetischen Feldern die Geschwindigkeit und das Ausmaß der Regeneration der peripheren Nerven deutlich verbessert werden.
- Weitere Studien: siehe "Lähmungen"

Ärzteberichte über die Therapie von Nervenschädigungen mit MRS

1. Dr. med. Ursula Miggitsch, Arzt für Allgemeinmedizin, Graz

• *Patient C.A, 66 a; Diagnose: Nervenschmerzen, Schlafstörungen, Oberbauchbeschwerden, Wirbelsäulenschmerzen. MRS-Therapieerfolg: Die Schlafstörungen haben sich wesentlich gebessert, der Patient braucht keine Medikamente mehr. Die Bauchbeschwerden haben sich vermindert, die WS-Beschwerden sind ganz weg, die Nervenschmerzen besser.*

2. Dr. med. Alfred Lohr, Praktischer Arzt, St. Peter

• *Patient A.K; Diagnose: durch Spondylogen bedingte Neuralgie der Wirbelsäule, insb. der BWS und LWS. MRS-Therapieerfolg: Es trat eine wesentliche Besserung der Beschwerde-Symptomatik während des Beobachtungszeitraumes auf.*

3. Dr. med. univ. Klaus Ortner, Zahnarzt , Deutschlandsberg

• *Patient K.R.; Diagnose: Starke Schmerzen der rechten Gesichtshälfte, eine Behandlung der Zähne war wegen Neuralgie nicht möglich. MRS-Therapieerfolg: Der Patient fühlt sich besser.*

4. Dr. med. univ. Kurt Pinter, Graz

• *Patientin H.I., 53 a; Diagnose: Wurzelneuralgien im Bereich der unteren Lendenwirbelsäule, die Patientin schilderte auch Parästhesien im Bereich L5/S1. MRS-Therapieerfolg: Nach anfänglicher Skepsis zeigte sich eine deutliche Linderung der Schmerzsymptomatik.*

Patientenberichte zur Behandlung mit MRS bei Nervenschädigungen

1. Dank an Herrn Max Keiser und Frau Verena Singer

• *Patientin B., 70 a; Diagnose: Allergie, Heuschnupfen, Ekzeme, offene Fingerkuppen, linkes Bein ev. Nervenentzündung, Neuralgie, Kopfschmerzen, Nackenprobleme. "Das Befinden vor der Anwendung war hoffnungslos, die Patientin konnte kaum mehr gehen, die Kraft fehlte und sie befürchtete, daß sie sich in absehbarer Zeit mit dem Rollstuhl fortbewegen müßte. Viele Therapien waren absolut erfolglos." MRS-Therapieerfolg: "Die Schmerzen im linken Bein wurden anfangs schlimmer, doch nach der fünften Nacht waren nur noch dumpfe Schmerzen zu spüren. Nach ca. vier Monaten war der Gesundheitszustand wieder soweit aufgebaut, daß die Lebensqualität wie vor ca. zehn Jahren war. Die Neuralgie dauert nur noch drei Tage, ohne Medikamente (zuvor drei Wochen mit starken Medikamenten)."*

Steckbrief MFT:
90% guter bis sehr guter Erfolg

10.8. Parkinsonsyndrom

Beim Parkinsonsyndrom kommt es zu Störungen der willkürlichen und unwillkürlichen Bewegungsabläufe aufgrund eines Mangels des Gehirn-Botenstoffes Dopamin. Am häufigsten tritt die Krankheit zwischen dem 70. und 80. Lebensjahr auf, es kann aber auch wesentlich jüngere Menschen treffen. Die Häufigkeit liegt bei 0,2 %.

Die sog. Parkinsontrias bezeichnet die drei charakteristischen Symptome der Krankheit: Rigor (Muskelsteifheit), Tremor (feinschlägiges Zittern) und Akinese (Bewegungsunfähigkeit). Die Hyponese oder Akinese ist gekennzeichnet durch einen erschwerten Beginn von zusammengesetzten Bewegungen. Der Patient kann z.B. an der Ampel bei Grün nicht loslaufen, der Gang ist sehr kleinschrittig, er stürzt häufig, weil er keine schnellen Ausgleichsbewegungen durchführen kann. Die Arme bewegen sich nicht mehr mit, die Sprache wird monoton, das Gesicht verliert an Ausdruck (Hypomimie), die Schrift wird klein und krakelig (Mikrographie). Als Rigor bezeichnet man den wachsenden Widerstand gegen passive Bewegungen, z.B. Armbewegungen, die von einer anderen Person geführt werden (Zahnradphänomen). Der Tremor benennt eine Bewegungsstörung, die fast immer einseitig beginnt - typisch ist das feinschlägige Zittern ähnlich einer raschen Münzzählbewegung. Schluckstörungen und Blasenbeschwerden können mit der Erkrankung einhergehen. Sehr oft spielen psychische Komponenten, z. B. Depressionen, eine Rolle.

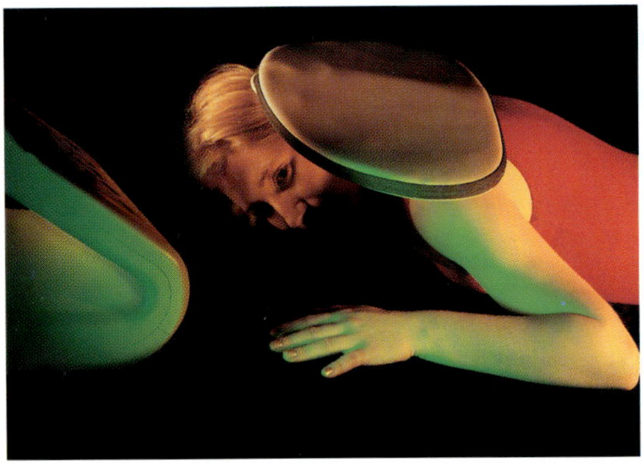

Abb.: Lokale Behandlung bei Parkinson mit Kissen

Die Lebenserwartung beim Morbus Parkinson ist gegenüber der Durchschnittsbevölkerung kaum vermindert. Die Symptomatik schreitet meist langsam fort, die Lebensqualität kann jedoch stark eingeschränkt sein.

Wirkung der Magnetfeldtherapie bei Parkinson: Durch die Hyperpolarisation bewirkt das Magnetfeld an der motorischen Endplatte ein Anheben der Reizschwelle und damit eine positive Beeinflussung der Symptome Rigor und Akinese, da der Tonus (die Muskelspannung) nachläßt. Die beruhigende Wirkung kann die Bewegungssperre bzw. -armut und v.a. das Zittern reduzieren und verbessern (siehe auch Alzheimer).

Richtiger Einsatz des MRS bei Parkinson

- Ganzkörpermatte: 3x täglich je 8 Minuten: morgens Stufe 100%, mittags Stufe 50%, abends Stufe 10%
- Kissen: 1x täglich 8 Minuten Stufe 100% (einschleichend), im Nackenbereich
- Hinweise zur Erstreaktion: Bei 1-3% kann kurzfristig eine Verstärkung des Zitterns auftreten, das sich nach ein paar Wochen verringert. (Einschleichen!)

Wissenschaftliche Studien über die Behandlung der Parkinson mit MFT

- Bardasano, et al., "Extracranial Device for Noninvasive Neurological Treatments with Pulsating ELF Magnetic fields", Second World Congress for Electricity and Magnetism in Biology and Medicine, 1997, Bologna, Italy. - Die Ergebnisse dieser Studie zeigen, daß die Anwendung der elektromagnetischen Felder im picoTesla-Bereich deutliche klinische Verbesserungen bei Patienten brachten, die an Parkinson oder Multipler Sklerose litten.
- R. Sandyk, "Brief Communication: Electromagnetic Fields Improve Visuospatial Performance and Reverse Agraphia in a Parkinsonian Patient", International Journal of Neurosci, 87(3-4), Nov. 1996. - In diesem Fall wird von einem 73 Jahre alten Mann mit Parkinson berichtet, der aufgrund seines Tremors (Zittern) und anderer Parkinsonsymptome mit pulsierenden elektromagnetischen Feldern im picoTesla-Bereich erfolgreich behandelt wurde.
- M.S. George, et al., "Transcranial Magnetic Stimulation: A neuropsychiatric Tool for the 21st Century", Journal of Neuropsychiatry Clin Neurosci, 8(4), Fall 1996, pp. 373-382. - Diese Studie zeigt, daß die transcranielle magnetische Stimulation zu deutlichen Verbesserungen bei den Symptomen von Parkinson-Patienten, insb. von Depressionen, führt.
- R. Sandyk, "Parkinsonian Micrographia Reversed by Treatment with Weak Electromagnetic Fields", International Journal of neurosci, 81(1-2), March 1995, pp. 83-93. - Dieser Artikel berichtet von zwei Parkinson-Patienten, die eine deutliche Verbesserung ihrer

Symptome im Bereich der Bewegung nach der Anwendung von extrem niederfrequenten und niederintensen elektromagnetischen Feldern erfuhren.

• R. Sandyk, "Weak Magnetic Fields in the Treatment of Parkinsons's Disease with the "On-off Phenomenon", International Journal of Neurosci, 66(1-2), September 1992, pp. 97-106. - Dieser Artikel berichtet vom Fall eines 87 Jahre alten Mannes, der an Parkinson leidet und das sogenannte "On-off-Phänomen" aufweist. Die Anwendung der MFT brachte eine spürbare Erleichterung der verschiedenen Symptome.

Ärzteberichte über die Therapie von Parkinson mit MRS

1. Dr. med. Christoph Scherer/Dr. med. univ. Christian Thuile, Zentrum für Energiemedizin, 1080 Wien, Breitenfeldergasse 10, Tel. 0043/1/40 666 00

• *Patient, 56 a; Diagnose: seit vier Jahren Parkinson-diagnostiziert. Relativ gute Einstellung mit L-Dopa, allerdings in letzter Zeit zunehmende Beschwerden mit Tremor (Zittern). MRS-Therapieerfolg: Die motorischen Symptome verschwinden zeitweise wieder.*

Patientenberichte zur Behandlung mit MRS bei Parkinson

1. Dank an die Fa. vita.life

• *Patient, 64 a; Diagnose: "Mein Mann leidet seit sechs Jahren an Parkinson, wobei trotz aller Medikamente die Krankheit ständig fortschreitet und er sich kaum mehr fortbewegen kann. Zugenommen hat in letzter Zeit auch das extreme Zittern an den Händen, das als Münzzählerzittern von unserem Arzt beschrieben wurde. Seit zwei Jahren ist mein Mann zunehmend depressiv." MRS-Therapieerfolg: "Nach einem dreiviertel Jahr haben sich viele Dinge zum Besseren gewandelt, so kann mein Mann wieder selbständig auf die Toilette gehen, und vor allem ist sein Zittern weniger geworden, sodaß er sogar wieder selbständig essen und trinken kann. Auch die Depression ist zur Zeit verschwunden, und wir hoffen, daß es so bleibt, auch wenn wir wissen, daß die MFT keine Wunder vollbringen kann."*

Steckbrief MFT:
60-70% guter bis sehr guter Erfolg

10.9. Polyneuropathie

Unter Polyneuropathie versteht man eine Erkrankung, in deren Verlauf es zu einer Beeinträchtigung mehrerer Nerven kommt. Die häufigsten Ursachen für die Funktionsstörung der Nerven sind die Zuckerkrankheit Diabetes mellitus, Alkoholmißbrauch, Vergiftungen mit Lösungsmitteln, Mangelernährung und Schilddrüsenerkrankungen. Typisch ist ein meist symmetrischer Verlust von Berührungsempfindungen an den Extremitäten. Oft kommen Schmerzen und Lähmungen hinzu.

Wirkung und richtiger Einsatz des MRS: siehe "Lähmungen"

Wissenschaftliche Studien über die Behandlung der Polyneuropathie mit MFT

• A.G. Shiman, et al., "Use of Combined Methods of Magnetoelectrotherapy in the Treatment for Polyneuropathies", Vopr Kurortol Fizioter Lech Fiz Kult (5), 1993, pp. 38-41.- Die Ergebnisse dieser Studie zeigen, daß die MFT in fast 93% der Fälle mit Polyneuropathie-Beschwerden einen positiven Effekt erzielte.

• Weitere Studien: siehe "Lähmungen" bzw. andere Themen in diesem Kapitel

Ärzteberichte über die Therapie von Polyneuropathie mit MRS

1. Dr. med. Christoph Scherer/Dr. med. univ. Christian Thuile, Zentrum für Energiemedizin, 1080 Wien, Breitenfeldergasse 10, Tel. 0043/1/40 666 00

• *Patient, 56 a; Diagnose: Der Patient leidet seit seiner Jugend an Diabetes mellitus Typ 1; seit sieben Jahren zeigt sich als Komplikation eine beginnende Polyneuropathie. MRS-Therapieerfolg: "Die Behandlung hat zu einer deutlichen Verbesserung geführt, sodaß er an den Fußsohlen und am Rist wieder Berührungen wahrnehmen kann."*

Patientenberichte zur Behandlung mit MRS bei Polyneuropathie

1. Dank an die Fa. vita.life

• *Patient D.B., 56 a; Diagnose: Alkoholische Polyneuropathie, ständig kalte Füße, Gefühllosigkeit. MRS-Therapieerfolg: Bei erstmaliger Anwendung mit der Matte: Wärmegefühl, keine Müdigkeit mehr, sehr viel Aktivität. "Meine Beine lassen sich zunehmend besser bewegen, und an den Fußsohlen spüre ich wieder Berührungen, das Gleichgewichtsgefühl hat sich dadurch verbessert."*

• *Patient, 25 a; Diagnose: "Ich leide seit zwei Jahren an einer Polyneuropathie. An den Händen und an den Füßen spüre ich teilweise nichts mehr oder viel weniger als früher. Dabei ist das Empfindungsvermögen an den Zehen deutlich geringer als an den Knien. Mein Bauch und der Rücken, sowie das Gesicht zeigen zum Glück keine Beschwerden." MRS-Therapieerfolg: "Nach vier Monaten Anwendung konnte ich feststellen, daß ich an meinen Extremitäten mehr spüre und wieder imstande bin, selbständig zu gehen."*

Steckbrief MFT:
70% guter bis sehr guter Erfolg

10.10. Restless-leg-Syndrome

Über 15% der Bevölkerung leidet an dem sog. Restless-leg-Syndrom, das sich durch Kitzeln, Brennen, Prickeln und Schmerzen in den Beinmuskeln äußert. Meist treten diese Symptome nachts auf. Es gibt keine allgemein gültige Behandlung, aber man kann versuchen, mit kalten oder heißen Umschlägen der Beine sowie Wadenstreckungen und -massagen eine Besserung zu erreichen. Faktoren, die die Symptome verstärken, wie Streß, Kaffee, Anstrengungen und schwere Mahlzeiten vor dem Zubettgehen, sollten vermieden werden. Abhilfe können ein regelmäßiges Relax-Programm oder Yoga schaffen. Als letzte Maßnahme kann der Arzt Medikamente verschreiben.

Wirkung der Magnetfeldtherapie beim Restless-leg-Syndrom: beruhigend, krampflösend

Richtiger Einsatz des MRS beim Restless-leg-Syndrom

• Ganzkörpermatte: 4x täglich je 16 Minuten: morgens Stufe 25%, mittags Stufe 10%, nachmittags Stufe 10%, abends Stufe sensitiv

• Hinweise zur Erstreaktion: keine

Wissenschaftliche Studien über die Behandlung des Restless-leg-Syndroms mit MFT

siehe andere neurologische Erkrankungen und Krankheiten im Kapitel "Psychische Erkrankungen"

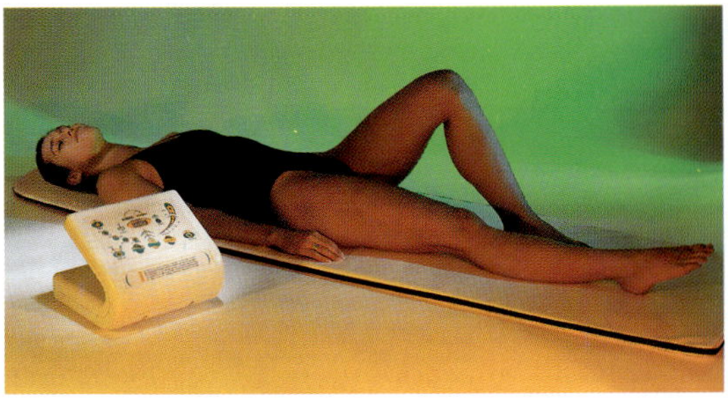

Abb.: Ganzkörperbehandlung bei Restless-leg-Syndrom

Ärzteberichte über die Therapie des Restless-leg-Syndrom mit MRS

1. Dr. med. Christoph Scherer/Dr. med. univ. Christian Thuile, Zentrum für Energiemedizin, Breitenfeldergasse 10, Tel. 0043/1/40 666 00

• *Patient, 1 a; Diagnose: Restless legs. MRS-Therapieerfolg: Deutliche Besserung nach sechs Monaten.*

Patientenberichte zur Behandlung mit MRS beim Restless-leg-Syndrom

1. Dank an die Fa. vita.life

• *Herr K.L., 64 Jahre; Diagnose: "Ich leide an unruhigen Beinen und kann sie keinen Augenblick ruhig halten." MRS-Therapieerfolg: "Seit ich mit MRS behandle, gelingt es mir, das nervöse Zucken der Muskeln unter Kontrolle zu halten."*

Steckbrief MFT:
70% guter bis sehr guter Erfolg

10.11. Rückenmarksverletzungen

Die häufigste Rückenmarksverletzung ist das Querschnittsyndrom, bei dem meist durch einen Unfall oder andere abrupte Ereignisse eine Nervenbahn zwischen Gehirn und Peripherie unterbrochen wird. Die Symptome sind u.a. leichte bis schwere Ausfälle im Bereich der Muskulatur, der Sensibilität und der vegetativen Nervenversorgung der inneren Organe und der Blutgefäße. Da sich Nervenzellen nicht mehr teilen können, zielt die Therapie in erster Linie auf die Funktionserhaltung und –verbesserung sowie auf die Einschränkung einer möglichen Spastik.

Wirkung der Magnetfeldtherapie bei Rückenmarksverletzungen: nervenzellregenerierend, spastiklösend, siehe auch Lähmungen

Richtiger Einsatz des MRS:
siehe "Lähmungen"

Wissenschaftliche Studien über die Behandlung der Rückenmarksverletzungen mit MFT

• M.K. Sheriff, et al., "Neuromodulation of Detrusor Hyperreflexia Functional Magnetic Stimulation of the Sacral Roots", British Journal of Urology, 78(1), July 1996, pp. 39-46. - In dieser Studie wird die Verbesserung von sieben männlichen Patienten mit Blasenentleerungsstörungen nach Rückenmarksverletzungen beschrieben.

• E.V. Tkach, et al., "Characteristics of the Effect of a Constant Electromagnetic Field on Reparative Processes in Spinal Cord Injuries", Zh Nevropatol Psikhiatr, 89(5), 1989, pp. 41-44. - Die Ergebnisse dieser Studie zeigen, daß magnetische Felder imstande sind, die Heilung und Besserungstendenz nach Rückenmarksverletzungen deutlich zu verbessern.

Patientenberichte zur Behandlung mit MRS bei Rückenmarksverletzungen

1. Dank an die Fa. vita.life

• *Frau S.S., 27 a; Diagnose: "Nach einem schweren Sturz mit dem Motorrad habe ich mir einen Wirbel zertrümmert und dabei mein Rückenmark verletzt: völlige Durchtrennung." MRS-Therapieerfolg: "Seit dem Einsatz der MFT kann ich meine Gliedmaßen einigermaßen spüren und Bewegungsimpulse vom Gehirn an die Beine weiterleiten. Auch die aufgetretene Spastik, die mir vorher große Probleme bereitet hatte, löst sich bei der Therapie und die Wirkung hält für einige Stunden an."*

Steckbrief MFT:
20-30% guter bis sehr guter Erfolg

10.12. Schwindel – Morbus Meniere

Über Schwindel wird in der Allgemeinpraxis sehr häufig geklagt. Ca. 45 % der Patienten über 70 Jahre leiden an einem sog. Altersschwindel, der im Zuge von Gefäßerkrankungen oder niedrigem Blutdruck entstehen kann. Auch neurologische Erkrankungen, z. B. ein Schlaganfall, ein Hirntumor (Kleinhirnbrückenwinkelsyndrom), Multiple Sklerose, Störungen im Bereich der Augen (wie z.B. Brechungsfehler oder Brillenfehler) sowie Störungen der Augenmuskeln können Schwindelattacken auslösen. 30 % der Schwindelanfälle sind psychischer Art, überlappend mit funktionellen Blutdruckstörungen. Auch Innenohrerkrankungen können zu Schwindelattacken führen.

Man unterscheidet zwischen einem Schwindel systematischer und einem Schwindel unsystematischer Art. Beim systematischen Schwindel gibt es eine Richtungskomponente. Die Ursache ist häufig eine Störung des Gleichgewichtsorganes im Innenohr. Diese Form äußert sich als Schwank-Dreh-Schwindel mit einseitiger Fallneigung. Der unsystematischen Schwindel hat keine Richtungskomponente. Unsicherheit, Benommenheit, Schwarzwerden vor den Augen und ein "Sich-taumelig-Fühlen" sind die typischen Zeichen. Als Ursache kommen Herzrhythmusstörungen, Hernzinsuffizienz, aber auch Blutverlust nach schweren Unfällen und Stoffwechselstörungen in Frage. Infektionskrankheiten, wie z.B. die simple Grippe, Scharlach oder Röteln können Schwindel verursachen. Die Störungen können im Ohr liegen, wie z.B. beim Morbus Meniere: Immer wiederkehrende Schwindelattacken, die über mehrere Stunden anhalten, sind von Ohrgeräuschen, Ohrdruckgefühl und einer Überempfindlichkeit gegenüber Schall begleitet. Oft kommen Erbrechen und eine gerichtete Fallneigung dazu. Eine Innenohrschwerhörigkeit tritt nur im Anfall auf.

Wirkung der Magnetfeldtherapie bei Schwindel: Es werden verschiedene Punkte bei der Wirkung der MFT diskutiert: verbesserte Mikrodurchblutung im Ohr, direkte Einflüsse auf das Innenohr

Richtiger Einsatz des MRS bei Schwindel

- Ganzkörpermatte: 2x täglich je 8 Minuten: morgens Stufe 100% (einschleichend von 10%), abends Stufe 10%
- Kissen: 1-2x täglich je 8 Minuten Stufe 50-100% (einschleichend), im Bereich des Nackens
- Stab: 1-2x täglich je 8 Minuten Stufe 200% (einschleichend von 25%), am "Tor des Ohres" (Hautgrube am Vorderrand des Ohres)

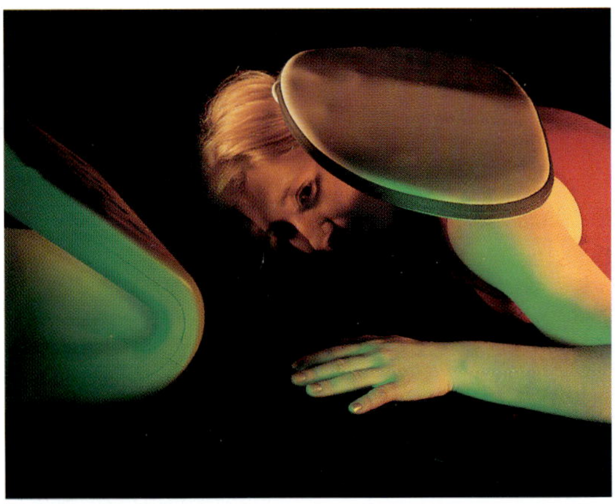

Abb.: Lokale Behandlung bei Schwindel mit Kissen

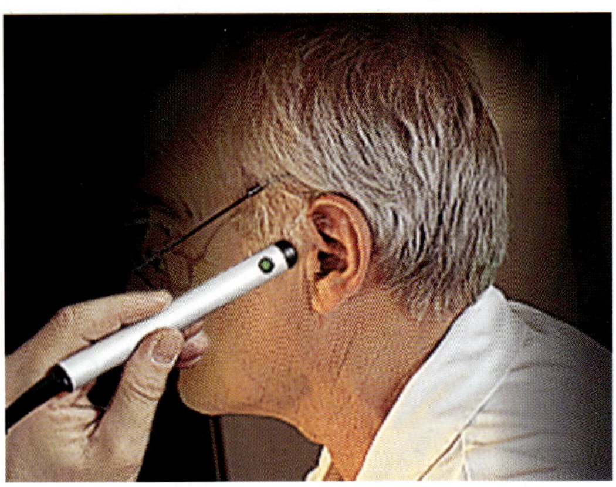

Abb.: Lokale Behandlung bei Schwindel mit Stab

- Therapieformen, die die MFT unterstützen: Phythotherapie (Gingko biloba)
- Besondere Hinweise zur Anwendung: Viel trinken! Bequeme Lage, bei der kein Schwindel auftritt. Nach dem Hinlegen ein paar Minuten verstreichen lassen, bevor mit der Therapie begonnen wird.
- Hinweise zur Erstreaktion: In 10% kann anfänglich ein leichtes Schwindelgefühl auftreten. Lösung: Dosisanpassung, höhere Wasseraufnahme

Wissenschaftliche Studien über die Behandlung der Schwindel mit MFT

- S.G. Ivnaov, "The Comparative Efficacy of Nondrug and Drug Methods of Treating hypertension", Ter Arkh, 1993. - Diese placebokontrollierte Doppelblind-Studie berichtet über die erfolgreiche Therapie des hauptsächlich durch Bluthochdruck hervorgerufenen Schwindels.

Ärzteberichte über die Therapie von Schwindel mit MRS

1. Dr. med. Werner Raufelder, Arzt für Allgemeinmedizin-Sozialmedizin-Badearzt, Bad Endorf

- *Patient G.B., 59 a; Diagnose: Schwindel, Cervicalsyndrom. MRS-Therapieerfolg: Nach der ersten Sitzung hat sich der Schlaf gebessert, nach der siebten Sitzung die Halswirbelsäule und der Schwindel, geringe bis mäßige Restbeschwerden, verbesserte Beweglichkeit. Die Nachuntersuchung zeigt weiterhin Beschwerdefreiheit.*

2. Dr. med. Christoph Scherer/Dr. med. univ. Christian Thuile, Zentrum für Energiemedizin, 1080 Wien, Breitenfeldergasse 10, Tel. 0043/1/40 666 00

- *Patientin E.B., 70 a; Diagnose: Schwindelgefühl, Cervicalsyndrom nach Autounfall. MRS-Therapieerfolg: Nach der fünften Behandlung werden die Parästhesien (Sensibilitätsstörungen) deutlich geringer, die Patientin fühlt sich vitaler und voller Energie, die Schmerzen sind deutlich gebessert, kein Schwindel mehr.*

Patientenberichte zur Behandlung mit MRS bei Schwindel

1. Dank an Frau Ursula Lange

• *Patientin, 59 a; Diagnose: immer wieder wochenlange Schwindel und Übelkeitsphasen. HWS: 2. Wirbel nach innen verschoben – 3 mal vom Chiropraktiker gerichtet. Kopf nach oben heben bzw. nach oben blicken nur mit Führung der Hand möglich. Jahrelang, immer über 3-4 Wochen, Tragen einer Halsmanschette. Ausstrahlungsschmerzen: linke Schulter, Arm, Hand, Gelenke. MRS-Therapieerfolg: Nach einer Woche beschwerdefrei.*

• *Patientin B.A., 44 a; Diagnose: Schwindel, Schmerzen im Bereich der gesamten Wirbelsäule. MRS-Therapieerfolg: Im Bereich der Lendenwirbelsäule beschwerdefrei, keine Parästhesie mehr, wesentliche Besserung des Allgemeinbefindens. Kopfschmerzen und Schwindel nur mehr manchmal und in geringem Ausmaß.*

2. Dank der Fa. vita.life

• *Patient C.G., 40 a; Diagnose: starke Schmerzen in der zervikalen Gegend, begleitet von Schwindelanfällen. MRS-Therapieerfolg: Nach drei Tagen haben die Schmerzen allmählich nachgelassen, nach weiteren drei Tagen sind die Schmerzen sowie die Schwindelanfälle ganz verschwunden.*

• *Patientin R.V., 37 a; Diagnose: Schwindel. MRS-Therapieerfolg: erhebliche Besserung der Muskel- und Gelenkschmerzen, der Schwindel ist völlig verschwunden.*

Steckbrief MFT:
60% guter bis sehr guter Erfolg

10.13. Sensibilitätsstörungen

Bei Sensibilitätsstörungen handelt es sich um eine veränderte Wahrnehmung von Sinnesreizen der Oberflächen- oder Tiefensensibilität. Die Folge der gestörten Sensibilität kann ein verminderter Tastsinn oder ein Kribbeln mit Brennen und Schmerzen sein. Zu den Ursachen für derartige Störungen gehören: Vergiftungen, Stoffwechselstörungen, Entzündungen, Traumata, Tumorerkrankungen oder zu geringe Sauerstoffversorgung.

Wirkung der Magnetfeldtherapie bei Sensibilitätsstörungen: stimuliert die Nervenzellen

Richtiger Einsatz des MRS: siehe "Lähmungen"

• Hinweise zur Erstreaktion: Bei 3-5% kommt es anfangs zu einem Kribbeln und Ziehen.

Wissenschaftliche Studien über die Behandlung der Sensibilitätsstörungen mit MFT

• C.A. Bassett, "Beneficial Effects of Electromagnetic Fields", Journal of Cell Biochem, 51(4), April 1993. - In diesem Artikel beschreibt Bassett den klinischen Nutzen der MFT bei verschiedenen Erkrankungen und unterstreicht dabei den positiven Effekt auf v.a. die Nervenregeneration.

• H. Ito, C.A. Bassett, "Effect of Weak, Pulsing Electromagnetic Fields on Neural Regeneration in the Rat", Clin Orthop (181), December 1983, pp. 283-290. - Diese kontrollierte Studie berichtet von pulsierenden elektromagnetischen Feldern in der Behandlung von peripheren Nervenverletzungen und zeigt, daß sich die MFT als Mittel zur Unterstützung der Behandlung bewährt hat.

• Weitere Studien: siehe andere Krankheiten

Ärzteberichte über die Therapie von Sensibilitätsstörungen mit MRS

1. Dr. med. univ. Sigrun Schaller, Allgemeinmedizin-Naturheilkunde, Zell am See

• *Patient Z.H., 45 a; Diagnose: Im Juni 1997 neuerliche Beschwerden im LWS-Bereich, besonders Parästhesien im Bereich des rechten Unterschenkels außen bis zum äußeren Fußrand. Klinische Hypästhesie im Peronäus-Gebiet rechts. MRS-Therapieerfolg: Gleich nach der 1. Behandlung Besserung der Hypästhesie, die anhaltend war. Am Ende der Behandlung war lediglich die Beweglichkeit der LWS noch etwas eingeschränkt, es waren keine Dysästhesien mehr fühlbar, das Allgemeinbefinden war deutlich besser.*

• *Patientin: K.C., 35 a; Diagnose: Starke Beschwerden im Bereich des rechten Handgelenks mit Parästhesien. MRS-Therapieerfolg: kombiniert mit manueller Massage und Dehnungsübungen. Rascher Rückgang der Parästhesien, gute Beweglichkeit der Finger nach bereits 7-8 Behandlungen. Mit jeder zusätzlichen Therapiewoche nimmt die Beweg-*

lichkeit zu (der Patient kommt ohne Schmerzmedikamente aus). Bei Kontrollen staunt der behandelnde Chirurg über den überdurchschnittlich schnellen Heilungserfolg.

Patientenberichte zur Behandlung mit MRS bei Sensibilitätsstörungen:

1. Dank an die Fa. vita.life

• *Patientin W.H. 66a; Diagnose: starke Hüftschmerzen mit Ischialgie und Taubheit bis ins rechte Bein, Arztbesuche mit zehn schmerzstillenden Spritzen brachten keine Linderung. Frau W. konnte sich zur ersten Behandlung nur unter starken Schmerzen die Treppen hinaufbewegen. MRS-Therapieerfolg: Schon nach der ersten Anwendung zeigte sich eine deutliche Besserung. Die Patientin spürt zum ersten Mal seit vielen Jahren kein Kribbeln mehr in den Fingern. Die Situation hält nun schon seit fünf Monaten an."*

2. Dank an Frau Beate Martina

• *Patient T.H., 71 a; Diagnose: kein Gefühl in den Fingerspitzen, kein Gefühl in den Beinen, der Patient kann kaum noch laufen. MRS-Therapieerfolg: Nach der ersten Behandlung mit dem Kissen fällt das Gehen bereits leichter, Gefühl kehrt in die Fingerspitzen zurück, die Beine sind warm und durchblutet.*

3. Dank an Frau Verena Zwahlen

• *Patientin L.G., 55 a; Diagnose: Autounfall am 6. Sept.1998: Oberarmsplitterbruch mit Sehnenriß. Operation: Kein Gefühl im Daumen und Zeigefinger. Die Patientin konnte nach elf Wochen den Arm noch nicht anheben. MRS-Therapieerfolg: Nach der ersten Anwendung verspürte Frau G. am ganzen Körper ein angenehmes Wärmegefühl. Am 2. Tag kann sie die rechten Hand angewinkelt bis zum Kopf hochheben. Sie fühlt sich allgemein viel wohler und freut sich nach dieser kurzen Anwendung, so große Erfolge zu spüren.*

4. Dank an Frau Ursula Lange

• *Patient M.D., 35 a; Diagnose: Aufgrund einer Diabeteserkrankung bestand schon jahrelang eine Gefühllosigkeit im Fußbereich. Von ärztlicher Seither wurde eine Fußabnahme nicht ausgeschlossen. MRS-Therapieerfolg: Auffallend war die rasche Gefühlszunahme im Sohlenbereich nach nur einer Woche, deutliche Besserung.*

Steckbrief MFT: 60-70% guter bis sehr guter Erfolg bei frischen Verletzungen

10.14. Vegetative Dystonien

Bei Vegetativen Dystonien handelt es sich um Gleichgewichtsstörungen des vegetativen Nervensystems. Je nach Ursache und der individuellen Reaktionsfähigkeit des Körpers entwickelt sich ein anderes Krankheitsbild. Ursachen sind u.a.: allergische Reizzustände des Körpers aufgrund von Herdinfektionen, Folge- und Begleiterscheinungen von Erkrankungen der inneren Organe, der Wirbelsäule und des Rückenmarks, Vergiftungen durch Genußmittel wie Nikotin, Bohnenkaffee, Alkohol, Mißbrauch schwerer Medikamente, chronische Kohlendioxydvergiftung, Bleivergiftung, Störungen der Schilddrüse oder der Nebenniere, Umweltbelastungen durch Wohnverhältnisse oder die Arbeitsstätte, Fehlernährung, Vitamin- und Mineralsalzmangel, exzessive Lebensweise und Überanstrengung mit psychischer Belastung.

Der Patient klagt meist über innere Unruhe, verminderte körperliche und geistige Leistungsfähigkeit, vorzeitige Ermüdung aufgrund von Schlafstörungen, Kopfschmerzen, Druckgefühlen in der Herzgegend, Schwächeanfälle bis hin zur Ohnmacht, Schweißneigung, Hitzewallungen oder Kältegefühl, Empfindungsstörungen, Trockenheit im Mund, Appetitlosigkeit, Völlegefühl, Schwindel, erhöhte Reizbarkeit, Überempfindlichkeit gegenüber Bohnenkaffee oder Alkohol, Atembeschwerden bis hin zu asthmatischen Erscheinungen, Menstruationsstörungen bei der Frau und Potenzstörungen beim Mann. Oft treten schon bei geringster Erregung rote Flecken auf. Die Gliedmaßen sind kalt, manchmal blau verfärbt. Es kommt zu Hautjucken, Zittern der Hände, Lidflattern, zu gesteigerten Sehnenreflexen, zu Magen-Darm-Störungen oder Anfälligkeiten der Gallenblase. Alle diese Symptome können teilweise oder gesamt auftreten. Eine Beruhigung der Situation kann durch eine Psychotherapie erreicht werden. Betroffene sollten versuchen, ein geregeltes Leben zu führen. Der Aufenthalt im Freien ist sehr wichtig, ebenso eine vitamin- und mineralreiche Ernährung (Meersalz). Schnaps, Bohnenkaffee und Nikotin sollten auf jeden Fall gemieden werden.

Wirkung der Magnetfeldtherapie bei vegetativen Dystonien: beruhigend über das vegetative Nervensystem, durchblutungsfördernd, stärkt das Immunsystem

Richtiger Einsatz des MRS bei vegetativen Dystonien

• Ganzkörpermatte: 3x täglich je 16 Minuten: morgens Stufe 10%, mittags Stufe 10%, abends Stufe 10%

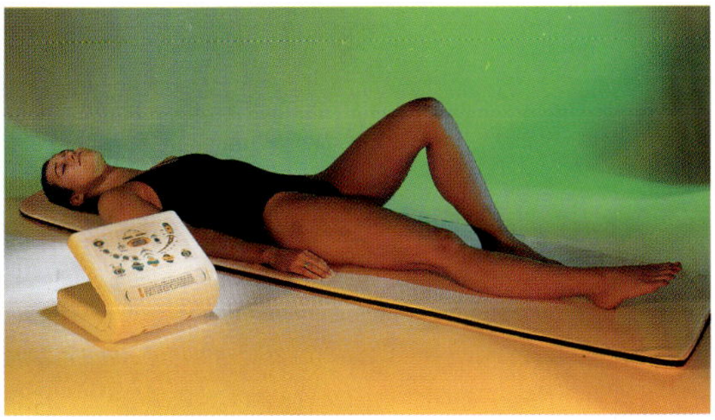

Abb.: Ganzkörperbehandlung bei vegetativer Dystonie

• Therapieformen, die die MFT unterstützen: Entspannungstraining

• Hinweise zur Erstreaktion: In einzelnen Fällen ist ein Unbehagen während der Behandlung zu beobachten.

Wissenschaftliche Studien über die Behandlung der vegetativen Dystonien mit MFT

• Smirnova, u.a., "The possible role of the hypothalamus in the pathogenesis of vegetative disturbances during a brief exposure to the constant magnetic field", Patologiceskaja Fiziologija i Eksperimental Naja Terapija, 23-7, 1978.

Ärzteberichte über die Therapie von vegetativen Dystonien mit MRS

1. Med. Rat. Dr. med. Gustav Skreiner, Praktischer Arzt, 8010 Graz

• *Patientin; Diagnose: Vegetative Dystonie, chronische Gelenksbeschwerden durch Abnützung, Ischias, rheumatische Beschwerden, Migräne, chronische Schmerzzustände, Depression, Durchblutungsstörungen, Zustand nach Schlaganfall, Hypertonie, Erschöpfungsbeschwerden, Muskelverspannungen. MRS-Therapieerfolge: bisher wurden in den oben genannten Gebieten gute Erfolge erzielt.*

Patientenberichte zur Behandlung mit MRS bei vegetativen Dystonien

1. Dank an die Fa. vita.life

• *Patient M.K., 43 a; Diagnose: Dysregulation der Schilddrüse mit Tendenz zur Hyperthyreose, Einschlafstörungen, allgemeine vegetative Erschöpfungszustände. MRS-Therapieerfolg: 1. Woche: Der Patient schläft sofort besser ein, fühlt sich nach einer Woche nicht mehr so "ausgepowert", hat das Gefühl ruhiger zu werden. 2. Woche: Herr M. schläft gut ein, ist vegetativ ruhiger, zeigt weniger Aggressionen, fühlt sich kräftiger. 3. Woche: Der Patient schläft sehr gut ein, ist vegetativ ausgeglichener und fitter, fühlt sich weniger getrieben.*

2. Dank an die Fa. Medline

• *Patientin H.F.; Diagnose: Störungen im Vegetativen Nervensystem, nervöse Herzbeschwerden und seit der Geburt des Sohnes ständige Rückenschmerzen. MRS-Therapieerfolg: "Nach acht Monaten habe ich sehr gute Erfolge erzielt. Nach einigen Wochen hatten sich die Rückenschmerzen wesentlich verbessert, mein Vegetatives Nervensystem hat sich so weit stabilisiert, daß meine damit verbundenen Herzbeschwerden verschwunden sind."*

Steckbrief MFT:
70-75% guter bis sehr guter Erfolg

AUGE

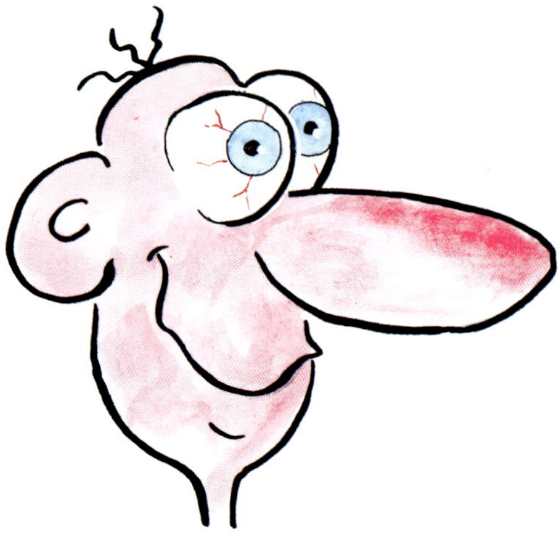

11. Erkrankungen des Auges

Das Auge ist das Organ des Sehens. Der Augapfel ist in eine Fettschicht gebettet und durch Wimpern, Augenbrauen und Augenlider gegen äußere Eindringlinge geschützt. Tränen befeuchten die Bindehaut und reinigen das Auge. Licht passiert das Auge durch die drei äußeren Lagen des Augapfels: die Hornhaut, eine transparente Abdeckung der lichtaufnehmenden Strukturen; die Lederhaut, das Weiße im Auge; die (farbige) Iris, die die in ihrer Mitte liegende Pupille umschließt. Die Pupille verändert ihre Größe je nach Lichtintensität: je dunkler es ist, desto größer wird sie. Hinter der Iris befindet sich die Linse, die durch elastische Muskeln fixiert ist. Zwischen der Lederhaut und der Iris liegt ein Raum, der mit einer Flüssigkeit, dem Kammerwasser, gefüllt ist. Diese Flüssigkeit erlaubt es Lichtstrahlen, leichter durchzudringen. Der Glaskörper hinter der Linse ist von der Netzhaut umgeben. Hier sitzen die Nervenenden, die das fokusierte Licht in elektrische Impulse umwandeln und über den Sehnerv zum Gehirn weiterleiten, um schließlich als Bild interpretiert werden zu können.

11.1. Astigmatismus (Stabsichtigkeit)

Bei der Stabsichtigkeit kommt es durch eine falsche Krümmung des Auges (Lederhaut) zu einer Brennpunktlosigkeit, d.h. einige Lichtstrahlen treffen die Linse nicht. Die meisten Menschen mit Astigmatismus können Dinge direkt vor ihren Augen gut erkennen, haben aber Schwierigkeit mit der Fernsicht. Man unterscheidet zwischen horizontalem und vertikalem Astigmatismus: Beim vertikalen Astigmatismus sieht man oben und unten fehlerhaft, bei der horizontalen Stabsichtigkeit kann man den rechten und linken Teil des Bildes nicht genau sehen. Astigmatismus kann auch diagonal vorkommen. Die Störung kann durch eine Brille oder durch Kontaktlinsen behoben werden. Die Anfälligkeit zur Krankheit ist meist angeboren; nur ein kleiner Teil ist auf eine Krankheit oder eine Verletzung zurückzuführen. Astigmatismus sollte so früh wie möglich korrigiert werden.

11.2. Bindehautentzündung

Die Bindehaut bedeckt die freiliegende Fläche des Auges. Die meisten Entzündungen werden von Krankheitserregern, wie Bakterien, Viren und Pilzen, verursacht. Chemikalien, Staub, Wind, Rauch, Fremdkörper, die die Bindehaut reizen und chloriertes Wasser im Swimmingpool können Auslöser sein. Personen, die an Allergien leiden, die mit Chemikalien oder anderen irritierenden Mitteln arbeiten, sind anfälliger. Rötung, Juckreiz,

Brennen oder auch Lichtempfindlichkeit sind typische Symptome der Bindehautentzündung. Sie können ein paar Tage, aber auch bis zu zwei Wochen dauern. Normalerweise verursachen sie keinen bleibenden Schaden. Die Behandlung hängt von den Ursachen und den Symptomen ab. Sind Umweltbedingungen der Auslöser, müssen diese verändert werden. Für schwerere Fälle einer bakteriellen Bindehautentzündung verschreibt der Arzt antibiotische Augentropfen. Sind Viren die Erreger, bedarf es keiner weiteren Behandlung. Allergien werden mit histaminblockierenden Augentropfen behandelt. Krusten oder Verklebungen sollen mit warmem Wasser abgewaschen werden. Die infektiöse Bindehautentzündung ist ansteckend. Handtücher, die mit dem Auge in Berührung kommen, sollten deshalb bei sehr hohen Temperaturen gewaschen werden. Kontaktlinsenträger müssen sehr sorgsam bezüglich der Hygiene sein, speziell bei der Kosmetik.

11.3. Gerstenkorn

Ein Gerstenkorn ist eine entzündete oder infizierte Schwellung an einer Talgdrüse – oft als Ergebnis einer Infektion – oder eine Schwäche des Immunsystems. Die Krankheit wird üblicherweise durch Staphylokokken (Bakterienart) verursacht. Ein externes Gerstenkorn entsteht am äußeren, ein internes am inneren Rand des Augenlides. Es fühlt sich wie ein Fremdkörper im Auge an. Starker Tränenfluß, Rötung, Schwellung und Empfindlichkeit auf der oder um die betroffene Zone folgen. Kleine gelbe, mit Eiter gefüllte, Erhebungen bilden sich, und nachdem sie aufgegangen sind, heilen sie ab. Sobald der Druck verschwindet, lassen die Schmerzen nach. Gerstenkörner heilen ohne Behandlung ab. Warme Kompressionen - drei- bis viermal täglich - helfen, die Symptome zu lindern. Bei inneren Gerstenkörnern sind manchmal operative Öffnungen notwendig. Wegen der Infektionsgefahr für weitere Talgdrüsen sollte niemals versucht werden, sie selbst zu öffnen.

11.4. Grauer Star (Katarakt)

Ein Katarakt ist eine Trübung der Linse. Der Betroffene sieht wie durch einen Wasserfall (Katarakt , griech.: Wasserfall). Die genaue Ursache ist unbekannt. Diabetes, der grüne Star, eine Netzhautablösung, Verletzungen der Linse, längerer Drogenkonsum und hohe Dosen radioaktiver Strahlen können zum Grauen Star führen. Das Hauptsymptom ist ein verschwommenes Bild, das auch auf nur einem Auge auftreten kann. Eine erfolgreiche Behandlung schließt das Entfernen der getrübten Linse mit ein; danach müssen Spezialgläser oder Kontaktlinsen getragen werden. Viele Ärzte setzen eine Intraokulare Linse (IOL) ein. Da die Kunstlinse die gleiche Position wie die natürliche einnimmt, ist sie viel exakter als eine Brille oder Kontaktlinse. 95% der Operationen erfolgen ohne Komplikationen.

11.5. Grüner Star (Glaukorn)

Beim Glaukom handelt es sich um Krankheitserscheinungen am Auge, die aufgrund eines zu starken Drucks im Augapfel entstehen. Der Druck entsteht dadurch, daß die Kammerflüssigkeit nicht normal abfließen kann und sich somit die Flüssigkeitsbalance im Auge ändert. Mit dem Druckanstieg im Auge kommt es zu einer Schädigung der Nervenendigungen. Beim chronischen Glaukom steigt der Druck ständig, und die normale Flüssigkeitsdrainage ist verlangsamt, aber nicht zerstört wie beim akuten Glaukom, bei dem der Druck plötzlich ansteigt. Der grüne Star tritt hauptsächlich bei Personen über dem 40. Lebensjahr auf. Statistiken zeigen, daß Menschen, deren Eltern den Grünen Star hatten, leichter daran erkranken. Augeninfektionen, Operationen, Medikamente, Drogen und Katarakte können die Krankheit auslösen.

Die chronische Erkrankung zeigt keine schweren Symptome. Manchmal ist das Gesichtsfeld beim Sehen eingeschränkt. Es entstehen Schwierigkeiten beim Umstellen von hell auf dunkel und umgekehrt. Ein typisches Symptom für den Grünen Star ist bei Dunkelheit das Sehen eines weit entfernten Lichtes beim Betrachten eines weißen Kreises. Das akute Glaukom bringt plötzliche, starke Schmerzen, eine Rötung und ein verschwommenes Bild. Diese Form ist selten, braucht aber sofortige ärztliche Hilfe, um eine mögliche Erblindung zu verhindern. Da keine Warnsignale auftreten, ist es vor allem bei Personen über Vierzig wichtig, regelmäßig zur Kontrolle zu gehen, besonders wenn die Krankheit in der Familie liegt. Nachdem der Arzt eine Flüssigkeit eingetropft hat, setzt er ein Druckmeßgerät auf das Auge. Zusätzlich überprüft er mit einem speziellen Instrument die Stelle, wo die Iris und die Lederhaut zusammentreffen. Er erkennt dadurch eine Stauung im Flüssigkeitssystem und einen Schaden am Sehnerv. Zusätzlich wird das Sichtfeld überprüft.

Je früher eine Behandlung erfolgt, umso erfolgreicher ist sie. Ein akutes Glaukom bedarf oft einer Operation, um den Druck zu senken. Bei der chronischen Krankheit helfen Medikamente sehr gut, nur 5% bedürfen einer Operation. Tabletten können eine reduzierte Produktion von Augenflüssigkeit bewirken. Die Lasertherapie ist die modernste Operationstechnik. Regelmäßige Kontrolle ist die beste Vorbeugung.

11.6. Netzhautablösung (Degenerative Erkrankungen der Netzhaut)

Ursachen für eine Netzhautablösung können Unfälle, Tumore, Entzündungen oder die Zuckerkrankheit sein. Kennzeichnend ist das Schleiersehen mit Schatten und Blitzen. Zur Behandlung wird die Laserbehandlung gewählt.

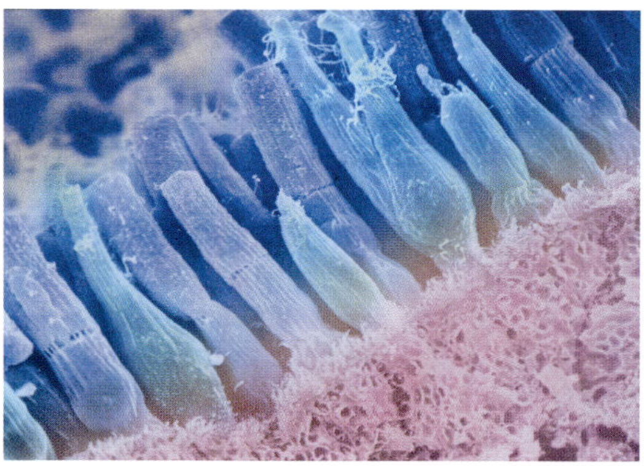

Abb.: Netzhaut

11.7. Sehschwäche

Sehschwächen äußern sich am häufigsten durch Kurzsichtigkeit oder Weitsichtigkeit. Beim normalen Auge werden die parallel einfallenden Strahlen auf der Netzhaut vereint (Brennpunkt im gelben Fleck). Bei der Kurzsichtigkeit (Myopie) liegt der Brennpunkt zu weit vorne, bei der Weitsichtigkeit zu weit hinten. Kurzsichtige (jede fünfte Person ist kurzsichtig) können nahe Gegenstände sehr gut sehen, aber entfernte nur verschwommen wahrnehmen. Die Krankheit beginnt meist ab dem zwölften Lebensjahr. Der Defekt entsteht aufgrund eines zu langen Augapfels. Normalerweise trifft Licht durch die Lederhaut auf die Iris, die die Strahlen gebündelt auf die Netzhaut wirft. Bei der Kurzsichtigkeit liegt die Netzhaut verhältnismäßig zu weit hinten und wird nicht vom gebündelten Strahl getroffen. Bei der Krümmungsmyopie tritt das Licht über einen abnormalen Weg ein, da die Oberfläche eine übermäßige Krümmung aufweist. Die Brechungsmyopie entsteht aufgrund von falschen Brechungungseigenschaften der Linse und der Hornhaut. Eine progressive Myopie entsteht durch einen verlängerten Augapfel. Operationen werden trotz Lasertechnologie nur in schweren Fällen durchgeführt, da man die Langzeitauswirkungen am Auge noch nicht kennt. Üblicherweise tritt Myopie nicht mehr nach dem 30. Lebensjahr auf. Zum Ausgleich der Fehler werden Brillen mit Zerstreuungs- oder Konkavgläsern (Kurzsichtigkeit) und Sammel- oder Konvexgläser (Weitsichtigkeit) oder Kontaktlinsen eingesetzt. Die Ursachen können Veränderungen des Glaskörpers oder Störungen im Bereich der Linsen oder der Hornhaut sein. Mit fortschreitendem Alter wird der Linsenkern starrer, die Linse verliert an Elastizität und kann nicht mehr so gut fokusieren. In der Folge kommt es zur Weitsichtigkeit (Alterssichtigkeit). Sichtigkeitsfehler kommen bei unterschiedlicher Krümmung der Hornhautfläche vor; sie werden durch Zylindergläser korrigiert. Durch eine Lähmung oder einen Krampf des Akkomodationsmuskels kann Kurz- oder Weitsichtigkeit vorgetäuscht werden. Eine Lebensmittelvergiftung kann zu starker Pupillenerweiterung, Nikotin- und Drogenmißbrauch zu einer Verengung führen. Zum Schielen (nach innen, außen oder beiden Seiten) kommt es aufgrund einer Augenmuskelerkrankung. Je früher eine ärztliche Behandlung vorgenommen wird, desto besser ist die Möglichkeit zu helfen (Brille oder Operation).

Wirkung der Magnetfeldtherapie bei Augenerkrankungen: durchblutungsfördernd, entspannend auf die Augenmuskulatur, verbessert den Abfluß des Kammerwassers unter günstigen Voraussetzungen, entzündungshemmend, fördert das Immunsystem

Richtiger Einsatz des MRS bei Augenerkrankungen

- Kissen oder Stab (an die Schläfe): 2x täglich je 16 Minuten Stufe 150-200% (einschleichend)
- Kissen eventuell 8 Minuten in den Nackenbereich (Stufe 50%)

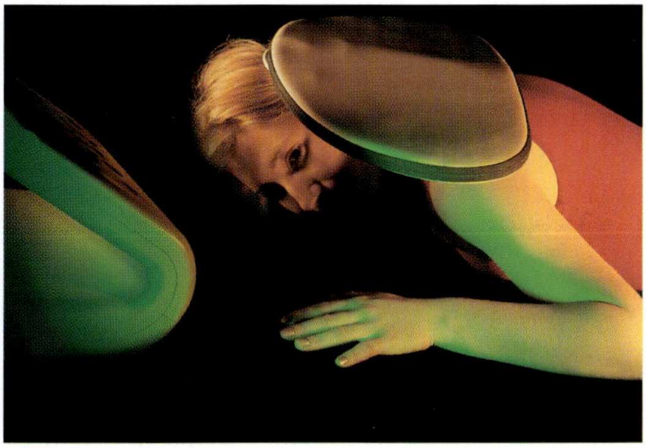

Abb.: Lokale Behandlung bei Augenerkrankungen

- Therapieformen, die die MFT unterstützen: Sehübungen, Akupunktur, Homöopathie, NLP, Vitamine und Spurenelemente (Vitamin A, Zink), Phytotherapeutika (Augentrost, Traubenkernextrakt, Gingko biloba), Alpha Liponsäure (Katarakt); bei Retinopathie: Haifischknorpelextrakt
- Besondere Hinweise zur Anwendung: MFT am Auge nicht nach 17 Uhr anwenden!
- Hinweise zur Erstreaktion: In 5% der Fälle kommt es zu Schlafstörungen, v.a. wenn die Therapie nach 17 Uhr durchgeführt wird.

Wissenschaftliche Studien über die Behandlung von Augenerkrankungen mit MFT

- Bisvas Shutanto Kumar, "Possibilities of magnetotherapy in stabilization of visual function in patients with glaucoma", Journal Article 1996. - In dieser Studie wurden 31 Patienten mit einem Offenwinkelglaukom und kompensiertem Augeninnendruck in Zusammenhang mit der MFT untersucht. Die Patienten wurden vor der Anwendung und 5 Monate nach der Therapie kontrolliert. Vor allem das Kontrastsehen erfuhr eine deutliche Verbesserung bei fast 90% der Patienten. Das Gesichtsfelddefizit war bei Patienten mit MFT deutlich geringer als bei der Kontrollgruppe.
- Bisvas, et al., "Possibilities of Magnetotherapy in Stabilization of Visual Function in Patients with Glaucoma" Vestn Oftalmol, 112(1), January-March 1996. pp. 6-8. - In dieser Studie werden Patienten mit Offenwinkelglaukom in Zusammenhang mit der MFT untersucht. Eine Verbesserung der Sehfähigkeit in 29 von 30 Augen wurde dokumentiert.
- J. Jerabek, "Pulsed Magnetotherapy in Czechoslovakia – A Review", Rev Environ Health, 10(2), April – June 1994, pp. 127-134. - In diesem klinischen Artikel wird der Einsatz der MFT in der Tschechoslowakei beschrieben. Unter anderem stellt sich eine positive Wirkung bei degenerativen Erkrankungen der Netzhaut heraus.
- T.U. Gorgiladze, B.M. Kogan, "A New Method of Treatment of a Dry Kerato-Conjunctivitis in Sjögren's Syndrom", Oftalmol Zh (1), 1996, pp. 38-40. - Diese Studie berichtet von Therapieerfolgen der pulsierenden Magnetfelder bei der trockenen Bindehautentzündung im Rahmen der Autoimmunerkrankung Sjögren-Syndrom.
- V.A. Machekhin, et al., "A New Method for Treating Chronic Blepharitis Using Magnetic Compounds and Alternating Magnetic Field", Vestn Oftalmol, 109(4), July-September 1993, pp. 16-18. - Die Ergebnisse dieser Studie zeigen, daß der Einsatz der pulsierenden Magnetfelder bei einer Augenlidentzündung in Kombination mit Eisenpuder den Zustand der Patienten deutlich verbessern konnte.
- Tsisel-skii-IuV, "The effect of a pulsed electromagnetic field on ocular hydrodynamics in open-angle glaucoma", Oftalmol-Zh 1990 (2). - Auch diese Studie untersucht den Einfluß pulsierender elektromagnetischer Felder auf die hydrodynamische Situtation am Offenwinkelglaukom von Patienten. Es wurden dabei 150 Patienten untersucht, und es wurde festgestellt, daß Magnetfelder imstan-

AUGE

de sind, den Abfluß des Kammerwassers zu verbessern und den Beckerkoiffizienten zu senken. In 25% der Fälle konnte der Kammerabfluß sogar normalisiert werden. Die Autoren empfehlen die Methode als zusätzliche Therapie bei dieser Erkrankung.

• L.V. zobina, et al., "Effectiveness of Magnetotherapy in Optic Nerve Atrophy. A preliminary Study", Vestn Oftmalmo 106(5), September-October 1990, pp. 54-57. - Diese Studie untersuchte den Effekt der MFT bei Patienten mit einer Atrophie des Nervus opticus (Untergang des Sehnerves). Es zeigte sich, daß die Sehkraft bei den Patienten um ca. 50% verbessert werden konnte, und daß auch die Durchblutung im Auge im Bereich der Sehnerven erhöht war.

Ärzteberichte über die Therapie von Augenerkrankungen mit MRS

1. Gesundheitszentrum Wolfgang Kropshofer, Dr. der Chiropraktik, 1080 Wien, Alserstr. 43/8 a, Tel. 0043/1/40 373 80

• *Patientin A. H., 62 a; Sehschwäche, Schwindel, Tinnitus seit 30 Jahren. MRS-Therapieerfolg: Patient verspürt eine extreme Müdigkeit, der Schwindel ist besser, Tinnitus war weg. Die Sehstörung hat sich gebessert.*

2. Dr. med. Walter R. Maus

• *Patient; Diagnose: "Beim Lesen mit der Normalbrille trat nach einer gewissen Zeit Sehschwäche ein, sodaß ich zur Lesebrille wechseln mußte." MRS-Therapieerfolg: "Diese Zeitspanne ist jetzt größer geworden. Die Tageszeitung konnte ich nur mit Lesebrille lesen. Jetzt kann ich das auch eine Zeitlang mit Normalbrille. Resumé: Die Augen sind besser geworden."*

Patientenberichte zur Behandlung mit MRS bei Augenerkrankungen

1. Dank an die Fa. vita.life

• *Patient B.H., 44 a; Diagnose: Chronische Bindehautentzündung (staphylokokkus aureus), schwere generalisierte Neurodermitis, seit drei Jahren ständige schwere Schlafstörungen, heftige Schweißausbrüche tags und nachts. MRS-Therapieerfolg: Nach ca. zwei bis drei Wochen Besserung der Augenentzündung, dann Besserung der Haut: sie wurde blasser, feiner, ist nicht mehr so aufgequollen. Die Schlafstörungen haben sich leicht gebessert, die Schweißausbrüche sind etwas weniger. Nach einem Monat zeigte sich eine kontinuierliche Besserung des Hautzustandes.*

• *Patient J.A., 24 a; Diagnose: Kopfschmerzen, Augenbrennen, Müdigkeit, Appetitlosigkeit. MRS-Therapieerfolg: Besserung in fast allen Bereichen, Appetit wurde angeregt, Magenbeschwerden sind weg, Müdigkeit ist besser; Kopfschmerzen und Augenbrennen besser.*

• *Patient: O.J., 49 a; Diagnose: zitterndes Sehbild, pulsierend, langsam beginnend, immer schneller werdend, Dauer 5 – 15 Sekunden, bei schlechtem Zustand 2x in der Minute. Erstmals vor ca. 4 Jahren hin und wieder, dann schlechter werdend. Laut Spitalsuntersuchung alles in Ordnung. MRS-Therapieerfolg: "Mein Zustand hat sich gleich zu bessern begonnen. Mein zitterndes Sehbild tritt nur mehr selten auf, manche Tage sind ganz beschwerdefrei, nach körperlich schwerer Arbeit zeigte sich wieder eine Verschlechterung, aber nach zwei Tagen Anwendung wieder eine Besserung. Ich bin auch nicht mehr so nervös und bewältige den Arbeitsablauf besser."*

• *Patient, 49 a; Diagnose: Bis heute ungeklärte, regelmäßig wiederkehrende, hochfieberhafte Entzündungen im Körper, im Kopf, im Auge, in Ober- und Unterkiefer, Blase, Hoden, Nieren. Ständige Sehminderung und Reizung, Rötung und Vereiterung der Augen. Mehrere Krankenhausaufenthalte. Plötzlicher Verlust fast aller Zähne (gesunde Zähne). MRS-Therapieerfolg: Entzündungen haben sich keine mehr eingestellt. Auge o.k., kann wieder klar sehen.*

• *Patient G.A., 75 a; Diagnose: Diabetes mellitus, Kataraktenbildung in beiden Augen, schlechte Durchblutung, Einschlafstörungen. MRS-Therapieerfolg: Nach zwei Wochen wesentliche Verbesserung der Durchblutung, er schläft besser, verbesserte Verdauung. Nach fünf Monaten: Zuckerwerte stabil, Wundheilung enorm verbessert. Die Augen müssen nicht mehr operiert werden, da sich die Katarakte zurückgebildet haben. Der Bewegungsapparat ist schmerzfrei.*

Steckbrief MFT: **30-50% guter bis sehr guter Erfolg, abhängig von Art der Erkrankung**

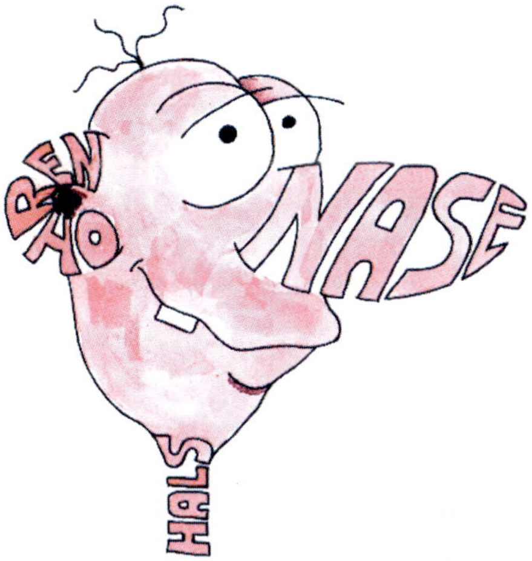

12. Erkrankungen von Nase, Ohr und Rachen

Das Hörorgan besteht aus dem Außenohr, dem Mittelohr und dem Innenohr. Die Ohrmuschel fängt Geräusche ein, leitet sie in den Ohrkanal und durch das Trommelfell ins Mittelohr. Dort setzen die Schallwellen die drei kleinsten Knochen des Körpers (Hammer, Amboß und Steigbügel) in Schwingung. Über die Schneckenflüssigkeit setzt sich die Vibration ins Innenohr fort, wo die Schallwellen in Nervenimpulse umgesetzt werden. Über den Gehörnerv wandern die Impulse dann weiter zum Gehirn. Die Eustachische Röhre im Mittelohr verbindet das Ohr mit dem Nasen-Rachen-Raum. Sie ermöglicht eine Anpassung des Druckes im Ohr an die Umgebung, allerdings können auf diesem Wege auch Krankheitserreger eindringen und das Ohr entzünden. Das sog. Labyrinth im Innenohr gibt Aufschluß über die Position des Körpers. Das Gleichgewichtsorgan registriert Bewegungen des Kopfes und meldet diese dem Gehirn.

Die Nase dient der Atmung und dem Geruchssinn. Sensorische Nervenzellen in der Nase registrieren Gerüche und melden diese über die Riechnerven dem Gehirn. Bei der Wahrnehmung eines Geruches wird der Geschmackssinn verfeinert. Weil der Geruchssinn besser entwickelt ist als der Geschmackssinn, ist bei einer Verkühlung der Nase auch der Geschmackssinn beeinträchtigt (Speisen werden geschmacklos). Als Atmungsorgan befeuchtet die Nase die eingeatmete Luft und reinigt sie von Fremdsubstanzen. Die kleinen Drüsen auf der Innenhaut sondern Schleim ab, der die Wände von Nase und Rachen vor Verletzungen schützt. Der Schleim fängt auch Bakterien, Staub und andere Partikel ab, die in die Nase gelangen. Antikörper im Schleim attackieren krankheitsverursachende Bakterien, und mit Hilfe der feinen Häarchen werden Schmutzpartikel zum Eingang des Rachens transportiert, geschluckt und im Magen vernichtet. In den luftgefüllten Nebenhöhlen befinden sich schleimbildende Drüsen. Es gibt vier Arten von Nebenhöhlen: Stirnbein-, Keilbein-, Siebbein- und Kieferhöhle. Sie dienen der Stimme als Resonanzkörper und erleichtern das Gewicht des Schädels.

Der Rachen verbindet die Rückseite des Mundes und der Nase über die Speiseröhre mit dem Magen sowie den Mund über die Luftröhre mit der Lunge. Im Rachen befinden sich die zwei Mandeln. Als wichtiger Teil des Immunsystems helfen sie, Krankheiten zu vermeiden, indem sie eintretende Bakterien zerstören.

Die enge Verbindung von Nase, Ohr und Rachen erklärt, warum eine Infektion in einem dieser Bereiche oft auf einen anderen übergreift.

12.1. Erkältungen

Eine Erkältungskrankheit wird häufig mit der echten Grippe verwechselt. Schnupfen, Husten und Heiserkeit werden vom Arzt oft als grippaler Infekt bezeichnet, was zu Mißverständnissen führt. Grippe und grippaler Infekt haben nur zwei Dinge gemeinsam: ihre Symptome ähneln sich und beide werden durch Krankheitserreger aus der Familie der Viren verursacht. Ein Erwachsener erkrankt im Durchschnitt zwei- bis viermal im Jahr an einer Erkältung, Kinder sechs- bis achtmal. Kinder sind deshalb anfälliger, weil sie noch nicht so viele Abwehrkörper entwickelt haben. Im Winter ist die Ansteckungsgefahr größer, da Viren sich in geschlossenen Räumen schneller vermehren.

Beim grippalen Infekt kennt man mindestens 350 Virustypen, die diese Infektion auslösen können. Die Viren werden über Tröpfcheninfektion beim Sprechen, Niesen oder Küssen übertragen. Die Inkubationszeit liegt zwischen 48 und 72 Stunden. Es ist wichtig, dem Körper Ruhe zur Erholung zu gönnen. Wird die Erkrankung nicht ausgeheilt, kann eine Zweitkrankheit hinzukommen (z.B. eine Mittelohrentzündung, Nebenhöhlenentzündung, Bronchitis oder Lungenentzündung). Normalerweise dauert eine Erkältung nicht länger als zehn Tage. Über die Dauer eines Schnupfens sagt man: drei Tage kommt er, drei Tage steht er und drei Tage geht er.

Kaum ein Medikament kann die natürliche Dauer einer Erkältung wirkungsvoll beeinflussen, es kann bestenfalls die Symptome abschwächen. Im Prinzip ist bei einer Erkältungskrankheit eine medikamentöse Behandlung gar nicht notwendig. Mit einer natürlichen Ausheilung spart man sich auch das Risiko eventueller Nebenwirkungen. Sehr hohe Mengen Vitamin C haben einen positiven Einfluß auf die Symptomstärke. Beim Schnupfen helfen die alten Hausmittel wie, Sauna oder Wechselbäder. Bei Husten gilt: viel trinken, am besten Tee, (z.B. Eukalyptustee).

Wirkung und richtiger Einsatz des MFT bei Erkältungen: siehe "Grippe" im Kapitel "Infektionserkrankungen"

Therapieformen, die die MFT unterstützen Vitamine und Spurenelemente (Vitamin A, Vitamin C, Zink), Phytotherapeutika (Echinacea, Astragaluswurzel, Blütenpollen, Suma-brasilianisches Ginseng, Ingwer, Knoblauch)

Wissenschaftliche Studien über die Behandlung der Erkältungen mit MFT

- M.R. Scarfi, et al., "Exposure to 100 Hz pulsed magnetic fields increases micronucleus frequency and cell proliferation in human lymphocytes", Bioelectrochem.-Bioenerg. 43/1 (77-81) 1997. - Die experimentellen Untersuchungen dieser Studie zeigen die erhöhte Aktivität der Lymphozyten bei der Abwehr von Entzündungen und beweisen gleichzeitig, daß keine genetischen Schäden entstehen.
- M.B. Mirtskhulava, et al., "The action of an alternating magnetic field on the antiviral protection of cells", Vopr-Kurortol-Fizioter-Lech-Fiz-Kult. 1991 September-October (5): 3-5. - In dieser Studie wird die virusschützende Wirkung des Magnetfeldes untersucht und dokumentiert.
- Weitere Studien: siehe Grippe und andere Infektionskrankheiten

Ärzteberichte über die Therapie von Erkältungen mit MRS

1. Erika Illy, Naturärztin-Psychologin-Gesundheitsberaterin, Schweiz

- *Patientin, 70 a; Diagnose: Seit zehn Jahren ständig krank und kränkelnd, Müdigkeit, Infektanfälligkeit, Diabetes, nicht mehr viel Lebensmut, vereinsamt, große Schmerzen. MRS-Therapieerfolg: Schon nach wenigen Tagen fühlte sich die Patientin viel wohler. Nach zwei Wochen war sie guten Mutes, ihr Zahnarzt hat die Qualität ihres Zahnfleisches gelobt, sie reist wieder gerne und fühlt sich wohl.*

Patientenberichte zur Behandlung mit MRS bei Erkältungen

1. Dank an Frau Verena Singer

- *Patient E.D., 72 a; Diagnose: Asthma bronchiale, Erkältungskrankheiten, Durchblutungsstörungen, Krampfadern, Schulterschmerzen,*

Hüftprobleme. MRS-Therapieerfolg: Die Durchblutungsstörungen haben sich verbessert, die Schulterschmerzen treten nur noch selten auf, die Hüftschmerzen haben sich verbessert, die Erkältungskrankheiten (Schnupfen, Nebenhöhlen) sind weg, diverse Medikamente können jetzt weggelassen werden, die Lungentätigkeit verbesserte sich.

Steckbrief MFT:
90-100% guter bis sehr guter Erfolg

12.2. Gehörsturz

Als Gehörsturz bezeichnet man einen meist plötzlich und aus unbekanntem Grund auftretenden massiven Verlust des Hörvermögens. Manchmal können ein Knall oder andere Ursachen von außen einen Gehörsturz bewirken.

Wirkung und richtiger Einsatz des MRS: siehe "Ohrensausen"

Wissenschaftliche Studien über die Behandlung von Akutem Gehörsturz mit MFT

- Zaslavskii, et al., "Clinical Experience with the Use of Electromagnetic Fields for Treatment of Hypoacusis and Otalgia in Children", Med Tekh (2), 1995, pp. 40-41. - Diese Untersuchungen zeigen den therapeutischen Nutzen der MFT bei Kindern mit akutem Gehörsturz.

Patientenberichte zur Behandlung mit MRS bei Akutem Gehörsturz

1. Dank an Frau Manuela Hörner

- *Patientin, 36 a; Diagnose: "Vor zehn Jahren hatte ich Tinnitus und einen Gehörsturz. Ein halbes Jahr lang bekam ich Infusionen und Medikamente. Vor ein paar Wochen fingen die Symptome wieder an: Ohrenpfeifen, lauter Piepston und auf einer Seite verringertes Hörvermögen". MRS-Therapieerfolg: "Nach dem ersten Tag merkte ich noch keine Veränderung, aber ab dem zweiten Tag empfand ich den Piepston nicht mehr so intensiv und laut. Am vierten Tag war der Piepston weg und mein Hörvermögen auf beiden Ohren wieder gleich gut."*

Steckbrief MFT:
40-50% guter bis sehr guter Erfolg

12.3. Kehlkopfentzündung (Laryngitis)

Bei der Kehlkopfentzündung handelt es sich um eine Entzündung der Schleimhaut des Larynx (Kehlkopfes) im unteren Teil des Rachens. Sie führt zu Heiserkeit und sogar zeitweisem Verlust der Stimme. Die Kehlkopfentzündung wird von einer bakteriellen oder viralen Infektion (Erkältung, Grippe), einer Irritation der Schleimhaut des Kehlkopfes (wie beim Rauchen) oder einer Überbeanspruchung der Stimme hervorgerufen. Chronische oder ständige Laryngitis wird durch Rauchen, Luftverschmutzung, Staub oder Rauch verursacht, kann aber auch aufgrund einer Mandelentzündung, von Tuberkulose, Krebs im Frühstadium oder einer Lähmung der Stimmbänder entstehen. Da es sich bei der

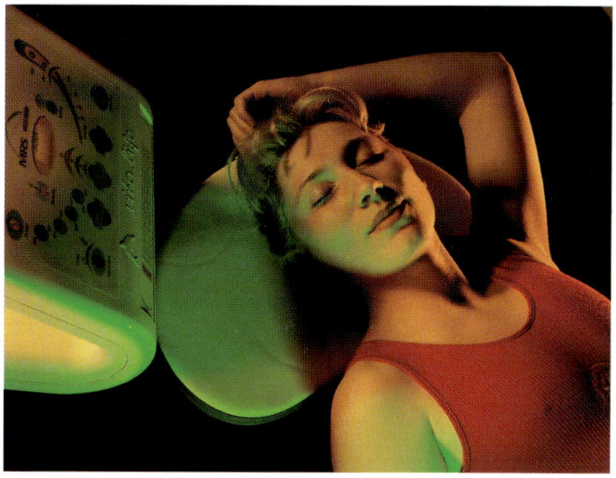

Abb.: Basisbehandlung bei Kehlkopfentzündung

Kehlkopfentzündung oft um eine Folgeerkrankung handelt, sollte immer ein Arzt konsultiert werden. Heiserkeit, Trockenheit und Kratzen im Hals, Stimmverlust, Hustenanfälle und Schmerzen beim Sprechen sind typische Symptome dieser Krankheit. Für kurze Zeit sollte das Sprechen vermieden werden. Schmerzen können mit Rachensprays, Dampfinhalationen oder leichten Analgetika behandelt werden.

Wirkung der Magnetfeldtherapie bei Kehlkopfentzündung: entzündungshemmend, stärkt das Immunsystem, fördert den Schleimauswurf, beschleunigt die Genesung, unterstützend

HNO

Richtiger Einsatz des MRS bei Kehlkopfentzündung

- Ganzkörpermatte: 2x täglich je 8 Minuten: morgens Stufe 50%, abends Stufe 10%
- Kissen oder Stab: 2x täglich je 16 Minuten Stufe 100%, im Halsbereich
- Therapieformen, die die MFT unterstützen: Inhalationen, Echinacea, mit Salbei gurgeln
- Besondere Hinweise zur Anwendung: Viel trinken!
- Hinweise zur Erstreaktion: keine

Wissenschaftliche Studien über die Behandlung der Kehlkopfentzündung mit MFT

- D.I. Tarasov, et al., "Effectiveness of Local Magnetic Field of the Acoustic Frequency in the Treatment of Patients with Acute Inflammatory Diseases of Larynx", Vestn Otorionolaringol, (6), Nov-Dec 1995. 11ff. - Die Ergebnisse dieser Studie dokumentieren, daß die MFT eine effektive Behandlung bei akuten Entzündungen des Kehlkopfes darstellt.
- L.D. Dorogaia, G.R. Uchaikin, "Use of Microwave Resonance Therapy in Complex Treatment of Laryngotracheitis in Children", Pediatriia (1), 1995, pp. 55-57. - In dieser Studie werden Kinder mit einer Kehlkopf- und Luftröhrenentzündung zusätzlich mit MFT behandelt. Die Erkrankungsdauer zeigt sich als wesentlich verkürzt.

HNO

Ärzteberichte über die Therapie von Kehlkopfentzündung mit MRS

1. Dr. med. Christoph Scherer/Dr. med. univ. Christian Thuile, Zentrum für Energiemedizin, 1080 Wien, Breitenfeldergasse 10, Tel. 0043/1/40 666 00

- *Patient L.L., 56 a; Diagnose: starker Raucher, chronische Kehlkopfentzündung mit teilweiser Lähmung der Stimmbänder. MRS-Therapieerfolg: nach sechs Monaten Besserung der gesamten Situation. Die Stimme ist wieder wie früher.*

Patientenberichte zur Behandlung mit MRS bei Kehlkopfentzündung

1. Dank an die Fa. vita.life

- *M.I., 44 a; Diagnose: "Ich leide an einer chronischen Kehlkopfentzündung, meine Stimme ist schwach und klingt immer belegt". MRS-Therapieerfolg: "Zunächst mußte ich dauernd braungelben Schleim abhusten, nach 3-4 Wochen hatte ich aber zum ersten Mal seit langem das Gefühl, meine Stimme würde besser. Heute fühle ich mich wohl und kann wieder ohne Heiserkeit sprechen."*

Steckbrief MFT:

60% guter bis sehr guter Erfolg

12.4. Nasenbluten

Nasenbluten wird verursacht durch einen Bruch eines Blutgefäßes an der Innenhaut der Nase. Eine medizinische Behandlung ist selten nötig. In einzelnen Fällen ist Nasenbluten ein Zeichen für eine schwere Krankheit. Eine Verletzung der Nase, über lange Zeit trockene Atemluft, wiederholtes Blasen oder Säubern der Nase, Tumore, ein hoher Blutdruck oder andere Blutkrankheiten können Nasenbluten hervorrufen. Hält das Nasenbluten länger an oder tritt es regelmäßig auf, sollte ein Arzt konsultiert werden. Mögliche Abhilfen sind: Aufsetzen oder Vorlehnen, Zuhalten der Nase für fünf Minuten, Auflegen von kalten Packungen auf die Nasenbrücke (ca. 15 Minuten). Wird Nasenbluten durch trockene Luft verursacht, hilft ein Luftbefeuchter. Kommt es beim Schneuzen zu Blutungen, sollte man immer ein Nasenloch zuhalten und nur durch das andere blasen. Wenn eine Infektionskrankheit die Ursache ist, hilft ein gefäßabschwellendes Mittel. Bei hohem Blutdruck, Herzkrankheiten, Diabetes und Schilddrüsenerkrankungen sollte unbedingt die Grundkrankheit behandelt werden.

Wirkung der Magnetfeldtherapie bei Nasen-bluten: Der Wirkmechanismus ist bisher noch nicht geklärt, möglicherweise ist die harmonisierende Wirkung auf das vegetative Nervensystem ausschlaggebend.

Richtiger Einsatz des MRS

- Kissen oder Stab: 3x täglich je 8 Minuten Stufe 100%, bei zurückgebeugtem Haupt, Stab seitlich der Nasenflügel an der Wurzel
- Besondere Hinweise zur Anwendung: Die

MFT ist keine Behandlungsmethode für akutes, heftiges Nasenbluten. Sie wirkt regulierend bei chronischem Nasenbluten.

- Hinweise zur Erstreaktion: keine

Patientenberichte zur Behandlung mit MRS bei Nasenbluten

1. Dank an Herrn Felix Sachs

- *Patient, 54 a; Diagnose: "Ein ganz seltenes Nasenbluten in der Kindheit hatte sich ab dem Alter von ca. 20 Jahren allmählich zu einem chronischen Leiden entwickelt; praktisch verging kein Tag mehr ohne zwei- bis dreimaliges Nasenbluten links und rechts. Ich hatte so ziemlich alles versucht, um es wegzukriegen: verschiedene Nasensalben, Homöopathika, elektrische Koagulation der schwachen Blutgefäße an der Naseninnenwand – ohne jeden Erfolg". Herzrhythmusstörungen, Seitenstechen beim Laufen. MRS-Therapieerfolg: "Nach einem halben Jahr Anwendung besserte sich das Nasenbluten, anfangs nur rechts, inzwischen ist auch die linke Seite auf dem Weg der Besserung. Wenn ich das MRS vor dem Laufen (2,3 km in 16-17 min auf Rundstrecke mit Steigung) einsetze, verspüre ich kein Seitenstechen". - Beseitigung einer aperiodischen, medizinisch unauffälligen (ohne Befund bei EKG) und nicht geklärten Herzrhythmusstörung.*

Steckbrief MFT: **70% guter bis sehr guter Erfolg bei chronischem Nasenbluten**

12.5. Nebenhöhlenentzündung (Sinusitis)

Bei einer akuten Nebenhöhlenentzündung sind eine oder mehrere Nebenhöhlen meist bakteriell entzündet. Erwachsene sind öfter betroffen als Kinder, Raucher mehr als Nicht-Raucher.

Die Nebenhöhlen sind mit Luft gefüllte Hohlräume, die mit der Nase verbunden sind. Ihre Innenwände sind mit Schleimhäuten ausgekleidet. Es gibt vier paarige Nebenhöhlen: die Stirnhöhle, Keilbeinhöhle, Siebbeinhöhle und die Kieferhöhle. Sie werden durch Schleim, der über die Nase abgeführt wird, gereinigt. Sind die Nebenhöhlen für einige Zeit verstopft, wie z.B. bei einer Verkühlung, kann der Schleim nicht abgeführt werden. Die Folge: Keime können sich schnell vermehren, und es droht eine Infektion.

Bei einer chronischen Entzündung sind eine oder mehrere Höhlen mit einer Flüssigkeit gefüllt, die nicht ordnungsgemäß abfließen kann; dies kann für Monate oder Jahre anhalten. Das normale Abfließen von Schleim kann durch Erkältungen, eine Grippe, verschiedene Impfungen, eine abnormale Form der Gesichtsknochen, Allergien oder Abszesse in den Zähnen behindert werden. Langanhaltende Nebenhöhlenentzündungen können zu schweren Krankheiten führen (mit Ausbreitung auf Gehirn oder Knochen). Charakteristisch

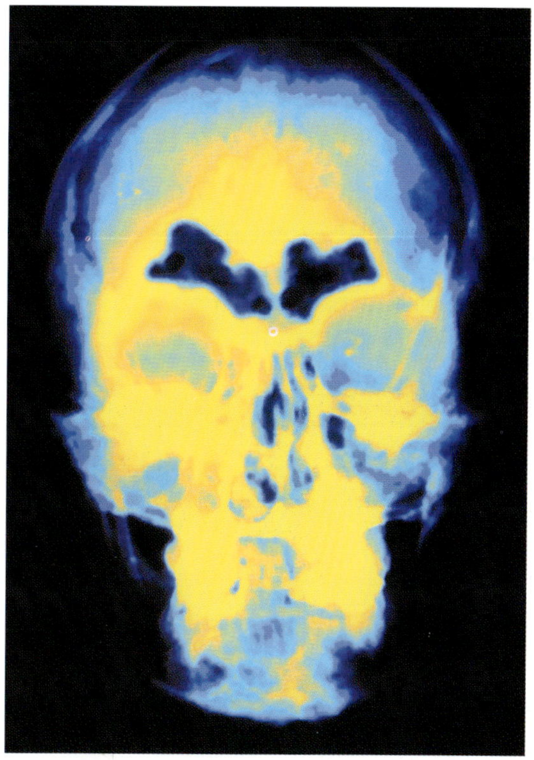

Abb.: Sinusitis

sind eine Empfindlichkeit sowie Schmerzen über der entzündeten Höhle. Begleiterscheinungen sind Kopfschmerzen, leichtes Fieber, Frösteln, Nasenverstopfungen und ein eitriger Ausfluß aus der Nase.

Ein Arzt erkennt die Krankheit normalerweise aufgrund der Symptombeschreibung und der empfindlichen Stelle über der betroffenen Höhle. Ein Röntgenbild bringt definitive Sicherheit. Ein Abfluß wird vorgenommen, und die Bakterien, die die Infektion verursachen, werden medikamentös bekämpft (Antibiotika). Abschwellende Mittel, heiße Kompressionen und trockene Hitze unterstützen die Heilung. In schweren Fällen werden Schmerztabletten verschrieben. Manchmal müssen abnormale Knochen repariert und ein Nasenpolyp oder infiziertes Gewebe operativ entfernt werden.

Wirkung der Magnetfeldtherapie bei Nebenhöhlenentzündungen: entzündungshemmend, abschwellend, stärkt die Zellen gegen Viren, aktiviert das Immunsystem, fördert die Durchblutung und die Nasenreinigung.

Richtiger Einsatz des MRS bei Nebenhöhlenentzündungen

• Ganzkörpermatte: 2x täglich je 8 Minuten: morgens Stufe 50%, abends Stufe 10%

• Kissen oder Stab: 2-3x täglich je 8-16 Minuten Stufe 100-150%, Stab links und rechts der Nasenflügel bzw. an der Nasenwurzel bei Stirnhöhlenentzündungen.

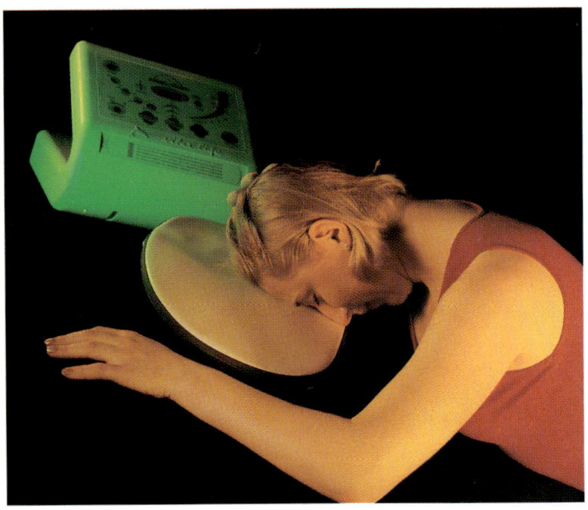

Abb.: Basisbehandlung bei Nebenhöhlenentzündung

• Therapieformen, die die MFT unterstützen: immunstimulierende und die Nasenschleimhaut abschwellende Substanzen, Inhalation

• Hinweise zur Erstreaktion: Als erste Reaktion findet man manchmal eine stark laufende Nase. Dies gehört zum Reinigungs- und Heilungsprozeß.

Wissenschaftliche Studien über die Behandlung der Nebenhöhlenentzündungen mit MFT

• M.P. Nikolaev, et al., "The Clinico-Immunological Assessment of the Efficacy of Magnetic-laser Therapy in Patients with Chronic Maxillary Sinusitis", Vestn Otorinolargingol (2), March-April 1994, pp. 27-31. - Diese Studie zeigt, daß eine beidseitige Anwendung von Magnetfeldern im Bereich der Nebenhöhlen zu einer deutlichen Erleichterung bei chronischer Nebenhöhlenentzündung führt.

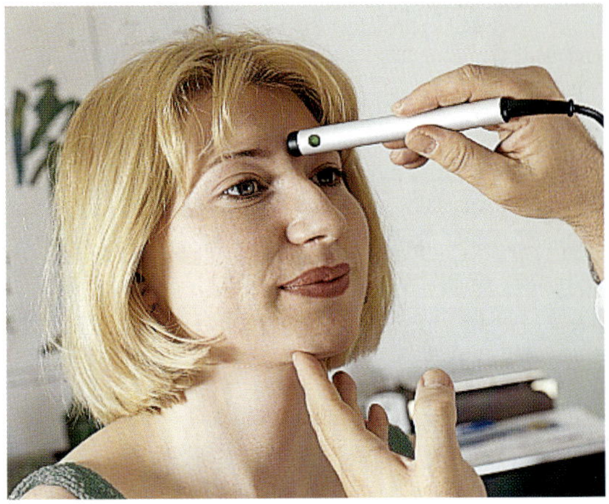

Abb.: Lokale Behandlung bei Sinusitis mit Stab

• J. Jerabek, "Pulsed Magnetotherapy in Czechoslovakia – A Review", Rev Environ Health, 10(2), April-June 1994, pp. 127-134. - In diesem Artikel gibt der Autor einen Überblick über die Einsatzmöglichkeiten der MFT, die sich aus den Erfahrungen der letzten zehn Jahre in den Kliniken der Tschechoslowakei ergeben haben, u.a. ist bei den besten Therapieerfolgen auch die Sinusitis (Nebenhöhlenentzündung) angeführt.

Ärzteberichte über die Therapie von Nebenhöhlenentzündungen mit MRS

1. Dr. med. Maximilian Tanil, Prakt. Arzt, Graz

• *Patient K.F., 49 a; Diagnose: Der Patient litt seit ca. 15 Jahren an chronisch rezidivierenden Sinusitiden, d.h. immer wieder auftretenden Entzündungen im Bereich der Nasennebenhöhlen - häufige Antibiotikagabe. Solche Episoden traten 3-4 mal im Jahr auf. Therapieversuche auf alternativen Wegen, insbesondere homöopathische Maßnahmen haben nur kurz-*

zeitig eine Besserung gebracht. Der Patient litt weiterhin an Entzündungen der oberen Luftwege und hatte fast täglich Kopfschmerzen mit Druck in der Stirngegend. MRS-Therapieerfolg: Nach zweimonatiger Behandlungsdauer verspürt der Patient weniger Kopfschmerzen und keinen Druck mehr in der Stirnregion. Bis auf den heutigen Tag hatte er keine Sinusitis mehr.

• *Patient U.P., 7 a; Diagnose: Beginnende Stirnhölenentzündung. MRS-Therapieerfolg: Die beginnenden Schmerzen waren nach zwei Tagen weg, vermutlich ist auch die Entzündung zurückgegangen.*

Patientenberichte zur Behandlung mit MRS bei Nebenhöhlenentzündungen

1. Dank an die Fa. vita.life

• *Patient R.S. 43 a; Diagnose: Nasennebenhöhlenentzündung, Ischialgie, Schlaflosigkeit. MRS-Therapieerfolg: "Die Schmerzen wurden erträglicher, nach zwei Wochen verbesserte sich die Schlaflosigkeit und die Nasenhöhlen wurden frei."*

• *Patient M.P., 83 a; Diagnose: Immunsystemschwäche, Schlafstörungen, chronische Sinusitis, Zysten im Kiefer, Rauschen im linken Ohr und seit 33 Jahren kein Geruchssinn mehr, bis vor zwei Jahren Bronchial-Asthma. MRS-Therapieerfolg: keine Sinusitis mehr, deutliche Verbesserung des gesamten Gesundheitszustandes, besserer Schlaf, Gehen ohne Hinken und ohne Stock, die allgemeine Beweglichkeit hat sich verbessert.*

2. Dank an Herrn Georg Koller

• *Patient H.R., 40 a; Diagnose: Stirnhöhleneiterung. MRS-Therapieerfolg: "Ich verbringe nun den zweiten Winter ohne grippalen Infekt und ohne Stirnhöhlenprobleme."*

3. Dank an Herrn Gerald Pfann

• *Patient J.K., 71 a; Diagnose: Entzündung der Stirnhöhle. MRS-Therapieerfolg: Nach zehn Tagen beschwerdefrei.*

Steckbrief MFT:
70-75% guter bis sehr guter Erfolg

12.6. Ohrenschmerzen

Das Ohr kann sich im inneren, mittleren und äußeren Teil entzünden. Die häufigste Entzündung betrifft das Mittelohr. Betroffen sind hauptsächlich Kinder. Bekommen sie in ihrem ersten Lebensjahr eine Mittelohrentzündung, sind sie später für chronische Beschwerden anfälliger. Die Innenohrentzündung kann schwerwiegende Folgen haben, ist aber eher selten und entsteht meistens aus einer Mittelohrentzündung. Bei der Außenohrentzündung handelt es sich um eine Hautentzündung an der sichtbaren Muschel und dem äußeren Gehörgang. Sie ist meist harmlos und kann durch Hygienemaßnahmen oder mit Antibiotika behandelt werden.

Eine Mittelohrenzündung wird durch Viren oder Bakterien verursacht, die über die Nase oder den Rachen ins Ohr gelangen. Es kommt zu starken Ohrenschmerzen, eventuell zu Fieber (bei Kindern bis 40,5 °C, bei Erwachsenen bis 39°C), Gehörverlust, Müdigkeit, Übelkeit, Erbrechen und einer Halsentzündung. Wenn aufgrund des Druckes im Ohr das Trommelfell einreißt, können Blut oder Eiter abfließen. Die Schmerzen verschwinden dann innerhalb von Stunden oder Tagen. Eine Mittelohrentzündung heilt zwar relativ schnell ab, aber Komplikationen, wie zeitweiser oder dauerhafter Gehörverlust oder sogar eine Hirnhautentzündung, sind dennoch nicht auszuschließen. Mit einem Antibiotikum, oft in Form von Penicillin, kann eine Mittelohrentzündung gut bekämpft werden. Wenn das Trommelfell schmerzt, muß das Außenohr sauber gehalten werden, um eine Ausbreitung der Infektion zu vermeiden.

Wirkung der Magnetfeldtherapie bei Ohren-schmerzen: entzündungshemmend, schmerz-stillend, durchblutungsfördernd, stärkt das Immunsystem.

Richtiger Einsatz des MRS bei Ohrenschmerzen

• Ganzkörpermatte: 1-2x täglich je 8 Minuten: morgens Stufe 50%, abends Stufe 10%

• Kissen oder Stab (hinter und vor der Ohrmuschel): 2x täglich je 16 Minuten Stufe 100-150%

• Therapieformen, die die MFT unterstützen: Umschläge mit Zwiebeln

• Besondere Hinweise zur Anwendung: Die MFT ist keine Behandlung für die akute Entzündung.

• Hinweise zur Erstreaktion: Bei 1-3% kann eine kurzfristige Schmerzzunahme auftreten.

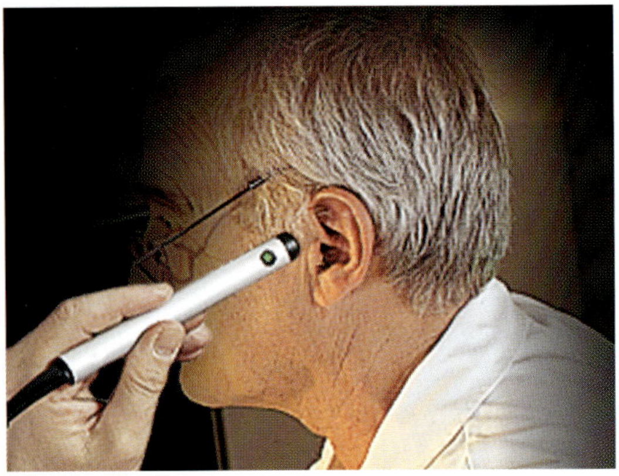

Abb.: Lokale Behandlung bei Ohrenschmerzen

Wissenschaftliche Studien über die Behandlung der Ohrenschmerzen mit MFT

• V.V. Sunstov, "Treatment of Acute Diffuse Otitis Externa by Low-Frequency Magnetic Fields", Vestn Otorinolaringol, 6, 1991, pp. 35-38. - Diese Studie zeigt die Möglichkeiten pulsierender Magnetfelder in der kombinierten Behandlung mit konventionellen Therapiemaßnahmen bei Entzündungen am äußeren Gehörgang. Die Gruppe mit unterstützender MFT erholte sich wesentlich rascher.

HNO

Patientenberichte zur Behandlung mit MRS bei Ohrenschmerzen

1. Dank an die Fa. vita.life

• *Patientin V.S., 50 a; Diagnose: hartnäckige, chronische Mittelohrentzündung mit dauerndem Antibiotika-Einsatz seit fünf Jahren, das letzte Mal im Sommer 1996. MRS-Therapieerfolg: "Ich habe seither keine Beschwerden mehr an meinen Ohren, komme ohne Medikamente aus und höre wieder besser."*

Steckbrief MFT:
70% guter bis sehr guter Erfolg

12.7. Ohrensausen – Tinnitus

Die Ursache für Tinnitus ist bisher unbekannt, möglicherweise spielen Durchblutungsstörungen eine Rolle. Typisch für den Tinnitus ist das quälende Sausen in den Ohren, das dauernd, periodisch oder spontan auch in der ruhigsten Umgebung auftreten kann. Obwohl es sich beim Ohrensausen um keine bedrohliche Erkrankung handelt, kann sie die Lebensqualität der Betroffenen enorm einschränken. Es gibt keine gerichtete Therapie gegen Tinnitus, die dauerhaften Erfolg bringen kann.

Wirkung der Magnetfeldtherapie bei Ohren-sausen: unterstützend, durchblutungsfördernd, muskelentspannend, stimuliert die Nervenzellen im Innenohr, wirkt auf das Vegetativum.

Richtiger Einsatz des MRS bei Ohrensausen

• Ganzkörpermatte: 2x täglich je 8 Minuten: morgens Stufe 50%, abends Stufe 10%

• Kissen im Nacken: 1x täglich 8 Minuten Stufe 50%

• Stab (am "Tor des Ohres", d.h. in der Hautgrube am Ansatz der Ohrmuschel): 2-3x täglich je 16 Minuten Stufe 150% (einschleichend von 10%)

• Hinweise zur Erstreaktion: In 1-3% der Fälle kann es für einige Tage zu einer Intensivierung des Ohrenrauschens kommen. Einschleichen!

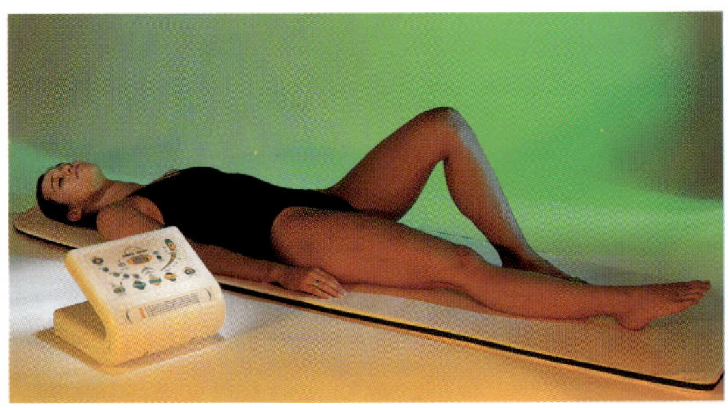

Abb.: Basisbehandlung bei Tinnitus

Wissenschaftliche Studien über die Behandlung des Ohrensausen mit MFT: siehe Kapitel "Erkrankungen des Nervensystems"

Ärzteberichte über die Therapie von Ohrensausen mit MRS

1. Dr. med Spitler-Seifert

• Patient R., 54 a; Diagnose: Seit fünf Jahren starke Kieferneuralgie und starkes Ohrensausen. MRS-Therapieerfolg: Nach der MF-Anwendung war der Patient fast schmerzfrei. Das Ohrensausen war verschwunden, das Allgemeinbefinden sehr gut.

2. Gesundheitszentrum Wolfgang Kropshofer, Dr. der Chiropraktik, 1180 Wien, Alserstraße 43/8b

• Patientin A.H., 64 a; Diagnose: Tinnitus seit 30 Jahren. MRS-Therapieerfolg: Nach einigen Behandlungen ist die Patientin nahezu ohne Tinnitusbeschwerden. Nach einer zweimonatigen, intensiven Therapie ist sie frei von Ohrensausen.

3. Thomas Drach, Heilpraktiker

• Patient; Diagnose: Tinnitus. MRS-Therapieerfolg: Nach der zweiten Behandlung sind die Ohrengeräusche kurzzeitig verschwunden. Die Therapie dauert zur Zeit noch an.

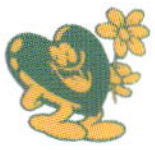

Patientenberichte zur Behandlung mit MRS bei Ohrensausen

1. Dank an Herrn Mag. Silvester Neidhardt

• Patient A.D., 57 a; Diagnose: Durchschlafstörungen, Ohrensausen, Unruhe, Nervosität. MRS-Therapieerfolg: "Nach 4-5 Wochen konnte ich erstmals wieder durchschlafen, war ausgeglichener, das Ohrensausen war geringer. Ich gab das Gerät nach drei Monaten zurück, da ich die Besserung nicht auf die MFT zurückführte. Kurz darauf kamen die ursprünglichen Beschwerden wieder. Das MRS brachte wieder Erleichterung."

• Patient N.K., 33 a; Diagnose: Tinnitus mit cerebralen Microzirkulationsstörungen. MRS-Therapieerfolg: 1.Woche: die Muskelverspannungen bessern sich, der Patient fühlt sich frischer und verspürt kein Ohrensausen mehr.

• Patientin M.P., 53 a; Diagnose: Rauschen im linken Ohr und seit 33 Jahren keinen Geruchssinn mehr. MRS-Therapieerfolg: Das Rauschen ist nach neun Wochen vergangen und bis heute (14 Monate später) nicht wieder aufgetreten.

• Patientin R.C., 34 a; Diagnose: "Vor acht Jahren begann mein Tinnitus: Ohrpfeifen und ein lauter Piepston begleiten mich durch den Alltag, beruflich ist es besonders belastend". MRS-Therapieerfolg: "Der Piepston ist nicht mehr so intensiv und laut, das Ohrensausen war nach zwei Wochen komplett verschwunden."

2. Dank an Herrn Reinhard Schlag

• Patientin K.; Diagnose: seit Jahren Tinnitus aurium. Starke, ständige Ohrengeräusche machen der Patientin schwer zu schaffen. Schlafstörungen bereiten ihr Probleme. MRS-Therapieerfolg: Nach zwei Wochen zeigte sich eine deutliche Verbesserung des Tinnitus aurium (Geräusche sind nicht mehr dauernd vorhanden, auch nicht in der vorigen Intensität), die Schlafstörungen sind verschwunden.

3. Dank an Frau Doris Paunger

• Patient R.H., 75 a; Diagnose: Tinnitus und starke Abnützungen im Schulter- und Knie-Bereich. MRS-Therapieerfolg: nach bereits 14 Tagen Anwendung wesentliche Besserung der Beschwerden im Schulter- und Kniebereich, das Ohrensausen hat sich gebessert. Das Allgemeinbefinden ist sehr gut.

4. Dank an Frau Karin Grünhagen

• Patientin M.E., 19 a; Diagnose: Tinnitus seit 3 Jahren. MRS-Therapieerfolg: Nach 1 Jahr Therapie zeigt sich eine Verbesserung um 50%. Sie schläft besser, ist aufnahmefähiger und fröhlicher. Zusätzlich nimmt sie Nahrungsergänzungsmittel. Sie selbst sieht die Sache positiv: "Bald ist es ganz weg."

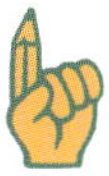

Steckbrief MFT:
30-40% guter bis sehr guter Erfolg

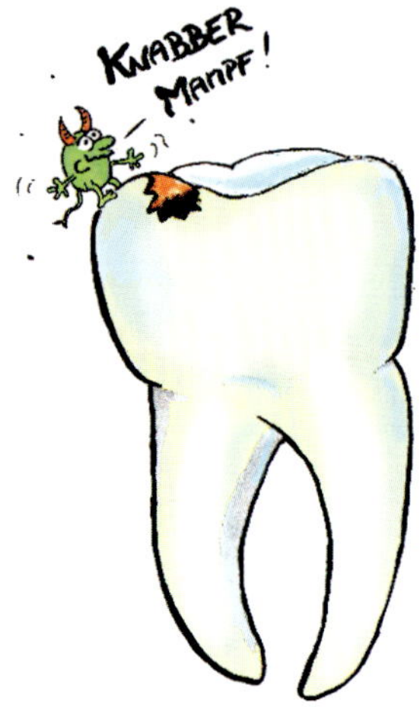

13. Erkrankungen von Zahn und Kiefer

13.1. Parodontitis – Zahnfleischentzündung

Unter Parodontitis versteht man eine entzündlich, fortschreitende Rückbildung des Zahnfleisches und der Knochen um den Zahn. Man geht davon aus, daß Parodontitis mit einer Ansammlung von Bakterien und Speiseresten zwischen Zahn und Zahnfleisch beginnt. Die Bakterien erzeugen Toxine (Gift), die dafür verantwortlich sind, daß das Gewebe anschwillt, blutet und zurückgeht. Dem Ausbruch der Entzündung folgt eine Eiterbildung in den Zahntaschen, die entstehen, wenn sich das Zahnfleisch vom Knochen und Zahn zurückzieht. In der Folge kommt es zu einer Schwächung der Fasern und einer Zerstörung des Knochens, die den Zahn halten. Schreitet die Krankheit fort, lockert sich der Zahn und fällt aus. Das entzündete Gewebe wird rot, schwillt leicht an, wird druckempfindlich und beginnt leicht zu bluten. Sobald sich Eiter um den Zahn ansammelt, signalisiert das ein Fortschreiten der Parodontitis. Wird es nicht entfernt, kommt es zu starken Schmerzen und Schwellungen. Sorgfältige Mund- und Zahnhygiene kann helfen, daß sich die Parodontitis nicht verstärkt und sich die Zahnfleischprobleme verringern. Im Idealfall wird der Mund nach jeder Mahlzeit gereinigt. Zahnärzte empfehlen eine weiche Zahnbürste sowie Zahnseide und –spülung, um die Zahnzwischenräume zu reinigen. In fortgeschrittenen Fällen leert der Zahnarzt die Zahntaschen und verschreibt antiseptische Mittel zur Abtötung der Bakterien.

Wirkung der Magnetfeldtherapie in der Zahn- und Kieferheilkunde:

schmerzstillend, durchblutungsfördernd, entspannend (Kaumuskulatur), abschwellend, festigt das Zahnfleisch und die Zahnaufhängung, verhindert den Kieferknochenabbau am Kiefer, rascherer Verschluß der Zahnfleischtaschen, rascherer Wundverschluß vor und nach Zahnextraktionen, bei unspezifischen Zahn- und Kieferschmerzen, bei chronischen Nasennebenhöhlenentzündungen, idiopathischen Trigeminusneuralgien, zur Herdbehandlung im Ober- und Unterkiefer und neuerdings, aufgrund aktueller Studienergebnisse, auch als unterstützende Therapie bei der Behandlung von Parodontose (Zahnfleischschwund).

Die Infektionsrate kann niedrig gehalten werden. Bei Capsulitis am Kiefergelenk, im speziellen auch bei Kompressionen, rasche und schnelle Hilfe durch MFT. Zur Beruhigung vor der Behandlung - durch die verminderte

Angst können Betäubungsmittel eingespart werden.

Richtiger Einsatz des MRS bei der Zahn- und Kieferheilkunde

• Kissen: 3-4x täglich je 8-16 Minuten Stufe 100-200%

• Stab: 3-5x täglich je 16 Minuten Stufe sensitiv bis 25%, an den Kiefergelenken sowie außen am Zahnfleisch mit kreisenden Bewegungen über dem gesamten Kieferbereich bzw. dem Krankheitsherd

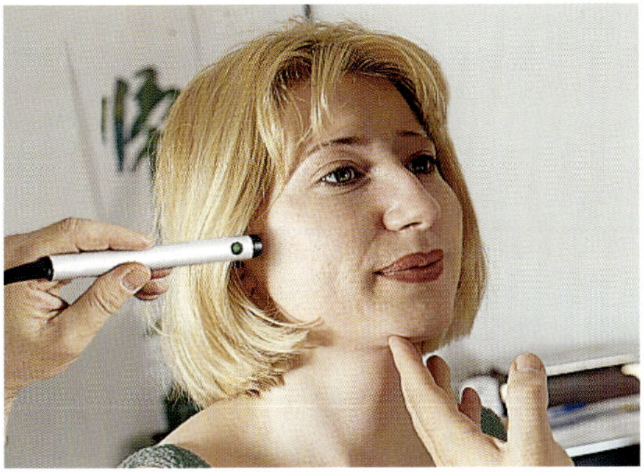

Abb.: Lokale Behandlung des Kiefers mit Stab

• Therapieformen, die die MFT unterstützen: Kinesiologie, Phytotherapeutika (Traubenkernextrakt).

• Besondere Hinweise zur Anwendung: Eine Trigeminusneuralgie kann mit Zahnschmerzen verwechselt werden, verträgt aber keine Berührung. Vorsicht, Abstand halten!

• Hinweise zur Erstreaktion: keine

Wissenschaftliche Studien über die Behandlung von Zahn- und Kiefererkrankungen mit MFT

• Zur Zeit laufen in Zusammenarbeit mit Dr. med. Meierhöfer in Roth (D) umfangreiche Studien mit MRS auf dem Gebiet der Kiefergelenkssperren. Seine ersten positiven Ergebnisse präsentierte Dr. Meierhöfer bereits am Internationalen Kongreß für Energiemedizin 1998 in Seefeld in Tirol.

• D. Zaffe, et al., "PEMFS Improve Bone Adaptation in Orthodentically Treated Rabbits", Second World Congress for Electricity and Magnetism in Biology and Medicine, 8-13 June 1997, Bologna, Italy. - Diese Untersuchung zeigt, daß die MFT imstande ist, die Knochenbildung bei kieferorthopädischen Problemen therapeutisch zu beeinflussen.

• M.A. Darendeliler, et al., "Light Maxillary Expansion Forces with the Magnetic Expansion Device. A Preliminary Investigation", European Journal of Orthod, 16(6), December 1994, pp. 479-490. - Diese in einer der anerkanntesten medizinischen Fachzeitschriften publizierte Studie zeigt die Möglichkeiten der MFT bei kieferorthopädischen Regulationsmaßnahmen.

• A.A. Kunin, et al., "Magnetolaser Therapy in Complex Treatment of Periodontal Diseases", Fiz Med, 4 (1-2), 1994, pp. 103-104.- Diese Studie zeigt die Einsatzmöglichkeiten der MFT bei Erkrankungen des zahnumgebenden Gewebes.

• F.G. Sander, A. Wichelhaus, "Can Magnets or Additional Intermaxillary Forces Improve the Mode of Action of Jumping-the-bite Plates?", Fortschr Kieferorthop, 55(6), December 1994, pp. 279-289.

• V.E. Kriokshina, et al., "Use of Micromagnets in Stomatology", Magnitolgiia (1), 1991, pp. 17-20. - Diese placebokontrollierte Studie untersucht den Effekt von schwachen Magnetfeldern in der Behandlung von periodontalen Erkrankungen, v.a. von Entzündungen des Zahnfleisches. Die Patienten werden über vier Wochen behandelt. Die Ergebnisse weisen auf einen komplikationslosen Verlauf, insb. auf geringere Schmerzen bei der mit MFT behandelten Gruppe gegenüber der Kontrollgruppe.

• T. Satake, et al., "Effect of Pulsed Electromagnetic Fields (PEMF) on Human Periodontal Ligament in Vitro. Alterations of Intracellular Ca2+",Department of Oral Biochemistry, Kantawa Dental College, Kanagawa Shigaku 1990 March 24(4): 735-742. - Diese Studie gibt eine wissenschaftlich fundierte Grundlage zum Einsatz der MFT im Bereich der Zahnmedizin. Dabei spielen mechanische Kräfte der Zahnbewegungen, die biologische Anwort des periodontalen Gewebes und die darauf einwirkenden Kräfte eine entscheidende Rolle. Man konnte beobachten, daß pulsierende elektromagnetische Felder die Calziumkonzentration in den periodontalen Bindegewebszellen erhöhen können, ähnlich den Osteoplasten.

- L.C. Thodes, "The Adjunctive Utilization of Diapulse Therapy (Pulsed High Peak Power Electromagnetic Energy) in Accelerating Tissue Healing in Oral Surgery", Q National Dental Association, 40(1), pp. 4-11. - Diese kontrollierte Studie zeigt die Effekte einer unterstützenden, elektromagnetischen Behandlung nach kieferchirurgischen Eingriffen. Die Studienergebnisse können beweisen, daß die Therapie hilft, eine raschere Heilung bei mit Magnetfeld behandelten Patienten zu erzielen.

- Chr. Hermann, "Der Einfluß des Elektromagnetfeldes auf die kieferorthopädische Behandlung". Deutsche Zeitschrift für Biologische Zahn-Medizin. - Die Anwendung von pulsierenden Magnetfeldern in der Kieferorthopädie eröffnet über den Einfluß auf die Stoffwechseldynamik neue Möglichkeiten in der Behandlung. Beweisende Messungen liegen vor.

Ärzteberichte über die Therapie von Zahn- und Kiefererkrankungen mit MRS

1. Dr. med. Rudolf Meierhöfer, Zahnarzt in Roth

• *Patient, 12 a; Diagnose: Sturz von Fahrrad nach einem Zusammenstoß mit Auto, Sturz auf Kinn: Retrusion der Gelenksköpfe in die bilaminäre Zone mit Hämatombildung. Die Mundöffnung war auf knapp 30 mm eingeschränkt, die Öffnungsbewegung sehr schmerzhaft, ebenso die Palpation des Kiefergelenks von lateral und dorsal. Besonders druckempfindlich sind die musculi Pterygoidei Laterales. MRS-Therapieerfolg: Nach der ersten Behandlung zeigte sich bereits eine leichte Schmerzreduktion, Mundöffnung 33 mm. Am nächsten Tag: Mundöffnung 31 mm vor, 36 mm nach der Magnetfeldtherapie, deutlich reduzierte Schmerzempfindung. Am 3. Tag: 35 mm Mundöffnung vor, 40 mm nach MRS, nur mehr geringe Schmerzen. Am 4. Tag: Mundöffnung bereits 43 mm ohne jeden Schmerz und keine Bewegungseinschränkung mehr.*

ZAHN-KIEFER

2. Dr. med. Wolfgang G. Weise, Privat-Arztpraxis-Akupunktur-Aurekulomedizin, Stoißberg

• *Patientin B.W., 42 a; Diagnose: Als Nebenbefund zu Störungen im Bewegungsapparat zeigte sich eine langjährige Rhinokonjunktivitis saisonalis bei Amalgambelastung. MRS-Therapieverlauf: Nach zehn Tagen mit MRS erfolgte eine kontrollierte Mercuriusausleitung. Nach der Behandlung zeigten sich kaum noch Beschwerden im Kniegelenk. Auch größere Bergwanderungen konnten problemlos bewältigt werden. Die allergische Diathese verbesserte sich.*

3. Dr. med. univ. Klaus Ortner, Zahnarzt, Deutschlandsberg

• *Patient O.P.; Diagnose: Dolor nach Extraktion. MRS-Therapieerfolg: nach vier Tagen beschwerdefrei.*

• *Patient H.F.; Diagnose: Dolor post nach operativer Entfernung des Achters, starke Schmerzen. MRS-Therapieerfolg: Besserung.*

4. Dr. med. Michael Hirtz, Pürrlingen

• *"Ich habe gerade bei chronischen und langwierigen Heilverläufen die MFT aus Interesse am Neuen eingesetzt. Bisher habe ich dolor post-Behandlungen und Nachbehandlungen nach einem chirurgischen Eingriff mit MFT behandelt. Im Falle von dolor post-Behandlungen konnte der schmerzhafte und verzögerte Heilverlauf nach meinem subjektiven Empfinden deutlich gebessert werden. Ebenso konnte ich postoperativ, z.B. nach einer Weißheitszahnentfernung, einen deutlich besseren Heilverlauf und geringe Ödembildung beobachten."*

5. Dr. med. Gernot Riedl, Facharzt für Zahn-Mund-Kieferheilkunde, Graz

• *"Ein hervorragender Bereich für die Anwendung der Magnetfeldtherapie in der zahnärztlichen Praxis ist der Einsatz vor und nach einem chirurgischen Eingriff. Man kommt mit weniger Anästhesiemitteln aus, die Schmerzen sind während des Eingriffes und danach geringer. Weitere erfolgreiche Anwendungsmöglichkeiten sind bei Kiefergelenksbeschwerden, Eiterherden und pulpitischen Beschwerden. Außerdem sind eventuell postoperative Komplikationen wesentlich reduziert."*

6. Zahnärztliche Gemeinschaftspraxis
Dr. med. Jacqueline und Erasmus Nitz,
Wallersdorf

• *Patientin 44 a; Diagnose: Chronische Entzündung, Apex am Zahn 35. Befund: der Zahn 35 zeigt im Röntgenbild eine apikale Aufhellung, der Vitalitätstest ist negativ, vestibulär ist eine harte Vorwölbung in Kirschkerngröße zu sehen, nach Inzision ist keine Pusentleerung erfolgt. Therapie: Aufbereitung des Wurzelkanals am Zahn 35, warme Wechselspülung sowie medikamentöse Einlage und provisorischer Verschluß, zusätzlich mußte ein gut knochengängiges Antibiotikum verabreicht werden. MRS-Therapieerfolg: völlige Schmerzfreiheit und deutlicher Rückgang der Schwellung. Nun konnte der Zahn mit einer Wurzelfüllung und einer definitiven Füllung fest verschlossen werden.*

7. Dr. med. Ulrich Klaubert, HNO-Arzt, Lübeck

• *Patient U.K.; Diagnose: Schmerzen beim Kauen und beim Klopfen gegen den überkronten Zahn. Der Zahnarzt nimmt eine Wurzelhautreizung an und rät zur Wurzelspitzenresektion. MRS-Therapieerfolg: "Die Beschwerden sind fast völlig behoben. Morgens spüre ich noch eine leichte vorübergehende Empfindlichkeit. Die Therapie geht weiter, keine Operation."*

8. Dr.med. Spitler-Seifert

• *Patient R.A., 54 a; Diagnose: Seit fünf Jahren starke Kieferneuralgie. MRS-Therapieerfolg: Nach der MF-Anwendung war der Patient fast schmerzfrei.*

9. Thomas Drach, Heilpraktiker, Bermatingen-Ahausen

• *Patient; Diagnose: mehrwöchige Schmerzen nach einer Füllung und im gesamten Oberkiefer. MRS-Therapieerfolg: Die Schmerzen der Füllung sind nach zwei Behandlungen abgeklungen, die des Oberkiefers nach drei Behandlungen.*

Patientenberichte zur Behandlung mit MRS bei Zahn- und Kiefererkrankungen

1. Dank an die Fa. vita.life

• *Patient 49 a; Diagnose: chronische Entzündung des Zahnfleisches. MRS-Therapieerfolg: Es haben sich keine Entzündungen mehr eingestellt.*

• *Patientin M.P., 43 a; Diagnose: Zysten im Kiefer. MRS-Therapieerfolg: Die Zysten sind am Röntgenbild nicht mehr zu sehen und völlig verheilt; keine zusätzliche Medikation.*

• *Patientin M.K.; Diagnose: Eine Zahntaschenoperation war geplant. MRS-Therapieerfolg: Nach einem Monat Behandlung war das Leiden weg und keine Operation mehr nötig.*

• *Patientin I.T., 50 a; Diagnose: massiver Zahnfleischschwund mit Zahnlockerungen im gesamten Kiefer. MRS-Therapierfolg: "Nach vier Monaten mit dreimaliger täglicher Behandlung habe ich kein Zahnfleischbluten mehr, die Zähne sitzen fest und das Zahnfleisch beginnt sich zu regenerieren."*

2. Dank an Frau Heidemarie Schäfer

• *Patientin S.S, 17 a; Diagnose: Die Patientin hatte eine Kieferoperation, ein Zahn wurde extrahiert. Danach traten große Schmerzen und eine sehr große Schwellung auf der rechten Kieferseite auf. MRS-Therapieerfolg: Zu unserer Überraschung ging die Schwellung vollständig zurück, ohne wiederzukehren. Die Schmerzen wurden etwas leichter. Der Kieferorthopäde war über den raschen Heilungsverlauf erstaunt.*

Steckbrief MFT: **70-80% guter bis sehr guter Erfolg, besonders bei Kiefergelenksperren und Parodontosen**

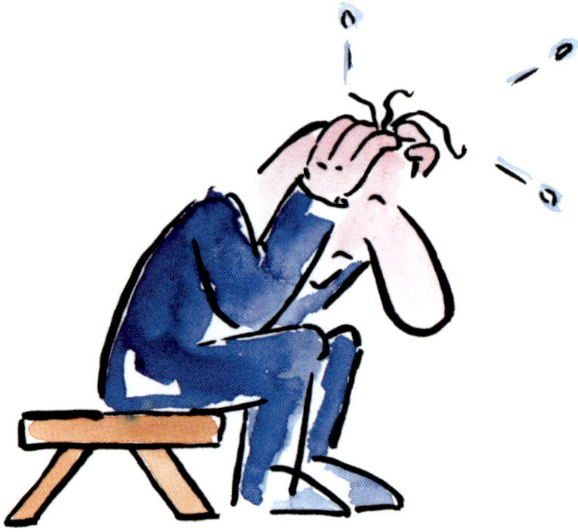

14. Psychische Erkrankungen

Wirkung und richtiger Einsatz des MRS, Studien, Ärzte- und Patientenberichte: siehe Kapitelende

14.1. Angst und Panikattaken

Angst hilft, Aufgaben besser und schneller durchzuführen. Eine grundlose oder übertriebene Angst oder ein permanenter Angstzustand können das Leben des Betroffenen aber sehr erschweren. Bei einer von zehn Personen tritt einmal im Leben ein krankhafter Angstzustand oder eine Phobie auf. Ereignisse aus der Vergangenheit, an die man sich nicht mehr erinnern kann, können unbewußt Angst auslösen. Oft ist der Grund ersichtlich – eine schwere Prüfung, ein Konflikt mit dem Arbeitgeber, Probleme in der Familie. Normalerweise klingt die Angst nach der Lösung des Konflikts wieder ab. Dauert die Angst länger an, z.B. nach einer lebensbedrohlichen Situation (einem Autounfall, Feuer, Gewalt), spricht man von einem post-traumatischen Streß-Syndrom. Bei Panikattacken handelt es sich um plötzlich auftretende Angstanfälle, die bis zu einer Stunde dauern können. Es gibt keinen ersichtlichen Grund.

Bei Angst oder Panikattacken ist eine psychologische Aufarbeitung hilfreich. Tranquillizer sind zwar die wirksamsten Medikamente, sollten aber nur für kurze Zeit genommen werden, da sie nach bereits zwei Wochen abhängig machen und Nebenwirkungen verursachen. Eine große Hilfe ist das Erlernen von Entspannungsübungen bzw. eine Streßreduktion. Die Behandlung beinhaltet eine kognitive Verhaltenstherapie bei einem Spezialisten.

14.2. Bettnässen (Enuresis)

Von Bettnässen spricht man, wenn ein Kind (selten Erwachsene) seine Fähigkeit verliert, die Harnentleerung zu kontrollieren. Ungewollte Entleerungen ereignen sich meist in der Nacht, sind aber auch während des Tages möglich. Die Erkrankung tritt besonders bei nervösen, labilen Kindern auf. Die Enuresis beruht auf einer vom Normalen abweichenden Nervenreaktion, sie ist keine organische Erkrankung. Schwere Schädigungen des Gehirns oder Rückenmarks, die die Beherrschung der Blasenfunktion stören, müssen deshalb immer ausgeschlossen werden. Eine geregelte Harnentleerung wird durch Erziehung erreicht, und auf demselben Weg sollte die Störung beseitigt werden. Bei der Behandlung ist das Kind den ganzen Tag zu beaufsichtigen; mit größter Geduld kann der Reflex dann wieder hergestellt werden. Es muß dafür gesorgt werden, daß die Blase zu bestimmten Zeiten, auch nachts, immer geleert wird. In schweren Fällen kann nur ein Psychotherapeut helfen.

14.3. Burn-out-Syndrom

siehe "Streß"

14.4. Depressionen

Unter einer Depression versteht man eine Gemütsstörung, die länger als zwei Wochen anhält oder binnen kurzer Zeit regelmäßig wiederkehrt. Biochemisch gesehen kommt es zur Reduktion von jenen Botenstoffen, die die Kommunikationsaktivität zwischen den Gehirnzellen ermöglichen. Besonders wichtig ist die Gruppe der Monoamine, zu der Noradrenalin, Serotonin und Dopamin zählen. Frauen sind öfter von Depressionen betroffen als Männer. Dies hängt mit den Geschlechtshormonen der Frau zusammen und erklärt, warum einige Frauen vor ihrer Menstruation oder nach einer Geburt an Depressionen leiden. Die Ursachen für Depressionen sind unbekannt, aber Erbfaktoren, Streß im Alltags-, Berufs- und Privatleben, oftmaliger Mißerfolg, der Tod (eines Nahestehenden) oder eine gewisse Bindungslosigkeit spielen eine Rolle. Die Depression kann auch mit einer körperlichen Krankheit in Verbindung stehen. Virusinfektionen, wie z. B. Grippe, Drüsenfieber oder chronische Ermüdung, werden oft mit Depressionen in Verbindung gebracht. Diverse Medikamente, z.B. Beta-Blocker, Alkohol und lebensbedrohende Krankheiten, kommen ebenso als Auslöser in Frage. Die Zahl der depressiven Menschen nimmt ständig zu. Jeder Zehnte erkrankt im Laufe seines Lebens an einer depressiven Psychose, davon sind 10 % manisch-depressiv. Bei vielen Patienten verbirgt sich die Depression unter dem Deckmantel eines körperlichen Leidens. Die Kranken klagen über Schmerzen in allen möglichen Organen, es können jedoch keine krankhaften Veränderungen gefunden werden.

Die WHO – Weltgesundheitsorganisation - hat einen Fragenkatalog aufgestellt, mit dessen Hilfe sich Depressionen erkennen lassen sollten. Die wichtigsten Fragen lauten: Haben Sie die Fähigkeit verloren, sich noch über etwas zu freuen? Haben Sie Schwierigkeiten, Entscheidungen zu treffen? Haben Sie das Interesse an Ihrer Umwelt verloren? Grübeln Sie in letzter Zeit vermehrt? Halten Sie das Leben für sinnlos? Fühlen Sie sich müde und schwunglos? Leiden Sie an Schlafstörungen? Wer die Mehrzahl dieser Fragen mit JA beantwortet, ist stark depressionsgefährdet und sollte dringend einen Facharzt konsultieren.

Zeichen einer Depression sind eine allgemeine Niedergeschlagenheit, eine Antriebslosigkeit am Morgen und ein schlechter Schlaf. Selbstmordgedanken sind nicht selten. Dauert die Depression länger, wird sie oft zur Qual, denn durch die Niedergeschlagenheit kommt es zur Handlungsunfähigkeit, man fühlt sich leer und ausgebrannt, ist buchstäblich am Ende. Die Depression ist eine wirkliche Krankheit und kann körperliche Leiden auslösen, da im Gehirn, vor allem in der Hirnanhangsdrüse und im Hypothalamus, die hirneigenen Botenstoffe durcheinandergewirbelt werden.

Anfangs wird die Depression oft unterschätzt oder nicht als echte Krankheit erkannt. Am wichtigsten ist die persönliche Anteilnahme. In vielen Fällen muß ein Nervenarzt hinzugezogen werden, um eine psychotherapeutische Behandlung einzuleiten. Die Verhaltenstherapie lehrt die Vermeidung von negativen Gedanken. Saisonal bedingte Depressionen werden sehr erfolgreich mit der Lichttherapie in Kombination mit Mitteln aus der Naturheilkunde, wie den Extrakten von Melisse oder Johanniskraut, behandelt. In schweren Fällen muß man vorübergehend auf stimmungsaufhellende Medikamente zurückgreifen. Bewegungsübungen stimulieren gewisse Chemikalien im Gehirn und mildern somit die Depression. Der Erfolg stellt sich üblicherweise erst nach einer längeren Therapie ein. Viele der eingesetzten Medikamente zeigen unangenehme Nebenwirkungen. Heilen kann man mit diesen Medikamenten nicht, es wird lediglich versucht, die Symptome erträglicher zu machen. Die neuere Generation der Antidepressiva sind sog. Serotonin-Aufnahmehemmer. Sie zeigen deutlich geringere Nebenwirkungen, sodaß bei strenger ärztlicher Kontrolle kaum Gefahren bestehen.

Die Magnetfeldtherapie kann bei Depressionen sehr hilfreich sein. Sie versorgt den Menschen mit Energie, vermittelt ihm körperliches Wohlbefinden, erhöht seine Aktivität und schafft Entspannung. Bei Depressionen hat sich besonders das niederfrequente und niedrigamplitudige Magnetfeld bewährt. Es gibt Hinweise, daß bei endogenen Depressionen die Medikamentendosis durch den Arzt deutlich verringert werden kann. Besonders positiv wirkt sich das Magnetfeld auf leichte bis mittelschwere Depressionen aus, besonders wenn sie reaktiv sind, d.h. als Folge einer Krankheit (Infektion, Wochenbett, Diabetes, Klimakterium, Schilddrüsenüber- oder -unterfunktion), von Medikamenten (Reserpin, Betablocker, Schlafmittel, Antidepressiva selbst) oder von Nahrungsmittelallergien, Darmstörungen, Amalgamplomben, Vitamin- und Spurenelementemangel auftreten.

14.5. Konzentrationsstörungen

Konzentrationsstörungen äußern sich meist bei Kindern, älteren Menschen und beruflich oder privat gestreßten Zeitgenossen. Kennzeichen sind eine erhöhte Ablenkbarkeit und eine geringe Aufmerksamkeit. Eine Konzentrationsschwäche kann auch bei verletzungsbedingter oder degenerativer Hirnleistungsschwäche vorliegen.

14.6. Nervöse Kinder

Nervöse Kinder zeigen starke Unruhe, gesteigerte Empfindlichkeit gegenüber Schmerzen, gestörten Schlaf und große Schreckhaftigkeit. Sie sind leicht ermüdbar, unkonzentriert und zerfahren. Oft treten zusätzlich Appetitlosigkeit, Erbrechen, Durchfall, sowie Leib- und Kopfschmerzen auf, ohne daß eine Erkrankung der betroffenen Organe vorläge. Die Störungen sind besonders bei Kindern zu finden, die ein labiles Nervensystem haben, und bei (Einzel)Kindern, die zuviel mit Erwachsenen und älteren Kindern zusammen sind. Das typisch nervöse Kind beschäftigt sich vornehmlich mit sich selbst, wird oft verwöhnt und hält sein kleines Ich für das Wichtigste auf der Welt; es wird selbstsüchtig und überempfindlich. Oft fehlen eine harmonische Familie und eine geduldige und verständnisvolle Erziehung. Hinzu kommt der Einfluß der Umwelt: Hetze, Radio, Fernsehen – ständige Reize, denen das Kind ausgesetzt ist. Die Enge vieler Wohnungen, schulische Überbelastungen und überfüllte Klassen lassen eine nervöse Veranlagung stärker hervortreten. Ein seelischer Konflikt, wie eine zerrüttete Ehe der Eltern, kann eine weitere Ursache sein. Eine Besserung ist durch eine Änderung der Lebensumstände zu erreichen: viel Bewegung in Licht, Luft und Sonne, eine gesunde Ernährung, Spielgefährten gleichen Alters. Eine Behandlung mit Medikamenten ist nicht angebracht. Bei hochgradigen nervösen Störungen kann ein Psychotherapeut helfen.

14.7. Neurose

Unter einer Neurose versteht man eine psychische Erkrankung, die nicht auf einer Organerkrankung beruht. Dabei gibt es fließende Übergänge zwischen neurotischen Merkmalen von Gesunden und neurotischen Störungen mit Krankheitswert. Die häufigsten Formen der Neurose sind: Angst, Zwang, Organneurose (siehe Herzneurose), Hysterie.

14.8. Schlafstörungen

Der Mensch braucht je nach Alter und Veranlagung vier bis zehn Stunden Schlaf. Man unterscheidet unterschiedlich lange und tiefe Schlafphasen. In den Abendstunden beginnt die Zirbeldrüse größere Mengen des Hormons Melatonin auszuschütten, das den Stoffwechsel hemmt und den Schlaf anregt.

Ein- und Durchschlafstörungen über einen längeren Zeitraum schaden der Gesundheit. Die Ursachen können körperlich bedingt sein (z. B. Schmerzen) oder psychischer Natur sein (z. B. Streß, Depressionen). Im Alter braucht der Mensch weniger Schlaf als in jungen Jahren, doch es fällt ihm oft schwer, abends einzuschlafen, er schläft dann unruhig und in den Morgenstunden, nach dem ersten Erwachen, hat er Probleme, erneut einzuschlafen und steht daher früh auf. Mehr als die Hälfte aller 60-jährigen leiden an subjektiven Schlafstörungen. Dies liegt oft an dem zu frühen Zubettgehen, an dem Mittagsschläfchen oder an der geringeren körperlichen und geistigen Betätigung. Ein Grund für Schlafstörungen im Alter könnte auch die verminderte Produktion von Melatonin sein. Von den 65-jährigen leiden 60% an Einschlafstörungen, 95% klagen über ein zu frühes Erwachen. Wer behauptet, die ganz Nacht nicht geschlafen zu haben, hat, wenn auch nur für kurze Zeit und ohne es zu merken, geschlafen. Die Schlafdauer wird beeinflußt von der Vererbung und dem Alter. Der REM-Schlaf (Aufarbeitung des Tages) ist besonders wichtig und darf nicht verkürzt werden. Schlafmittel verkürzen den REM-Schlaf und verhindern deshalb einen erholsamen Schlaf. Sie werden meist hoch dosiert – zur Sicherheit – und können zur Abhängigkeit führen. Oft sind Schlafstörungen erste Anzeichen einer Depression. Äußere Einflüsse, wie Licht, Lärm und Raumtemperatur, eine zu harte oder zu weiche Matratze, ein schnarchender Bettnachbar, Aufregungen des Tages, falsche Eßgewohnheiten, eine Überlastung der Harnblase durch zuviel Flüssigkeit am Abend oder Medikamente können Ursachen von Schlafstörungen sein. Schnarchen ist oft der Grund für die Schlafstörung, auch für den Schnarcher selbst.

Ursachen können Schnupfen, Übergewicht, ein zu langes Frenulum oder vergrößerte Lymphdrüsen sein. Trotz großer Müdigkeit sollte man nicht sofort zum Schlafmittel greifen. Lesen, Baldrian, Melisse, Johanniskraut, autogenes Training, progressive Muskelentspannung nach Jacobson, Meditation, Akupunktur (Ohr!), ein entspannendes Bad oder die Magnetfeldtherapie können natürliche Hilfe bieten. Auch ein Spaziergang vor dem Schlafengehen, ein Glas Milch oder Kamillentee, selbst Alkohol in sehr kleinen Mengen kann schlafanregend wirken. Wichtig ist es, die Ursache der Schlafstörung herauszufinden. Dafür kann es hilfreich sein, ein Tagebuch über die Schlafgewohnheiten zu führen (wann, wie lange, wie tief).

Die **Magnetfeldtherapie** kann bei Schlafstörungen besonders schnell und effizient wirken. Bereits kurze Therapien zeigen Erfolge bei täglicher Anwendung. Der Effekt beruht auf der Harmonisierung im vegetativen Nervensystem und der durchblutungsfördernden sowie tiefenentspannenden Wirkung. Studien aus den USA beweisen eine Beeinflussung der Zirbeldrüse in der Stimulierung der Melatoninproduktion.

Es empfiehlt sich, mit niedriger Frequenz und niedriger Intensität zu arbeiten, bei Durchschlafstörungen nicht direkt vor dem Schlafengehen, sondern zwei bis drei Stunden vorher mit etwas höheren Intensitäten. Als günstig hat sich die Kombination von Magnetfeld mit Johanniskraut (in hohen Konzentrationen) und/oder Baldrian erwiesen.

14.9. Streß, Burn-out-Syndrom

14.9.1. Streß

Die Streßreaktion stellt für den Menschen eine wichtige Schutzmaßnahme dar. Sie schützt vor schädlichen Einflüssen, versetzt den Körper in Kampfbereitschaft oder ermöglicht ihm die Flucht.

Die Hypophyse schüttet hierfür ein Hormon, den Botenstoff ACTH, in den Blutkreislauf aus. In den Nieren stimuliert diese Substanz die Nebennierenrinde, das Hormon Cortisol in das Blut abzugeben. Cortisol ist für den Stoffwechsel im menschlichen Körper wichtig, es mobilisiert Energiereserven, erhöht den Zuckerspiegel, baut Eiweiße ab und ermöglicht dem Körper die Verbrennung von Fettsäuren aus dem Fettgewebe. Die Wahrnehmung von Umweltreizen ist gesteigert; man sieht, hört und schmeckt besser und nimmt Berührungen intensiver wahr. Auf demselben Weg wird das Adrenalin und Noradrenalin aus dem Nebennierenrindenmark ausgeschüttet. Der Körper wird in höchste Alarmbereitschaft versetzt, der Herzschlag steigt, der Puls wird schneller, die Blutgefäße unter der Haut verengen sich. Das Hormon Renin, das von der Niere ausgeschüttet wird, bewirkt einen Umbau von Angiotensinogen im Blut zu Angiotensin, das die Gefäßverengung verursacht. Dies verstärkt die Durchblutung der Muskulatur und erhöht den Blutdruck. Die Bronchien weiten sich, um genügend Sauerstoff aufnehmen zu können, die Atmung wird tiefer. Die Verdauungsvorgänge werden ausgeschaltet, um die Energie nötigenfalls anderswo einsetzen zu können.

Eine Grunddosis an Streß hat eine durchaus positive Wirkung auf den Körper, doch sobald es sich um Dauerstreß handelt, fehlt dem Körper die Zeit zur Entspannung und Erholung. Es kann zu einem dauerhaften Bluthochdruck kommen, zu einer Erkrankung der Herzkranzgefäße und schließlich zum Herzinfarkt. Das Streßhormon Cortisol schwächt das Immunsystem und steigert die Anfälligkeit für Infektionskrankheiten. Störungen der Sexualfunktion (Libidoverlust) oder im Verdauungstrakt (Gastritis, Colitis, Darmentzündung, Geschwüre u.v.m.) sind häufige Folgen von Dauerstreß. Auch das Risiko einer Tumorbildung steigt drastisch. Am deutlichsten wird jedoch die Psyche beeinflußt: Veränderungen des Hormonhaushaltes und der Überträgerstoffe im Gehirn können zu Aggressionen, Depressionen oder anderen Störungen führen. Vor allem bei Kindern äußert sich Streß oft in Asthma.

Die Ursache von Streß findet sich am häufigsten im Berufsleben, in der Familie oder bei Kindern durch einen gewissen Erwartungsdruck der Eltern. Streß wird durch Außenreize, wie Lärm, Hektik, Verkehr, Fernsehen, Radio usw., verstärkt. Es ist daher sehr wichtig, Ärger - einer der möglichen Stressoren - abzubauen oder ihm Luft zu machen, denn hoher Blutdruck schadet auf Dauer dem Herz und dem Kreislaufsystem. Außerdem wird das Wohlbefinden stark eingeschränkt. Man muß lernen, mit Streßsituationen umzugehen. Selbstüberforderung und Anhäufung von Problemen schaden dem Körper. Es ist wichtig, zwischendurch Pausen einzulegen, regelmäßig und gesund zu essen, sich körperlich zu betätigen, Entspannungstechniken zu erlernen, sich eine gewisse Freizeit einzuräumen, die Zukunft als Chance und nicht als Bedrohung zu sehen, Hilfe anzunehmen und Alkohol und Drogen zu meiden.

Die Magnetfeldtherapie wirkt bei Streß über das Vegetativum sehr entspannend.

14.9.2. Burn-out-Syndrom

Die häufigste Ursache für das sog. Burn-out-Syndrom ist eine Überarbeitung geistiger und körperlicher Natur. Bei Dauerstreß schüttet der Körper weniger Sexualhormone aus, das Melatonin (Schlafhormon) verliert an Wirkung und die Hormone Cortisol und Adrenalin werden vermehrt an das Blut abgegeben. Langfristig führt dies zu schweren Auswirkungen auf unsere Gesundheit und oft zu schweren Depressionen mit großer Leere. Besonders gefährdet sind Manager und Ärzte, denn bei andauerndem Streß kommt es zu einem Raubbau der körpereigenen Energien, und es droht die völlige psychische Erschöpfung. Man fühlt sich chronisch erschöpft und müde und findet trotzdem weder Schlaf noch Ruhe. Man gerät leicht in Wut, fühlt sich innerlich leer und ausgebrannt (burned out).

Der Alltag wirkt öd und langweilig, die Arbeit wird zur Routine, das Privatleben zum Streß. Die Gastrinausschüttung wird stimuliert, und Magensäure wird vermehrt produziert, was die Schleimhäute des Magens und des Zwölffingerdarms ätzt und eine Geschwürbildung fördert. Die Betroffenen selbst fühlen sich nicht krank. Ihre Leere füllen sie mit Psychopharmaka oder sonstigen Drogen. Die Folge ist oft ein Suchtverhalten mit psychischer und körperlicher Abhängigkeit. Alkohol und Zigarettenkonsum sind dabei noch milde Formen. Um dem Burn-out-Syndrom entgegenzusteuern, ist es wichtig, eine Änderung des Lebensstils anzustreben und die Ursachen der Überbelastung abzubauen.

Burn-out-Syndrome nehmen ständig zu. Alleine in Deutschland leiden mehr als 1,5 Mio. Menschen an diesem chronischen Erschöpfungszustand. Rechtzeitig eingesetzt, kann die Magnetfeldtherapie entscheidende Hilfe verschaffen.

Wirkung der Magnetfeldtherapie bei psychischen Erkrankungen: Die MFT wirkt über das vegetative Nervensystem und kann damit die Voraussetzung für ein seelisches Gleichgewicht schaffen. Sie kann weder die Ursachen für psychische Erkrankungen beseitigen noch darf sie als Heilmittel für seelische Störungen angesehen werden. Die MFT kann Wohlbehagen erzeugen, zumindest von körperlicher Seite her, und damit einen besseren Zugang schaffen, sich mit einem Problem auseinanderzusetzen. Möglicherweise gibt es auch direkte Einflüsse von Magnetfeldern (sehr hohe Intensitäten) auf bestimmte, gestörte Strukturen im Gehirn. Die beste Wirkung erzielt das Magnetfeld zweifelsohne bei Schlafstörungen. Dreiviertel aller Patienten mit Schlafproblemen reagieren positiv auf die MFT. Oft zeigen sich Menschen von der schlaffördernden Wirkung angetan. Bei Durchschlafstörungen ist die Reaktion schneller als bei Einschlafstörungen.

Richtiger Einsatz des MRS bei psychischen Erkrankungen

• Ganzkörpermatte: 4x täglich je 8 Minuten: morgens Stufe 50%, mittags Stufe 25%, nachmittags Stufe 10%, abends Stufe sensitiv

• Therapieformen, die die MFT unterstützen: Homöopathie, Kinesiologie, NLP, TENS, Biofeedback. Qi Gong, Ayurveda, Bachblütentherapie, Kneipp-Kur, Kognitive Therapie, TCM, Therapeutische Berührung, Phytotherapeutika (Johanniskraut, Baldrianwurzel, Frauenmantel, Passionsblume, Hopfen, Melisse, Blütenpollen)

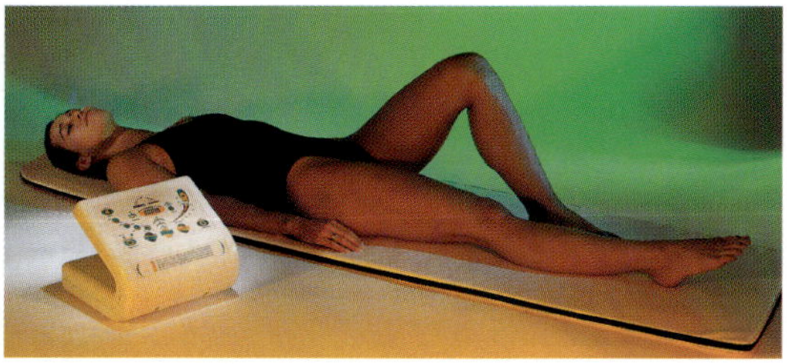

Abb.: Ganzkörperbeh. bei psychischen Erkrankungen

• Besondere Hinweise zur Anwendung: Die MFT sollte begleitend zu einer Psychotherapie eingesetzt werden.

• Dauer der Behandlung: Die Anwendung bei seelischen Problemen ist meist langwierig und hängt eng mit der persönlichen und sozialen Entwicklung einer Person zusammen.

• Hinweise zur Erstreaktion: In seltenen Fällen kann es bei depressiven Patienten am Beginn der Behandlung zu einer Verstärkung bereits vorhandener Schlafprobleme kommen. (Einschleichen!)

Wissenschaftliche Studien über die Behandlung der psychischen Erkrankungen mit MFT

• Dr. med. univ. Christian Thuile, Dr. med. Scherer Christoph, Zentrum für Energiemedizin in Wien, "Einfluß der Magnetresonanzsysteme auf vegetative, streßassoziierte Parameter", ENERMED 1998, 2. Internationaler Kongreß für Energiemedizin, Seefeld in Tirol. - In dieser Untersuchungsreihe wurde der Einfluß des MRS 2000 plus med-Systems auf wichtige klinische Parameter evaluiert. Die Ergebnisse zeigen eine deutliche Verringerung der streßassoziierten Meßgrößen des menschlichen Körpers. Auffallend ist die Abnahme des systolischen Blutdruckes, des Hautleitwiderstandes und eine Zunahme der Temperatur bei relativer Konstanz von Puls und Atmung.

• L.S. Baker-Price, "Weak, but complex pulsed magnetic field application: A noninvasive treatment for depression following traumatic brain injury", Laurentian University, Behavioural Neuroscience Program. 1997. - Depressionen, die nach Schädelverletzungen auftreten, sind sehr oft therapieresistent und reagieren nicht auf antidepressive Medikamente. In dieser Arbeit werden 16 depressive Patienten nach Kopfverletzungen mit der MFT, und zwar speziell mit schwachen Feldern, therapiert. Die Ergebnisse zeigen, daß eine Behandlung mit diesen Magnetfeldern bei der Depression eine Alternative zur nicht erfolgreichen Medikamentenbehandlung darstellen kann.

• C. Haag, et al., "Transcranial Magnetic Stimulation. A Diagnostic Means from Neurology as Therapy in Psychiatry" Nervenarzt, 68(3), March 1997, pp. 274-8. - Dieser wissenschaftliche Artikel beschreibt den Einsatz der transkraniellen magnetischen Stimulation bei Depressionen und zeigt die antidepressive Wirkung der Magnetfelder, die bis in tiefe Hirnregionen wirken.

• M.R. Kirkcaldie, et al., "Transcranial Magnetic Stimulation as Therapy for Depression and Other Disorders", Aust N Z J Psychiatry, 31(2), April 1997, pp. 264-72. - Diese wissenschaftliche Arbeit untersucht den Einsatz der MFT in der Erforschung der Depressionskrankheit. Die Ergebnisse zeigen, daß die hochfrequente, transkranielle magnetische Stimulation eine effektive nebenwirkungsfreie Behandlung für Patienten mit Depressionen darstellen kann.

• B.V. Morozov, et al., "Treatment of Neurotic Depression with a Help of Extremely High Frequency Electromagnetic Radiation", Zh Nevropatol Psikhiatr Im S S Korsakova, 96(6), 1996, pp. 28-31. - Diese Studie untersucht den Effekt der MFT als eine unterstützende zusätzliche Behandlungsform bei Patienten, die an Depressionen leiden. In 50% der leichten bis mittelleichten Depressionen konnte eine völlige Heilung erzielt werden, bei weiteren 40% zumindest eine leichte Besserung der depressiven Zustände.

- Graham et al., "Nocturnal melatonin levels in human volunteers exposed to intermittent 60 Hz magnetic field" Bioelectromagnetics, 17 (4), 263-74,1996.
- Rogers et al., "Brief communication: Rapid onset/offset, variably scheduled 60 Hz electric and magnetic field exposure reduces nocturnal serum melatonin concentration in nonhuman primates", Bioelectromagnetics, Suppl. 3, 119-22, 1995.
- Lee et al., "Melatonin and puberty in female lambs exposed to EMF: a replicate study", Bioelectromagnetics, 16 (2), 119-23, 1995.
- V.A. Lebedev, "Treatment of Neurogenic Dysfuncion of the Bladder and Enuresis in Children with a SKENAR Apparatus", Vopr Kurortol Fizioter Lech Fiz Kult (4), 1995, pp. 25-26. - In dieser Arbeit finden wir den Nachweis für die erfolgreiche Behandlung von bettnässenden Kinder mit MFT.
- L. Higgs, et al., "Subjective and objective relaxation effects of low energy emission therapy". The New York Hospital, Cornell Medical Center, STRESS-MED. 10/1 (5-13), 1994. - Diese Studie zeigt in eindrucksvoller Weise die Effektivität der MFT bei der Behandlung von streßassoziierten Erkrankungen. Dabei fand man eine Abnahme des systolischen Blutdruckes, ein Wärmegefühl und Muskelentspannung. Die Ergebnisse suggerieren, daß niederenergetische Magnetfelder eine neue therapeutische Möglichkeit auf dem großen Gebiet der Streßbehandlungen darstellt.
- T. Zyss, "Deep Magnetic Brain Stimulation – The End of Psychiatric Electroshock Therapy?", Medical Hypotheses, 43(2), 1994, pp. 69-74. - In diesem Artikel werden die theoretischen Grundlagen der elektromagnetischen Stimulation bei psychiatrischen Behandlungen besprochen. Der Autor sieht den Vorteil der MFT in der besseren Wirkung auf tiefe Hirnregionen, in der Schmerzlosigkeit der Therapie sowie in der Nebenwirkungsfreiheit.
- C. Guilleminault, B. Pasche, "Clinical Effects of Low Energy Emission Therapy, Bioelectromagnetics Society, 15th Annual Meeting, 13-17 June 1993, Los Angeles, CA, p. 84. - Dieser wissenschaftliche Bericht zeigt, daß niederfrequente Energieformen ein effektives Behandlungsschema bei chronischer Schlaflosigkeit darstellen und wahrscheinlich auch bei generalisierten Angstzuständen hilfreich sein können.
- R. Hajdukovic, et al., " Effects of Low Energy Emission Therapy on Sleep Structure", First World Congress for Electricity and Magnetism in Biology and Medicine, 14-19, June 1992, Lake Buena Vista, FL, p. 92. - Die Ergebnisse dieser doppelblinden, placebokontrollierten Studie weisen darauf hin, daß niederenergetische Magnetfelder das Schlafverhalten bei Patienten mit Schlafstörungen äußerst günstig beeinflussen können.
- M. Erman, et al., "Low-Energy Emission Therapy Treatment for Insomnia", Bioelectromagnetics Society, 13th Annual Meeting, 23-27 June 1991, Salt Lake City, p. 69. - Diese doppelblinde, placebokontrollierte Studie zeigt eine signifikante Zunahme der totalen Schlafzeit bei chronischen Schlafstörungen mit deutlichem Unterschied zur Placebogruppe.
- Lercher et al., "Nachweis, daß die ELF Ca2+-Zyklotronresonanz die Synthese von pinealem Melatonin in vitro unterdrückt", Neuroscience Letters, 124, 213-215, 1991.
- M.E. O'Connor, et al., "The Magnetic Field Treatment of Depression and Anxiety Associated with Substance Abuse Withdrawal". The University of Tulsa, USA. - In dieser Arbeit werden 13 Studien statistisch ausgewertet. Die Autoren betonen die Beweisbarkeit der Wirkung des Magnetfeldes (transkranielle elektromagnetische Stimulation) in der Behandlung von Angstzuständen und Depressionen. Besonders die Behandlung von Angstzuständen zeigte in beiden Gruppen, nämlich einerseits in der Patientengruppe und andererseits in der Gruppe der ärztlichen Betreuer, eindeutige, positive Ergebnisse, die sich von der Placebogruppe hervorheben.
- Grunner, "Differential effects of electromagnetic fields in the therapy of neurosis and depressions", Activ ner.super., Praha

• Z. Jerabek, "Pulsed Magnetotherapy in Czechoslovakia: A Review", First World Congress for Electricity and Magnetism in Biology and Medcine, 14-19 June 1992, Lake Buena Vista, FL, p. 81. - Dieser Artikel bietet einen Überblick über den Einsatz pulsierender Magnetfelder und erwähnt eine Vielzahl von Einsatzmöglichkeiten, u.a. als erfolgreiche Therapie beim Bettnässen von Kindern.

Ärzteberichte über die Therapie von psychischen Erkrankungen mit MRS

1. Dr. med. Christoph Scherer/Dr. med. Christian Thuile, Zentrum für Energiemedizin, 1080 Wien, Breitenfeldergasse 10, Tel. 0043/1/40 666 00

• *Patientin C.B., 65 a; Diagnose: schlechter Allgemeinzustand: kachektisch, Energielosigkeit nach/durch reaktive Depression, Zustand trotz Antidepressiva unverändert, zusätzlich ausgeprägte Polyarthrose. MRS-Therapieerfolg: Nach drei Monaten MFT und anfänglich deutlich ausgeprägter Erstreaktion ist die Patienten heute schmerzfrei, und schläft wie in jungen Jahren.*

• *Patientin B.B., 48a ; Diagnose: Streß, Verspannungen, chronische Müdigkeit, Hypotonie. MRS-Therapieerfolg: Nach der zweiten Behandlung wird eine deutliche Besserung verspürt. Die Patientin schläft gut und ist wieder frisch und unternehmungslustig.*

• *Patientin, 19 a; Diagnose: Die Patientin zeigt ein ausgeprägtes Insuffizienzgefühl, weint, klagt über Müdigkeit und hat eine gewisse Ambivalenz dem eigenen Neugeborenen gegenüber. Die vom Psychotherapeuten begleitete Patientin zeigt eine relative Therapieresistenz. MRS-Therapieerfolg: Nach vier Wochen zusätzlicher Behandlung mit MFT wirkt die Patientin wieder aktiver und findet Zugang zum eigenen Kind.*

• *Patientin H.B., 58 a; Diagnose: seit Jahren schwere chronische Schlafstörungen. Die Patientin nimmt laufend starke Medikamente. MRS-Therapieerfolg: Bei der ersten Behandlung ist die Patientin eingeschlafen. Sie fühlt sich nach längerer Therapie beschwerdefrei und kommt zum ersten Mal seit 16 Jahren völlig ohne Medikamente aus.*

2. Dr. med. Werner Raufelder, Arzt für Allgemeinmedizin-Sozialmedizin-Badearzt, Bad Endorf

• *Patient G.B., 56 a; Diagnose: Schlafstörungen, Cervicalsyndrom u.a. MRS-Therapieerfolg: Nach der ersten Sitzung hat sich der Schlaf gebessert, nach der siebten Sitzung die Halswirbelsäule. Die Nachuntersuchung zeigt nahezu Beschwerdefreiheit.*

3. Dr. med. Ursula Miggitsch, Ärztin für Allgemeinmedizin, Graz

• *Patient A.G., 38 a; Diagnose: Einschlaf- und Durchschlafstörungen, trainingsbedingte Knieschmerzen auch bei geringer Belastung. MRS-Therapieerfolg: Es zeigt sich eine deutlich verbesserte Regeneration im Schlaf, eine gesteigerte Vitalität und Schaffenskraft. Die Schmerzen im Kniebereich ließen erst durch die gelegentliche lokale Kissenanwendung deutlich nach.*

• *Patient C.J., 66 a; Diagnose: Schlafstörungen, Oberbauch-Beschwerden, WS-Schmerzen. MRS-Therapieerfolg: Die Schlafstörungen haben sich wesentlich gebessert, der Patient braucht keine Medikamente mehr. Die Oberbauch-Beschwerden sind gelindert, die WS-Beschwerden ganz weg und die Nervenschmerzen besser.*

• *Patientin 11 a; Diagnose: Neurodermitis gepaart mit Nervosität und Schlafstörungen. MRS-Therapieerfolg: Nach lediglich zehn Behandlungstagen hat der Juckreiz aufgehört, nach weiteren 14 Tagen waren die Krankheitssymptome im Abklingen, die Hauteffloreszenzen (Rötungen) sind völlig verschwunden, die Schlafstörungen völlig behoben, das Kind wirkt wie neugeboren.*

4. Dr. med. Helmut Ornig, Chirurgische Abteilung des Krankenhauses Elisabethinum, Graz

• *Patient M.O., 30 a; Diagnose: Querschnittlähmung nach Sportunfall, Tetraplegie, ständige Schlafstörungen, zeitweise Krämpfe, Restharn bis 200 ml, wiederholte Harnwegsinfekte, Dekubitus, Antriebslosigkeit. MRS-Therapieerfolg: keinerlei Schlafstörungen mehr, gute Fitness, Dekubitus ist völlig abgeheilt, kaum mehr Krämpfe, keinerlei Restharnbildung mehr, keine Harnwegsinfekte. Der Patient fühlt sich wohl und unternehmungslustig.*

5. Dr. med. Harald Eckardt, Dr. med. Gero Krause, Dr. med. Holger Lorenz, Dr. med. Josef Kapellmann, Orthopäden, Rosenheim

• *Patientin K.; Diagnose: Schlafstörungen, Chronisches Lumbalsyndrom. MRS-Therapieerfolg: Frau K. gab bereits nach der Hälfte der Behandlungen Schmerzfreiheit an. Die Schlafstörungen sind derzeit behoben.*

6. Dr. med. Ulrich Klaubert, HNO-Arzt, Lübeck

• *Patient; Diagnose: Einschlaf- und Durchschlafstörung: häufiges nächtliches Erwachen, das Wiedereinschlafen ist stark erschwert. MRS-Therapieerfolg: Einschlafen deutlich besser, nächtliches Erwachen seltener, rasches Wiedereinschlafen.*

7. Dr. med. Andrea Leute, Überlingen

• *Patientin, 38 a; Diagnose: Aufgrund beruflicher Tätigkeit im Außendienst mit wenig körperlicher Bewegung und viel Autofahren zeigten sich während der Phasen starker beruflicher Belastung teilweise nächtliche Einschlafstörungen. MRS-Therapieerfolg: Rückgang der intermittierend auftretenden Einschlafstörungen um ca. 30%.*

8. Dr. med. Othmar Rainer, Praktischer Arzt, Graz

• *Patientin: 68 a; Diagnose: seit Beginn des Klimakteriums Schlafstörungen trotz körperlicher Müdigkeit. Die Patientin nimmt seit Jahrzehnten Schlafmittel der Benzdiazepingruppe. MRS-Therapieerfolg: Sie fühlt sich tagsüber viel frischer (nach ihren Worten "wie ausgewechselt") und benötigt ganz selten ein Schlafmittel.*

9. Med. Rat. Dr. med. Gustav Skreiner, Praktischer Arzt, Graz

• *Patient; Diagnose: Depression, chronische Gelenksbeschwerden, Ischias, rheumatische Beschwerden, vegetative Dystonie, Zustand nach Schlaganfall, Hypertonie, Erschöpfungsbeschwerden, Muskelverspannungen.* MRS-Therapieerfolg: Bisher wurden gute Erfolge erzielt.

Patientenberichte zur Behandlung mit MRS bei psychischen Erkrankungen

1. Dank an die Fa. vita.life

• *Patient B.O., 60 a; Diagnose: Schlafstörungen, berufliche Probleme, häufig Kopfschmerzen, Rückenschmerzen, Unruhe, Gemütsschwankungen, Existenzangst. MRS-Therapieerfolg: "Bereits nach der ersten Anwendung habe ich besser geschlafen, die Hände waren fast schmerzfrei. Danach habe ich immer durchgeschlafen (6 Stunden), hatte mehr Ruhe und Gelassenheit. Nach drei Wochen verspürte ich trotz Schwierigkeiten keine Angst mehr. Die Konzentration verbesserte sich, ich suchte nicht mehr nach Worten. Nach 4 Wochen hatte ich am Morgen kaum noch Anlaufschwierigkeiten."*

2. Dank an Frau Magrit Stettler

• *Patientin R.N., 4 a; Diagnose: regelmäßiges Bettnässen. MRS-Therapieerfolg: Nach drei Wochen kam es zur vollständigen Besserung. Die kleine Patientin legt sich selbständig auf die Matte.*

• *Patientin C.V., 89 a; Diagnose: Vergeßlichkeit, müde, apatisch, wenig lebhaft. Die Patientin will immer nach Hause, geht bei Kälte auch ohne Mantel und ohne Schuhe aus dem Haus. MRS-Therapieerfolg: Frau C. ist viel aktiver, kann wieder Gespräche führen, erzählt aus ihrem Leben, lacht und ist lustig. Sie bleibt im Haus, ist wieder ruhig geworden und macht wieder längere Spaziergänge.*

3. Dank an Herrn Dipl. Ing. Dietmar Hauser

• *Patient Z.P., 51 a; Diagnose: Bluthochdruck, seit fünf Jahren permanente Kopfschmerzen, Einschlafstörungen, Depressionen, Vorstufe Zucker (280), Schnarchen, Sodbrennen über Jahre. MRS-Therapieerfolg: Die Kopfschmerzen, Einschlafstörungen und Depressionen verschwanden bei gleichzeitiger Einnahme von angesetzten Heilkräutern. Der Blutdruck normalisierte sich bei gleichzeitiger Medikamentenreduktion, die Kopfschmerzen verschwanden. Der Patient hat keine Schlafschwierigkeiten und Depressionen mehr, Medikamente konnte er absetzten. Der Zuckerwert hat sich nach einer Erstreaktion normalisiert (95). Nach zwei Monaten ist der Blutdruck normal.*

• *Patient L.O., 52 a; Diagnose: Gehirntumor: Gleichgewichtsstörungen, schwerste Depressionen, epileptische Anfälle, Konzentrationsstörungen, Wortfindungsstörungen, höchste Pflegestufe. MRS-Therapieerfolg: Nach anfänglicher Verschlechterung zeigte sich nach vier Wochen in allen Bereichen eine Besserung, die Medikamente konnten verringert werden. Kernspintomographie: Der Tumor ist nicht mehr gewachsen. Die Schlaf- und Konzentrationsstörungen sind behoben, keine Wortfindungsstörungen mehr.*

4. Dank an Herrn Reinhard Schlag

• *Patient, 12 a; Diagnose: Hyperaktivität. MRS-Therapieerfolg: Nach der Behandlung bekam der Patient leichte Kopfschmerzen und wurde sehr müde. Am Spätnachmittag kam er wieder und seine Mutter berichtete mir, ihr Sohn hätte ca. fünf Stunden tief geschlafen und sei jetzt viel ruhiger und nicht mehr so nervös.*

• *Patientin M.H., 36 a; Diagnose: "Seit fünf Jahren habe ich bei der geringsten Anstrengung ein Gefühl der Herzenge, Todesangst. Alle klinischen Untersuchungen zeigten keinen Krankheitsbefund, sodaß mich mein Arzt zu einem Psychotherapeuten geschickt hat. Mit dessen Hilfe konnte ich meine Herzneurose lindern". MRS-Therapieerfolg: "Seit ich die MFT zusätzlich anwende, geht es mir wieder richtig gut, und die Herzbeschwerden sind verschwunden."*

5. Dank an Frau Ursula Lange

• *Patientin R.H., 63 a; Diagnose: Einschlaf- und Durchschlafstörungen. MRS-Therapieerfolg: "Das ganze Schlafverhalten hat sich sehr rasch positiv verändert, das Einschlafen und Durchschlafen fällt viel leichter. Wenn ich wach werde, schlafe ich schnell wieder ein. Ich schlafe jetzt sieben bis acht Stunden, vorher war teilweise kein Schlaf oder nur drei Stunden."*

6. Dank an Herrn Rudolf Frauenberger

• *Patient H.B., 67 a; Diagnose: Einschlafstörungen. MRS-Therapieerfolg: "Das Einschlafen besserte sich und ich fühle mich viel wohler."*

7. Dank an Herrn Siegfried Muhry

• *Patientin E.G., 40 a; Diagnose: "Ich konnte nach der Schwangerschaft den Harn nicht halten, seit Jahren hatte ich Schlafprobleme". MRS-Therapieerfolg: "Ich begann zwei Wochen nach der Geburt mit der Therapie. Ich merkte von Anfang an eine Besserung und nach ca. 3 1/2 Monaten war mein Blasenproblem behoben. Meine Schlafprobleme sind zu 100% behoben."*

8. Dank an die Fa. Medline

• *Patientin K.J., 73 a; Diagnose: Schmerzen und Steifheit in den Gelenken. MRS-Therapieerfolg: "Nach einigen Monaten kann ich sagen, daß trotz meiner 73 Jahre jeder Tag ein lebenswerter Tag geworden ist. Die Schlaftabletten (seit dem Herzinfarkt) habe ich fast zur Gänze abgesetzt."*

9. Dank an Frau Beate Martina

• *Patientin M.P., 83 a; Diagnose: Schlafstörungen, leichte Depressionen, Schmerzen. MRS-Therapieerfolg: Die Schlafstörungen und Depressionen waren innerhalb kürzester Zeit behoben.*

• *Patientin B.H., 44 a; Diagnose: schwere Schlafstörungen, heftige Schweißausbrüche tagsüber und nachts. MRS-Therapieerfolg: Nach ca. 2-3 Wochen besserten sich die Schlafstörungen, die Schweißausbrüche wurden etwas weniger.*

10. Dank an Frau Dagmar Weißenbacher

• *Patient L.H. P., 55 a; Diagnose: starke Schlafstörungen, Unruhe. MRS-Therapieerfolg: "Nach ca. drei Wochen habe ich wieder gut und ruhig durchgeschlafen und mehr Appetit als zuvor. Ich fühle mich wesentlich belastbarer, frischer und erholt."*

11. Dank an Frau Gabriele Friedrich

• *Patient E.B., 29 a; Diagnose: Nervöse Unruhe, Schlafstörungen, Kreislaufprobleme, hoher Blutdruck, Kopfschmerzen, Verspannungen. MRS-Therapieerfolg: "Ich verspürte bereits bei der ersten Anwendung ein angenehmes Wärmegefühl, eine Entspannung, meine Kopfschmerzen waren weg. Ich fühle mich ausgeglichener und ruhiger. Meine Schlafstörungen, Kreislaufprobleme und der hohe Blutdruck haben sich normalisiert. Die Verspannungen im Nacken-Schulterbereich sind verschwunden, ebenso meine Gliederschmerzen."*

12. Dank an Frau Franziska Engeli

• *Patient T.S., 69 a; Diagnose: Starke Erschöpfungszustände schon bei geringer körperlicher Belastung, Abgeschlagenheit, alle Symptome einer Depression, morgens beim Aufwachen und beim Frühstücken feuchtes Schwitzen. MRS-Therapieerfolg: In der 1. –7. Woche zeigt sich eine Verbesserung des Gesamtzustandes, Erschöpfung, Abgeschlagenheit und Schweißausbrüche sind ganz vorbei.*

• *Patient A.K.; Diagnose: Schnarchen. MRS-Therapieerfolg: Das laute Schnarchen hat sich in ein leises Schnarchen bzw. tiefes Atmen verwandelt.*

• *Patient H., 60 a; Diagnose: Unruhe, Nervosität. MRS-Therapieerfolg: angenehme Entspannung.*

Steckbrief MRS: 70% guter bis sehr guter Erfolg bei Schlafstörungen, 50% guter bis sehr guter Erfolg bei anderen psychischen Erkrankungen

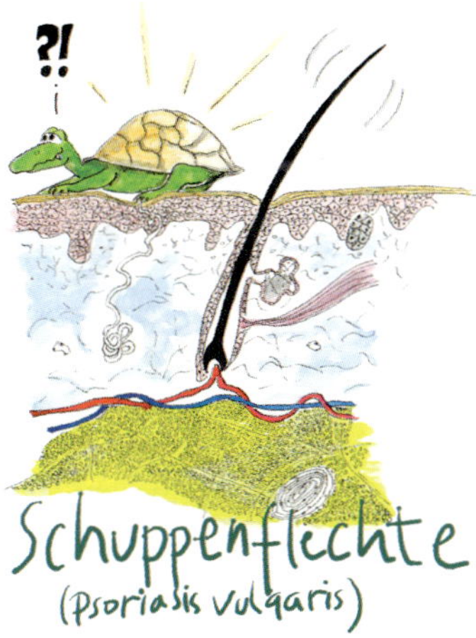

15. Erkrankungen der Haut

Wirkung der MFT bei Hauterkrankungen: beruhigend, ausgleichend über das vegetative Nervensystem, durchblutungsfördernd, entzündungshemmend, Schmerz und Juckreiz stillend, stimuliert die Bindegewebszellen zur schnelleren Wundheilung, stärkt das Abwehrsystem bzw. gleicht es über das Vegetativum aus.

Richtiger Einsatz des MRS bei Hauterkrankungen

- Ganzkörpermatte: 3-4x täglich je 16 Minuten: morgens Stufe 50% (einschleichend von 10%), mittags Stufe 25%, nachmittags Stufe 10%, abends Stufe sensitiv
- Kissen oder Stab: 2-3x täglich je 24 Minuten Stufe 100% (einschleichend), an die lokalen Problemzonen
- Kissen und Stab sind kein Pflichtzusatz, und der Einsatz dieser Applikatoren soll zeitlich auf die Mattenanwendung abgestimmt werden.
- Therapieformen, die die MFT unterstützen: Urintherapie, Homöopathika, TCM, Aromatherapie, Bioresonanz, NLP, Ayurveda, Kochsalztherapie, Vitamine und Spurenelemente (Vitamin E, Zink), Phytotherpie (Nachtkerzenöl, Boretschöl, Aloe vera, Stechwinde, Gotu Kola, Schwarzkümmelöl, Astragaluswurzel), Haifischknorpelextrakt
- Hinweise zur Erstreaktion: Selten kommt es kurzfristig zu verstärkter Rötung oder Jucken. Einschleichen!
- Besondere Hinweise zur Anwendung: Viel trinken! PH-Säuregrad im Urin kontrollieren.

Studien, Ärzte- und Patientenberichte: siehe einzelne Erkrankungen

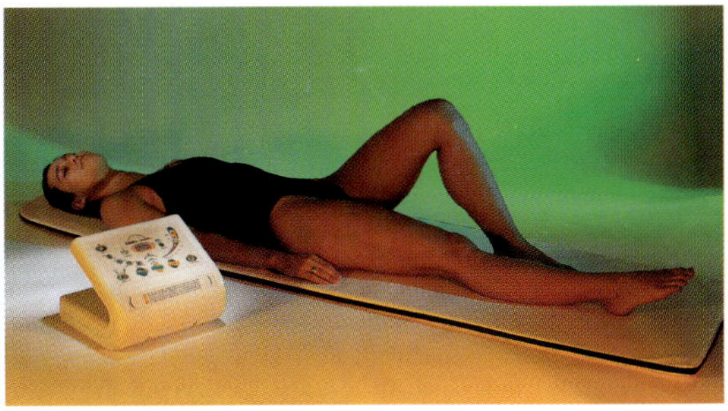

Abb.: Basisbehandlung bei Hautproblemen

15.1. Akne

Über 70% der Jugendlichen im Pubertätsalter leiden an Akne. Die normale Akne entsteht, wenn eine Haarpore durch übermäßige Talgproduktion verstopft wird. Da sich in einem Talgpfropfen Hautbakterien besonders gut vermehren, verursachen sie schnell eine Entzündung und imponieren als rote Erhebung mit zentralem gelben Eiterpunkt an der Haut. Auf einem Quadratzentimeter Haut im Gesicht, am Hals, Nacken und Rücken befinden sich ungefähr 600 Talgdrüsen. Wenn die entzündeten Talgpfropfen an die Luft gelangen, werden sie schwarz, während weißliche noch unter der Hautoberfläche liegen. Die Talgdrüsen produzieren nicht bei allen Menschen gleich viel Talg. Während der Pubertät kommt es durch einen Anstieg der Geschlechtshormone im Körper zu einer erhöhten Talgbildung. Hormonbedingt ist auch Akne, die durch progesteronhaltige Pillen verursacht wird. Aufgrund des Hormonwechsels bekommen manche Frauen Pickel in den Tagen vor der Menstruation. Im Gegensatz zur Volksmeinung haben fettes Essen, Schokolade und Süßigkeiten nicht direkt mit

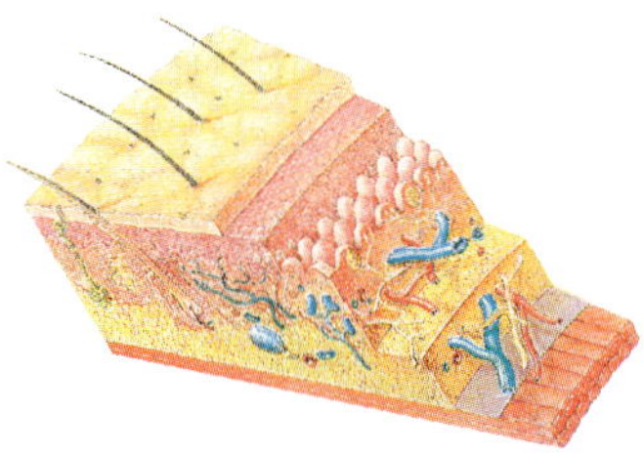

Abb.: Querschnitt Haut

der Entstehung von Akne zu tun. Eine fördernde Rolle spielen möglicherweise eine ungesunde Ernährung, überhöhter Streß und ein nicht oder schlecht funktionierendes Verdauungssystem (Leber, Niere, Darm), das die Gifte des Körpers nicht auf normalem Weg abtransportiert, sondern über die Haut ausscheidet.

Akne-Rosacea ist eine Hautentzündung, die durch gebrochene Blutgefäße entsteht. Rote Backen, eine rote Nase, manchmal Schwellungen und Pickel, sind typische Merkmale. In schweren Fällen kann es zu einer Vergrößerung und Entstellung der Nase kommen. Meist tritt diese Form der Hauterkrankung nach dem 30. Lebensjahr auf, hauptsächlich bei Frauen und Personen, die leicht erröten. Die eigentliche Ursache ist noch unbekannt, jedoch weiß man, daß Sonnenbestrahlung, Alkohol, Koffein und Käse die Akne auslösen können.

Die leichte Akne kann mit einer Creme oder Lotion behandelt werden, die den Talg entfernen und die Poren öffnen. Benzoyl-Peroxide, Antibiotika und Vitamin A-Derivate sind die am häufigsten eingesetzten Medikamente. Die Antibiotika-Einnahme sollte langfristig erfolgen und am Ende langsam verringert werden, um ein Wiederaufflammen zu verhindern. Bei Frauen werden oft östrogenhaltige Pillen eingesetzt, mit dem Ziel, ein hormonelles Gleichgewicht herzustellen.

Wirkung und richtige Anwendung: siehe Kapitelanfang

Wissenschaftliche Studien über die Behandlung der Akne mit MFT

- R.A. Drolet, "Thumart Therapy: A Non-invasive Cell Regeneration Ion and Anti-Inflammatory Therapy Using Electromagnetic Fields", Bioelectromagnetics Society, 4th Annual Meeting, Los Angeles. - In dieser Arbeit wird unter vielen anderen positiven Effekten des Magnetfeldes insbesondere die entzündungshemmende, zellregenerierende, sedative und schmerzlindernde Wirkung hervorgehoben.
- Weitere Studien: siehe andere Krankheiten in diesem Kapitel

Ärzteberichte über die Therapie von Akne mit MRS

1. Dr. med. Lutz Ammerer

• *Patientin, 48 a; Diagnose: Nach Exstirpation eines Tumors Entwicklung eines düsterrot gefärbten kosmetisch störenden Narbenkeloids mit Druckschmerz, trotz Applikation von diversen "Narbensalben". MRS-Therapieerfolg: Nach zehn Behandlungen mit begleitender intracutaner Injektion mit "Traumeel" ist die Narbe weich, nicht mehr druckschmerzhaft und deutlich weniger gerötet.*

Patientenberichte zur Behandlung mit MRS bei Akne

1. Dank an Herrn Gerhard Kniepeiß

• *Patientin S.R., 36 a; Diagnose: "Seit 15 Jahren hatte ich starke Akne im Gesicht. Teilweise waren die Beschwerden so schlimm, daß ich starke, cortisonhaltige Medikamente einnehmen mußte. Nach der Einnahme war es etwas besser, die Akne kam jedoch wieder. MRS-Therapieerfolg: "In den ersten Wochen wurden die Zustände noch schlimmer. Die zusätzliche Einnahme von Alga-Vital und Lapacho brachte*

HAUT

zuerst eine Verschlimmerung: das Gesicht tat sehr weh und der Juckreiz war schlimm. Nach vier Wochen trat eine erste Besserung ein und nach vier Monaten sind die Akne-Beschwerden bis auf einige Rötungen verschwunden, nach sechs Monaten wichen auch die Rötungen und ich kann wieder lachen."

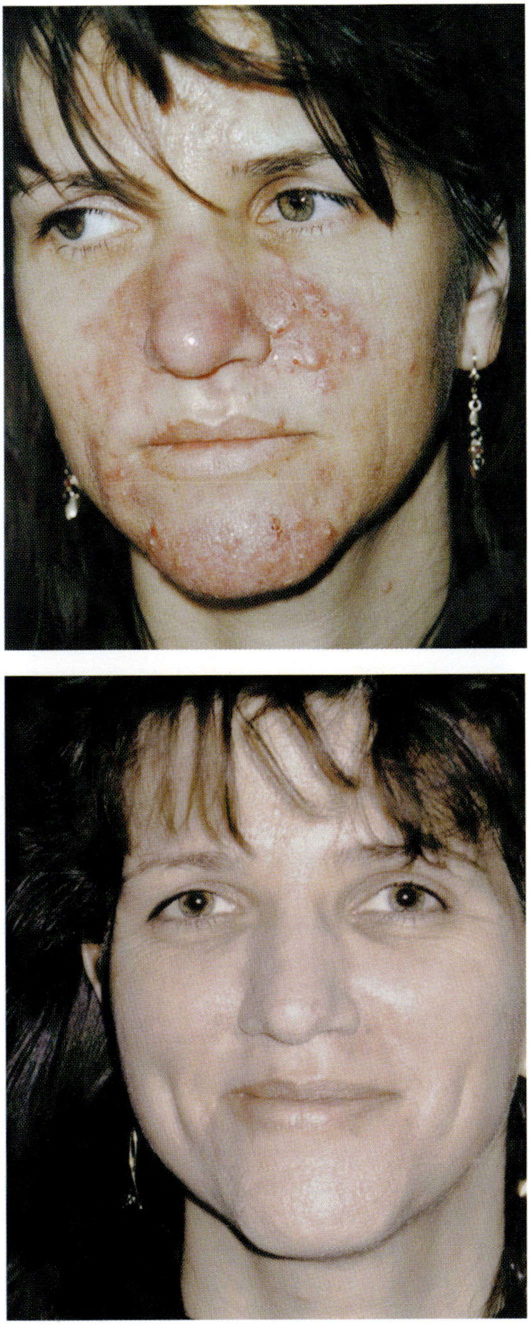

Abb.: Akne vor MFT und nach MFT

- *Patient D.M., 51 a; Diagnose: Aknepusteln im Gesicht seit meinem 46. Lebensjahr trotz Pille (Ursache Östrogenmangel). MRS-Therapieerfolg:. Nach einem Jahr 100% schmerzfrei und im Beruf voll belastbar. Energiehaushalt, Konzentration und Merkfähigkeit haben sich spürbar gebessert. Die Aknepusteln im Gesicht haben sich ab der achten Woche eingestellt, bis zum heutigen Tag.*

15.2. Dekubitus, Geschwüre an der Haut und Gangrän

Ein Dekubitus entsteht durch eine örtliche Druckschädigung des Gewebes als Folge von längerem Liegen (Bewegungsunfähigkeit), wobei der Untergang des Gewebes bzw. der Zellen durch den Druck des Körpergewichts verursacht wird. Besonders gefährdet ist das Gewebe an Knochenvorsprüngen, wie Fersen, Knöchel, Oberschenkel, Kreuzbein, Ellbogen und Schulterblatt. Risikofaktoren sind einerseits Immobilität, z.B. nach Querschnittslähmung, Demenz, motorische und sensible Ausfälle nach einem Schlaganfall, Durchblutungsstörungen, z.B. bei Diabetes und Arteriosklerose, Schwellungen bei Venenklappenfehlern und Übergewicht. Die wichtigste Therapie ist hier die Vorsorge mit ständiger Druckentlastung des Patienten (alle 2-3 Stunden Umlagerung und ausgewogene Nährstoffzufuhr). Ist bereits ein Druckgeschwür entstanden, muß man versuchen, die Wunde so gut wie möglich zu versorgen, um einen Wundverschluß zu erreichen. Hier ist die MFT eine wertvolle Stütze.

Unter einem Gangrän versteht man eine durch Hautuntergang bedingte Selbstzersetzung des Gewebes, meist in Folge von ungenügender Durchblutung. Ein Gangrän kommt hauptsächlich an den Extremitäten vor und zwar als Folgeerkrankung der PAVK-peripheren arteriellen Verschlußkrankheiten, von Diabetes mellitus und nach Erfrierungen oder bei Entzündungen verschiedenster Art. Häufig ist die Amputation die letzte Behandlungsmöglichkeit.

Wissenschaftliche Studien über die Behandlung von Hautgeschwüren mit MFT

HAUT

• C.A. Salzberg, et al., "The Effects of Non-Thermal Pulsed Electromagnetic Energy on Wound Healing of Pressure Ulcers in Spinal Cord-Injured Patients: A Randomized, Double-Blind Study", Wounds: A Compendium of Clinical Research and Practice, 7(1), 1995, pp. 11-16. - Diese doppelblinde, placebokontrollierte Studie dokumentiert, daß die Behandlung mit nicht thermalen, pulsierenden elektromagnetischen Feldern die Wundheilung beschleunigt, u.a. speziell bei Verletzungen des Rückenmarks. Die Patienten litten an einem Stufe 2 und 3 Druckgeschwür der Haut. Der Erfolg der Behandlung zeigte sich nach 12 Wochen: fast alle Patienten zeigten eine deutliche Verbesserung, bei den meisten war die Wunde komplett verschlossen.

• R.V. Galimzianov, "Laser and Electromagnetolaser Therapy for Trophic Ulcers of the Lower Extremities in Chronic Venous Insufficiency", Vestn Khir Im I I Grek, 152(5-6), 1994, pp. 70-72. - Die Ergebnisse dieser Studie zeigen, daß die tägliche Anwendung elektromagnetischer Felder gemeinsam mit Laser die Heilungszeiten von Geschwüren an der unteren Extremität auf 18 Tage verkürzt. Im Vergleich betrug die Heildauer in der Kontrollgruppe 26 Tage.

• S. Comorosan, et al., "The Effect of Diapulse Therapy on the Healing of Decubitus Ulcer", Romanian Journal of Physiol., 30(1-2), 1993, pp. 41-45. - Diese wissenschafltiche Studie zeigt den Therapieerfolg der Magnetfeldbehandlung bei bettlägrigen Dekubitus-Patienten mit entsprechenden Hautgeschwüren.

• A.V. Alekseenko, et al., "Use of Magnetic Therapy Combinded with Galvanization and Tissue Electrophoresis in the Treatment of Trophic Ulcers", Klein Khir (7-8), 1993, pp. 31-34. - An 86 Patienten mit Hautgeschwüren wird die MFT versucht. Der Autor empfiehlt anhand der Studienergebnisse den Einsatz der MFT bei Hautgeschwüren der unteren Extremität.

• M.J. Stiller, et al., "A Portable Pulsed Electromagnetic Field Device to Enhance Healing of Recalcitrant Venous Ulcers: A Double-Blind, Placebo-Controlled Clinical Trial", British Journal of Dermatology, 127(2), 1992, pp. 146-154. - Diese doppelblinde, placebokontrollierte Studie berichtet über den Therapieerfolg von pulsierenden, elektromagnetischen Feldern in der Behandlung von Geschwüren der Beine, die venösen Ursprungs sind.

Ärzteberichte über die Therapie von Hautgeschwüren mit MRS

1. Dr. med. Helmut Oring, Chirurgische Abteilung des Krankenhauses Elisabethinum Graz

• Patient M.O., 30 a; Diagnose: Querschnittslähmung nach Sportunfall, Tetraplegie, Dekubitus, ständige Schlafstörungen, zeitweise Krämpfe, Restharn bis 200 ml, wiederholte Harnwegsinfekte, Antriebslosigkeit. MRS-Therapieerfolg: keinerlei Schlafstörungen mehr, gute Fitness, Dekubitus ist völlig abgeheilt, kaum mehr Krämpfe, keinerlei Restharnbildung und keine Harnwegsinfekte mehr. Der Patient fühlt sich wohl und unternehmungslustig.

2. Dr. med. Ursula Miggitsch, Arzt für Allgemeinmedizin, Graz

• Patient C.J., 66 a; Diagnose: Zehengangrän, Schlafstörungen. MRS-Therapieerfolg: Die Schlafstörungen haben sich wesentlich gebessert, der Patient nimmt keine Medikamente mehr. Die Wunde des Zehengangräns zeigt deutliche Heilungsansätze.

3. Praxis Team Dr. med. Johnston, Borken

• Patientin, 60 a; Diagnose: Die Patientin hat eine lange Vorgeschichte: venöse Insuffizienz sowie Varikosis 4. Grades, ein rezidivierendes Geschwür am Unterschenkel, eine Varizen-Operation im Mai 1998. Es wurde ein punktuell beginnendes Ulcus cruris fibrös belegt. MRS-Therapieerfolg: Nach vier Anwendungen Beschwerdefreiheit, sichtbar rückläufige Schwellung. Ulcus granuliert ohne Beläge.

Patientenberichte zur Behandlung mit MRS bei Hautgeschwüren

1. Dank an Frau Maria Pfeifer

• Patient M.D., 35 a; Diagnose: Grundkrankheit Diabetes und dadurch bedingte schlechte Wundheilung. Durch die berufliche Tätigkeit konnten eine Wunde nicht ruhig abheilen und die Entzündungen nicht abklingen. Seit Jahren bestand eine Gefühlslosigkeit im Fußsohlenbereich. Eine zukünftige Fußabnahme wurde von ärztlicher Seite erwogen. MRS-Therapieerfolg: "Bereits nach einer Woche Anwendung hatte ich

seit vier Jahren erstmals wieder ein Gefühl an beiden Fußsohlenbereichen. Jede Anwendung wird von einem Kribbelgefühl in den Füßen begleitet. Auch der Wundverschluß schreitet langsam fort. In der Zwischenzeit sind auch mein jahrelanger Kopfschmerz und die Schlafstörungen verschwunden. Meine Blutzuckerwerte besserten sich, die verbesserte Durchblutung an den Fußsohlen hielt an und die Wunde begann sich zu schließen, die Entzündung ist zurückgegangen. Inzwischen sind die Wunden verschlossen, und mein Fuß ist wieder belastbar."

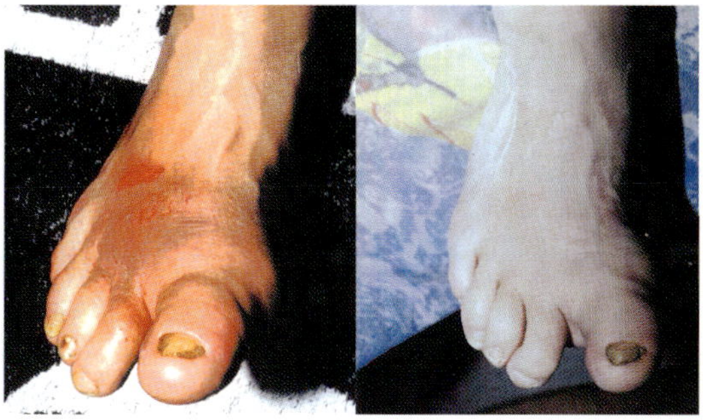

Abb.: links vor MRS / rechts nach MRS

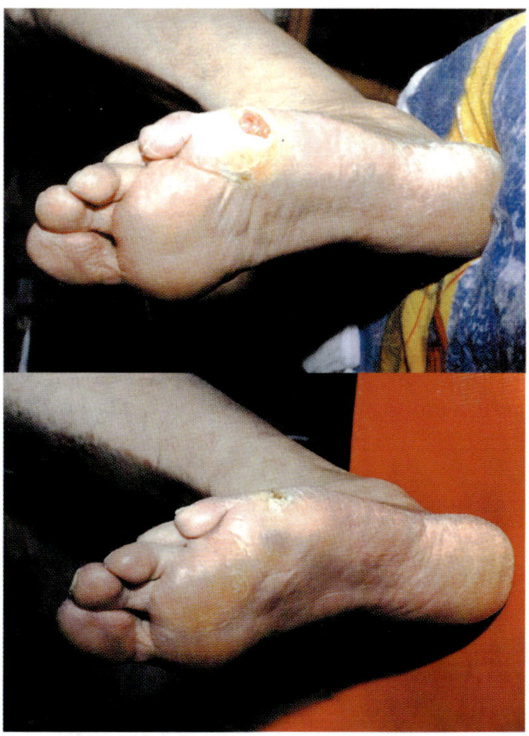

Abb.: oben vor MRS / unten nach MRS

• Patient H.D., 78 a; Diagnose: seit zwei Jahren offene Beine. MRS-Therapieerfolg: Die Ulcera an den Unterschenkeln schlossen sich nach sechs Wochen und auch die Farbe der Unterschenkel verbesserte sich.

2. Dank an Herrn Dipl. Ing. Dietmar Hauser

• Patient; Diagnose: Diabetes, Durchblutungsstörungen, Ulcus auf beiden Beinen, rechter Fuß zeigt Entzündungen, Schlafstörungen. MRS-Therapieerfolg: "Nach einer Woche Anwendung spürte ich nach vier Jahren erstmals ein Gefühl in beiden Fußsohlenbereichen (kribbeln). Der Kopfschmerz hat sich verbessert. Der Wundverschluß schritt langsam fort. Nach drei Monaten Anwendung zeigte die Diabetes verbesserte Werte. In den Füßen hat sich die Durchblutung weiterhin verbessert, die Ulcus-Heilung ist stark vorangeschritten, die Entzündungen sind zurückgegangen. Der Schlaf hat sich verbessert, das Rheuma in der Schulter ist weg."

3. Dank an Frau Ursula Lange

• Patient M.D, 35 a; Diagnose: "Aufgrund einer Diabeteserkrankung wollten speziell am rechten Fuß die Ulcus-Wunden nicht heilen und die Entzündungen nicht abklingen. Zusätzlich bestand eine jahrelange Gefühllosigkeit im Fußbereich. Von ärztlicher Seite wurde eine Fußabnahme nicht ausgeschlossen". MRS-Therapieerfolg: Beim linken und rechten Fuß gelingt in Kombination mit der Lasertherapie der Wundverschluß. Auffallend war die rasche Gefühlzunahme im Sohlenbereich nach nur einer Woche. Die Entzündung verschwand. Eine Ruhigstellung des Fußes (empfohlen vom Arzt) war wegen der harten Arbeit als Geschäftsmann nicht möglich. Die Fußoberseite ist ebenfalls abgeheilt.

• Patientin M.M., 78 a; Diagnose: gesprungene Haut an den Fingerkuppen, altersbedingte Einschränkung des Bewegungsapparates. MRS-Therapieerfolg: Die Verspannungen haben sich schnell gelöst, die Beweglichkeit hat sich verbessert. Risse an den Fingerkuppen sind nicht mehr aufgetreten. Die altersbedingten Einschränkungen haben sich zu einer besseren Lebensqualität verbessert.

• Patientin B.H., 28 a; Diagnose: müde und abgeschlagen durch unregelmäßige Arbeitszeiten, störende Varizen, v.a. ästhetisch, schmerzende Beine, Trockenheit der gesamten Körperhaut. MRS-Therapieerfolg: "Ich fand wieder zu einem normalen Nacht-Tag-Rhythmus zurück und war nicht mehr so müde. Das Schwerege-

fühl und die Spannungen haben sich verringert. Meine trockene Haut wurde besser."

Steckbrief MFT:
70-75% guter bis sehr guter Erfolg

15.3. Ekzeme

Unter den Begriff Ekzem fallen verschiedene Hauterkrankungen. Üblicherweise treten Ekzeme an Händen, Ohren, Füßen und Beinen auf, sie können jedoch jeden Teil der Haut betreffen. Die typischen Symptome sind juckende und schuppenden Flecken sowie Blasen. Während der Entstehung von Ekzemen wird das Gewebshormon Histamin freigesetzt, das eine Erweiterung der Blutgefäße bewirkt und vermehrt weiße Blutkörperchen (Lymphozyten) in das entsprechende Gebiet befördert. Als Folge des Flüssigkeitaustrittes schwillt die Haut an, wird rot und heiß und beginnt zu jucken.

Kontakt-Ekzeme, die bei der Berührung mit gewissen Stoffen (z. B. Chemikalien, Sonnencreme, Shampoos, Kosmetika, Latex, Nickel,

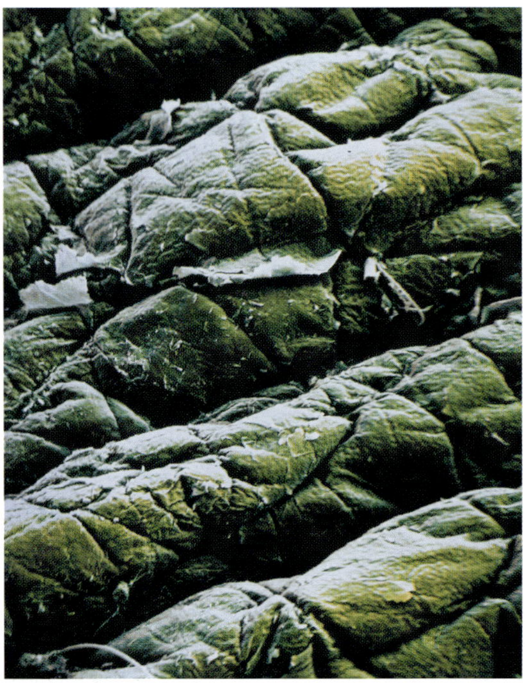

Abb.: Die Haut im Elektronenmikroskop

Chrom, Heftpflaster, Pflanzen, Wolle) auftreten, werden oft durch ständiges Waschen und Abtrocknen sowie durch kalte und trockene Bedingungen ausgelöst. Die Dermatitis ammoniacalis zählt zu den Kontaktekzemen und entsteht aufgrund von nassen Windeln und einem Reiz durch Urin oder Stuhl. Die Haut sollte in diesem Fall nur mit Baumwolle in Kontakt kommen. Haut-auf-Haut Ekzeme treten besonders bei übergewichtigen Menschen auf. Dieses Kontaktekzem entsteht durch das Reiben der Haut zusammen mit Schweiß. Atopische Ekzeme treten sehr häufig bei Kindern auf, von denen 50% ein Asthmaleiden entwickeln. Diese Ekzeme können unterschiedliche Auslöser haben: Hausstaub, Baum- und Graspollen, Pilzsporen, Tierhaare oder-schuppen, Federn, Waschpulver, Weichspüler, parfümierte Hautcreme, Shampoos und Sonnencreme, Chemikalien, Lebensmittelzusatzstoffe, diverse Speisen (Kuhmilch, Eier, Nüsse, Schalentiere, Reis) u.a. Beim seborrhoischen Ekzem bilden sich Krusten aus dicken, braungelben, fettigen Schuppen oder krustige rote Flecken auf der Haut, hinter dem Ohr, bei den Augenbrauen oder in Hautfalten. Normalerweise heilt dieses Ekzem, das auch bei Babys vorkommt, bis zum zweiten Lebensjahr wieder von selbst ab. Varikose Ekzeme entstehen, wenn Krampfadern zuwenig Sauerstoff und Nährstoffe zu dem betroffenen Gebiet bringen. Wichtig ist es, vor der Behandlung die Ursachen der jeweiligen Ekzeme auszuschalten. Bei den atopischen Ekzemen ist dies allerdings nicht immer leicht. Medikamente, die auf die Haut aufgetragen werden, helfen nur gegen die Symptome, heilen das Ekzem aber nicht.

Wissenschaftliche Studien über die Behandlung von Ekzemen mit MFT:
siehe andere Krankheiten in diesem Kapitel

Ärzteberichte über die Therapie von Ekzemen mit MRS

1. Dr. med. Christoph Scherer/Dr. med. univ. Christian Thuile, 1080 Wien, Breitenfeldergasse 10, Tel. 0043/1/40 666 00

• *Patient I.S., 40 a; Diagnose: Thyreoidale Dysregulation, berufsbedingtes Kontaktekzem, Pruritus, Exanthem. MRS-Therapieerfolg: Nach sechs Wochen zeigt sich eine leichte Linderung der Beschwerden des Kontaktekzemes. Der Patient schläft sehr gut ein und ist vegetativ ausgeglichener. Das Exanthem wird blasser, der Prur-*

HAUT

itus tritt nur noch am Abend auf. Nach drei Monaten ist das Exanthem abgeheilt.

Patientenberichte zur Behandlung mit MRS bei Ekzemen

1. Dank an Herrn Max Keiser und Frau Verena Singer

• *Patientin B., 70 a; Diagnose: Allergie, Heuschnupfen, Ekzeme. Viele Therapieformen waren absolut erfolglos. MRS-Therapieerfolg: Die Ekzeme sind abgeklungen.*

2. Dank an Herrn Werner Mayrhuber

• *Patientin G.E.; Diagnose: Ekzem. MRS-Therapieerfolg: "Ein Ekzem auf den Händen, das trotz vieler Behandlungsversuche nie verschwand, trat für wenige Tage ganz massiv auf und verbesserte sich danach zusehends. Mir ist bewußt, daß noch einige weitere dieser z.T. unangenehmen und schmerzhaften Erstverschlechterungen auftreten werden, doch jetzt wo ich weiß, daß das der Weg ist, den mein Körper gehen muß, um diese "Altlasten" abzubauen, ist es auch viel leichter, mit diesen Belastungen umzugehen."*

15.4. Furunkel

Ein Furunkel ist eine eitrige Entzündung des Haarfollikels, die sich auf den umgebenden Bereich ausbreiten und dabei einen Abszeß (Geschwür) bilden kann. Kommt es gleichzeitig in mehreren Talgdrüsen zur Vereiterung, entstehen handtellergroße Herde, die man Karbunkel nennt. Ein Furunkel beginnt zunächst harmlos.

Durch die Entzündung bildet sich ein rötlicher Hof mit ziehenden Schmerzen und anschließender Knötchenbildung. Durch die Entzündung ist das tieferliegende Gewebe mitbetroffen. Nach drei bis vier Tagen fließt Eiter ab, der Schmerz und die Entzündung lassen nach. Zuletzt wird der aus dem zerstörten Gewebe gebildete Pfropf ausgestoßen. Furunkel treten besonders in der Gegend vom Nacken auf und sind in der Gesäßgegend und auf den Lippen besonders unangenehm. Bilden sich immer wieder neue Furunkel, spricht man von einer Furunkulose. Zuckerkranke und Übergewichtige sind besonders gefährdet.

Die Eiterbakterien (Staphylokokken) übernehmen nur die auslösende Wirkung, eine Stoffwechselstörung liegt dem Ausbruch von Furunkeln zugrunde. Deshalb ist eine Stoffwechselkorrektur Voraussetzung, damit keine weiteren Furunkel entstehen. Bereits vorhandene Furunkel müssen gründlich desinfiziert werden, um eine Ausbreitung zu verhindern. Antibiotika werden oftmals eingesetzt. Bei Karbunkeln, die einschmelzen, ist eine operative Spaltung mit anschließendem Absaugen des Eiters erforderlich. Bei der Ernährung sollte auf viel Rohkost geachtet werden.

Wissenschaftliche Studien über die Behandlung von Furunkeln mit MFT

• Y.L. Arzumanov, "An Overview of the Third Workshop "Use of Millimeter Waves in Medicine", Millimetrovie Volni v Biologii i Meditcine (3), 1994, pp. 104-7. - In dieser Zusammenfassung von verschiedenen Studien zeigt sich, daß sich die niederfrequente und niederenergetische MFT für die Behandlung von chronischer Furunkulose sehr gut eignet.

Ärzteberichte über die Therapie von Furunkeln mit MRS

1. Dr. med. Kowalewsky, Berlin

• *Patient 31 a, Radsportler; Diagnose: Chronische Sitzprobleme (Follikulitiden keine Abszesse) seit fünf Jahren, schlechte Wundheilung und zahlreiche Wundinfektionen. Operative Entfernung eines hühnereigroßen Schwielenabszesses in Vollnarkose, danach offene Versorgung mit Braunol-Salbenverbänden. MRS-Therapieerfolg: Nach zwei Wochen kompletter Wundverschluß unter Zurücklassen einer 2 cm langen und 0,5 cm breiten Narbenplatte. In der Tiefe weiches und schmerzloses Bindegewebe. Der Patient konnte vier Wochen nach der Operation das Radtraining wieder aufnehmen. Bewertung: ungewöhnlich schnelle Wundheilung.*

Patientenberichte zur Behandlung mit MRS bei Furunkeln

1. Dank an die Fa. vita.life

• *Patient B.P., 55 a; Diagnose: Starke Hautprobleme im Gesicht – Rötungen, Unreinheiten, empfindliche Haut, nach Behandlung starker Haarausfall, aber keine Besserung der Haut. MRS-Therapieerfolg: "Nach ca. drei Wochen kann ich gut und ruhig durchschlafen, die Hau-*

tunreinheiten haben sich sichtbar gebessert (Freunde fragen nach Therapie). Ich fühle mich wesentlich belastbarer, frischer und erholt."

Steckbrief MFT:
75% guter bis sehr guter Erfolg

15.5. Haarausfall

Es gibt verschiedene Formen von Haarausfall - umschriebene Stellen oder eine großflächige Glatzenbildung. Die Ursachen sind meist nicht bekannt.

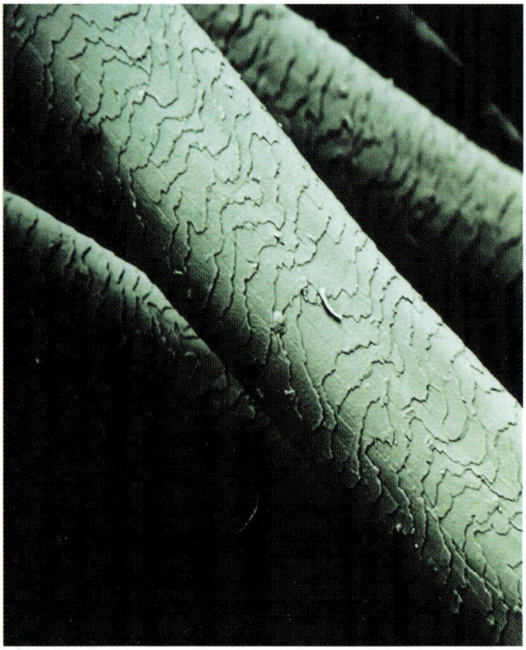

Abb.: Haar

Wissenschaftliche Studien über die Behandlung von Haarausfall mit MFT

• W.S. Maddin, et al., "The Biological Effects of a pulsed Electrostatic with Specific Reference to Hair: Electrotrichogenesis", International Journal of Dermatology, 29(6), 1990, pp. 446-50. - In dieser doppelblinden, placebokontrollierten Studie werden Männer mit Haarausfall auf die Wirkung der MFT untersucht. Nach 36 Wochen der Therapie zeigt sich, daß sowohl der Haarausfall gestoppt wie auch die Haarneubildung gefördert werden konnte.

Ärzteberichte über die Therapie von Haarausfall mit MRS

1. Dr. med. Christoph Scherer/Dr. med. univ. Christian Thuile, Zentrum für Energiemedizin, 1080 Wien, Breitenfeldergasse 10, Tel. 0043/40 666 00

• *Patientin, 35 a; Diagnose: seit elf Jahren Schmetterlingserythem im Gesicht, Haarausfall, häufige Infektionen - seit Jahren "austherapiert". MRS-Therapieerfolg: Nach 15 Wochen hat sich die Rötung deutlich reduziert, der Allgemeinzustand hat sich stark gebessert, der Haarausfall wurde gestoppt.*

Patientenberichte zur Behandlung mit MRS bei Haarausfall

1. Dank an Herrn Max Keiser und Frau Verena Singer

• *Patientin R.,97 a; Diagnose: Haarausfall, altersbedingte Hinfälligkeit. MRS-Therapieerfolg: der Haarausfall konnte gestoppt werden, die Hinfälligkeit hat sich stark gebessert.*

• *Patient T.S., 84 a; Diagnose: Arthrose, Angina-pectoris, Durchblutungsstörungen, Haarausfall. MRS-Therapieerfolg: starke Verbesserung der Beweglichkeit, der Einengungen durch Angina-pectoris und der Durchblutungsstörungen. "Ich habe mehr Energie und Arbeitskraft. Der Haarausfall wurde gestoppt, ich habe nun eine dichtere Struktur und stabilere Fingernägel."*

• *Patient B.A., 44 a; Diagnose: Schmerzen, Abgeschlagenheit, Schwindel, Haarausfall an beiden Beinen. MRS-Therapieerfolg: im Bereich der LWS beschwerdefrei, Kopfschmerzen und Schwindel treten nur mehr ab und zu im geringen Ausmaß auf. Die Haare sind an beiden Beinen vollständig nachgewachsen.*

Steckbrief MFT: **40-50% guter bis sehr guter Erfolg abhängig von Ursache**

15.6. Gangrän

siehe Kapitel "Dekubitus" und "Hautgeschwüre"

15.7. Lupus erythematodes

Diese relativ häufige Hauterkrankung gehört zu den sogenannten Kollagenosen und betrifft meist jüngere Frauen, wobei die Ursache nicht bekannt ist. Das klinische Bild ist sehr komplex und kann mit Fieber, Schwäche und Gewichtsverlust einhergehen. In 90% der Fälle findet man Gelenksentzündungen, in 75% Hauterscheinungen mit der typischen schmetterlingsförmigen Wangenrötung im Gesicht. Außerdem können Nierenveränderungen, sowie Störungen im Bereich von Herz-Kreislauf und der Nerven auftreten.

Wissenschaftliche Studien über die Behandlung der Lupus erythematodes mit MFT

- I.V. Khamaganova, et al., "The Use of a Pulsed Magnetic Field in the Treatment of Lupus Erythematosus", Ter Arkh, 67(10), 1995, pp. 84-87. - In diesem Bericht werden die Ergebnisse zur Behandlung von Patienten mit Lupus Erythematosus mit Magnetfeldern zusammengefaßt. Die Ergebnisse zeigen, daß die Behandlung durch ihre entzündungshemmende, schmerzstillende und immunstimulierende Wirkung und den positiven Einfluß auf die Mikrozirkulation bei der Durchblutung nützlich ist.
- V.D. Siorov, S.B. Pershin, "Immunomodulation Effect of Microwaves and Ultrahigh Frequency Electric Fields in Patients with Systemic Lupus erythmatosus", Bioelectrochem Bioenerg, 20, 1993, pp. 327-30. - Diese doppelblinde, placebokontrollierte Studie untersucht die Effekte hochfrequenter MF in der Behandlung von Patienten mit systemischem Lupus erythematodes. 26 Patienten wurden mit MFT behandelt, 11 Patienten dienten als Kontrollgruppe. Bei 66% der Patienten, die mit MFT behandelt wurden, traten Besserungen auf, bis hin zur völligen Heilung von Muskelschmerzen, schmerzvollen Kontrakturen sowie Gelenksschmerzen.

Ärzteberichte über die Therapie von Lupus erythematodes mit MRS

1. Dr. med. Christoph Scherer/Dr. med. univ. Christian Thuile, Zentrum für Energiemedizin, 1080 Wien, Breitenfeldergasse 10, Tel. 0043/40 666 00

- *Patientin, 35 a; Diagnose: Seit elf Jahren Schmetterlingserythem im Gesicht, Haarausfall, häufige Infektionen - seit Jahren "austherapiert". MRS-Therapieerfolg: Nach 15 Wochen hat sich die Rötung deutlich reduziert, der Allgemeinzustand hat sich stark gebessert, der Haarausfall wurde gestoppt.*

Patientenberichte zur Behandlung mit MRS bei Lupus erythematodes

1. Dank an die Fa. vita.life

- *Patientin M.M.; 36 a; Diagnose: "Seit zehn Jahren leide ich unter Lupus. Meine Haut ist durch das Cortison und die Krankheit sehr gealtert, sehr dünn und rißanfällig geworden. Am schlimmsten sind die Rötung im Gesicht und die Probleme an den Nieren". MRS-Therapieerfolg: "Seit einem Jahr behandle ich konsequent mit der MFT. Die Haut hat sich nach einer Erstreaktion, besonders im Bereich des Gesichtes, deutlich verbessert. Heute ist meine Haut schön glatt, fast wie die eines Babies. Meine Nierenwerte sind etwas besser geworden."*

Steckbrief MFT:
60-70% guter bis sehr guter Erfolg

15.8. Neurodermitis

Die Neurodermitis wird auch atopische Dermatitis genannt. Es handelt sich um eine chronisch rezidivierende, also wiederkehrende, entzündliche Hauterkrankung, die bei 3-4% der Bevölkerung vorkommt. Man weiß bis heute keine eindeutige Ursache für Neurodermitis. Die Krankheit beginnt meist in den ersten zwei Lebensjahren, vor allem nach dem dritten Lebensmonat. Man findet im allgemeinen eine Besserung in der Pubertät. Wirkliche Hautveränderungen entstehen in erster Linie durch das Kratzen, da die Krankheit einen sehr starken Juckreiz mit sich bringt. Akute psychische Belastungen sind oft Auslöser für einen Schub. Bei Kindern sind vor allem die Ellbogenbeuge und die Kniekehle betroffen, beim Erwachsenen meist das Gesicht, der Hals, der obere Stammbereich und die Handrücken.

Für Neurodermitis finden verschiedene Behandlungsformen ihren Einsatz: UV-Bestrahlungen, Pflege mit Ölbädern sowie nicht zu fetten Emulsionen, eine individuell zusammengestellte Diät, viel Sonne (Hochgebirge). Der Einsatz der Magnetfeldtherapie ist von erstaunlichen Erfolgen begleitet. Die Neurodermitis heilt zwar nicht ab, aber die Symptome können gelindert werden (geringere Hauteffloreszenzen und längere Intervalle bis zum Auftreten einer neuen Effloreszenz).

Wissenschaftliche Studien über die Behandlung der Neurodermitis mit MFT

• V.P. Adaskevich, "Effectiveness of the Use of Millimeter-Range Electromagnetic Radiation in Complex Treatment of Atopic Dermatitis Patients", Millimetrovie Volni v Biologii I Meditcine (3), 1994, pp. 78-81. - In dieser Studie werden die Auswirkungen der MFT in Kombination mit den konventionellen Behandlungmethoden bei Patienten mit Neurodermitis untersucht. Die Ergebnisse zeigen, daß die MFT von allen Patienten sehr gut toleriert wurde, und eine Rückbildung der Hautrötungen nach 7-8 Behandlungen zu sehen war. In 78% der mit der Kombinationstherapie behandelten Patienten kam es zu einer nachhaltigen Besserung der Erkrankung. Lediglich 23% der Behandelten zeigten nach zwei Jahren der Behandlung einen Rückfall, während in der Kontrollgruppe 54% von einem Rückfall betroffen waren.

Ärzteberichte über die Therapie von Neurodermitis mit MRS

1. Dr. med. Christoph Scherer/Dr. med. univ. Christian Thuile, Zentrum für Energiemedizin, 1080 Wien, Breitenfeldergasse 10, Tel. 0043/1/40 666 00

• *Patientin, 2 Monate; Diagnose: Neurodermitis. MRS-Therapieerfolg: Die Mutter legte sich mit ihrem Baby auf die Matte. Es zeigte sich eine deutliche Verbesserung des Zustandes, der Juckreiz wurde wesentlich geringer, folglich traten keine Kratzwunden mehr auf.*

• *Patientin, 11 a; Diagnose: Neurodermitis gepaart mit Nervosität und Schlafstörungen. Bisherige Therapie: über Jahre Cortison, Diät. MRS-Therapieerfolg: Nach lediglich zehn Behandlungstagen hat der Juckreiz aufgehört, nach weiteren 14 Tagen waren die Krankheitssymptome deutlich am Abklingen, die Hauteffloreszenzen (Rötungen) sind völlig verschwunden, das Kind wirkt wie neugeboren.*

Patientenberichte zur Behandlung mit MRS bei Neurodermitis

1. Dank an die Fa. vita.life

• *Patientin B.H., 44 a; Diagnose: schwere generalisierte Neurodermitis. MRS-Therapieerfolg: Nach drei Wochen wurde die Haut blasser, feiner, sie war nicht mehr so aufgequollen, allerdings war oft ein starker Juckreiz zu spüren.*

• *Patientin T.F., 11 a; Diagnose: Neurodermitis seit der Geburt. Cortisonbehandlung führte zu Unzufriedenheit, Nervosität und Schlafstörungen. MRS-Therapieerfolg: Nach einer zehntägigen Anwendung hat der Juckreiz aufgehört. Nach weiteren 14 Tagen hatten wir die Krankheit im Griff. Die Patientin ist vital, glücklich und endlich wieder zufrieden mit sich und der Umwelt.*

Steckbrief MFT :
60-70% guter bis sehr guter Erfolg.

15.9. Psoriasis

Psoriasis ist der medizinische Name für die Schuppenflechte. Sie gilt als die häufigste Hauterkrankung überhaupt. Ungefähr 2-3 % der Bevölkerung leiden daran, die Dunkelziffer der vielen unerkannt gebliebenen Fälle liegt aber deutlich höher. Charakteristisch sind rotfärbige Hautstellen, die mit silbrigen Schuppen bedeckt sind. Psoriasis ist nicht ansteckend, jedoch vererbbar. Leiden beide Eltern an der Schuppenflechte, liegt die Wahrscheinlichkeit, daß auch das Kind erkrankt, bei 50%. Bei Psoriasis handelt es sich um Webfehler in der Haut. Die Zellen der Haut bzw. Hautschuppen werden zu schnell gebildet. Sie brauchen von der untersten Hautschicht bis zur Hautoberfläche nur fünf bis sechs Tage. An der Hautoberfläche vermischen sie sich mit den bereits abgestorbenen Zellen, was die Rötung bewirkt. Die Ursache ist nicht bekannt. Möglicherweise haben Streß und eine Störung im Immunsystem einen Einfluß, denn eine simple Halsentzündung, Berufsstreß, Wunden, hormonelle Veränderungen durch die Pille, eine Schwangerschaft, die Menopause, Alkohol, Drogen oder Sonnenlicht können die Psoriasis auslösen. Die charakteristischen Hautläsionen, rötliche Flecken mit weißen Schuppen von Münzengröße, findet man meistens an den Ellenbogen und an der Streckseite der Knie. Diese Hauterscheinungen können von einem unangenehmen Jucken begleitet sein. Die Krankheit selbst ist ungefährlich, vielmehr leiden die Betroffenen unter dem gesellschaftlichen Druck: neugierige Fragen, Ekel usw. Die Krankheit verläuft in Schüben, flackert oft erst nach Monaten wieder auf. Eine Heilung durch Medikamente ist nicht möglich.

Die schulmedizinische Behandlung beschränkt sich rein auf die Symptome. Ultraviolette Bestrahlung (PUVA genannt), – die UVA-Strahlung der Sonne – besonders bei Aufenthalten am Toten Meer (396 m unter dem Meeresspiegel), lindert die Symptome. Man weiß, daß durch seelische Einflüsse die Krankheit verschlechtert, aber auch verbessert werden kann. Eine in letzter Zeit entwickelte Behandlungsform ist die Therapie mit Fumarsäure, einem Stoff, der im Zusammenhang mit einer speziellen Diät eingesetzt wird. Man erzielt damit beachtliche Erfolge. In schweren Fällen müssen Zytostatika und Cortison eingesetzt werden. Phytotherapeutisch und homöopthisch wird unterstützend die Stechwinde (Sarsparillenwurzel) eingesetzt.

Die Magnetfeldtherapie weist in der Behandlung von Psoriasis sehr gute Erfolge auf, besonders in den Monaten April und Mai. Sie ist eine längerfristige Therapie.

Wissenschaftliche Studien über die Behandlung der Psoriasis mit MFT

• Y.L. Arzumanov, "An Overview of the Third Workshop "Use of Millimeter "Waves in Medicine"", Millimetrovie Volni v Biologii I Meditcine (3), 1994, pp. 104-107. - In diesem Überblicksartikel wird die ausgezeichnete Wirkung der MFT bei Psoriasis unterstrichen.

• R. Castelpietra, et al., "Initial experiences in the treatment of psoriasis with pulsating magnetic fields", Ospedale die Bambini V. Buzzi, Milano. Minerva Med. - Die Fähigkeit, mit pulsierenden Magnetfeldern Therapieerfolge bei der Psoriasis zu erreichen, wurde an 110 Patienten untersucht. Die besten Ergebnisse erzielte man im Kopf- und Haarbereich (100% gute Ergebnisse), an den typischen Stellen/Gelenken: 73,7% bei Männern und 75% bei Frauen. Die besten Ergebnisse erzielten Personen in der 2., 5. und 6. Lebensdekade. Je länger die Erkrankung bereits bestand, desto besser waren die Erfolgsaussichten. Die Ergebnisse zeigten die besten Resultate, wenn die Therapie im Zeitraum März/April durchgeführt wurde. Es gab keine Nebenwirkungen zu berichten.

Ärzteberichte über die Therapie von Psoriasis mit MRS

1. Dr. med. Christoph Scherer/Dr. med. univ. Christian Thuile, Zentrum für Energiemedizin, 1080 Wien, Breitenfeldergasse 10, Tel. 0043/1/40 666 00

• *Patientin 36 a; Diagnose: Seit 24 Jahren schwere Psoriasis vulgaris. Nach jahrelanger medikamentöser Therapie verweigert die Patientin aufgrund der Nebenwirkungen jede weitere Medikamenteneinnahme. Einzig die Lichttherapie verschaffte Erleichterung. MRS-Therapieerfolg: Nach sechs Monaten intensiver Behandlung zeigte sich eine erste Besserungstendenz, nach acht Monaten haben sich die Hauterscheinungen weitgehend zurückgebildet. Die Patientin "übersteht" den ersten Winter seit 24 Jahren fast beschwerdefrei.*

• *Patient M.O., 28 a; Diagnose: Psoriaris vulgaris. Befund: ca. drei handtellergroße Plaques an Unterarmen und Schienbeinen, sowie Befall beider Hände. Starke Schuppung, Rötung, z.T. nässende Risse. MRS-Therapieerfolg: deutlicher Rückgang der Schuppung, keine Rhagadenbildung mehr, beginnende zentrale Abblassung des Erythems.*

Patientenberichte zur Behandlung mit MRS bei Psoriasis

1. Dank an die Fa. vita.life

• *Patientin E.K., 26 a; Diagnose: Seit 18 Jahren Schübe von Psoriasis vulgaris im Kopf- und Oberkörperbereich. Therapieversuche mit Corticoiden, Salizylölkuren und PUVA brachten nur kurzfristige Besserung. MRS-Therapieerfolg: Nach sechs Wochen Anwendung zeigte sich eine deutlich sichtbare Verbesserung des Hautbildes, nach drei Monaten eine andauernde, vollständige Beschwerdefreiheit.*

Steckbrief MFT:
60-70% guter bis sehr guter Erfolg

15.10. Schweißproduktion - übermäßig (Hyperhydrose)

Normalerweise dient die Schweißabgabe zur Wärmeregulation des Körpers. Während des Klimakteriums, bei Erkrankungen des Hormonsystems (z.B. Schilddrüsenüberfunktion) und bei neurologischen Erkrankungen (z.B. Schädigung des Sympathikus) kann es zu einer übermäßigen Schweißproduktion kommen. Sie kann generalisiert auftreten, d.h. den ganzen Körper betreffen, oder aber lediglich auf die Achselhöhlen, die Hände oder die Füße begrenzt sein.

Patientenberichte über die Behandlung von Hyperhydrose

1. Dank an die Fa. vita.life

• *Patientin T.S., 66 a; Diagnose: starke Erschöpfungszustände schon bei geringer körperlicher Belastung, Abgeschlagenheit, alle Symptome der Depression. Morgens beim Aufwachen und beim Frühstücken feuchtes Schwitzen. MRS-Therapieerfolg: In der 1. –7. Woche: Verbesserung des Gesamtzustandes (gegenüber Erschöpfung und Abgeschlagenheit). Das Schwitzen ist ganz vorbei.*

• *Patientin B. I., 37 a; Diagnose: sehr starke Verdauungsprobleme, Regelprobleme, Durchblutungsstörungen, Schlafprobleme mit extremen Schweißausbrüchen. MRS-Therapieerfolg: seit der ersten Anwendung keine Verdauungsprobleme mehr, die Durchblutungsstörungen haben sich gebessert, die Schlafprobleme sind weg, keine Schweißausbrüche mehr.*

Steckbrief MFT:
50-60% guter bis sehr guter Erfolg

15.11. Verbrennungen, Sonnenbrand

Bei einer Verbrennung unterscheidet man drei Stadien. Eine Verbrennung 1. Grades ist gekennzeichnet durch eine schmerzhafte Hautrötung aufgrund einer Entzündung mit Hautödem, jedoch ohne Blasenbildung (wie beim leichten Sonnenbrand). Die Heilung verläuft ohne Narbenbildung.

Die Verbrennung 2. Grades zeigt eine Blasenbildung durch Ablösung der obersten Epithelschichten, die mit eiweißreichen Exsudaten gefüllt und sehr schmerzhaft sind. Je nach Tiefenausdehnung ist mit geringer Narbenbildung zu rechnen, meist erfolgt die Abheilung komplikationslos.

Bei der Verbrennung 3. Grades sieht man eine komplette Hautzerstörung (Verkochung oder Verkohlung) mit Ausdehnung ins Unterhautgewebe. Alle Hautanhangsgebilde und sensiblen Nervenenden sind zerstört.

Die Abheilung führt immer zur Narbenbildung. Im Randgebiet findet man meist Verbrennungen 1. und 2. Grades. Ob Komplikationen auftreten oder nicht, hängt von der Tiefe der Verbrennung, von ihrem Ausmaß und vom Alter des Patienten ab. Gefährlich ist der Wasser-, Elektrolyt- und Eiweißverlust bei großflächigen Verbrennungen. Die Folge ist eine starke Bluteindickung mit der Gefahr der Minderperfusion der kapillaren Stromgebiete verschiedener Organe (Schockorgane). Die Nieren sind meist zuerst betroffen. Der Energieverlust kann dem Körper zusätzlich schaden und zu einem generalisierten Schock bzw. einem Nierenversagen führen.

Die Organschäden werden durch Verbrennungstoxine verstärkt. Der Streß führt häufig zu Magengeschwüren und Blutungstendenz. Infektionen können zu einem lebensbedrohlichen septischen Krankheitsbild führen. Der damit verbundene körperliche Verfall und Vergiftungszustand des Patienten wird als Verbrennungskrankheit bezeichnet (bei Verbrennungen ab ca. 20% der Körperoberfläche). Als Spätkomplikationen können ausgeprägte Narbenbildung, Kelloide und Gelenkskontrakturen auftreten. Die Erstversorung bei Verbrennungen sollte immer eine Kaltwasserspülung (mindestens 10-15 Minuten), die Reinigung von Verschmutzungen, ein großzügiger Flüssigkeitsersatz (sofort!) und der Weg ins Spital sein.

Beim Sonnenbrand handelt es sich um eine Verbrennung ersten Grades. Wie empfindlich man gegen UV-B Strahlung ist, hängt von der Anzahl der schützenden Melanin-Pigmente in der Haut ab. Ein Sonnenbrand ist schmerzvoll, die Haut rötet sich, und Blasen können entstehen. Zur Beruhigung der Haut helfen Cremen und Lotionen. Begleitend kann es zu

Schwindel, Kopfschmerz, Übelkeit und einem Flüssigkeitsverlust des Körpers kommen.

Bis der Sonnenbrand abgeheilt ist, sollte man sich im Schatten aufhalten. Das größte Risiko, das mit einem Sonnenbrand verbunden ist, ist der Hautkrebs, dessen Häufigkeit in den letzten Jahren dramatisch angestiegen ist. Es wird vermutet, daß starke Sonnenbrände den Aufbau der Haut verändern und Krebs entstehen lassen, oft erst nach Jahren. Daher ist es wichtig, vor allem Kinder vor Sonnenbränden zu schützen.

Wissenschaftliche Studien über die Behandlung von Verbrennungen und Sonnenbrand mit MFT

• R.A. Drolet, "Rhumart Therapy: A Non-invasive Cell Regeneration Ion and Anti-Inflammatory Therapy Using LF-EM Fields", Bioelectromagnetics Society, 4th Annual Meeting. - In diesem Bericht findet man die verschiedenen Anwendungsgebiete der MFT nach den entsprechenden internationalen Studien aufgelistet. Besonders wichtig sind dabei der schmerzstillende Effekt, die verbesserte Durchblutung an der Haut, die verbesserte Wundheilung sowie der beruhigende Effekt.

Patientenberichte zur Behandlung mit MRS bei Verbrennungen und Sonnenbrand

1. Dank an die Fa. vita.life

• *Patientin, 20 a; Diagnose: schmerzhafte Verbrennung durch Anfassen eines Tellers im Mikrowellenherd. MRS-Therapieerfolg: "Ich war nach acht Minuten schmerzfrei."*

Steckbrief MFT:
75% guter bis sehr guter Erfolg

15.12. Wundheilung

Bei jeder Wunde versucht der Körper die entstandene Öffnung schnell zu schließen. Dies geschieht durch Zusammenziehen der Blutgefäße in der näheren Umgebung, um den Blutverlust gering zu halten. Bei der Blutgerinnung lagern sich scheibenförmige Plättchen (Thrombozyten) an den Bindegewebsfasern der Wundränder an, wo sie einen Pfropfen bilden und innerhalb von drei Minuten die Wunde schließen. Die Blutplättchen lösen eine Reihe von Reaktionen aus. Der wichtigste Stoff, den sie aktivieren, ist das Fibrin, ein Eiweißstoff im Blut, der sich fasernetzartig um den Pfropf legt und ihn stabilisiert. In diesen endgültigen Thrombus können nun die Bindegewebszellen (Fibroblasten) einwachsen und die Wunde verschließen. Unter der Wunde wird dann provisorisch das sog. Granulationsgewebe aufgebaut. Dieses ist reich an Blutgefäßen, enthält aber keine Nerven. Das umliegende Gewebe ersetzt im Laufe der Zeit das Granulationsgewebe und schließt so die Hautwunde. Der letzte Schorf wird bei vollständiger Heilung abgestoßen, bei größeren Wunden bleibt eine Narbe.

Wissenschaftliche Studien über die Behandlung der Wundheilung mit MFT

• S. Moallemi, et al., "The Effects of Continuous Short Wave Frequency of Electromagnetic Fields on Tissue Healing", Department of Biophysics/Bioengineering, Department Pathology, Department EM Lab., Iran University of Medical Science, Teheran. 1998. - Diese doppelblinde Studie zeigt große Unterschiede zwischen der mit und der ohne Magnetfeld behandelten Gruppe bei der Wundheilung. So zeigt die Magnetfeldgruppe gegenüber der Kontrollgruppe eine um 26% verstärkte Gewebsstruktur.

• M.S. Scardino, et al., "Evaluation of treatment with a Pulsed Electromagnetic Field an wound healing clinico pathologic variables and central nervous system in dogs", American Journal of Veterinary Research, September 1998. - In dieser aktuellen Studie wird an Hunden die verstärkte Epithelialisierung der Wunde unter pulsierenden, elektromagnetischen Feldern dokumentiert.

• Weitere Studien: siehe andere Krankheiten in diesem Kapitel

Ärzteberichte über die Therapie von Wundheilung mit MRS

1. Dr. med. Ulla Sebastian, Kamen

• *Patient J.S., 85 a; Diagnose: Kapillarverschluß im linken Fuß, Venenverschluß im linken Bein, offene Wunden an der großen Zehe. Der Nagel mußte wegen Vereiterung abgenommen werden.*

Zum Zeitpunkt der Anwendung waren die Wunden sechs Wochen alt und verheilten sehr langsam. MRS-Therapieerfolg: Die Wunden im Nagelbett begannen nach der ersten Anwendung zu bluten. Zwei Wunden auf der Spitze der Zehe schlossen sich innerhalb einer Woche. Nach einer weiteren Woche bildeten die Wunden auf dem Nagelbett Krusten, nach drei Wochen ist die Zehe durchblutet und die Wunden sind fast verheilt. Das Bein ist beim Laufen wieder leicht belastbar.

Patientenberichte zur Behandlung mit MRS bei Wundheilung

1. Dank an Frau Christina Mühlegger

• *Patientin C.M.; Diagnose: häßliche Narbe seit einer Operation. MRS-Therapieerfolg: Die Narbe wurde ganz klein und hell.*

• *Patient M.K., 48 a; Diagnose: "Nach einem Sehnenriß beim Sport mußte ich operiert werden und wurde genäht. Leider hat sich eine häßliche rote überschießende Narbe gebildet. Seit 15 Jahren ist sie unverändert, sie stellt ein ästhetisches Problem dar und führt unter Belastung zu Schmerzen". MRS-Therapieerfolg: "Nach acht Monaten intensiver Behandlung ist meine Narbe viel heller, nicht mehr erhaben und nur mehr nach einer Sonnenbräunung zu erkennen."*

2. Dank an die Fa. vita.life

• *Patient E.S., 69 a; Diagnose: "Im Juli 1997 bin ich während eines Spazierganges in einen Weiderost gestürzt und habe mich dabei am Knie verletzt. Die Wunde war 13 cm lang, 3 cm breit und bis an den Knochen tief. Im Spital wurde ich sofort versorgt, und nach einer Woche wurden die Nähte entfernt. Leider brach die Wunde wieder auf, und selbst beim zweiten Mal Nähen hielt die Naht nicht. Da die Wunde keine Heilungstendenzen zeigte, überlegten die Ärzte in meinem Krankenhaus eine Hauttransplantation zur Schließung der Wunde. Einen Monat nach dem Unfall und ein paar Wochen vor der geplanten Operation begann ich mit der MRS-Therapie zu einem Zeitpunkt, als die Wunde immer noch keine Heilungstendenz aufwies". MRS-Therapieerfolg: "Fünf Tage später teilte mir mein Arzt im Krankenhaus bei einem Verbandwechsel mit, daß er die ersten Zeichen eines Wundrasens erkennen kann. Zwei Wochen später ist die Wunde bereits auf 3 cm Länge geheilt. Nach ca. sieben Wochen war die Wunde verschlossen, und die Operation ist mir endgültig erspart geblieben."*

HAUT

Steckbrief MFT:
über 80% guter bis sehr guter Erfolg

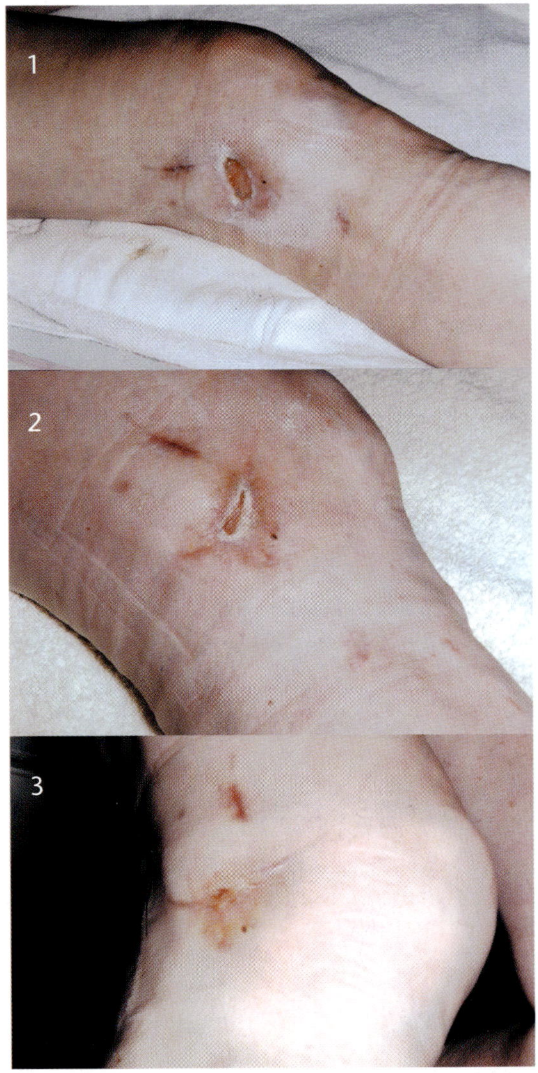

Abb.: Bild Knie 1: Mitte September, Knie 2: Anfang Oktober, Knie 3: Mitte Oktober

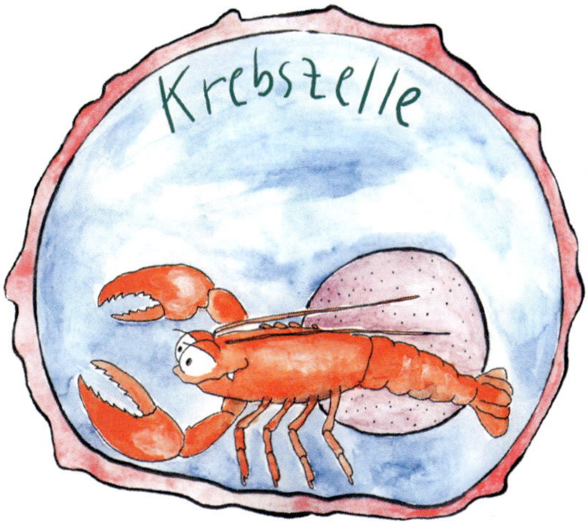

16. Tumorerkrankungen

16.1. Krebs

Jeder dritte Mensch erkrankt an Krebs, jeder vierte stirbt daran. Obwohl es Krebs seit Jahrhunderten gibt, erkranken heute mehr Menschen daran als früher. Man kennt mehr als 200 Krebsarten, die sich alle auf ähnliche Weise entwickeln.

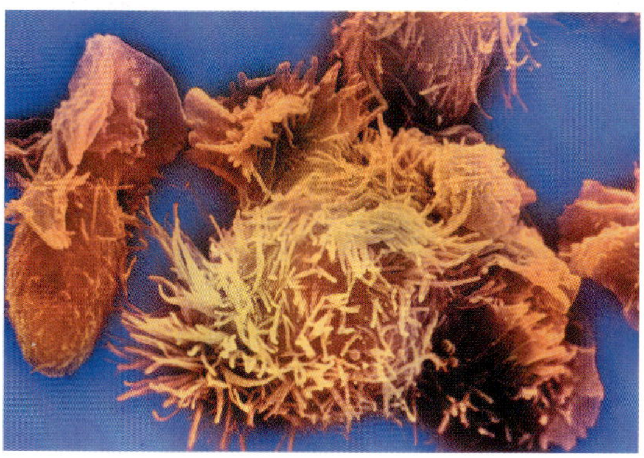

Abb.: Krebszellen

Krebs entsteht, wenn das Zellwachstum außer Kontrolle gerät. Dies passiert, wenn die Zellen durch Karzinogene (krebserregende Substanzen) beeinflußt werden oder das Erbmaterial sich plötzlich verändert, sodaß die DNA nicht mehr die nötigen Informationen für die Kontrolle des Zellwachstums enthält. Normalerweise wird jede Veränderung an einer Zelle sofort erkannt und eliminiert. Bei der Krebszelle entfällt diese Auslese, und ein unkontrolliertes Wachstum minderwertiger Zellen beginnt. Krebszellen reproduzieren sich alle 24 Stunden. Nach drei Wochen gibt es somit 1 Million neuer Krebszellen, die in gesundes Gewebe einwachsen können. Tumorzellen können gutartig oder bösartig sein. Gutartige Zellen vermehren sich zwar, können aber nicht in gesundes Gewebe einwachsen und es zerstören oder im Körper Ableger bilden. Bösartige Zellen sind dagegen in der Lage, in gesundes Gewebe einzudringen, sich über das Blut- oder Lymphsystem in anderen Organen des Körpers einzunisten und sich dort zu vermehren. Metastasen (eine oder mehrere) können sich in weit vom Muttergeschwulst entfernten Bereichen des Körpers bilden. Setzt sich ein Tumor in einem lebenswichtigen Organ (Lunge, Leber) fest, behindert es dessen Funktion, und es können lebensbedrohliche Komplikationen folgen.

Mehr als 70 % der Krebserkrankungen betreffen Menschen über Sechzig, aber Personen jeder Altersgruppe können betroffen sein. Leukämie kommt beispielsweise öfter bei Kindern vor, Hodenkrebs tritt bei Männern am öftesten zwischen dem 19. und 44. Lebensjahr auf. Krebs ist zu einem Teil vererbbar, kann aber auch durch Stoffe, die das Krebswachstum fördern, hervorgerufen werden.

90% aller Krebsarten sind ein Zusammenspiel aus Umwelt und Genen. Die Art und die Ernsthaftigkeit von Krebs hängt von den betroffenen Organen des Körpers ab. Folgende Symptome sollten als Warnhinweise beachtet werden: ein rapider, ungewollter Gewichtsverlust, starke wiederkehrende Kopfschmerzen, ständige Heiserkeit, Halsschmerzen und Schwellungen, ständige Bauchschmerzen oder Magenverstimmung, eine Gewebsverdickung irgendwo am Körper, eine Veränderung im Darm- oder Blasenbereich, ungewöhnliche Blutungen oder Veränderungen, Blut im Urin oder Schleim, eine Wunde, Krätze oder Geschwüre, die nicht heilen, ein Muttermal, das sich in Farbe oder Größe ändert oder blutet und juckt, vaginale Blutungen nach dem Geschlechtsakt, zwischen den Perioden oder nach der Menopause.

Eine frühzeitige Diagnose ist wichtig, da die Erfolgschancen zur Heilung im Frühstadium wesentlich höher sind. Es gibt keine Standardbehandlung in der Schulmedizin, aber mehr oder weniger erfolgreiche Ansätze wie Operation, Bestrahlung, Chemotherapie und die biologische Therapie sowie eine Kombination der genannten Möglichkeiten.

Operationen helfen bei 40% der bösartigen Tumore. Ist ein Organ betroffen, wird eine radikale Operation durchgeführt, d.h. auch umliegendes Lymphgewebe entfernt. Dies verringert die Gefahr einer weiteren Ausbreitung. Radio- oder Chemotherapien werden oft vor einer Operation eingesetzt, um den Tumor schrumpfen zu lassen und Krebszellen zu zerstören.

Die Behandlung erfolgt normalerweise in mehreren Schritten. Bei der Chemotherapie werden zellzerstörende Medikamente eingesetzt, die alle schnellteilenden Zellen im Körper angreifen und deshalb auch zu unangenehmen Nebenwirkungen führen. Bis zu 60% der Krebserkrankungen könnten durch Veränderungen im Lebenstil, wie dem Einstellen des Rauchens oder Veränderungen in der Ernährung vehindert werden. Es wird geschätzt, daß Rauchen für jeden dritten Krebstoten verantwortlich ist. Geschätzte 35-40% der Krebserkrankungen könnten durch Ernährungsumstellungen vermieden werden. Hautkrebs tritt häufiger auf als notwendig. Das Risiko könnte durch ein Meiden von direkter Sonnenbestrahlung drastisch reduziert werden.

16.2. Tumor

Jede Geschwulst mit einer örtlichen Zunahme des Gewebevolumens, also jede Anschwellung des Gewebes, wird als Tumor bezeichnet. Irrtümlicherweise wird darunter oft die Krebserkrankung selbst verstanden. Aber auch eine gewöhnliche Schwellung wird in der Medizin als Tumor bezeichnet, d.h. ein Tumor kann zwar auf Krebs deuten, muß aber nicht Krebs bedeuten.

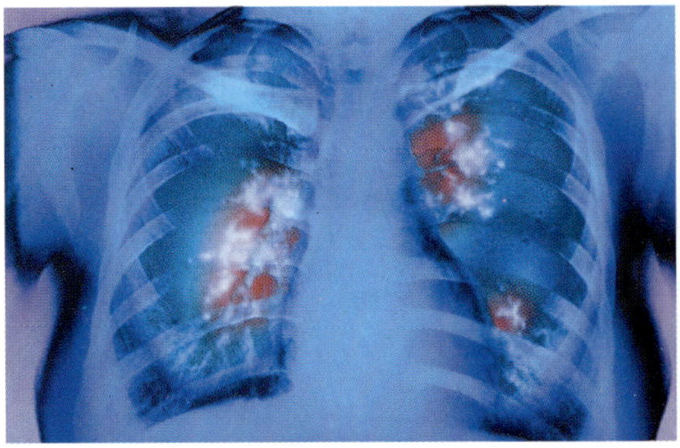

Abb.: Lungentumor

Wirkung der Magnetfeldtherapie bei Tumorerkrankungen:

Die Magnetfeldtherapie kann bei Tumoren in niederen Intensitäten zur unterstützenden (palliativen) Therapie (z.B. schwellungsmindernd oder schmerzstillend) angewendet werden. Der Einsatz der MFT bei Krebspatienten kann nach internationalen Richtlinien bedenkenlos erfolgen, weil es sich bei den im medizinischen Bereich eingesetzten Magnetfeldern um niederenergetische und niederfrequente Energiefelder handelt (Aussage des Amerikanischen Nationalen Krebsinstitutes). Einige Untersuchungen belegen, daß die Dosis der Chemotherapeutika bei Brustkrebs beträchtlich reduziert werden konnte. Laut anderer Studien wird das Magnetfeld am erfolgreichsten bei der Behandlung von Knochentumoren (Osteosarkomen), bei Leukämien, bei Gehirntumoren und Lymphomen eingesetzt. Auffallend ist, daß das Magnetfeld wahrscheinlich keinen direkten Einfluß auf den Krebs nehmen kann, sondern vor allem das Immunsystem stärkt, womit der Körper seine Abwehr gegen die feindliche Krebszelle verstärken kann. Die MFT kann vor und nach Operationen unterstützend eingesetzt werden.

Richtiger Einsatz des MRS bei Tumorerkrankungen

• Ganzkörpermatte: 3-4x täglich je 8 Minuten: morgens Stufe 50%, mittags Stufe 25%, nachmittags Stufe 10%, abends Stufe sensitiv

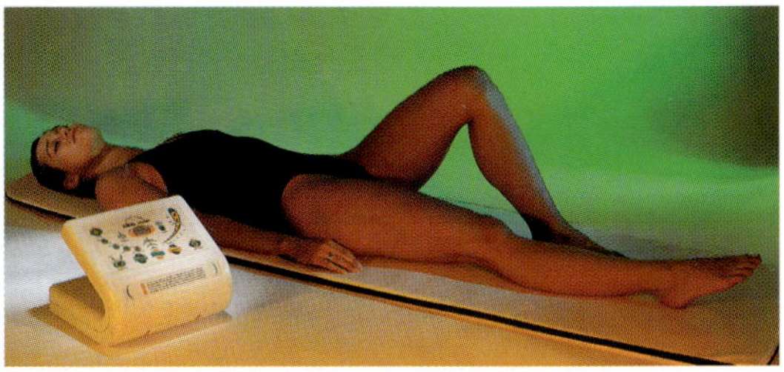

Abb.: Ganzkörperbehandlung bei Tumorerkrankungen

• Therapieformen, die die MFT unterstützen:, Thymusextrakte, Kognitive Therapie, Vitamine und Spurenelemente (Vitamin B12, Folsäure, Mangan), Essentielle Fettsäuren (Lachsöl, Leinsamenöl), Haifischknorpelextrakt, Organisches Germanium; Antioxidantien zum Zellschutz (u.a. Co-Enzym Q10, Vitamin C, Vitamin E, Zink, Selen, Alpha-Liponsäure, Traubenkernextrakt).

• Besondere Hinweise zur Anwendung: Krebs kann nur von innen heraus besiegt werden. Die MFT ist kein Wundermittel, aber sie kann eine Hilfe sein.

• Dauer der Behandlung: Die besten Ergebnisse erzielt man nach 4-5 Monaten.

• Hinweise zur Erstreaktion: keine

Wissenschaftliche Studien über die Behandlung von Tumorerkrankungen mit MFT

• Frank Daudert, Arzt in Bad Aibling bei Rosenheim, hat über 300 Patienten mit epithelialen Tumorarten in zwei Gruppen eingeteilt und eine der beiden Gruppen neben der für beide Gruppen identen Therapie (Vitamin- und Mineralieninfusionen, Immunstimulation, Sauerstoffüberflutungstherapie u.a.) zusätzlich mit MRS 2000 plus med behandelt. Personen mit folgenden Kriterien wurden für diese Untersuchung herangezogen: fortgeschrittene Krebskranke, schulmedizinisch austherapierte Patienten und Personen mit starker Verringerung der immunkompetenten Zellen (unter 50%). Die Behandlung wurde über zwei Wochen mit einer Wiederholung nach drei Monaten durchgeführt. Die Untersuchungsergebnisse der Blutproben, die von einem unabhängigen, klinischen Labor ausgewertet wurden, ergaben die Vergleichswerte zwischen den beiden Gruppen. Wie die nachfolgenden Graphiken bestätigen, zeigt sich dabei, daß mit Hilfe des Magnetfeldes eine deutliche Beschleunigung des Immunsystem-Aufbaues erreicht werden konnte. Diese Studie wurde im September 1998 auf dem 2. Internationalen Kongreß für Energiemedizin in Seefeld in Tirol der Öffentlichkeit vorgestellt. Die nachfolgenden Grafiken unterstreichen noch einmal die wichtigsten Ergebnisse und Vergleichswerte zwischen den beiden Gruppen.

• Y. Liang, "Enhances potency of daunorubicin against multedrug resistant subline KB-ChR-8-5-11 by a pulsed magnetic field", Department of Radiology, Research and Nuclear Medicine, Medical College of Georgia, Augusta 30912, USA, Anticancer-Res, 1997 May-June, VOL: 17 (3C), p. 2083-8. - In dieser Studie wird die Wirksamkeit eines krebsbekämpfenden Chemotherapeutikums in Kombination mit pulsierenden, elektromagnetischen Feldern untersucht. Gerade bei Tumorzellen, die der Chemotherapie gegenüber resistent geworden sind, zeigt sich, daß sie unter der MFT jene Substanz an ihrer Oberfläche nicht mehr produzieren, die den Krebszellen den Schutz gegen das Medikament gewährleistet. Somit verstärkt und verbessert die MFT eindeutig die Wirkung der Chemotherapie.

• C.K. Chou, et al., "Development of Electrochemical Treatment at the City of Hope", Second World Congress for Electricity and Magnetism in Biology and Medicine, 8-13 Juni 1997, Bologna, Italy. - Diese Untersuchung ergab positive Hinweise beim Einsatz der MFT bei Tumorpatienten.

• R.R. Raylman, et al., "Exposure to Strong Static Magnetic Field Slows the Growth of Human Cancer Cells in Vitro", Bioelectromagnetics, 17(5), 1996, pp. 358-63.- Die Resultate dieser Studie zeigen, daß eine Therapie mit Magnetfeldern imstande ist, das Wachstum von drei verschiedenen Tumorzellinien in vitro zu verhindern.

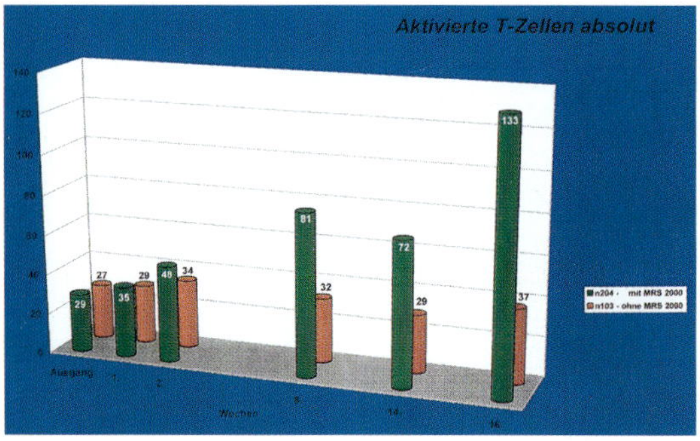

Abb.: grün: MRS-Gruppe; rot: Kontrollgruppe

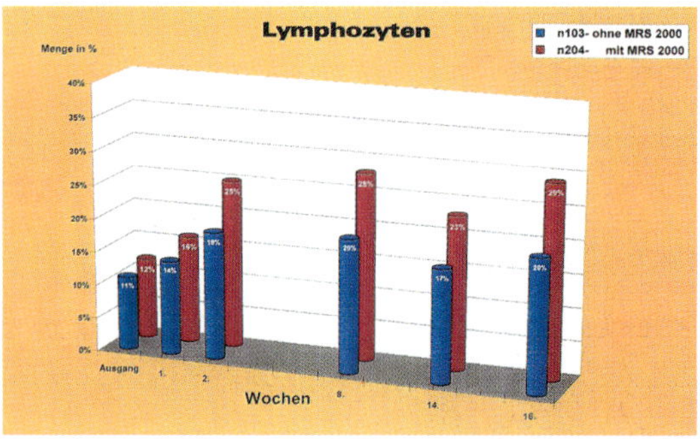

Abb.: blau: ohne MRS; rot: mit MRS

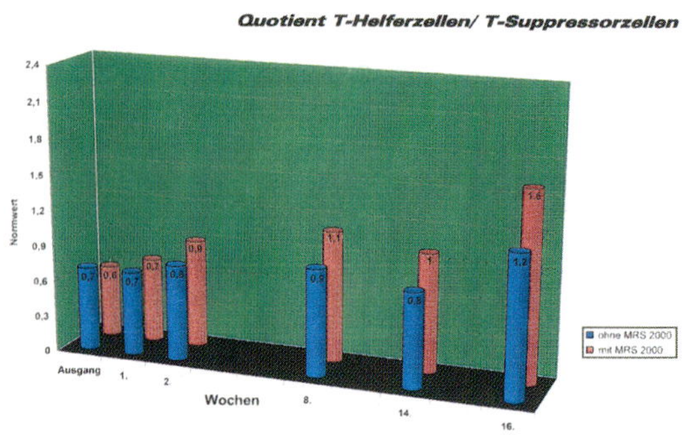

Abb.: blau: ohne MRS; rot: mit MRS (Studie: F. Daudert)

- I. Rodin, et al., "Use of Low-Intensity Eddy Magnetic Field in the Treatment of patients with Skin Lymphomas", Voen Med Zh, 317(12), 1996, pp. 32-34.

- V.A. Lebennikov, et al., "First Experience in Using a Whole-Body Magnetic Field Exposure in Treating Cancer Patients", Vopr Onkol, 41(2), 1995, pp. 140-141. - Diese Studie untersucht die Auswirkungen der MFT an Patienten mit verschiedenen Tumorleiden. Die Therapie wurde kombiniert mit verschiedenen anderen traditionellen Krebsbehandlungsmethoden. Die Ergebnisse zeigen im allgemeinen positive Resultate für die MFT, im speziellen Verbesserungen des Immunstatus und der postoperativen Erholungsphase.

- V. Smirnova, "Anti-Tumorigenic Action of the Magnetic Field", Vrach, 2, 1994, pp. 25-26. - Die Ergebnisse dieser russischen Studie zeigen, daß bei einer Ganzkörperbehandlung mit MFT, gepaart mit anderen konventionellen Therapien, bei einer Vielzahl verschiedener Krebsarten positive Resultate erzielt werden konnten.

- N.B. Bakhmutskii, et al., "The Assessment of the Efficacy of the Effect of a Rotational Magnetic Field on the Course of the Tumor Process in Patients with Generalized Breast Cancer", Sov Med (7), 1991, pp. 25-27. - Diese Studie untersuchte die Effekte eines pulsierenden Magnetfeldes bei einer Gruppe von 51 Brustkrebspatientinnen. Die Ergebnisse zeigen bei 27 Patientinnen eine signifikante positive Reaktion.

- D.V. Miasoedov, et al., "Experience with the Use of Microwave Resonance Therapy as a modifying Factor in Oncological Therapy", Abstracts of the First All-Union Symposium with International Participation, 10-13 May, 1989, Kiev, Ukraine, pp. 313-315. - Die Ergebnisse zeigen, daß die MFT vor der Operation die Tendenz des Tumors, Metastasen zu setzen, verringert. Außerdem konnte festgestellt werden, daß das Risiko beim chirurgischen Eingriff zu 87% verringert wurde. Postoperativ angewendet, brachte die MFT immerhin noch bei 68% eine deutliche Besserung.

Ärzteberichte über die Therapie von Tumorerkrankungen mit MRS

1. Frank Daudert, Arzt in Rosenheim

- *Patientin, 7 a; Diagnose: Wilmstumor, schärfste Chemotherapien und Bestrahlungen ohne Erfolg. Schon bald wurden Metastasen am Rückenmarkskanal festgestellt, es wurde operiert. Das Mädchen litt unter furchtbaren Schmerzen, schrie trotz Morphiumspritzen fast den ganzen Tag. Die Eltern waren verzweifelt. MRS-Therapieerfolg: Nach Einsatz der MFT konnte sofort auf Morphium verzichtet werden. Die Schmerzen wurden drastisch reduziert.*

• *Patient: 53 a; Diagnose: Der Patient erkrankte im August 1995 an einem Nierenzellkarzinom, ein im Durchmesser 10 cm großer Tumor wurde operativ entfernt. Im August 1996 wurden Knochenmetastasen im Becken festgestellt, es erfolgte eine Bestrahlung. Im November 96 wurden multiple Lungenmetastasen festgestellt, der Allgemeinzustand verschlechterte sich dramatisch, der Patient konnte kaum mehr essen, nahm in wenigen Wochen 8 kg ab, litt unter permanenter Übelkeit, lag nur noch im Bett. MRS-Therapieerfolg: Zum Erstaunen aller erholte sich der Patient rasch, konnte wieder essen, nahm 5 kg zu und fuhr am Wochenende mit seiner Frau 80 (!!) km Rad. Im Übrigen ist er beschwerdefrei.*

2. Dr. med. Wolfgang G. Weise, Privat-Arztpraxis-Akupunktur-Aurekulomedizin, Stoißberg

• *Patientin B.W., 42 a; Diagnose: seit 1990 rezidive teigige Schwellungen im Bereich des linken Knies, kein Anhalt für einen Intraartikulären Erguß. Besonders Beschwerden nach Belastung und bei gebeugtem Gelenk. Sonstige Parameter im Normbereich. Im Juni 1992 wurde arthroskopisch ein Tumor entfernt. Hierbei ergab die histologische Abklärung ein Angio-Fibro-Myom, im gesunden exzidiert. Der postoperative Verlauf gestaltete sich komplikationslos. Die Schwellung konnte im weiteren Verlauf nicht mehr beobachtet werden. Bei Belastung, z.B. Bergwandern, Turnen, traten in folgenden Jahren vermehrte Schmerzen diffus im Kniegelenk auf. MRS-Therapieerfolg: Nach Abschluß der Behandlung zeigten sich kaum noch Beschwerden im Kniegelenk. Auch größere Bergwanderungen konnten problemlos bewältigt werden.*

3. Erika Illy, Naturärztin-Psychologin-Gesundheitsberaterin

• *Patient W.K.; Diagnose: Bei W.K. wurde im Feb. 1997 Blasenkrebs festgestellt: zweimalige Entfernung innerhalb von drei Monaten, Chemotherapie, aber keine Bestrahlung. Im Sommer 1997 stellte sich ein totaler Lymphstau ein, die Beine sahen fast so aus wie bei Elephantiasis. Er konnte sich nur mit großen Schmerzen im ganzen Körper bewegen, konnte kaum gehen und nahm reichlich Schmerzmittel ein. MRS-Therapieerfolg: Es dauerte mehrere Monate bis eine deutliche Besserung eintrat. Ich habe ihm viele Mineralstoffe und Vitamine empfohlen, von seinem behandelnden Arzt erhielt er vorwiegend Schmerzmittel. Im Oktober ging es ihm sehr gut, bei völlig normalen Blutwerten; keinerlei Anzeichen mehr von Krebs, seine Gesichtsfarbe und Haut sind rosig und frisch. Seit September benötigt er keine Schmerzmittel mehr. Herr K. ist begeistert von der MFT und wird sie auch weiterhin regelmäßig benutzen.*

4. Dr. med. Manfred O. Eder, Anger/Bayern

• *Patient S. A., 50 a; Diagnose: Im Juli 1996 wurde bei dem Patienten ein Epiglottis-Carcinom rechts mit Infiltration der pharyngoepiglottischen Falte diagnostiziert. Laserresezektion. Im September 1996 trat ein Zweit-Carcinom im rechten Zungengrundbereich auf, wodurch eine weitere Laserresektion mit Neck-Dissection Level II-III rechts, sowie II links erforderlich wurde. Anschließend wurde eine Radiatio des Oropharynx und der angrenzenden cervicalen sowie der distalen cervicalen Lymphabflußwege und der Supraclavikularregion beiderseits mit begleitender Chemotherapie durchgeführt. Der Patient fühlte sich danach, den gegebenen Umständen entsprechend, schlecht mit Übelkeit und Müdigkeit bis hin zu Erschöpfung und hatte nach den Bestrahlungen noch Beschwerden im OP-Gebiet. MRS-Therapieerfolg: Seit Februar 1997 erhielt der Patient mindestens dreimal wöchentlich eine Anwendung. Der Patient hatte nach den ersten beiden Anwendungen keine Schmerzen mehr im OP-Gebiet.*

5. Prof. Dr. med. P. Schwarzfischer, Facharzt für Innere Medizin und Nuklearmedizin, Bad Wiessee

Patientin A.W., 48 a; Diagnose: Zustand nach Operation eines Aneurysma der A. cerebri media sowie eines Gehirntumors (Operation vor vier Wochen). MRS-Therapieerfolg: Frau W. berichtet von einer spürbaren Besserung des Allgemeinbefindens und Rückgang der Schmerzen in der Lendenwirbelsäule.

6. Dr. med. Christina Brown, Achern/Baden

• *Patientin; Diagnose: mehrere harte Knoten in beiden Brüsten seit ca. 12–15 Jahren. MRS-Therapieerfolg: Nach der ersten Anwendung folgte in der ersten Woche eine leichte Erstreaktion durch Zunahme der Schmerzen. Ab der zweiten Woche ein gefülltes Gefühl in den Brüsten, weniger Schmerzen. Nach zweieinhalb Wochen völlig knotenfrei.*

7. Dr. med. Gerhard Antensteiner, Arzt für Allgemeinmedizin, Kindberg

• *Patientin 43 a; Diagnose: Mamma Ca. Beidsei-*

tiger Befall mit Auftreten von regionalen Hautmetastasen sowie seit sechs Monaten therapieresistenter maligner Pleuraerguß mit ständig massivsten Schmerzen im Bereich des Thorax. MRS-Therapieerfolg: Während einer zehntägigen Therapie gingen die Schmerzen ab dem dritten Tag soweit zurück, daß die laufende perorale Morphiumbehandlung abgesetzt werden konnte. Nach Beendigung hielt der schmerzlindernde Effekt noch ca. zwei Wochen an, dann kam es langsam wieder zu einer Zunahme der Schmerzen. Nach ca. vier Wochen neuerlicher Therapie verspürte die Patientin den gleichen schmerzlindernden Effekt.

8. Zita M. Spieler, Heilpraktikerin, München

• Patientin R.T., 35 a; Diagnose: Im Dezember 1998 wurde eine Metastase im linken Beckenkamm festgestellt. Ein 3 cm großer Primärtumor wurde am oberen rechten Lungenflügel gefunden. Seit 22.12.98 Chemotherapie und MRS 2000+ zur Stärkung des Immunsystems. MRS-Therapieerfolg: Die Patientin konnte bereits nach wenigen Tagen das Schmerzmittel absetzen. Die Besenreißer an den Oberschenkeln verschwanden. Bei der ersten Kontrolluntersuchung im Februar 1999 wurde festgestellt, daß sich beide Tumore um die Hälfte zurückgebildet hatten. Es gibt der ganzen Familie wieder neue Hoffnung.

Patientenberichte zur Behandlung mit MRS bei Tumorerkrankungen

1. Dank an Herrn Hans Kunz

• Patientin I.W., 56 a; Diagnose: "Ich litt seit Juli 1997 an Knochentumor. Seit August 1997 wurde ich mit Chemotherapie behandelt und hatte immer schlechte Bluttests". MRS-Therapieerfolg: "Seit Ende November 97 geht es mir um einiges besser. Die Bluttests waren nach ca. fünf Wochen besser."

2. Dank an die Fa. Medline

• atientin D.D.. 26 a; Diagnose: lymphoblastische akute Leukämie mit einer schwerwiegenden Infiltration am Rückenmark. Das unwiderrufliche Urteil: "Zwei Wochen Leben, dann der Tod". Die Patientin, die der Religion der "Zeugen Jehovas" angehörte, verzichtete auf eine Rückenmarksoperation sowie auf Transfusionen. D.D. verläßt daraufhin das Spital auf eigenes Risiko. Am 13. Juni beginnt sie, aufgrund der Empfehlung einer Bekannten, die MF-Therapie. MRS-Therapieerfolg: Vom 12. Juni bis 16. Juni 1996 steigt der Wert des Hämoglobins von 3,8 auf 10, die weißen Blutkörperchen von 600 auf 5600, die roten von 1.470.000 auf 2.950.000. Die Anzahl der Blutplättchen von 62.000 auf 253.000. Die Blutproben sind mehrmals wiederholt worden, nach der Probe wurde an einem Stückchen des Rückenmarks definitiv bestätigt, daß keine weiteren Tumorzellen vorhanden sind. Heinrich Wermescher, der Verantwortliche des Zentrums, der sich auch um den Fall gekümmert hat, berichtet: "Als sich D.D. der MF-Therapie zugewandt hat, war sie in einem nicht regenerierbaren, lebensbedrohlichen Zustand. Sie konnte nicht vom Bett aufstehen und hatte nicht mehr die Möglichkeit, ihre letzten Lebenstage zu ihrer Zufriedenheit zu gestalten. Im Anschluß an die überraschende Besserung war es ihr möglich, aufzustehen und eine normale Existenz zu führen, unter Berücksichtigung ihrer persönlichen Wünsche. Als sie sich total erholt hatte, überzeugten sie die Ärzte, die ihr nur eine Lebenserwartung von zwei Wochen gegeben hatten, sich einer starken Chemotherapie zu unterziehen.

3. Dank an die Fa. vita.life

• Patient L.O., 52 a; Diagnose: Gehirntumor: Gleichgewichtsstörungen, schwerste Depressionen, epileptische Anfälle, Konzentrationsstörungen, Wortfindungsstörungen, Steifigkeit in den Beinen, Druck und Schmerz im Kopf, keine Kontrolle mehr über den Körper, Inkontinenz (höchste Pflegestufe). MRS-Therapieerfolg: Verschlechterung in den ersten vier Wochen, danach stetige Besserung in allen oben genannten Bereichen, Verringerung der Medikamente. Jänner 1997 Kernspintomographie: Der Tumor ist nicht mehr gewachsen.

• Patient J.P., 74 a; Diagnose: "Es wurde ein inoperabler Lungentumor festgestellt. Ich wurde als unheilbar nach Hause geschickt". MRS-Therapieerfolg: "Nach drei Tagen bekam ich einen starken Lebenswillen. Inzwischen hat sich der Tumor abgekapselt und ist nicht mehr aggressiv."

Steckbrief MFT:
gute unterstützende Maßnahme

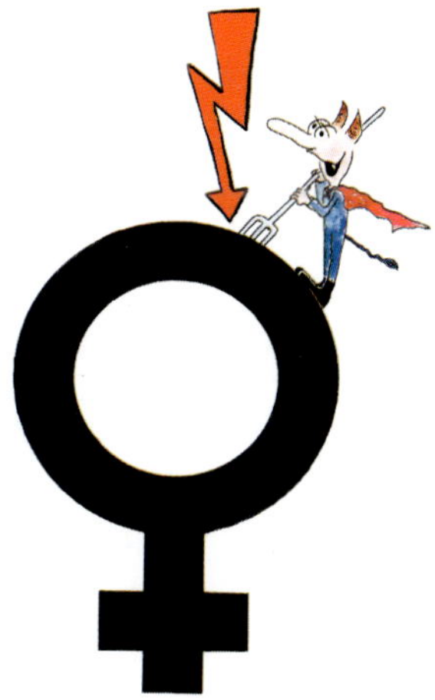

17. Gynäkologische Erkrankungen

17.1. Menstruationsstörungen und diverse andere Beschwerden

17.1.1. Amenorrhoe (Ausbleiben der Menstruation)

Für das Ausbleiben der Menstruation kommen folgende Ursachen in Betracht: angeborene oder erworbene Mängel der Geschlechtsorgane, Verwachsungen der Gebärmutter (die monatliche Blutung kann nicht abfließen), ein angeborenes Fehlen der Gebärmutter oder der Eierstöcke, bösartige Geschwülste mit schweren Entzündungen (fachärztliche Abklärung und eventuell chirurgischer Eingriff), eine Unterfunktion der Geschlechtsdrüsen bei der Hormonausschüttung, Tuberkulose, Störungen der Blutbildung, Blutarmut, Folgen einer Chemotherapie, seelische Belastungen, Milieuveränderungen oder eine Schwangerschaft. Therapiert wird die Amenorrhoe mit einer Hormonbehandlung unter ärztlicher Aufsicht. Eine kräftige, vitaminreiche Ernährung, viel Aufenthalt in der frischen Luft, Bewegungsübungen, kalte bis lauwarme Sitzbäder oder Fußbäder unterstützen eine Behandlung.

17.1.2. Dysmenorrhoe (Regelschmerzen)

Die monatlichen Blutungen der Frau beginnen heute durchschnittlich in einem Alter von $12^{1}/_{2}$ Jahren (vor 100 Jahren lag das Alter noch bei $16^{1}/_{2}$) und enden mit der Menopause um das 50. Lebensjahr. In einem Rhythmus von etwa 28 Tagen (21-38) kommt es zur Blutung mit einer Dauer zwischen drei und sieben Tagen. Es dauert meist ein paar Jahre bis der Zyklus und die Dauer der Menstruation konstant werden. Die abgegebene Blutmenge liegt bei ca. 60 ml.

Die häufigsten Ursachen für Unterbauchbeschwerden sind: Ovarialzysten, eine chronische Adnexitis, Eierstocktumore, Regelschmerzen (Dysmenorrhoe), eine Entzündung der Gebärmutter oder der Scheide und die Endometriose. Erst nach einer exakten Abklärung der Ursache dürfen die Beschwerden einer Therapie zugeführt werden. 10-15% der Frauen leiden an Adnexitis, einer Entzündung der Eileiter. Die Entzündung ist meist aufsteigend, d.h. sie kommt von der Gebärmutter und wird durch verschiedene Erreger verursacht. Die Adnexitis kann nur sehr schwer erkannt werden. Die chronischen Schmerzen werden häufig von einem übelriechenden Ausfluß begleitet und sind am Ende der Regel am stärksten. Fieber ist selten. Die Folge von häufigen Entzündungen im Bereich der Eileiter können eine unerwartete extrauterine Schwangerschaft (Eileiterschwangerschaft) oder Unfruchtbarkeit sein. Bettruhe, sexuelle Abstinenz und die Entfernung aller Fremdkörper aus dem Gebärmutterbereich sowie ausreichende Flüssigkeitszufuhr sind neben der richtigen Antibiotikawahl wichtig.

Die Regelschmerzen der Frau (chronische Adnexitis, Endometriose und andere Beschwerden) sprechen besonders gut auf das Magnetfeld an (Erfolgsquote 90-95%). Studien bestätigen die Erfolge.

Bei der Wirkung der Magnetfeldtherapie im kleinen Becken könnte das Gangion mesentericum inferius eine bedeutende Rolle spielen. Durch eine gezielte Behandlung werden das Ganglion mesentericum inferius (enthält sympathische Fasern von L1-L4) und der parasympathische Teil (der Plexus hypogastricus) angesprochen. Die Beeinflussung der Ganglien ist hauptverantwortlich für die Behebung der Beschwerden bei Dysmenorrhoe.

17.1.3. Endometritis

Endometritis tritt meistens bei Frauen zwischen dem 25. und 40. Lebensjahr auf, wobei sich Zellverbände der Gebärmutterschleimhaut im Körper (z.B. im Bauchraum) einnisten und dort den normalen hormonellen Einflüssen ausgesetzt sind. Vor der Menstruation schwellen sie an, können aber nicht abbluten, bilden Zysten und Schwellungen und verursachen starke Schmerzen. Eine Endometriose kann während der Periode starke Schmerzen verursachen, ebenso zur Zeit des Eisprungs, während der Darmentleerung oder während des Sexualkontakts.

Sobald man eine Endometriose vermutet, sollte man einen Arzt aufsuchen, da sich die Störung mit der Zeit immer mehr verschlimmert. Wird der Weg von den Eierstöcken zur Gebärmutter (Eileiter) blockiert, kann das zur Unfruchtbarkeit führen. Bei 30-40% der betroffenen Frauen ist dies der Fall und wird leider erst beim Nichteintreten einer Schwangerschaft festgestellt.

Die Endometriose wird durch die Laparoskopie, einer Röhre mit einer kleinen Kamera, die über den Nabel eingeführt wird, diagnostiziert. Ist ein Befund erstellt, kann eine Behandlung mit Medikamenten beginnen oder eine Operation vorgenommen werden. Es gibt keine Möglichkeit zur Vorbeugung, nur eine Schwangerschaft oder die empfängnisverhütende Pille können dagegen schützen.

17.1.4. Hypermenorrhoe (zu starke Menstruationsblutung)

Eine zu starke Blutung hat oft ernste Ursachen und Folgen. Es kann zu einem massiven Blutabgang kommen. Die Betroffenen sehen danach meist blaß aus und klagen über starke Abgeschlagenheit, Unlust, Lidschwere, Kraftlosigkeit sowie Schwindelanfälle und Blutleere im Gehirn. Oft ist Bettruhe erforderlich, doch Wärme verstärkt die Blutung. Dieser Zustand kann bis zu zehn Tagen und länger anhalten. Wenn keine entzündlichen Erscheinungen oder Blutstauungen im kleinen Becken durch Erkrankungen des Herzens, der Nieren oder der Lungen vorliegen, handelt es sich meist um eine Hormonfehlproduktion. Die Gebärmutter ist zu schwach, um sich genügend zusammenzuziehen und die abgelöste Schleimhaut abstoßen zu können. Eine Gebärmutterknickung kann dabei eine Rolle spielen. Wird der Mutterkuchen nach der Geburt nicht sorgfältig entfernt, verursachen die Reste für lange Zeit starke Blutungen; dasselbe gilt bei Fehlgeburten. Bei einer langandauernden Blutung soll sofort ein Gynäkologe aufgesucht werden. Körperliche Anstrengungen, Bohnenkaffee, Tee und Alkohol sind zu vermeiden. Nicht baden bzw. keine warmen Leibwickel vornehmen! Empfehlenswert sind kalte Umschläge, Eisbeutel, kalte Getränke und kalte Fußbäder.

17.1.5. Unregelmäßige Blutungen

Treten die Blutungen unregelmäßig auf, kann dies verschiedene Ursachen haben. Eine ärztliche Abklärung ist in jedem Fall anzuraten. Grundfalsch ist es, unregelmäßige Blutungen zu ignorieren, da es sich um ein Anzeichen für verschiedene Unterleibserkrankungen handeln kann (z. B. Entzündungen, Geschwülste, Polypen, falsche Einnistung eines befruchteten Eis, sekretorische Störungen).

Wirkung der Magnetfeldtherapie bei Menstruationsstörungen: krampflösend, schmerzstillend und beruhigend über das Vegetativum

Richtiger Einsatz des MRS bei Menstruationsstörungen

• Ganzkörpermatte: 3x täglich je 16 Minuten: morgens Stufe 100% (einschleichend von 25%), mittags Stufe 50%, abends Stufe 10%

• Kissen: 1-2x täglich je 16 Minuten Stufe 100%: je 8 Minuten im Kreuzbereich und am Schambein.

• Therapieformen, die die MFT unterstützen: Phytotherapeutika (Nachtkerzenöl, Baldrian, Damiana, Chinesische Engelwurz, Kamille, Traubensilberkerze, Frauenmanteltee, Schafgarbentee).

• Besondere Hinweise zur Anwendung: Viel trinken! Angewinkelte Beine.

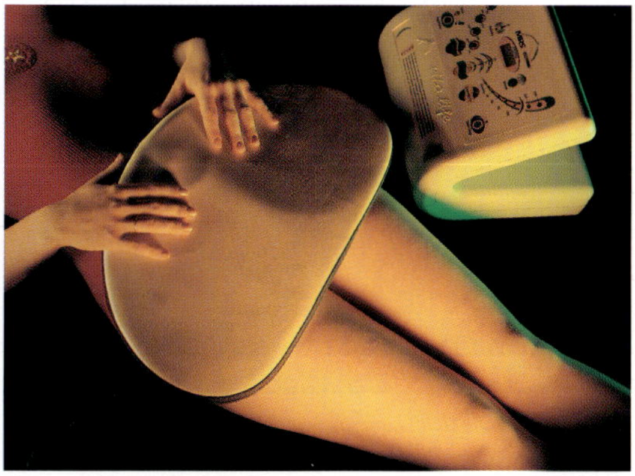

Abb.: lokale Behandlung bei Menstruationsstörung

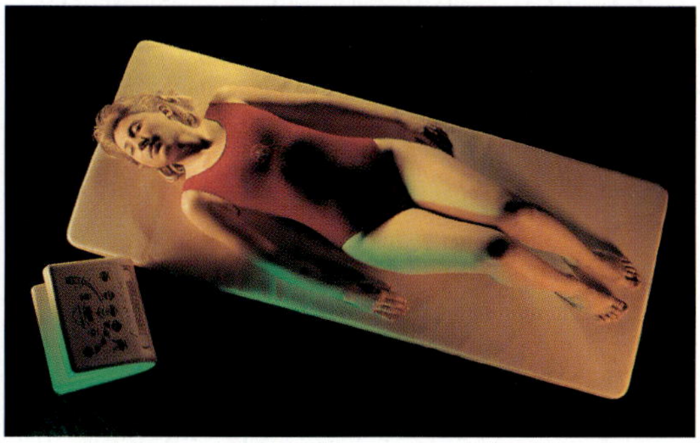

Abb.: Basisbehandlung bei Menstruationsstörung

• Dauer der Behandlung: Die Behandlung sollte eine Woche vor dem erwarteten Menstruationstermin beginnen und bis eine Woche nach dem Eintreten der Regelblutung andauern. Die MFT kann auch durchgehend angewendet werden.

• Hinweise zur Erstreaktion: Bei 1-2% der Frauen kann die erste Menstruation heftiger ausfallen als gewohnt – diese Reaktion kann durch Einschleichen weitgehend vermieden werden.

Wissenschaftliche Studien über die Behandlung der Menstruationsstörungen mit MFT

• Rückhäberle, "Anwendung der MFT bei therapieresistenten Patientinnen mit chronisch rezidivierenden Unterbauchschmerzen", Gynäkologische Universitätsklinik Leipzig, 1996. - Es wurden 73 Patientinnen mit verschiedenen gynäkologischen Krankheitsbildern untersucht, u.a. funktioneller Dysmenorrhoe und unklaren Unterbauchschmerzen. Bei 85% der Patientinnen waren die Beschwerden nach wenigen Behandlungen gebessert oder völlig verschwunden.

• V.M. Strugatskii, et al., "A Permanent Magnetic Field in the Combined Treatment of Acute Endometritis After an Artificial Abortion", Vopr Kurortol Fizioter Lech Fiz Kult (6), Nov-Dec 1996, pp. 21-24. - Die Ergebnisse dieser Studie zeigen bei einer konstanten MFT, kombiniert mit anderen Behandlungsmethoden, signifikante positive Effekte bei Patientinnen mit akuter Endometritis.

• W. A. Jorgensen, et al., "Electrochemical therapy of pelvic pain: effects of pulsed electromagnetic fields (PEMF) on tissue trauma", European Journal of Surgery. Supplement (574) 1994, p. 83-86. - Diese Studie, durchgeführt in einem der größten Schmerzzentren der Welt, untersuchte den Effekt elekromagnetischer Felder bei Patientinnen mit Schmerzen im gynäkologischen Bereich, die auf verschiedenste Ursachen zurückzuführen waren. Die meisten Frauen litten an Dysmenorrhoe, Endometriosis, Eierstockzysten, aber auch an Infektionen des unteren Harntraktes. Von diesen Patientinnen erlebten 90% eine dramatische Verbesserung bis hin zur völligen Schmerzfreiheit, in der Regel ohne zusätzliche Medikamente.

• M. Damirov, et al., "Treatment of Patients with Endometriosis by Magnetic-Infrared-Laser", Vrach, 12, 1994, pp. 17-19. - Diese Studie zeigt, daß eine Kombination der MFT mit Infrarotlaser bei Patientinnen mit Endometriosis gepaart mit konventioneller Medikamententherapie eine deutliche Erleichterung bringt.

Ärzteberichte über die Therapie von Menstruationsstörungen mit MRS

1. Dr. med. Gerhard Antensteiner, Arzt für Allgemeinmedizin, Kindberg

• Patientin, 41 a; Diagnose: Vor ca. 20 Jahren Mammaoperation wegen Krebs mit anschließender Chemotherapie und Radiatio, vor fünf Jahren Erkrankung der zweiten Brust. Nach entsprechender Radiatio und neuerlicher Chemotherapie Sistieren der Menses. MRS-Therapieerfolg: Nach eineinhalb Monaten Therapie erstmalig wieder spontane Menses. Laut Fachbefund GYN: wieder völlig normale Verhältnisse bei normalen Hormonwerten.

• Patientin; Diagnose: Schwere Dys- und Hypermenorrhoe. MRS-Therapieerfolg: Es kam zu einer deutlichen Krampflösung und Schmerzlinderung eines akuten Schmerzzustandes bei Dysmenorrhoe.

Patientenberichte zur Behandlung mit MRS bei Menstruationsstörungen

1. Dank an die Fa. vita.life

• Patientin Z.M. S., 49 a; Diagnose: seit 35 Jahren Menstruationsbeschwerden vor Beginn der Regel: Ziehen in den Oberschenkeln, aufgeblähter Bauch, Durchfall bei Einsetzen der Blutung, starke Krämpfe, dunkle, klumpige, oft starke Blutung; unregelmäßige Blutungen, Dauer oft bis zu einer Woche. MRS-Therapieerfolg: nach einem Monat Verschwinden der Beschwerden, die Regel kommt pünktlich, gleichmäßiger Menstruationsfluß, Ausgeglichenheit und kraftvolles Gefühl, Streß ist besser verkraftbar.

• Patientin G.H., 33 a; Diagnose: Gelenkschmerzen, Regelbeschwerden, die Füße schlafen ein, Wetterfühligkeit. MRS-Therapieerfolg: Alle Beschwerden sind weg.

• Patientin G.H.; Diagnose: Menstruationsbeschwerden eine Woche vor Beginn. Rückenschmerzen gekoppelt mit Kopfschmerzen sowie Ziehen im Unterbauch waren weitere Begleiter. MRS-Therapieerfolg: "Nach einer zweiwöchigen Anwendung hatte ich kaum noch Beschwerden in den Beinen. Weitere 14 Tage später machte mir der Wetterumschwung keine Schwierigkeiten mehr. Von Regelbeschwerden konnte ich nach zwei Monaten nicht mehr sprechen. Ich fühle mich nun rundherum wohl. Die morgendlichen Aufstehschwierigkeiten haben sich eingestellt."

Patientin P., 36 a; Diagnose: "Ich habe seit meinem achten Lebensjahr Migräneanfälle. Kopfschmerzen während oder nach der Regel (brauchte oft bis zu drei Tabletten am Tag)". MRS-Therapieerfolg: "Nach drei Monaten sind die Kopfschmerzen bei der Regel nur noch ganz selten."

2. Dank an Frau Anneliese Kürzl

• Patientin L.M., 31 a; Diagnose: Kopfschmerzen 3-4 mal pro Woche, Energielosigkeit, sehr starke Menstrationsbeschwerden. MRS-Therapieerfolg: Verstärkung der Symptome im ersten Monat. Nach zweimonatiger Anwendung vollkommen beschwerdefrei. "Meine Lebensqualität hat sich um 200% gesteigert."

3. Dank an Frau Franziska Engeli

• Patientin M.K., 39 a; Diagnose: sehr müde, keine Energie, schlapp, Regelbeschwerden, Kopfweh. MRS-Therapieerfolg: "Ich bin ausgeglichen, habe viel Energie, die Regelbeschwerden sind jetzt gut, der Zyklus hat sich eingependelt, das Kopfweh tritt nur ganz selten auf. Ich kann mit großer Leistungsenergie arbeiten."

4. Dank an Gabriele Kothmayer

• Patientin G.K., 38 a; Diagnose: Unregelmäßige Menstruation (trotz Hormonbehandlung), größtenteils in 22-24 Tagen Abstand. MRS-Therapieerfolg: Die Zeitabstände normalisieren sich bereits auf 26-28 Tage.

• Patientin G.S., 30 a; Diagnose: Während der Menstruation oft Rückenschmerzen im Lendenbereich. MRS-Therapieerfolg: "Ich verspüre wesentlich mehr Energie und habe mittags keinen Tiefpunkt mehr. Allgemein habe ich einen besseren Tiefschlaf. Meine Rückenschmerzen während der Menstruation sind verschwunden."

• Patientin W.H., 43 a; Diagnose: starke, schmerzhafte Periode. MRS-Therapieerfolg: nach zwei Behandlungen: stärkere Kopfschmerzen, die Verschlechterung hielt an, nach zwei Wochen innerhalb von drei Tagen Schmerzfreiheit, die Periode läuft normal und ohne Schmerzen ab.

• Patientin B.H., 20 a; Diagnose: müde und abgeschlagen, langer und unregelmäßiger

Zyklus. MRS-Therapieerfolg: "Ich fand wieder zu einem normalen Nacht-Tag-Rhythmus zurück und war nicht mehr so müde. Die Menstruationsschmerzen haben sich bereits im ersten Monat verbessert, und mein Zyklus ist regelmäßiger."

Steckbrief MFT:
80-90% guter bis sehr guter Erfolg

17.2. Eierstockzysten und Eierstockentzündung

Zysten sind flüssigkeitsgefüllte Schwellungen in oder auf den Eierstöcken (ebenso wie an anderen Körperstellen). Sie sind fast immer gutartig und verschwinden ohne Behandlung. Zysten bilden sich aufgrund eines abnormalen Wachstums von flüssigkeitsproduzierendem Gewebe; die Flüssigkeit hat keine Möglichkeit abzufließen und sammelt sich daher im Gewebe.

Eierstockzysten treten öfter bei Raucherinnen als bei Nicht-Raucherinnen auf. Zysten können einen geschwollenen Unterbauch, vermehrten Druck auf die Blase oder den Darm (häufigerer Harndrang), schmerzvollen Geschlechtsverkehr und unregelmäßige Perioden, die in der Stärke variieren, hervorrufen. Platzt eine Zyste, kommt es zu starken Unterleibsschmerzen, Übelkeit und Fieber. Manche Zysten verschwinden von selbst. Empfängnisverhütende Pillen verbessern die Chancen einer Heilung. In manchen Fällen ist eine operative Entfernung mittels Laparotomie(Bauchhöhlenöffnung) oder Laparoskopie (Bauchspiegelung) notwendig.

Ist die Eierstockszyste krebsartig, müssen der Eierstock und der Eileiter entfernt werden. Ein polyzystischer Eierstock enthält mindestens zehn Zysten unterhalb der Oberfläche, wodurch sich das Ovar vergrößert. 20% der Frauen sind davon betroffen. Symptome sind unregelmäßige, sehr leichte oder ausbleibende Blutungen, Unfruchtbarkeit, Fehlgeburten, Haarwuchs im Gesicht, auf der Brust, am Bauch, an den Armen und Beinen, Akne, Gewichtszunahme, Beckenbeschwerden und Depressionen.

Da Hormone für diese Symptome verantwortlich sind, hilft eine Behandlung, die darauf abzielt, den Hormonhaushalt in Ordnung zu bringen. Es ist wichtig, das störendste Symptom festzulegen, um die Behandlung darauf abstimmen zu können.

Wirkung der Magnetfeldtherapie bei Eierstockentzündungen und –zysten: Stärkung des Abwehrsystems, schmerzstillend, entzündungshemmend, entkrampfend und durchblutungsfördernd

Richtiger Einsatz des MRS bei Eierstockentzündungen und -zysten

- Ganzkörpermatte: 2x täglich je 8 Minuten: morgens Stufe 100% (einschleichend von 25%), abends Stufe 10%
- Kissen: 2x täglich je 24 Minuten Stufe 150%, in den Kreuzbereich
- Hinweise zur Erstreaktion: keine

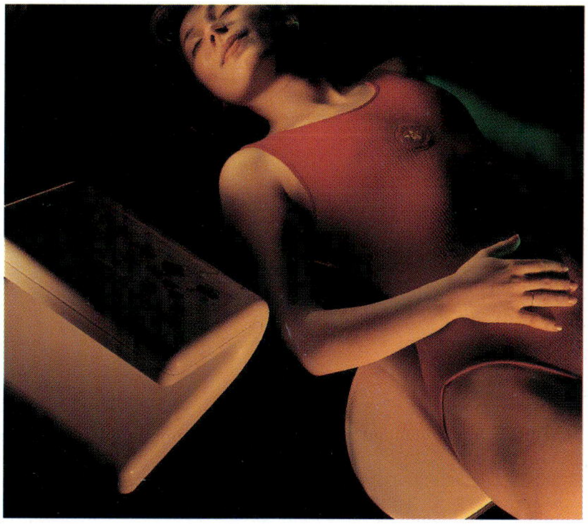

Abb.: Lokale Behandlung bei Eierstockentzündungen

Wissenschaftliche Studien über die Behandlung von Eierstockentzündungen und -zysten mit MFT

- V.S. Yasnogordodsky, et al., "The effect of sinusoid modulated currents on circulation in the small pelvic organs in patients with chronic Salpingo-oophoritis", Vop. Kuortol. Fizioterapii Lech Fiz. Kult. 6, p. 41f. - Durch die Theographiemethode konnte ein Einfluß der MFT auf die Durchblutung in den Beckenorganen nachgewiesen werden. Wie es scheint, kann ein PEMF den Gefäßtonus der Arteriolen und Kapillaren im kleinen Becken reduzieren und gleichzeitig den venösen Tonus normalisieren, wobei der Durchfluß der Organe verbessert wird, was die Folgen der Gefäßstörung erheblich verringert.

- K. Dikova, et al., "Effect of Magnetic Pulses in Chronic Nonspecific Inflammatory Gynecologic Disease", Institut für Gynäkologie und Geburtshilfe, Sofia (Bulg) Akuserstvo i ginekologija. - In dieser Anwendungsstudie wurden 40 Frauen mit rein entzündlichen gynäkologischen Prozessen (ausgenommen Gonorrhoe, Tuberkulose, Endometriosen) in 15 Anwendungen behandelt. 14 Personen zeigten eine totale Remission der Beschwerden, 23 weitere Patientinnen eine wesentliche Besserung.

Ärzteberichte über die Therapie von Eierstockentzündungen und -zysten mit MRS

1. Thomas Drach, Heilpraktiker
- *Patientin K.I., 35 a; Diagnose: Zysten an den Eierstöcken. MRS-Therapieerfolg: "Die Zysten haben sich während der Therapie um 2 cm vergrößert, ich spürte sie verstärkt. Mittlerweile sind sie völlig verschwunden. Ein anderer positiver Effekt: ich bin voller Energie, tatenlustig und von Frühjahrsmüdigkeit spüre ich nichts."*

2. Krankenanstalt Rudelfstiftung in Wien
- *Patientin, 20 a; Diagnose: rezidivierende (immer wiederkehrende) Adnexitis (Eileiterentzündung). MRS-Therapieerfolg: bei Therapiebeginn deutliche Abnahme der Beschwerden, nach fünf Behandlungen beschwerdefrei.*

Patientinnenberichte zur Behandlung mit MRS bei Eierstockentzündungen und -zysten

1. Dank an Frau Gisela Arndt
- *Patientin E.F., 26 a; Diagnose: "Nach meiner ersten Schwangerschaft, die leider nicht positiv verlief, stellte mein Gynäkologe verklebte Eileiter fest und wollte im August 1998 einen operativen Eingriff vornehmen. Er war einverstanden, diesen Termin aufzuschieben und einen Versuch mit MRS zu unternehmen". MRS-Therapieerfolg: "Bereits nach der ersten Behandlung fühlte ich ein Ziehen im Bereich meiner Eierstöcke. Jetzt, im Jänner 1999, bin ich im 6. Monat schwanger."*

Steckbrief MFT: 75% guter bis sehr guter Erfolg bei chronischen Ereignissen

GYNÄKOLOGIE

17.3. Endometriose

siehe "Menstruationsbeschwerden"

17.4. Klimakterische Beschwerden

Die Wechseljahre beginnen durchschnittlich um das 45. Lebensjahr. Die monatliche Blutung stellt sich ein oder wird unregelmäßig und tritt in größeren Abständen auf. Dieser natürliche Vorgang vollzieht sich nicht immer ohne Beschwerden. Eine gesunde Lebensführung mit guter Ernährung erleichtert dem Organismus die Umstellung. Die Körperausscheidung soll angeregt werden. Dabei helfen pflanzliche Frischkost, Vollkornbrot und Sauermilcherzeugnisse. Fleisch und Kochsalz sollen nur in Maßen konsumiert werden, auf Bohnenkaffee, Alkohol und Nikotin soll möglichst verzichtet werden.

Wirkung der Magnetfeldtherapie bei Klimakterischen Beschwerden:

krampflösend, harmonisierend, regulierend auf das autonome Nervensystem, beruhigend, entspannend, schmerzstillend

Richtiger Einsatz des MRS bei Klimakterischen Beschwerden

- Ganzkörpermatte: 3x täglich je 16 Minuten: morgens Stufe 25%, mittags Stufe 10%, abends Stufe sensitiv

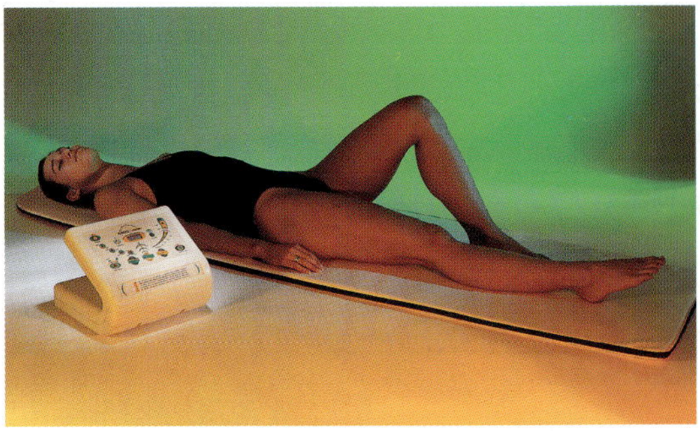

Abb.: Ganzkörperbehandlung bei klimakt. Beschwerden

- Therapieformen, die die MFT unterstützten: Akupunktur, NLP, Phytotherapie, TCM, Phytotherapeutika (Chinesische Engelwurz, Traubensilberkerze, Frauenmantel, Artischocken, Leinsamenöl, Nachtkerzenöl, Alfalfa, Damiana, Panax Ginseng, Johanniskraut, Sägezahnpalme)

• Dauer der Behandlung: Die Therapie kann einige Monate bis zu 1 1/2 Jahren und mehr in Anspruch nehmen. Erste Therapieerfolge zeigen sich häufig nach 4-8 Wochen.

• Hinweise zur Erstreaktion: In 2-3% der Fälle kann eine anfängliche Zunahme von Wallungen beobachtet werden, die relativ bald ausklingen.

Wissenschaftliche Studien zur Behandlung von Klimakterischen Beschwerden mit MFT:

siehe "Menstruationsbeschwerden"

Ärzteberichte über die Therapie von Klimakterischen Beschwerden mit MRS

1. Christine Wolff, Heilpraktikerin, Überlingen.

• *Patientin E.A., 49 a; Diagnose: Klimaxbeschwerden, Herzklopfen, Schweißausbrüche, Schlafbeschwerden etc. MRS-Therapieerfolg: Nach zweiwöchiger Behandlung zeigte sich eine deutliche Besserung der Beschwerden, vor allem konnte die Patientin wieder durchschlafen. Zunehmende Besserung nach der 3. und 4. Woche.*

2. Dr. med. Othmar Rainer, Praktischer Arzt, Graz

• *Patientin, 68 a; Diagnose: Seit Beginn des Klimakteriums kann die Patientin trotz körperlicher Müdigkeit ohne Medikamente nur sehr schlecht einschlafen. MRS-Therapieerfolg: Die Patientin fühlt sich tagsüber viel frischer, ist wie ausgewechselt und benötigt nur ganz selten ein Schlafmittel.*

Patientenberichte zur Behandlung mit MRS bei Klimakterischen Beschwerden

1. Dank an die Fa. vita.life

• *Frau M.T., 54 a; Diagnose: "Ich lebe schon seit fast vier Jahren im Wechsel und litt unter extremen Schweißausbrüchen und Hitzewallungen. Da ich keine Hormone nehmen wollte, habe ich das MRS-System eingesetzt". MRS-Therapieerfolg: "Nach sechs Wochen waren meine Wallungen besser, die Schweißausbrüche völlig verschwunden. Nach fünf Monaten MRS fühlte ich mich frisch und voller Tatendrang. Mein Wechsel bereitet mir keine Probleme mehr."*

• *Patientin B.M., 42 a; Diagnose: Klimakterium. MRS-Therapieerfolg: Die Beschwerden haben sich deutlich verringert.*

Steckbrief MFT:
70-80% guter bis sehr guter Erfolg

17.5. Myom

Myome bestehen aus Bündeln von Muskelfasern und verbundenem Gewebe. Sie variieren von der Größe einer Erbse bis zu der einer Grapefruit. Es handelt sich um gutartige Tumore. Hohe Dosen von Östrogen, welche während der fortpflanzungsfähigen Jahre produziert werden, können das Wachstum von Myomen hervorrufen. Die Ursachen sind vielfältig: Übergewicht, das Einnehmen einer empfängnisverhütenden Pille oder Hormontherapien. Bei einem Myom müssen

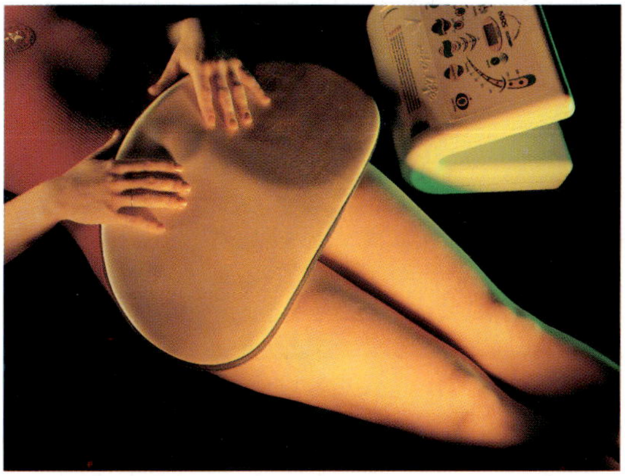

Abb.: Lokale Behandlung bei Myom mit Kissen

keine Symptome auftreten, auch nicht, wenn die Tumore sehr groß sind. Einige Frauen leiden unter starken, langandauernden monatlichen Blutungen mit Blutgerinnseln in ihrer Menstrualblutung. Starke Blutungen rufen oft eine Anämie hervor, die ihrerseits Erschöpfung, Atemlosigkeit und Depressionen mit sich bringt. Starke Krämpfe, Inkontinenz, Verstopfung, Zysten und Unfruchtbarkeit können bei Myomen begleitend auftreten. Die Behandlung hängt ab von der Größe und Lage der Tumore, der Häufigkeit der Symptome und davon, ob die Frau noch Kinder haben will. Wenn das Myom keine Probleme verursacht, kann es unbehandelt bleiben. Eine Operation oder eine Hormontherapie sind die wichtigsten Behandlungmöglichkeiten.

Wirkung der Magnetfeldtherapie bei Myomen: schmerzstillend, entkrampfend, abschwellend, ausgleichend, stärkt das Abwehrsystem.

Richtiger Einsatz des MRS

- Ganzkörpermatte: 2x täglich je 8 Minuten: morgens Stufe 100% (einschleichend von 10%), abends Stufe 10%
- Kissen: 2x täglich je 24 Minuten Stufe 100%, im Schambeinbereich
- Besondere Hinweise zur Anwendung: Angewinkelte Beine! Die MFT kann Myome nicht entfernen, in Ausnahmen werden Schrumpfungen beobachtet.
- Hinweise zur Erstreaktion: keine

Wissenschaftliche Studien: siehe Menstruationsbeschwerden

Patientenberichte zur Behandlung mit MRS bei Fibrösem Tumor

1. Dank an Frau Heidi Herrmann

- *Patientin K.L., 50 a; Diagnose: Myom in der Gebärmutter (Attest Dr. Eul 20.11.98). MRS-Therapieerfolg: "Ab 1.10.98 (nach drei Wochen Anwendung) komme ich mit weniger Schlaf aus. Bin leistungsfähiger, fühle mich voll "Power" trotz harter psychischer familiärer Belastung. Bisher habe ich das MRS u.a. lokal an meinem Unterleib angewandt, sodaß mein Myom geschrumpft ist. Bei der Untersuchung am 20.1.98 konnte man auf dem Ultraschall-Bildschirm nichts mehr erkennen."*

Steckbrief MFT: wirkt unterstützend, schmerzstillend, krampflösend

17.6. Prämenstruelles Syndrom (PMS)

Mehr als zwei Drittel aller Frauen leiden vor der monatlichen Blutung am sog. Prämenstruellen Syndrom. Obwohl PMS jederzeit zwischen der Pubertät und der Menopause auftreten kann, betrifft es hauptsächlich Frauen über dem 30. Lebensjahr. Die Ursache ist nicht klar, man vermutet jedoch, daß Hormonschwankungen zugrundeliegen. Übliche Symptome sind Schwindel, Rückenschmerzen, Kopfschmerzen, Blähungen, Empfindlichkeit der Brust und schmerzende Gelenke. Viele Frauen erleben auch psychologische Symptome, wie Stimmungsschwankungen, Depression oder Angstzustände. In der prämenstruellen Phase verbrauchen Frauen mehr Blutzucker (normalerweise hält der Blutzuckerspiegel nach einem Essen für fünf Stunden an - vor der Periode nur drei Stunden). Müdigkeit, schlechte Konzentrationsfähigkeit und Heißhunger auf Süßes sind die Folge. Ist der Zuckerspiegel niedrig, setzt der Körper das Hormon Adrenalin frei, das Aggression und Angst auslösen kann. In 90% der Fälle sind die Symptome so leicht, daß keine Behandlung nötig ist. Oft reicht eine Änderung der Lebensumstände und Ernährungsgewohnheiten (viele Früchte und Gemüse essen). Auch das Rauchen sollte aufgegeben werden. Schwerere Fälle benötigen Medikamente (Antidepressiva).

Wirkung der Magnetfeldtherapie bei PMS: entkrampfend, schmerzstillend, durchblutungsfördernd, regulierend, ausgleichend auf das Vegetativum.

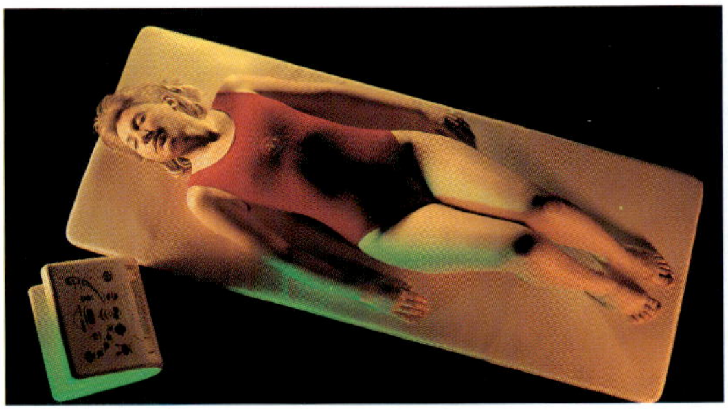

Abb.: Basisbehandlung bei PMS

Richtiger Einsatz des MRS

- Ganzkörpermatte: 4x täglich je 16 Minuten: morgens Stufe 25%, mittags Stufe 10%, nachmittags Stufe 10%, abends Stufe sensitiv
- Kissen: 1x täglich 8 Minuten Stufe 100%, im Kreuzbereich
- Therapieformen, die die MFT unterstützen: Entspannungsübungen, Vitamine und Spurenelemente (Vitamin B6, Vitamin E, Zink), Phytotherapeutika (Nachtkerzenöl, Chinesische Engelwurz, Johanniskraut, Traubensilberkerze)

• Besondere Hinweise zur Anwendung: Angewinkelte Beine.

• Hinweise zur Erstreaktion: Bei 5% kann es zu einem Gefühl des Unbehagens kommen.

Diese Kurreaktion dauert meistens nicht länger als 1-2 Zyklen.

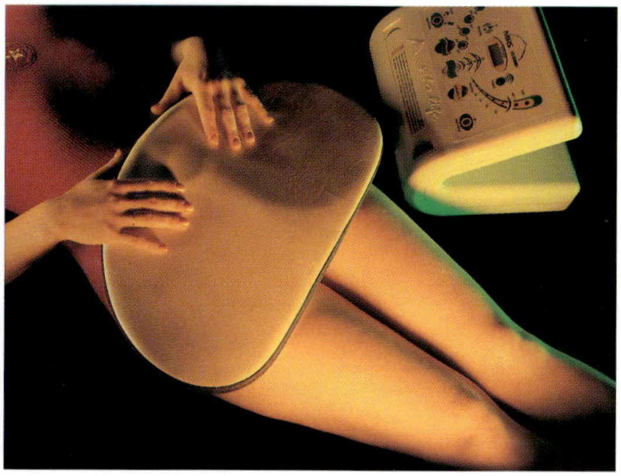

Abb.: Lokale Behandlung bei PMS

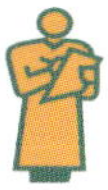

Wissenschaftliche Studien über die Behandlung der PMS mit MFT

• Rückhäberle, "Anwendung der MFT bei therapieresistenten Patientinnen mit chronisch rezidivierenden Unterbauchschmerzen", Gynäkologische Universitätsklinik Leipzig, 1996. - Es wurden 73 Patientinnen mit verschiedenen gynäkologischen Krankheitsbildern untersucht, u.a. dem prämenstruellen Syndrom. Bei 85% der Patientinnen waren die Beschwerden nach wenigen Behandlungen verbessert oder völlig verschwunden.

• Weitere Studien: siehe "Menstruationsbeschwerden"

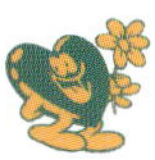

Patientenberichte zur Behandlung mit MRS bei PMS

1. Dank an die Fa. vita.life

• *Patientin B.B., 43 a; Diagnose: Prämenstruelles Syndrom (Regelbeschwerden). MRS-Therapieerfolg: Die Regelbeschwerden sind nicht mehr vorhanden.*

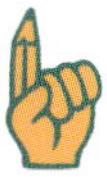

Steckbrief MFT :
80-90% guter bis sehr guter Erfolg

GYNÄKOLOGIE

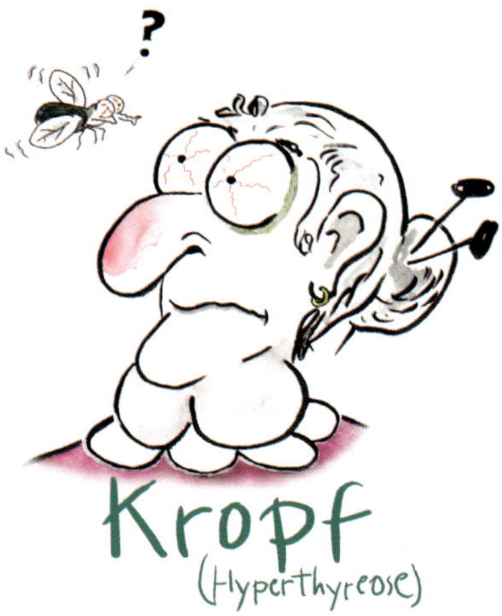

18. Stoffwechselerkrankungen

18.1. Adipositas (Fettleibigkeit)

Bei jedem gesunden Menschen ist an bestimmten Stellen im Körper Fett im Gewebe eingelagert. Sammelt sich übernatürlich viel Fett an, spricht man von Fettleibigkeit oder Adipositas. Starke Fettanhäufungen finden sich hauptsächlich in der Haut des Unterbauches und in den Eingeweiden. Bei stärkeren Graden der Fettleibigkeit sind die Verhältnisse des Körpers innerhalb so sehr verändert, daß man von einem krankhaften Zustand sprechen kann. Übergewicht beeinträchtigt die Beweglichkeit, die Tätigkeit des Herzens und der Lungen. Die Muskulatur ist erheblich geschwächt. Zur Fettleibigkeit neigen im allgemeinen kleinere und gedrungene Menschen.

Wirkung der Magnetfeldtherapie bei Adipositas: Stoffwechsel anregend, ausgleichend, durchblutungsfördernd, kann den Fettabbau anregen.

Richtiger Einsatz des MRS bei Adipositas

- Ganzkörpermatte: 3-4x täglich je 8 Minuten: morgens Stufe 150%, mittags Stufe 100%, nachmittags Stufe 50%, abends Stufe 10%
- Therapieformen, die die MFT unterstützen: Sport und Bewegung, Diät (keine Nulldiät), Akupunktur, NLP, TENS, Kognitive Therapie, Chitosan (Fettblocker), blutfettregulierende Vitamine (Vitamin C, Vitamin B15, Vitamin E), Phytotherapeutika (Nachtkerzenöl, Leinsamenöl, Alfalfa, Knoblauch, Traubenkernextrakt).

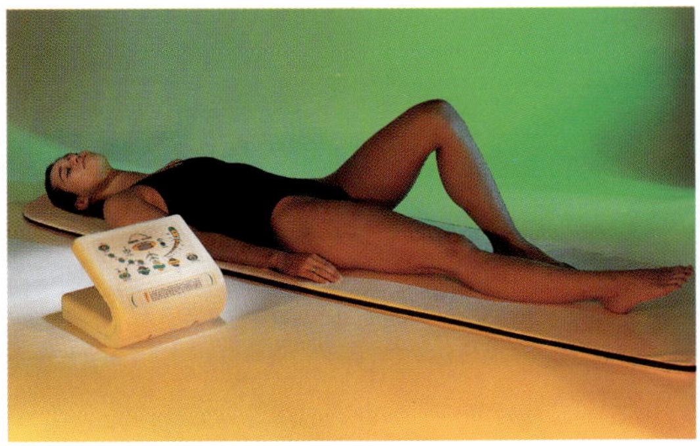

Abb.: Ganzkörperbehandlung bei Adipositas

- Besondere Hinweise zur Anwendung: Sehr viel trinken!! Die MFT allein kann die Fettleibigkeit nicht beheben, nur bestimmte Maßnahmen, vor allem die Bereitschaft zu einer Diät, unterstützen.
- Hinweise zur Erstreaktion: keine

Wissenschaftliche Studien über die Behandlung der Adipositas mit MFT

- Zur Zeit ist im Zentrum für Energiemedizin in Wien eine Studie an über 100 Patienten im Gange, die an Fettleibigkeit leiden. Dabei wird die genaue Fettzusammensetzung mittels modernster Impedanzmeßgeräte festgestellt. Alle Patienten erhalten eine fest vorgeschriebenen Diät und zusätzlich neben der MRS-Therapie eine Chitosan-Gabe, einen Fettbinder im Darm. Die Messungen erfolgen monatlich. Die ersten Ergebnisse sind sehr positiv und lassen darauf schließen, daß die MFT imstande ist, den Stoffwechsel anzukurbeln.

- A. Bellossi, et al., "Effect of pulsed magnetic fields on cholesterol and tryglyceride levels in rats study of field intensity and length of exposure", Laboratoire de Biophysique, Faculte de Medicine, Rennes. Z-Naturforsch-C. 1996, July-August, 51(7-8), pp. 603-606. - In dieser Studie wird gezeigt, daß pulsierende Magnetfelder zu einem Abfall an Cholesterol und Triglyceriden im Blut von Ratten führen kann.
- H.G. Klingenberg, et al., "Der Einfluß elektromagnetischer Felder auf Oslabilität, Neutralfett und Cholesterinkonzentration", ZBL. Bakt. Hyg., I. Abt. Orig. B. 161, 146-52.

Patientenberichte zur Behandlung mit MRS bei Adipositas

1. Dank an Herrn Ewald P. Müller

- *Patientin F. M., 27 a; Diagnose: Eiweiß und Blutfette sehr hoch; MRS-Therapieerfolg: Die Blutuntersuchung nach zwei Monaten zeigt sehr gute Werte.*
- *Patient G.K., 65 a; Diagnose: Diabetes, Multimorbidität, Cholesterinwert 360. MRS-Therapieerfolg Das Cholesterin ist in sieben Wochen auf 256 gesunken.*
- *Patient A.W., 58 a; Diagnose: Berufsmäßige Probleme mit Cholesterinwerten und Übergewicht. MRS-Therapieerfolg: "Die Cholesterinwerte haben sich gebessert und ich bin etwas schlanker geworden."*
- *Patient H.L., 55 a; Diagnose: starkes Übergewicht trotz vieler Diätversuche. MRS-Therapieerfolg: Nach ca. drei Wochen: ruhiger Schlaf, Gewichtsabnahme (5 kg), der Bauch ist verschwunden, trotzdem mehr Appetit als zuvor. "Ich bin wesentlich belastbarer, frischer und erholt."*
- *Patientin M.T.; Diagnose: Übergewicht. MRS-Therapieerfolg: Nach 3 1/2 Monaten habe ich mehr als 8 kg meines Körpergewichtes verloren.*

2. Dank an die Fa. vita.life

- *Patientin K.G., 28 a; Diagnose: Übergewicht. MRS-Therapieerfolg: "Ich machte während der Therapie eine Entschlackungskur (F.X.-Mayr) und brauchte lediglich drei Tage um voll in der Kur zu sein (zuvor ca. 1 Woche)."*

Steckbrief MFT: **wirkt unterstützend, Stoffwechsel anregend**

18.2. Diabetes (Zuckerkrankheit)

Wenn der Blutzuckerspiegel steigt, produziert die Bauchspeicheldrüse Insulin, um den Zucker im Blut für die Energiegewinnung in die Zellen zu schleusen. Insulin senkt auf diese Art den Zuckerspiegel im Blut. Wird zu wenig Insulin produziert oder kann der Körper den Zucker nicht verwenden, entsteht Diabetes. Die Niere filtert Zucker aus dem Blut und gibt ihn über den Urin ab. Diabetes kann im Jugendalter (Typ I) oder als Altersdiabetes (Typ II) auftreten. Letzterer betrifft 90% aller Diabetiker. Der Typ I ist der insulinabhängige Typ. Dabei kommt es zu einem Untergang der Zellen in der Bauchspeicheldrüse, die das Insulin produziert. Der Typ II wird auch der insulinunabhängige Typ genannt. Hier wird zwar genügend Insulin produziert, aber der Körper reagiert nicht mehr auf das Hormon, und dadurch kann Zucker nicht mehr abgebaut werden. Die Anfälligkeit zum Typ II ist vererbbar und tritt meist nach dem 40. Lebensjahr auf. Weiters unterscheidet man Schwangerschaftsdiabetes, Hormondiabetes und eine sogenannte pathologische Glukosetoleranz. Auch Medikamente können ursächlich für einen erhöhten Blutzuckerspiegel im Blut sein. 30-50 % aller Diabetiker zeigen nur geringe Symptome: In der Frühphase sind es Müdigkeit, Infektanfälligkeit, Durst, häufiger Harndrang, Juckreiz und Leistungsminderung. Der Typ I leidet zusätzlich an Ohnmachtsanfällen, Verwirrung und langsamer Heilung von Wunden. Trotz ständigem Hunger und Essen nehmen diese Personen ab. Typ II zeigt dieselben Symptome oder gar keine. Diese Form wird meist zufällig bei Routineuntersuchungen festgestellt. Die Schwangerschaftsdiabetes tritt meistend in der zweiten Hälfte der Schwangerschaft auf. Bei mehr als fünf Zigaretten pro Tag vor der Schwangerschaft erhöht sich das Risiko um fast 50%. Nach der Schwangerschaft verschwindet der Diabetes wieder, ist aber in drei Viertel der Fälle Zeichen für eine spätere Zuckerkrankheit. Die Babys haben ein ebenso erhöhtes Risiko, an Diabetes zu erkranken.

Durch Blut- und Urinanalysen können Zuckerkonzentrationen festgestellt werden. Das Blut wird zusätzlich nach Insulin untersucht. Bei Diabetikern wird das Fett zur Energiegewinnung herangezogen und das Endprodukt Keton ausgeschieden. Unbehandelter Diabetes mit hohem Zuckerwert kann andere Organe schädigen. Diabetes ist mitverantwortlich für die Entstehung von Arteriosklerose (und damit der Gefahr eines Herzinfarktes oder Schlaganfalles), Augenkrankheiten (bis zur Blindheit), Impotenz und vor allem von schweren Nervenerkrankungen (Neuropathie).

Ein Behandlungsplan mit Insulininjektionen, einer Diät oder Medikamentation stellt die Grundtherapie dar. Der Typ I benötigt Insulininjektionen, damit es nicht zu Schwäche, Erschöpfung und Durst kommt. In akuten Situationen fällt der Betroffene in das diabetische Koma, das zur Bewußtlosigkeit führt und lebensbedrohend ist. Der Typ II kann meist durch eine spezielle Diät eingestellt werden und erfordert oft keine weiteren Medikamente. Zucker, raffiniertes Essen, weißes Mehl, Pasta und Reis sollen vermieden werden. Statt dessen empfehlen sich unraffinierte Nahrungsmittel, dunkles Mehl, brauner Reis, frische Früchte und Gemüse, die nicht so schnell abgebaut werden und somit den Blutzucker nicht so rasch hochtreiben. Übergewicht ist zu vermeiden.

Wirkung der Magnetfeldtherapie bei Zuckerkrankheit: durchblutungsfördernd, sti-muliert die Wundheilung, Nervenregeneration, verbessert die Sauerstoffversorgung, beruhigend, ausgleichend, optimiert die Medikamentenwirkung. In der Literatur findet man Hinweise, daß die Magnetfeldtherapie die verbliebenen Inselzellen in der Bauchspeicheldrüse stimulieren und dadurch eine verbesserte Insulinausschüttung bewirken kann. Durch die durchblutungsfördernde Wirkung stellt sie eine Vorsorge für die Spätkomplikationen, wie Kurzsichtigkeit oder Infarktgeschehen, dar. Sie wird unterstützend bei der Hämodialyse eingesetzt.

Richtiger Einsatz des MRS bei Zuckerkrankheit

• Ganzkörpermatte: 2-3x täglich je 8 Minuten: morgens Stufe 100% (einschleichend von 25%), mittags Stufe 25%, abends Stufe 10%

• Kissen: 2x täglich je 16 Minuten Stufe 150%, im Bereich der mittleren Brustwirbelsäule

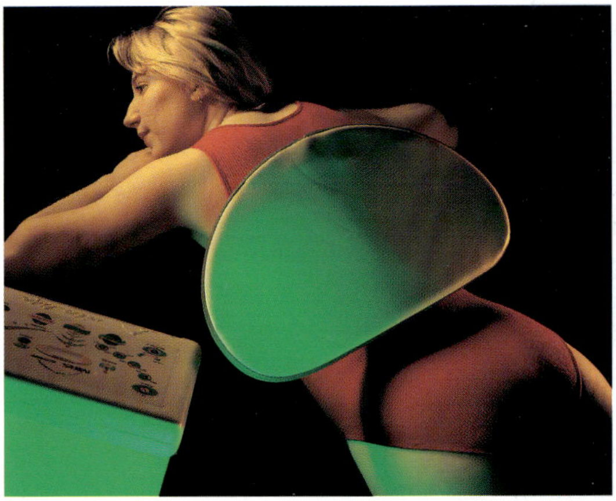

Abb.: Lokale Behandlungg bei Zucker mit Kissen

• Therapieformen, die die MFT unterstützen: Ernährung, Vitamin B6, Phytotherapie (Spirulina, Knoblauch); bei Retinopathie: Traubenkernextrakt, Alpha-Liponsäure, Haifischknorpelextrakt; zur Durchblutungsförderung: Gingko biloba.

• Besondere Hinweise zur Anwendung: Viel trinken!

• Dauer der Behandlung: Sie kann mehrere Monaten bis Jahre dauern. Therapieerfolge merkt der Patient meistens an der verbesserten Durchblutung und den geringeren Komplikationen der Zuckerkrankheit.

• Hinweise zur Erstreaktion: Bei 1-3% gibt es zu Therapiebeginn geringfügige Schwankungen in den Zuckerwerten, diese stabilisieren sich aber relativ bald, gelegentlich muß man die Insulindosis anpassen (verringern).

Wissenschaftliche Studien über die Behandlung der Zuckerkrankheit mit MFT

• Lau, et al.,"Effect of low frequency Low Intensity Electromagnetic Field on Diabetic Neuropathy", Dep. of Microbiology School of Medicine Loma Linda University, USA. Scientific Report.- 76% der Patienten in der Verumgruppe, aber nur 17% in der Kontrollgruppe erreichten eine deutliche Symptomlinderung. Die Schmerzen sind zurückgegangen, ebenso das Taubheitsgefühl, das Jucken und die Kribbelsensationen.

• F. Petrossi, "The effect of the physical factors of treatment on lipid peroxidation in surgical infections in patients with diabetes mellitus".

Internet:
medline HTTP://www. avicenna. com/

• L.G. Vassilenko, "EHF Electromagnetic Radiation in Treatment of Obliterating Diseases of Inferior Limb Vessels", Second World Congress for Electricity and Magnetism in Biology and Medicine, 8-13 June 1997, Bologna, Italy. - In dieser Studie wird der Vorteil der MFT bei der Behandlung von Diabetes-Patienten mit Gefäßverschlußkomplikationen an den unteren Extremitäten aufgezeigt.

• I.B. Kirillovm, et al., "Magnetotherapy in the Comprehensive Treatment of Vascular Complications of Diabetes Mellitus", Klein Med, 74(5), 1996, pp. 39-41.- In dieser Studie werden 320 Diabetiker mit MFT behandelt, während 100 Diabetiker als Kontrollgruppe lediglich die konservative Therapie erhalten. Die Ergebnisse zeigen einen positiven Effekt, v.a. im Bereich von vaskulären Komplikationen, wobei 74% der Patienten mit MFT, in der Vergleichsgruppe aber nur 28 % diese Ergebnisse zeigten.

• M.I. Shved, A.P. Dudnik, "The Medical Effect of Magnetic-laser Therapy in Patients with Diabetic Angiopathies of the Lower Extremities", Lik Sprava (10-12), October-December 1996, pp. 155-158. - In dieser Studie werden die Auswirkungen der MFT bei Gefäßkomplikationen von Diabetes-Patienten untersucht. Die Ergebnisse zeigen eine deutliche Verringerung der Komplikationen im Zusammenhang mit Diabetes.

• V.A. Lebedev, "Treatment of Neurogenic Dysfunction of the Bladder and Enuresis in Children", Vopr Kurortol Fizioter Lech Fiz Kult (4), 1995, pp. 25-26.

• R.A. Kuliev, R.F. Babaev, "A Magnetic Field in the Combined Treatment of Suppurative Wounds in Diabetes Mellitus", Vestn Khir Im I I Grek, 148(1), January 1992, pp. 33-36. - Diese Studie zeigt bei 72 Diabetikern mit eitrigen Wundinfektionen, daß die MFT die Heilung ganz wesentlich beschleunigen kann.

• P.O. Milch, et al., "Electromagnetic Stimulation of the Rat Pancreas and the Lowering of Serum Glucose Levels", Trans Am Soc Artif Intern Organs. - In diesem Tierexperiment wurde unter Anwendung von pulsierenden Magnetfeldern der Zuckerspiegel in diabetischen Ratten gegenüber Ratten, deren Zucker erhöht und die nicht der MFT ausgesetzt wurden, deutlich erniedrigt.

Ärzteberichte über die Therapie von Zuckerkrankheit mit MRS

1. Dr. med. Christoph Scherer/Dr. med. univ. Christian Thuile, Zentrum für Energiemedizin, 1080 Wien, Breitenfeldergasse 10, Tel. 0043/1/40 666 00

• *Patientin R.B., 41 a; Diagnose: Diabetes seit dem 13. Lebensjahr. MRS-Therapieerfolg: Seit der Behandlung wird wesentlich weniger Insulin gespritzt (um 4 Einheiten reduziert). Meßwerte vor der ersten Behandlung 179 mg, nach Erstbehandlung 176 mg. Direkt nach der 2. Behandlung 167 mg, etwas später gemessen 154 mg. Nach der 3. Behandlung nur mehr 76 mg.*

2. Dr. med. W.R. Maus, Naturheilverfahren, Überlingen

• *Patient; Diagnose: Nicht insulinbedingter Diabetiker. MRS-Therapieerfolg: Nach vier Wochen waren keine Medikamente mehr notwendig.*

Patientenberichte zur Behandlung mit MRS bei Diabetes

1. Dank an die Fa. vita.life

• *Patient J.S.; Diagnose: "Ich leide seit meiner Jugend an Diabetes Mellitus. Eines der großen Probleme ist dabei die schlechte Wundheilung. 1998 war ich wegen eines offenen Geschwürs am Innenknöchel im Landeskrankenhaus Bruck wöchentlich zur Therapie, trotz aller Bemühungen der Ärzte und Schwestern blieb meine Wunde über vier Monate unverändert und schloß sich nicht". MRS-Therapieerfolg: Durch den Einsatz von MRS im Frühjahr 1998 begann*

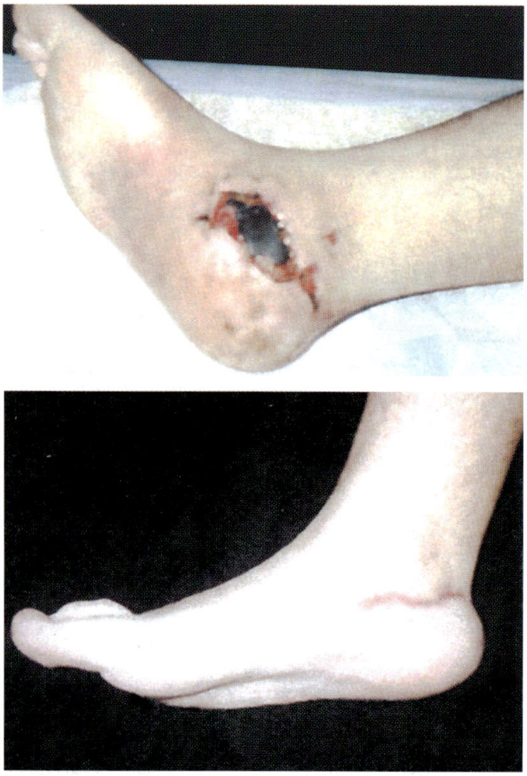

Abb.: vor und nach MRS

sich die Wunde langsam zu schließen und ist bis heute verschlossen geblieben.

- *Patientin B.; Diagnose: Zuckerwerte und Harnsäure erhöht, Durchblutungsstörungen. MRS-Therapieerfolg: "Ich brauche inzwischen keine Medikamente mehr zur Senkung der Zuckerwerte."*

2. Dank an Frau Beate Martina

- *Patient G.M., 85 a; Diagnose: Diabetes mellitus, Kataraktenbildung in beiden Augen, schlechte Durchblutung, Einschlafstörungen. MRS-Therapieerfolg: nach zwei Wochen wesentliche Verbesserung der Durchblutung, der Patient schläft besser, die Verdauung hat sich verbessert, nach fünf Monaten: stabile Zuckerwerte, die Wundheilung ist enorm verbessert. Die Augen müssen nicht mehr operiert werden, da sich die Katarakte zurückgebildet haben. Der Bewegungsapparat ist schmerzfrei, die Haare wachsen dunkler nach, keine Verdauungsprobleme mehr. Herr G. nimmt nur noch 1 Medikament für den Diabetes.*

3. Dank an Frau Dagmar Weißenbacher

- *Patientin S.R., 48 a; Diagnose: Diabetes mellitus, insulinpflichtig seit 1979. MRS-Therapieerfolg: Verbesserung der Zuckerwerte nach ca. drei Wochen, d.h. weniger Basisinsulin. Raschere Heilung des Oberschenkelhalsbruches, keine Schmerzen mehr, nach zwei Wochen ohne Krücken.*

4. Dank an Frau Verena Singer

- *Patientin E.S., 71 a; Diagnose: Diabetes, Dialyse-Nieren (wöchentlich 3 mal im Spital). MRS-Therapieerfolg: "Ich hatte große Probleme bei der Dialyse, weil sich die Venen mit Blutknoten geschlossen haben. Ich spürte nach sieben Tagen MFT, daß die Durchblutung viel besser geworden ist. Nach zwei Monaten wurden die Blutwerte gemessen und zeigten eine deutliche Verbesserung. Betreffend Diabetes muß ich nur mehr morgens spritzen – zuvor morgens und abends."*

5. Dank an Frau Beatrice Studer

- *Patientin, 29 a; Diagnose: Ab 50 Jahren bekam die Patientin Alterszucker und wurde medikamentös eingestellt. Die Diabeteswerte waren sehr schlecht, sie war kurz vor dem Spritzen. MRS-Therapieerfolg: Heute im Januar 1999 kann sie ihre Hand wieder für kleinere Handgriffe einsetzen, mit dem Daumen zum Zeigefinger greifen, sie hat eine gute Durchblutung, kann alle Finger frei bewegen und hebt ihren Arm 100% vom Körper ab. Ihr Zuckerzustand hat sich massiv verbessert.*

siehe auch Patienten-Bericht von Herrn D.M. mit Abbildungen im Kapitel Erkrankungen der Haut (Dekubitus)

Steckbrief MFT:
70% guter bis sehr guter Erfolg

18.3. Gicht

Die Gicht zählt zu den häufigsten Stoffwechselkrankheiten. 2-5% der Gesamtbevölkerung leidet an Gicht; Männer sind am häufigsten um das 40., Frauen um das 50. Lebensjahr betroffen. 95% der Patienten sind Männer. Der größte Risikofaktor ist das Übergewicht. Die Gicht ist ein typisches Wohlstandsleiden; in Notzeiten kennt man sie kaum. Eine geerbte Anlage ist Voraussetzung für das Auftreten der Krankheit. Der Auslöser ist jedoch eine zu üppige Lebensweise. Eine alte Volksweisheit berichtet, daß Vinum (der Wein) der Vater,

Zena (das Abendessen) die Mutter und Venus (die Liebe) die Hebamme der Gicht sei. Oftmals lösen auch psychischer und körperlicher Streß oder nur ein simpler Wetterwechsel die Krankheit aus. Auch im Zuge einer starken Diät (Heilfasten) kann sich eine Gicht entwickeln. Am häufigsten betroffen ist das Großzehengelenk, der altgriechische Name "Podagra" rührt daher. Das Szenario für einen Gichtanfall kann sich wie folgt abspielen: Ein wohlbeleibter Mann wacht nach einem Gelage mitten in der Nacht durch starke Schmerzen in der Großzehe auf. Die Zehe ist dick geschwollen und rot, eine Entzündung breitet sich aus. Am nächsten Tag lassen die Schmerzen meist wieder nach. In den folgenden Nächten wiederholt sich der Anfall. Im Blutbild läßt sich dann die Ursache feststellen: die Harnsäure ist stark erhöht - eine Voraussetzung für Gicht.

Nicht jeder Mensch mit erhöhtem Harnsäuregehalt im Blut erkrankt an Gicht; nur ca. 10% davon. Verliert der Körper die Kontrolle über die Bildung und Ausscheidung der Harnsäure, kommt es im Blut zu einer Anschwemmung dieses Stoffwechselproduktes, bis die Lösung gesättigt ist und sich kleine Kristalle bilden. Die Harnsäurekristalle lagern sich dann vor allem in den großen Gelenken ab (Großzehe, Knie, aber auch Finger, Ellenbogen, Schulter und Hüfte), reizen dort die Gelenkskapsel und die umgebenden Strukturen und führen aufgrund der Entzündung zu Schmerzen. Bei längerer Gichtgrunderkrankung können sich die Harnsäurekristalle auch unter der Haut (z.B. an den Ohren) ablagern und dort sogenannte Gichtknoten bilden.

Die unteren Extremitäten sind zehnmal häufiger befallen als die oberen. In den sehr seltenen, aber ebenso schlimmen Fällen, in denen auch Organe betroffen sind, kann dies zu einem Organversagen führen (z.B. der Niere). Man kennt zwei Formen der Therapie: die Behandlung im schmerzhaften, akuten Anfall und eine Dauerbehandlung zur Vorbeugung von neuerlichen Anfällen. Das wohl bekannteste und älteste Medikament, das auch heute noch eingesetzt wird, ist Colchizin, das Gift der Herbstzeitlose. Es kann einen Anfall sofort unterbrechen, hat aber auch Nebenwirkungen und Risiken, wie Durchfall, Erbrechen und Übelkeit. Die Gewichtsreduktion ist die einfachste und wichtigste und zugleich risikoärmste Maßnahme. Idealerweise wird ein Normalgewicht angestrebt (Körpergröße in cm – 100 = kg Sollgewicht). Zusätzliche Empfehlung: langsam essen, gründlich kauen, täglich 5-6 kleine Mahlzeiten und purinarme Kost. Purine sind chemische Bestandteile eines jeden Zellkerns, aus denen der Körper die Harnsäure bildet. Deshalb müssen starke Purinbildner wie Fleisch, hier besonders die Innereien wie Leber, Herz und Nieren aber auch Ölsardinen, Sardellen, Fertigsaucen und Fertigsuppen vermieden werden. Allein durch diese purinarme Kost können Gichtanfälle in ihrer Häufigkeit eingeschränkt und manchmal sogar völlig vermieden werden. Eine Diät hilft die schädlichen Spätfolgen der Gicht aufzuhalten. Erlaubt sind in erster Linie Milchprodukte, Quark und Käse, Gemüse (außer Hülsenfrüchte), Kartoffeln, Obst und Teigwaren. Eine weitere wichtige Maßnahme ist natürlich reichliches Trinken (mindestens 1,5-2 l Flüssigkeit pro Tag). Als besonders gefährlich erweist sich Alkohol, da er einerseits die Harnsäureausscheidung hemmt, andererseits z.B. die Hefe im Bier als besonderer Harnsäurebildner gilt. Medikamente, die die Harnsäureausscheidung über die Niere beschleunigen sollen, wie z.B. Benzbromaron und Sulfinpyrazon, können vor allem bei eingeschränkter Nierenfunktion zu schweren Folgeerscheinungen führen. Zu den Medikamenten, die die Harnsäurebildung hemmen, zählt vor allem das Allopurinol. Die Gefahr dieser Medikamente liegt in Ausschlägen, Juckreiz und Blutveränderungen. Das ungünstigste ist die Nichtbehandlung, denn die Beweglichkeit vieler Gelenke wird zunehmend eingeschränkt.

Wirkung der Magnetfeldtherapie bei Gicht: schmerzstillend, abschwellend, krampflösend, fördert die Löslichkeit der Harnsäurekristalle im Blut, sodaß diese weniger ausfallen können, das Gelenk ist somit weniger belastet.

Richtiger Einsatz des MRS bei Gicht

- Ganzkörpermatte: 3x täglich je 8 Minuten: morgens Stufe 100%, mittags Stufe 100%, abends Stufe 25%

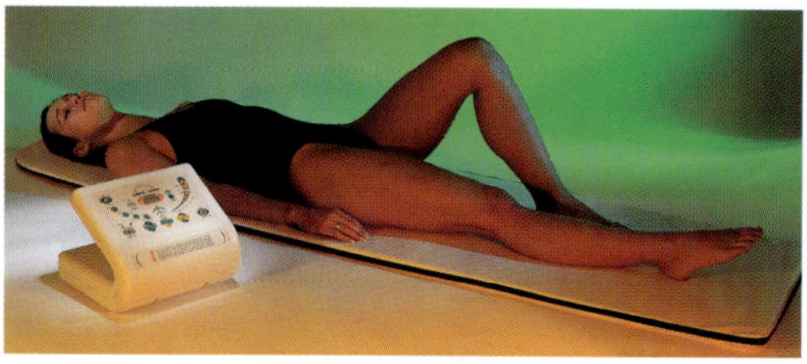

Abb.: Basisbehandlung bei Gicht

- Kissen: 2-3x täglich je 16-24 Minuten Stufe 150-200%, am Ort der Schmerzen
- Therapieformen, die die MFT unterstützen: Diät, diuretische Phytotherapeutika (Löwenzahn, Brennessel, Ackerschachtelhalm), bei Knorpelschäden: Glucosaminsulfat, Haifischknorpelextrakt.
- Wie lange sollte die Behandlung dauern: Ein Therapieerfolg zeigt sich meist relativ bald. Trotzdem sollte auch in der Zeit zwischen den Gicht-Anfällen vorbeugend behandelt werden.
- Hinweise zur Erstreaktion Gicht: keine

Wissenschaftliche Studien über die Behandlung der Gicht mit MFT

Es läuft zur Zeit eine Studie mit MRS an Gichtpatienten in einem Rheumazentrum in Wien.

- V.I. Kovalchuk, et al., "Use of Extremely Low Frequency Magnetic Fields in Clinical Practice", Fizicheskaia Meditzina, 4(1-2), 1994, p. 87. - Diese Studie untersuchte an 650 Patienten, die u.a. an Stoffwechselerkrankungen wie Gicht litten, die Wirkung von niederfrequenten Magnetfeldern. Die meisten Patienten erfuhren eine wesentliche Verbesserung ihrer Beschwerden.

Ärzteberichte über die Therapie von Gicht mit MRS

1. Dr. med. Christoph Scherer/Dr. med. univ. Christian Thuile, Zentrum für Energiemedizin, 1080 Wien, Breitenfeldergasse 10, Tel. 0043/1/40 666 00

- *Patient, 56 a; Diagnose: chronische Gicht, medikamentös eingestellt. Nach einer großen Familienfeier spürte er in der Nacht heftigste Schmerzen am linken Großzehengrundgelenk. MRS-Therapieerfolg: Nach drei Tagen waren die Schmerzen gelindert, die Beweglichkeit verbessert und der Patient kann wieder auftreten.*

STOFFWECHSEL

Patientenberichte zur Behandlung mit MRS bei Gicht

1. Dank an die Fa. vita.life

- *Patient P.M., 70 a; Diagnose: Gicht. MRS-Therapieerfolg: Die Durchblutung war nach sieben Tagen wesentlich besser, ebenso die Schmerzen in den Gelenken, Gicht-Tabletten sind nicht mehr notwendig.*
- *Patient T.S., 84 a; Diagnose: Gichtknoten an Händen und Füßen. MRS-Therapieerfolg: keine Gichtschübe und auch keine Schmerzen mehr an den Händen und Füßen. Der verbogene Finger an der linken Hand und ein starker Knoten an der rechter Hand verursachen keine Schmerzen mehr. Die Durchblutungsstörungen sind verbessert, der Patient hat mehr Energie und Arbeitskraft.*
- *Patient H.J., 52 a; Diagnose: Gicht seit 1972 (tgl. 1 Tablette Purinol 300 mg), Durchblutungsstörungen beider Füße. MRS-Therapieerfolg: Gicht: keine Tabletten mehr. Bei erneutem Gichtanfall ist das rechte Fußgelenk nach Behandlung mit dem Kissen nach vier Tagen schmerzfrei. Die Durchblutungsstörungen sind wesentlich besser, der Allgemeinzustand ist gut.*
- *Patient R.J.; Diagnose: Gichtschmerzen in den Füßen. MRS-Therapieerfolg: Die Schmerzen sind nach 14 Tagen in beiden Füßen weg.*
- *Patient H.W., 53 a; Diagnose: extreme Schmerzen, Gichtschübe in rechter Körperseite. MRS-Therapieerfolg: Durchblutung der Füße nach Erstanwendung optimal. Extreme Erleichterung beim Stiegengehen und Abklingen der Schmerzen am nächsten Tag. Tabletten für Gicht nach 14 Tagen abgesetzt. Nach vier Wochen sind ein schmerzloser Zustand und körperliches Wohlbefinden eingetreten.*

Steckbrief MFT:
70-80% guter bis sehr guter Erfolg

18.4. Schilddrüsenerkrankungen

18.4.1. Hyperthyreose – Schilddrüsenüberfunktion

Eine Überfunktion der Schilddrüse ist in der Schilddrüse selbst begründet (Morbus Basedow) und daher von anderen Einflüssen unabhängig. Selten ist eine Gabe von Jod-

Hormonen die Ursache für die Entstehung. Die Erkrankung äußert sich zunächst in zunehmender Nervosität, Schlaflosigkeit und einer Art psychischer Labilität; oft kommt trotz eines permanenten Heißhungers ein Gewichtsverlust hinzu. Charakteristisch ist die Wärmeintoleranz, d.h. der Betroffene meidet Wärme, hat häufig Schweißausbrüche und leichtes Fieber, manchmal auch Durchfall sowie einen schnelleren Herzschlag und Schmerzen.

Die Magnetfeldtherapie kann unter Umständen bei einer Hyperthyreose kontraindizierend sein. Deshalb ist es wichtig, vor einer Behandlung einen Arzt zu Rate zu ziehen. Im Allgemeinen kann ein Patient mit medikamentös eingestellter Hyperthyreose genauso behandelt werden wie ein Gesunder. Insofern stellt die MFT keine Kontraindikation dar, auch wenn man in dieser Gruppe von Patienten mit vermehrten Erstreaktionen, wie z. B. Nervosität, rechnen muß!

18.4.2. Hypothyreose – Schilddrüsenunterfunktion

Die Schilddrüsenunterfunktion hat häufig keine erkennbare Ursache und ist sehr schwierig zu erkennen. Sie beginnt meist langsam, gekennzeichnet durch Antriebsarmut, Konzentrations- und Gedächtnisschwäche, Kälteempfindlichkeit, Kribbeln in den Fingern, Händen und Füßen sowie eine Muskelschwäche, ohne daß die Muskeln dabei an Umfang abnehmen. Manchmal kommen Verstopfungen und bei Frauen Menstruationsstörungen hinzu. Eine depressive Stimmungslage und Libidoverlust sind weitere mögliche Begleiterscheinungen. Eine Hypothyreose darf auf jeden Fall mit einer Magnetfeldtherapie behandelt werden.

18.4.3. Struma

Jede Schilddrüsenvergrößerung, unabhängig von der Ursache, Funktionslage und Gutartigkeit, wird als Struma oder Kropf bezeichnet. In den mitteleuropäischen Ländern sind ca. 15% der Bevölkerung betroffen. Die häufigste Ursache ist Jodmangel. In seltenen Fällen kommen Autoimmunerkrankungen oder Tumore als Ursache für die Drüsenvergrößerung in Frage.

Wirkung der Magnetfeldtherapie bei Schilddrüsenerkrankungen: beruhigend, durchblutungsfördernd und ausgleichend über das vegetative Nervensystem. Bei Unterfunktion kann die Schilddrüse direkt angeregt werden. Obwohl die Schilddrüsenüberfunktion zu den Gegenanzeigen für die MFT zählt, sollte man beachten, daß die Therapie ausgleichende Wirkung erzielen kann. Wichtige Voraussetzung ist eine gute Einstellung der Überfunktion mit Medikamenten und eine engmaschige Kontrolle der Blutwerte (regelmäßige Blutabnahme).

Richtiger Einsatz des MRS bei Schilddrüsenerkrankungen

- Ganzkörpermatte: 2x täglich je 16 Minuten: morgens Stufe 25%, abends Stufe 10%
- Kissen oder Stab (nur bei Unterfunktion): 2x täglich je 8 Minuten Stufe 50%, im Nackenbereich

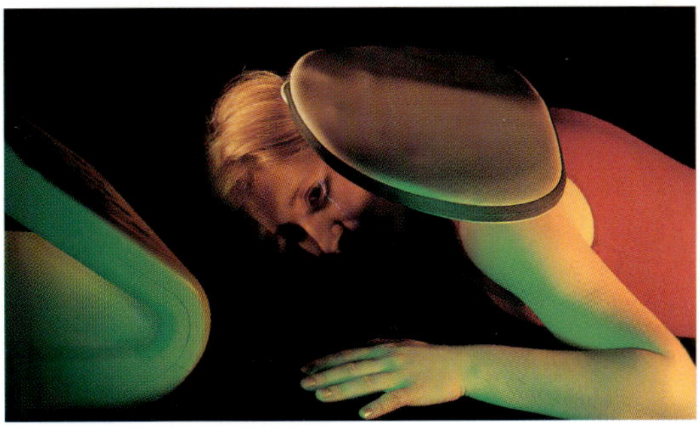

Abb.: Lokale Behandlung der Schilddrüse

- Besondere Hinweise zur Anwendung: Viel trinken! Bei Schilddrüsenüberfunktion sollte das Kissen nicht direkt im Nackenbereich eingesetzt werden.
- Hinweise zur Erstreaktion: Bei Schilddrüsenüberfunktionen kann es in 3% der Fälle zu Schwankungen im Hormonspiegel kommen. Typische Anzeichen sind Hitzeempfindlichkeit, Zittern bei ausgestreckten Armen, beschleunigter Herzschlag, Verdauungsstörungen.

Wissenschaftliche Studien über die Behandlung von Schilddrüsenerkrankungen mit MFT

- M. Endokrinum, et al., "Effects of pulsed high-frequency electromagnetic fields on the neuroendocrine system", Department of Psychiatry, University of Mainz, Neuroendocrinology 10; 67 (2): 139-44, 1998.
- Bakos, "Sinusoidal 50 Hz 500 mT magnetic field has no acute effect on urinary 6-sulphatoxymelatonin in wistar rats", Bioelectromagnetics, 16 (5), 377-80, 1995.
- U. Endokrinum, "Influence of industrial frequency of the alternating magnetic field on the thyroid gland functional activity and 131 J thyroxin binding by tissues of albino rat organs", Tomsk Medical Institute, Moskow, Rußland, Bjulleten Eksperimental Noj Biologi i Mediciny 86, 11, 544-546.
- Adrenalin (Endokrinum), Udintsev, et al., "Response of the pituitary- adrenal system to the action of variable magnetic field", Department of Biochemistry, Tomsk Medical Institute, Moskow, Rußland, Bulletin of Experimental Biology and Medicine 77, 641-642.
- B. W. Wilson, et al., "Auswirkungen electrischer 60 Hz Felder auf den Melatoninrhytmus der Zirbeldrüse: Zeitverlauf des Einsetzens und der Erholung", Bioelectromagnetics 7, 239-42

Ärzteberichte über die Therapie von Schilddrüsenerkrankungen mit MRS

1. Dr. med. Christoph Scherer/Dr. med. univ. Christian Thuile, Zentrum für Energiemedizin, 1080 Wien, Breitenfeldergasse 10, Tel. 0043/1/40 666 00

• *Patientin G.F., 36a; Diagnose: Schlafstörungen, Schilddrüsenfunktionsstörungen. Die Patientin konnte ihren Lebensalltag nicht mehr normal bewältigen. MRS-Therapieerfolg: Nach drei Wochen ist die Patientin völlig beschwerdefrei, sie konnte verschiedene Medikamente absetzen und befindet sich in gutem Allgemeinzustand.*

Patientenberichte zur Behandlung mit MRS bei Schilddrüsenerkrankungen

1. Dank an die Fa. vita.life

• *Patient F.M., 27 a; Diagnose: Schilddrüsenunterfunktion. MRS-Therapieerfolg: nach zwei Monaten: sehr gute Werte, die Schilddrüsenfunktion hat sich normalisiert.*

• *Patient G. F.; Diagnose: Schilddrüsenüberfunktion, Schlafstörungen. MRS-Therapieerfolg: "Nach einer dreiwöchigen Anwendung habe ich keinerlei Beschwerden mehr. Die verschiedenen Medikamente konnte ich absetzen. Meinen körperlichen Gesamtzustand bezeichne ich als besonders gut."*

Steckbrief MFT: **65% guter Erfolg bei Schilddrüsenunterfunktion, Schilddrüsen-überfunktion nur nach medikamentöser Einstellung.**

TIERE

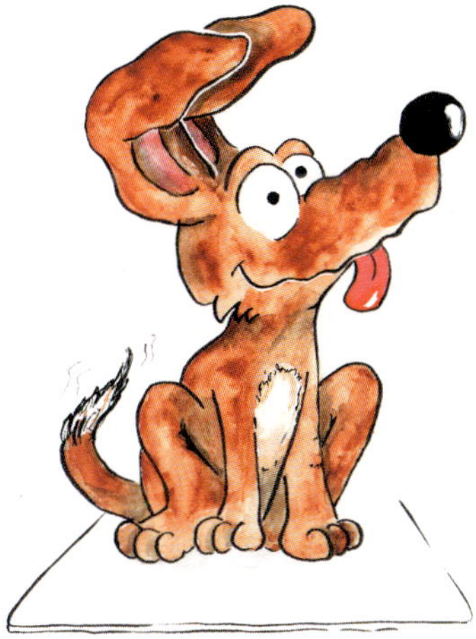

19. Magnetfeldtherapie bei Tieren

Das Einsatzgebiet der MFT bei den Tieren ist genauso weitläufig wie bei den Menschen. Im Vordergrund stehen Störungen im Bereich des Bewegungsapparates, Durchblutungsstörungen, schlechte Wundheilungen, Schmerzen und Krankheiten, die dem Vegetativen Nervensystem zugeordnet werden können.

Im folgenden werden kurz die Anwendungsempfehlungen für Katzen, Hunde, Pferde, Kühe und Schafe angeführt.

Für die Anwendung des MRS bei Katzen, Hunden und anderen Tieren dieser Größe empfehlen wir, dem Tier die Ganzkörpermatte auf den Boden zu legen und gegebenenfalls gemeinsam mit ihm die Therapie durchzuführen. Oft spüren die Tiere genau, wenn das Magnetfeld in Betrieb genommen wird. Wenn sie Gefallen daran finden, nehmen sie selbst auf dem gewählten Applikator (kann auch das Kissen sein) Platz.

MRS-Anwendung bei Katzen: Matte 50%, Kissen bei lokalen Beschwerden bis zu 100%, wobei der Stab bei Arthrose bis zur Maximalstärke eingesetzt werden kann. Die Anwendung sollte ein- bis zweimal täglich, jeweils 8 Minuten erfolgen.

Anwendung von MRS bei Hunden: Bei Hunden kann man die Intensitätsstufe bis zu 100% (auch abhängig von der Größe des Hundes) steigern, wobei ein Einschleichen der Therapie nutzvoll erscheint. Bei größeren Hunden ist die Anwendung des Magnetfeldkissens bzw. Stabes gerade bei Arthrose oder Wundheilungsstörungen empfehlenswert. Hier gilt, daß die Intensitätsstufe über 24 Minuten 100-150% betragen kann. Die Anwendung sollte 2 mal täglich erfolgen.

Anwendung von MRS bei Pferden: Pferde gelten als die sensibelsten Tiere für das Magnetfeld. Gerade die Nervosität bei den Rennpferden bietet sich ideal zur Therapie mit MRS an. Gelenksbeschwerden, die bei Pferden häufig vorkommen, können sehr gut mit der MFT behandelt werden. Eine Leistungssteigerung der Pferde wird berichtet. Die Ganzkörpermatte wird wie ein Sattel um das Pferd gelegt, die Intensität soll 2 mal täglich je 8 Minuten zu 10-25% betragen. Bei Gelenksbeschwerden kann mehrmals täglich der Lokalapplikator über 24 Minuten mit der Stufe 100% eingesetzt werden.

Anwendung von MRS bei Kühen und Schafen: Hier gilt, daß die höchsten Stufen zum Einsatz kommen können. Gerade die Laktation der Kuh reagiert hervorragend. Sowohl bei Schafen, als auch bei Kühen kann der Lokalapplikator (Kissen) mit Intensitäten bis 200% eingesetzt werden, da hier nur sehr selten Erstreaktionen auftreten.

In verschiedenen Rubriken zu den einzelnen Erkrankungen findet man auch immer wieder den Einsatz der MFT bei Tieren erwähnt.

Wissenschaftliche Studien über die Behandlung von Tieren

• Aus der Tiermedizin liegen uns ca. 450 wissenschaftliche Arbeiten vor. Die meisten dieser Arbeiten wurden im Zuge eines Tierversuches mit der MFT durchgeführt. Erst wenn Tierversuche ein positives Ergebnis zeigen, werden Studien an Menschen zugelassen. Allein aus dieser Konstellation läßt sich erkennen, wie viele Studien zum Thema Magnetfeldtherapie bei Tieren existieren. Aus diesen Ausführungen kann man auch schließen, daß die meisten Indikationen, die für den Menschen gelten, auch für Tiere ihre Gültigkeit besitzen. Leider haben wir nicht die Möglichkeit, vertieft in diesen Bereich einzudringen und müssen uns mit ein paar Anwendungsempfehlungen und einigen interessanten Studien begnügen. Auch mit dem MRS 2000 plus med laufen derzeit Untersuchungen im Bereich der Tiermedizin, insbesondere im Bereich des Pferdesportes.

• Endo-Naoto, et al., "The effect of pulsed electromagnetic fields on the calcium metalbolism in cultured rabbit chondrocytes", Department of Orthopaedic Surgery, Niigata University School of Medicine, Niigata, Japan, Acta Med. Biol. (Niigata), 46:1, 11-15, 1998. - Nachdem bereits in früheren Versuchen von dieser Forschergruppe bewiesen wurde, daß pulsierende, elektromagnetische Felder die Antwort von Condrocyten und Osteoplasten gegenüber dem Schilddrüsennebenhormon (PTH) hemmen und damit den Calciumausstrom verhindern, zeigt diese Studie, daß dieser Effekt wahrscheinlich auf eine Stimulierung der Condrocyten (GAG-Synthese) zurückzuführen ist.

• M. F. Scardino, et al., "Evaluation of Treatment with a Pulsing Electromagnetic Field on wound healing clinico patholgic variables and central nervous system in dogs", American Journal of Veterinary Research, September 1998. - Diese Studie zeigt den positiven Effekt pulsierender Magnetfelder bei Wunden an Hunden.

• O.Patino, et al., "Pulsed Elctromagnetic Fields in Experimental Cutaneous Wound Healing in Rats", Journal of Burn Care Rehabil, 17(6 PT 1), 1996, pp. 528-31.

• A. Bellossi, et al., "Effect of pulsed magnetic fields on cholesterol and tryglyceride levels in rats study of field intensity and length of exposure"" Laboratoire de Biophysique, Faculte de Medicine, Rennes. Z-Naturforsch-C. 1996, July-August, 51(7-8), pp. 603-606. - In dieser Studie wird gezeigt, daß pulsierende Magnetfelder zu einem Abfall an Cholesterol und Triglyceriden im Blut von Ratten führen kann.

• P.O. Milch, et al., "Electromagnetic Stimulation of the Rat Pancreas and the Lowering of Serum Glucose Levels", Trans Am Soc Artif Intern Organs. - In diesem Tierexperiment konnte unter Anwendung von pulsierenden Magnetfeldern der Zuckerspiegel in diabetischen Ratten gegenüber Ratten, die nicht mit MFT behandelt wurden, deutlich vermindert werden.

Tierberichte über den Einsatz des MRS

1. Dank an Frau Gisela Arndt

• *Mir war Pepe, ein schottischer Setter, zur Aufsicht anvertraut worden. Während ich einkaufen ging, blieb er beim Hauspersonal seiner Herren. Als ich zurückkam, gebärdete er sich wie wild und nichts half. Erst als ich ihn auf die MRS-Matte legte, war er nach zwei Minuten völlig entspannt.*

2. Dank an Herrn Willibald Trippold

• *Dänische Dogge "Lady", 9 a; Diagnose: "Lady" hatte Gelenksbeschwerden auf Grund ihres hohen Alters: Auch nach kurzen (halbe Stunde) Spaziergängen waren die Beschwerden schon sehr groß. Sie hinkte leicht und ging ganz "steif". MRS-Therapieerfolg: Nach 14 Tagen waren die ersten Erfolge zu sehen. Ihr Schrittablauf war wesentlich flüssiger, das Hinken verschwunden. Ich habe sie weiter therapiert. Nach zweimonatiger Therapie war nicht nur ihr Gangbild völlig normal, sondern auch ihr Charakter komplett anders. Sie war wieder verspielt und voller Energie. Das Fell, das schon etwas stumpf war, glänzte wieder. "Lady" freute sich jedesmal auf die*

Matte. Wir machen sehr ausgedehnte Almwanderungen (mehrere Stunden), und die Hündin hat keinerlei Beschwerden.

3. Dank an Frau Edith Reuteler

• "Derrick", Riesenschnauzer-Rüde, 11 a; Diagnose: In drei Wochen wuchs ein 4 x 3 x 3 cm großes Geschwür unter der Zunge. Die Haut am Unterkiefer war stark verändert, Drüsenschwellung, stark gerötetes Zahnfleisch, Zahnfleischschwund, die vorderen Zähne wackelten und mußten teilweise gezogen werden. Biopsiebefund: Plattenepitelkarzinom, Dignität: Maligne, Metastasierungs- und Rezidivgefahr, Prognose: ungünstig, inoperabel. Derrick wurde in den letzten Tagen zunehmend müder bis apathisch, er konnte nur noch weiches Naßfutter langsam zu sich nehmen. Was tun? Einschläfern? Seine Augen waren noch voller Lebenswillen. Um unseren treuen Begleiter und Freund die letzten Tage bis Wochen zu verschönern, empfahl uns ein Kollege die MFT. MRS-Therapieerfolg:"Schon nach drei Tagen legte sich Derrick selbständig auf die Matte; war das System nicht eingeschaltet, suchte er mich, stellte sich vor mich mit einem fragenden Blick und lief dann wieder schnell zur Matte und legte sich auf ihr entspannt nieder. Schon nach zwei Wochen war Derrick wieder viel lebhafter und begann wieder zu spielen. Drei Monate später war Knochenfressen wieder möglich. Nach sechs Monaten war die Proliferation total verschwunden. Nach zehn Monaten ergab die Blutuntersuchung keinen pathologischer Befund mehr.

• Münsterländer-Schweizer Sennerhund-Mischling., 10 Monate, Risthöhe 67 cm; Diagnose: massiver Muskelschwund hinten rechts, stark hinkend. Nach Aussage der Überbringerin erlitt er als Welpe eine Femurfraktur, aus Geldnöten konnte diese nicht richtig behandelt werden. Anschließend wurde Elliot in einem kleinen Zwinger (4 x 4 m) untergebracht, ohne zusätzlichen Auslauf. MRS-Therapieerfolg: Schon nach einer Woche verbesserten sich die Beweglichkeit und der Gang des Hundes. Er begann zu spielen und bewegte sich den größten Teil des Tages mit 15-20 Hunden im 500qm großen Auslauf. Nach drei Wochen ließen wir ein Röntgenbild machen. Befund: Der damalige Tierarzt mußte ihm den Femurkopf entfernt haben. Fortsetzung der Therapie: Nach vier Monaten fand Elliot bei einem verständnisvollen Tierfreund ein neues Zuhause. Wir fuhren konsequent mit der Behandlung fort, jeden Tag. Bei der Plazierung erzielte Elliot einen gleichmäßiger Gang mit vollem Schub, Zunahme der Muskelmasse, dynamische Sprungkraft im Spiel.

• Rodesian-Ridgebach-Hündin "Aina", 32 kg, 8 a: Diagnose: hinkend, mit kleinen zaghaften Schritten, verkrampfter Haltung, eingezogenem Schwanz, Spondylose, Stenose im Lumbosakralgelenk, Treppensteigen war unmöglich. Verschiedene Injektionen brachten keine genügende Verbesserung. Ihr Tierarzt schlug eine Operation vor - andererseits müsse man den sonst so vitalen Hund euthanasieren. MRS-Therapieerfolg: Schon nach der 2. Behandlung lösten sich die Verkrampfungen, am zweiten Tag ging Aina alleine auf die Matte, auch das Treppensteigen fiel ihr leichter. Zwölf Tage erhielt sie jeden Tag eine Behandlung. Der Hund dankte: Aina spielte wieder und begrüßte uns wieder schwanzwedelnd. Frau W. lehnte eine Fortsetzung der Therapie aus Kostengründen ab. Trotzdem geht es Aina ohne Rückfall bestens.

• Terrier-Rüde "Henry", 16 a; Diagnose: Er wurde nach einer Apoplexie (Hirnschlag) zu mir gebracht. Gleichgewichtsstörungen, schräge Kopfhaltung, Zehenschleifen. MRS-Therapieerfolg: Schon nach einigen Tagen Behandlung verbesserte sich der Allgemeinzustand. Nach drei Wochen konnte Henry in relativ gutem Allgemeinzustand nach Hause entlassen werden und noch zehn Monate das Leben genießen.

• Mischlingshündin "Lucy", 16 a; Diagnose: Allgemeine Alters-Symptomatik.Sie wurde uns für fast drei Wochen in Obhut gegeben. Wegen des Alters legte ich unseren Gast 3 mal täglich auf die Matte. MRS-Therapieerfolg: Nach Abholung des Hundes rief uns die Besitzerin an und fragte, was wir mit dem Hund gemacht hätten. Wir erschraken erstmals, es war doch alles in Ordnung, oder? Darauf die Besitzerin: Lucy kam nach Hause und stieg das erste mal seit zehn Monaten selbständig wieder die Treppen hinauf. Er sei viel lebhafter, aufgestellter und fresse viel besser.

• Wir verwenden das MRS zur Nachbehandlung nach Operationen, wie Mamma-Ca-OP und Sterilisationen bei unseren Findelhunden mit größter Zufriedenheit.

4. Dank an Ernst Hügli

TIERE

• Größere Hündin; Diagnose: im Jänner 1998 schwer erkrankt (Diagnose unbestimmt: Vergiftung, Staupe?) Durchfälle, Appetitlosigkeit, Lähmungserscheinungen, Knoten. Mehrere Wochen krank, allmähliche Besserung. Zurück blieb die absolute Unfähigkeit, selbst Wasser zu lassen (muß täglich ausgepreßt werden). MRS-Therapieerfolg: Am 5. Tag der Behandlung durch MRS erstmals selbständiges Harnlassen. Nach 15 Tagen gelingt es ihr teilweise selbst, wenn auch unregelmäßig. Auspressen ist fast nicht mehr nötig. Die Hündin ist lebhafter, liegt aber ganz ruhig auf der Matte.

• Zwergziege, $1^1/_2$ a; Diagnose: Ekzem, Haarausfall, schlechtes Fell, mager. Vitamin- und Spurenelementespritzen sowie Mineralstoffe durch den Tierarzt. Abwechslungsreiches Futter mit Laub und Rinde als Zusatz. Nur geringe Besserung. MRS-Therapieerfolg: Nach zwei Monaten waren keine Symptome mehr sichtbar, nur noch eine etwas dünne Behaarung. Nach ca. vier Monaten geht es dem Tier noch immer gut.

• "Contessa", Stute, 7 a; Diagnose: Sie lahmte seit ca. drei Monaten am rechten vorderen Hüftgelenk. An einen Einsatz vor der Kutsche war nicht zu denken. Selbst der Tierarzt konnte nicht helfen, da er nicht feststellen konnte, woran das Pferd erkrankt war (trotz genauester Untersuchungen inkl. Röntgen). MRS-Therapieerfolg: Zu meinem Erstaunen mußte ich feststellen, daß sich der Zustand immer direkt nach der Behandlung verschlimmerte, Herr Maier beruhigte mich und meinte, daß es sich dabei um eine Erstverschlimmerung handle. Und tatsächlich, jeweils am nächsten Morgen war der Fortschritt nicht zu übersehen. Eine prägnante Besserung stellte sich nach der 12. Behandlungswoche ein. Insgesamt sind wir nun bei ca. 35 Behandlungen. Arbeitseinsätze vor der Kutsche sind jetzt ohne Schmerzmittel möglich.

5. Dank an Herrn Josef Hammer

• Hund "Sysley", 15 Monate; Diagnose: Operation am rechten Kniegelenk, Kniescheibe hatte keinen Halt. Das Tier konnte weder laufen noch längere Zeit gehen. Patellaluxation III Grades nach medial. Trochleavertiefung. Versetzen der Tuberositas tibiae. MRS-Therapieerfolg: Dank guter Operation von Tierarzt Dr. Hemma Schilch, Pedit Gratkorn und MRS 2000: Nach zehn Tagen zu 75% auf allen vier Pfoten gehfähig. Laut Röntgen: sehr gut verheilt. Sisley darf frei laufen. Die Schraube wurde inzwischen entfernt.

6. Dank an Maria Pfeifer

• "Aron" Leopardenjunges (Mag. Jakobs, Tierpark Herberstein); Diagnose: Aron war durch lange Krankheit sehr geschwächt, konnte fast nicht laufen, hatte auch keine Lust aufzustehen. Er hatte große Verdauungsprobleme, die sich durch abwechselnd Durchfall und Verstopfung äußerten. MRS-Therapieerfolg: motivierend und aktivierend. Mit jeder Behandlung ist er mental stärker geworden, freiwillig aufgestanden und spazieren gegangen. Er ist freiwillig zur Matte gegangen, hat sich schnurrend darauf gelegt und gewartet, daß ich sie einschalte.

7. Dank an Frau Verena Singer

• Pferd; Diagnose: Beugesehnen-Verletzung. MRS-Therapieerfolg: Nach drei Monaten Anwendung war der Zustand sehr stabil und hat sich bis zum heutigen Zeitpunkt nicht mehr verändert. Vor dem Unfall stolperte das Pferd öfters, je nach Situation. Die Anwendung mit dem MF wurde sechs Monate durchgeführt. Das Pferd ist jetzt 20-jährig und täglich in Bewegung. Am Anfang war die Behandlung nicht sehr einfach, doch nach zwei bis drei Tagen spürte das Pferd eine Verbesserung und wartete regelrecht auf die Anwendung.

• Hund; Diagnose: Blasenentzündung, Blut im Urin. MRS-Therapieerfolg: Nach sieben Tagen Anwendung kam es zur Besserung; es wurden keine Medikamente eingesetzt. Seither hatte er keine Probleme mehr. Vorher hatte er jeden Winter eine leichte Blasenentzündung (ist kein Schneefresser).

• Katze:; Diagnose: Sie wurde am Kopf angeschossen. Vier Tage war die Katze nicht mehr nach Hause gekommen. Als sie wieder da war, wurde sofort mit der Behandlung begonnen. Die linke Kopfseite war mit einer eitrigen Masse angeschwollen, die regelrecht aus dieser Wunde tropfte. Es war sehr unangenehm. MRS-Therapieerfolg: Nach einer Woche nahm sie wieder Nahrung zu sich, Flüssigkeit hat sie sofort genommen, aber sehr erschwert und mit starken Schmerzen verbunden. Nach drei Wochen hat sie eine weitere Behandlung abgelehnt, sie spürte, daß es wieder gut geht. Normalerweise würde ein Tier in ihrem damaligen Zustand eingeschläfert werden.

8. Dank an Herrn Frank Robert Belewsky

• *Pferd, 6 a; Diagnose: schwere Brustverletzung, Wunde mit starker Eiterung. MRS-Therapieerfolg: Nach 2 Wochen ist die Wunde verheilt, nach 4 Wochen ist sie kaum noch zu sehen und das Tier beschwerdefrei. Nach 1 1/2 Monaten konnte es den Reitbetrieb wieder aufnehmen. Nach 2 Monaten ist von der Wunde nichts mehr zu sehen.*

Steckbrief MFT: 70-80% guter bis sehr guter Erfolg bei der Behandlung von Störungen im Bereich des Bewegungsapparates

ANHANG

Literatur/Index

Literaturliste

ORTHOPÄDIE

Adair R.K.: "Effects of ELF magnetic fields on biological magnetite", Bioelectromagnetics (N.Y.) 14, 1993, pp. 1-4

Bassett C.A.L.: "Beneficial effects of electromagnetic fields", J. Cell. Biochem. 51, 1993, pp. 387-393

Boström A., Morgan M.G., Adams J., Nair I.: "Lay preferences for exposure control of power-frequency fields", Risk, 1994

Capenter, David O.: Ayrapetyan Sinerik: "Biological Effects of Electric and Magnetic Fields – Sources and Mechanisms, Volume 1", Academic Press, Inc., San Diego, 1994

Carpenter David O.: Ayrapertyan Sinerik: "Biological Effects of Electric Magnetic Fields – Beneficial and Harmful Effects, Volume 2", Academic Press, Inc., San Diego, 1994

Chauvin F. Astumian R.D., Tsong T.Y.: "Low amplitude low frequency electric fields stimulated ATP synthesis by F0F1-ATPase", 1994

Cignelli, A.R., Kauer, J.S.: "Voltage-sensitive dyes and functional activity in the olfactroy pathway", Annu. Rev. Neurosci. 15, 1992, pp. 321-351

Collinge, William: "Subtle Energy: Understanding the Life Force Energy that Surrounds Us", UK: Thorsons, 1998

Elstner, Erich F.: "Der Sauerstoff: Biochemie, Biologie, Medizin", BI-Wiss.-Verl. Mannheim, Wien, Zürich, 1990

Fithsimmons R.J., Strong D., Mohan S., Baylink D.J.: "Low amplitude, low frequency electric field-stimulated bone cell proliferation may in part be mediated by increased IGF-II release", J. Cell. Physiol. 150, 1992, pp. 84-89

Gerber, Richard: "Vibrational Medicine: New Choices for Healing Ourselves", US: Bear & Co., 1996

Goodman R., Chizmadzhev Y, Henderson A.: "Electromagnetic fields and cells", J. Cell. Biochem. 51, 1993, pp. 436-441

Koifman S.: "Electromagnetic fields: A cancer promoter?", Med. Hypoth. 41, 1993, pp. 23-27

Lawrence, Ronald: "Magnet Therapy: the Pain Cure Alternative", US: Prima, 1998

Lednev V.V.: "Possible mechanisms for the influence of weak magnetic fields on biological systems", Bioelectromagnetics (N.Y.) 12, 1991, pp. 71-76

Liburdy R.P., Callahan D.E., Harland J., Dunham E., Sloma T.R., Yaswen P.: "Experimental evidence for 60 Hz magnetic fields operating through the signal transduction cascade: Effects on calcium influx and c-myc mRNA induction", FEBS Lett., 1994

Light P., Salmon M., Lohmann K.J.: "Giomagnetic orientation of loggerhead sea turtles: evidence for an inclination compass", J. Exp. Bio. 182, 1993, pp. 1-10

Lohmann K.J., Willows A.O.D.: "An identifiable molluscan neuron responds to changes in earth-strength magnetic fields", J.Exp. Biol. 161, 1991, pp. 1-24

Luben R.A., Nguyen D.P., Morgan A.P., Carlson A., Duong M.: "Protein kinase C activity in cultured osteoblastic cells is activated and downregulated by exposure to 60 Hz, one gauss magnetic fields", Submitted for publication, 1994

Luben R.A.: "Effects of low-energy electromagnetic fields (EMF) on signal transduction by G protein-linked receptors", in: Electricity and Magnetism in Biology and Medicine (M. Blank, ed.), San Francisco Press, 1993, pp. 57-62

Lynch M.A., Henning G.E.: "Osteochondritis Dissecans: Non-invasive treatment using pulsing electromagnetic fields", Accepted for publication, 16th Annual Meeting of the Bioelectromagnetic Society, Copenhagen, 1994

Mammi G.I., Rocchi R., Cadossi R., Massari L., Traina G.C.: "The electrical stimulation of tibial osteotomies – Double-blind Study", Clin. Orthop. Relat. Res. 288, 1993, pp. 246-253

McCleod K.J., Donahue H.J., Levin P.E., Fontaine M.A., Rubin C.T.: "Electric fields modulate bone cell function in a density-dependent manner", J. Bone Miner. Res. 8, 1993, pp. 977-984

Miccichè, G.M.: "Le diluizioni omeopatiche e

lo spettro elettromagnetico, "Omeopatia oggi", Anno 7 N° 13 (1996)

Montanari G.: "La medicina dell'attività fisica e dello sport-Idratazione e Reidratazione, dagli atti del Congresso Nazionale 1994", Attività fisico-sportiva: analisi del movimento, Mediamix srl, Teramo

Morgan M.G., Nair I.: "Alternative functional relationships between ELF field exposure and possible health effects: Report on an expert workshop", Bioelectromagnetics (N.Y.) 13, 1992, pp. 335-350

Mycue D., Zahn J., Zahn M., Weaver J.C.: "Interaction mechanism of electric fields with cells: Alteration of binding site access of membrane proteins", in: The First World Congress for Electricity and Magnetism in Biology and Medicine (M. Blank, Ed.), 1993, pp. 773-776

Newman M.E.: "Electromagnetic fields and cancer – Media and public attention affect research", J. Natl. Cancer Inst. 83, 1991, p. 164

Null, Gary: "Healing with Magnets – How the power of biomagnetism can cure pain, illness and injury", Robinson, London, 1998

Pauling, L.: "Linus Pauling's Vitaminprogramm", C. Bertelsmann Verlag GmbH, München, 1990

Petrossi, Fabio: "Risonanza Magnetica Bio-Cellulare – La nuova via verso la terapia del futuro", Vita.life International - Italia, 1998

Phillips J.L., Haggren W., Thomas W., Ishida-Jones T., Adey W.R.: " Magnetic field induced changes in specific gene transcription", Biochem. Biophys.-Gene Structure Expression. 1132, 1992, pp. 140-144

Polk D.: "Therapeutic applications of low frequency electric and magnetic fields", in: Advances in Electromagnetic Fields in Living systems (J.C. Lin, ed.), Plenum, New York, 1994

Poole C., Kavet R., Funch D.P., Donelan K., Chan J.M., Dreyer N.: "Depression and headaches in relation to an alternating-current electric power transmission line", Am. J. Epidemiol., 1992

Redaelli R.: "Il rimedio omeopatico tra alchimia, mistero e scienza; il punto sulla ricerca in omeopatia", Omeopatia oggi, Anno 8 – N° 15 (1997)

Ricciardi P.M.: "Le basi neurofisiologiche del dolore", La Medicina Biologica, gennaio – marzo 1994, Guna, Milano

Rodda G.H., Phillips J.B.: "Navigational systems develop along similar lines in amphibians, reptiles and birds", Ethol. Ecol. Evol. 4, 1992, pp. 43-52.

Rosen A.D.: "Membrane response to static magnetic fields: Effect of exposure duration", Biochim. Biophys. Acta 1148, 1993, pp. 317-320

Schimmel H.W.: Ludwig W.: "Fotoni nell'omiopatia di risonanza", Aggiornamenti di Medicina Integrata, 2° sem. 1995, Omeopiacenza

Stein G.S., Lian J.B.: "Regulation of cell cycle and growth control", Bioelectromagnetics (N.Y.) Suppl. 1, 1992, pp. 247-265

Stemme, Dr. Otto: "Physiologie der Magnetfeldbehandlung – Grundlagen, Wirkungsweise, Anwendung", Dr. Otto Stemme Verlag, München, 1992

Stevens R.G., Davis S., Thomas D.B., Anderson L.E., Wilson B.W.: "Electric power, pineal function, and the risk of breast cancer", 1992

Thériault G.: "Electromagnetic fields and cancer risks", Rev. Epidemiol. Sante Publ. 10, 1992, pp. 1-8

Varga A.::"Elektrosmog", Heidelberg, 1995

Wachtel H.: "Endogenous bioelectric fields derived from nerve, muscle and bone activity", Bioelectromagnetics (N.Y.), Suppl. 1, 1992, pp. 139-145

Walker M.M., Montgomery J.C., Pankhurst P.: "Toward a sensory basis for magnetic navigation by animals", in: Orientation and Navigation, Royal Institute of Navigation, London, 1993

Weaver James C., Astumian R. Dean: "The Thermal Noise Limit for Threshold Effects of Electric and Magnetic Fields in Biological Systems", in: Biological Effects of Electric and Magnetic Fields, Volume 1, 1994, pp. 83-104

Index

eigene Notizen

eigene Notizen